REIKI

Apostilas Oficiais

11ª Edição Revisada

"Comece desde já a escrever, se quiser ser escritor."
Johnny De' Carli

Johnny De' Carli

REIKI
Apostilas Oficiais

11ª Edição Revisada

"Reserve tempo para ler. Esta é a fonte do saber."
Johnny De' Carli

Supervisor geral: Gustavo L. Caballero

Revisão de textos: Gabriela Eder Mei

Foto da orelha da capa: Gelson Silveira Blanco

Capa e Diagramação: Décio Lopes

CIP-BRASIL. CATALOGAÇÃO NA FONTE
SINDICATO NACIONAL DOS EDITORES DE LIVROS, RJ

De' Carli, Johnny

Reiki: Apostilas Oficiais / Johnny De' Carli. – São Paulo: Editora Isis, 2020.
– 454 p.: il.; 16x23 cm

Inclui bibliografia e índice

ISBN 978-85-8189-018-0

1. Reiki (Sistema de cura). I. Título.

13-1318. CDD: 615.852
CDU: 615.852

28.02.13 05.03.13 043173

EDITORA ISIS LTDA
www.editoraisis.com.br
contato@editoraisis.com.br

EDITORA AFILIADA

ÍNDICE

"O desejo de aprender é uma característica valiosa que deve ser estimulada."
JOHNNY DE' CARLI

"Nada substitui a persistência para se obter êxito no caminho do aprendizado."

Johnny De' Carli

"A aprendizagem obedece a um ritmo que deve ser respeitado."
Johnny De' Carli

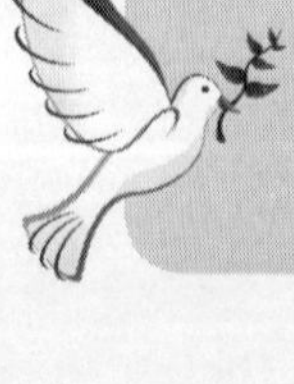

"A aprendizagem decorre ao longo de uma existência inteira. Somos eternos aprendizes."

Johnny De' Carli

"Torne-se um aprendiz para a vida toda. Mantenha-se renovado e vibrante, aprendendo algo novo todos os dias."

Johnny De' Carli

"Houve e ainda há muito que aprender."

Johnny De' Carli

"Quanto mais aprendemos,
mais útil nos tornamos para nós e para a sociedade."
Johnny De' Carli

"Quanto mais aprendemos, melhor empreendemos."

Johnny De' Carli

"Aprender errado é pior que ignorar."
Johnny De' Carli

"É importante observar para aprender."
Johnny De' Carli

Dedicatória

Aos meus pais Alicia Requena e Carlos De' Carli Neto, pela dádiva da vida e pela proteção, preocupação, atenção e amor com que nutriu minha infância. Desconfio que Deus, como não podia estar em toda parte, criou as mães. Depois de Deus, nossa mãe!

A minha querida esposa Rita de Cássia Lima De' Carli que, na prática da boa magia mineira, me ensina a importância do silêncio. Para os mineiros, o silêncio não comete erros.

A meus irmãos Carlos, Helio e Ricardo, por tudo o que passamos juntos em nossa infância e pela grande amizade que nos une. Como é bom ter irmãos!

A meus filhos Juliana, Diana e Daniel, pela grande experiência da paternidade e pelo amor que me dá forças para avançar. A família é uma das obras-primas da Natureza!

Aos meus cinco netinhos Daniel, Lorenzo, Maria Lídia, Maria Clara e Maitê, por mais esta grande experiência nesta vida.

À minha nora e genros Geani, Clayton e Lorenzo, por me presentearem com lindos netos e fazerem meus filhos e netos tão felizes.

Também a você, que vive e trabalha para o bem.

"Flores diferentes coexistem num mesmo jardim."
Johnny De' Carli

AGRADECIMENTO

Agradeço primeiramente a Deus e a meus pais pela experiência desta vida.

Agradeço aos meus mentores espirituais, que me assistem em todas as etapas do "Caminho", irradiando a chama da verdade.

Agradeço a minha combatente esposa Rita de Cássia Lima De' Carli, cujo apoio foi fundamental para a realização desta obra.

Agradeço à Maria Helena Ramalho (*in memoriam*), ao Prof. Hélio Alonso (*in memoriam*), a Márcio Christ, a Gustavo Caballero, a Décio Lopes, à Cristina Rego Monteiro da Luz, a Arilson Alves de Assunção, à Ivone Ferreira, à Claudiane Andre de Sousa, à Maria do Socorro Portela Oliveira (Andreza) e à Adélia Aparecida Silva Teófilo pelo suporte operacional.

Agradeço aos meus alunos, que me procuraram para aprender e acabaram sendo meus grandes e maiores Mestres. Não encontro palavras para expressar o quanto lhes sou grato, por me mostrarem que sempre tenho muito a aprender.

> *"Lembre-se de que ninguém vence sozinho. Tenha gratidão no coração e reconheça prontamente aqueles que o ajudaram."*
>
> JOHNNY DE' CARLI

Prólogo

Curso de Extensão Universitária em Reiki

Todas as Universidades e Faculdades oferecem cursos de extensão, geralmente nas áreas que possuem cursos de graduação e também em alguns casos, em áreas distintas. Estes cursos são destinados aos alunos da instituição e também podem ser oferecidos à comunidade onde a Instituição está inserida, tornando possível o acesso do público externo. Qualquer curso de extensão, de acordo com seu conteúdo, carga horária e a capacitação da pessoa que o ministra, irá enriquecer sempre o currículo do aluno, através do aprofundamento dos conhecimentos adquiridos na graduação universitária. Os cursos de extensão geralmente são de curta duração, com base teórica, e muitas atividades práticas, objetivando reproduzir desta forma as posturas de mercado. Em alguns casos específicos é preciso que o aluno já tenha algum conhecimento prévio do assunto a ser estudado. Quando não necessário, podem ser realizados por qualquer pessoa que tenha se graduado ou esteja em processo de graduação. É uma atividade universitária que o aluno não deve perder, pois pode servir como uma ponte para o mercado de trabalho.

Prof. Hélio Alonso

Diretor Geral das Faculdades Integradas Hélio Alonso (FACHA)

"Valorize sempre a sua profissão e o seu trabalho."
Johnny De' Carli

Prefácio

Do Japão, Onde Nasceu o Reiki, para seus Praticantes

A energia Reiki é onda de amor, harmonia e saúde que vem do Universo. Os reikianos, em todo o mundo, sentem esta onda, todos os dias, através de suas experiências.

Acredito que meu encontro com o *Sensei* Johnny De' Carli seja uma oportunidade dada pelo Universo para difundir corretamente a onda da energia Reiki. Seus benefícios serão transmitidos para os leitores, no Brasil, que receberão ondas de Johnny, através deste livro.

O *Sensei* Fuminori Aoki, que escreve o Prefácio, é um colega de Luz, no Japão. Enquanto ele procura transmitir a essência do Método Reiki, na forma do *Reido-Reiki*, estou transmitindo o espírito do *Sensei* Usui e o Método Reiki simples, mas de grande efeito, na forma de *Gendai-Reiki*.

O Método Reiki foi iniciado pelo *Sensei* Usui. Pode haver dúvidas em relação à existência de diferentes sistemas japoneses da técnica Reiki, como *Gendai-Reiki* e *Reido-Reiki*, por exemplo.

Como é do conhecimento dos leitores, a técnica terapêutica do *Sensei* Usui é constituída de três etapas: *Shoden*, *Okuden* e *Shinpiden*.

> *"Um mestre é literalmente*
> *uma pessoa que sabe o que está fazendo."*
> Johnny De' Carli

Na etapa *Shinpiden*, não havia um programa de aprendizagem. Como *Shoden* e *Okuden* são etapas de técnicas, existem programas de aprendizagem efetiva. *Shinpiden* era uma etapa para alcançar a iluminação através da elevação da qualidade da energia Reiki. Por este motivo, não era possível determinar um programa e sua aprendizagem era feita por orientação pessoal do *Sensei* Usui. Desde então, a instrução *Shinpiden* vem sendo feita pelos presidentes da Usui Reiki Ryoho Gakkai (Academia de Técnica Terapêutica Reiki Usui). Os detalhes do conteúdo desta aprendizagem não são revelados a outras pessoas, mas é conhecido o que o *Sensei* Usui queria transmitir e como ele orientou as pessoas para isso.

Há alguns importantes objetivos do Método Reiki. Um deles é o ensinamento do caminho que leva à iluminação do *Sensei* Usui, através de experiências e reconhecimentos próprios. Com o objetivo de ser claro, torna-se necessário um sistema para escolher um caminho mais seguro, fácil e curto para chegar a seu destino. Este sistema pode ser *Gendai-Reiki* e *Reido-Reiki*.

O Método Reiki nasceu no Japão, mas após a Segunda Guerra Mundial, foi bastante esquecido. Consideraram que a tradição do método estivesse extinta, tanto no Japão, quanto no exterior. Até em um livro escrito por um Mestre de Reiki japonês foi declarado seu desaparecimento.

O primeiro seminário de Reiki ocidental, retransmitido ao Japão foi o da Radiance Technic. Eu mesmo aprendi esta técnica, pois acreditei na extinção do Reiki Tradicional Japonês.

Em outubro de 1993, no entanto, tomei conhecimento, por acaso, de que a Usui Reiki Ryoho Gakkai fundada pelo *Sensei* Usui existia e a tradição de cerca de oitenta anos foi transmitida até a sexta presidente, a *Sensei* Kimiko Koyama. Tornei-me membro da Academia *(Gakkai)*, através de apresentação, e recebi, pela primeira vez, *Reiju* (forma original de iniciação)

"Mais importante que encontrar um bom mestre, é seguir os seus bons ensinamentos."
Johnny De' Carli

da *Sensei* Koyama, em Kyoto. Na época, a *Sensei* Koyama, que tinha oitenta e seis anos de idade, deixou o novo membro, que era eu, ao seu lado e respondeu com carinho a várias perguntas. Desde então, reaprendi muito sobre o Método Reiki e, após saber as diferenças entre o Reiki Tradicional Japonês e os vários tipos sistemas do Método Reiki, no exterior, comecei a pensar como introduzi-los e praticá-los. Como resultado, descobri que tratamento da mente e do corpo e elevação da espiritualidade são palavras-chave comuns e idealizei *Gendai-Reiki-Ho* para pessoas do mundo moderno, como uma forma prática do método. Em 1995, fundei a Gendai Reiki Healing Kyokai (Associação de Gendai Reiki Healing) com o objetivo de me dedicar à difusão do Método Reiki. Desde então, conheci várias pessoas, obtendo apoio. Destacou-se o *Sensei* Fuminori Aoki, que tornou-se um de meus colaboradores. O Sr. Aoki adotou muitas ideias do *Gendai-Reiki* no programa de curso de seu *Reido-Reiki*, criando, deste modo, um sistema conjunto de difusão da técnica Reiki.

Em maio de 1998, publiquei o livro *Gendai-Reiki-Ho para Saúde*, no qual apresento *Dentho-Reiki-Ryoho* (Técnicas Terapêuticas com Reiki Tradicional). O livro teve grande repercussão e por solicitação de Mestres de Reiki, no exterior, em agosto de 1999, foi realizada uma reunião internacional em Vancouver, no Canadá, na qual, durante três dias, foi realizado o *Japanese Reiki Workshop*.

A reunião contou com a colaboração da Associação de Reiki do Canadá e com a participação de representantes de vários países, principalmente Mestres de Reiki do Canadá, dos Estados Unidos, da Inglaterra e do Japão. Participaram cerca de setenta Mestres de Reiki, de sete países, estando eu entre os japoneses.

As informações deste *workshop*, difundidas através da Internet, repercutiram em todo o mundo. Alguns Mestres de Reiki, que participaram

"É impossível ser um bom mestre,
sem antes ter sido um bom aprendiz."
Johnny De' Carli

do *workshop*, apresentaram em seus seminários resultados de suas práticas. Assim, os ensinamentos do *Sensei* Usui e do nascimento do Método Reiki foram divulgados para todo o mundo. Além disso, foi implantada, por participantes do *workshop*, uma rede internacional através da Internet, denominada *URRI (Usui Reiki Ryoho International)*.

Em novembro de 2000, foi realizado, em Kyoto, o *URRI Japan 2000 Workshop*. Em novembro de 2001, foi realizado, em Madri, o *URRI Spain 2001 Workshop*. Está prevista a realização do *URRI Canadá 2002 Workshop*, em Toronto, no verão deste ano.

Sinto-me feliz pela continuidade desses *workshops*, que atualmente enviam informações a Mestres de Reiki de todo mundo.

Acredito que o estabelecimento de relações de colaboração com o *Sensei* Johnny De' Carli, seja um grande presente para o agitado século XXI.

No dia 10 de janeiro de 2002, acompanhado de Johnny, subi o Monte Kurama, sob rigoroso inverno. Lá praticamos *Reiju* do *Gendai-Reiki-Ho* (iniciação ao SistemaTradicional Japonês). Neste dia, realizava-se a festa de Hatsutora Matsuri, inspirada em uma lenda, na qual se afirma que *"há cerca de 6 milhões e 500 mil anos, o grande espírito do Universo, Maouson, desceu de Vênus ao topo do Monte Kurama, como rei de espírito"*. Sentimos um ar especialmente misterioso na energia do monte.

Na ocasião, Johnny realizou uma iniciação em sua tradutora Olívia Kimiko Kikuchi, que nos acompanhava. Ao ver que a aura de todo corpo dela crescia, aumentando seu brilho, percebi o elevado nível de espiritualidade de Johnny. Além disso, quando transmiti a Johnny *mantras* que fazem ressonância com a energia Reiki, ele reconheceu a transformação da cor dourada da energia que fluía de minha mão para a cor rosa e, em seguida, para o violeta.

> *"Ser um mestre verdadeiramente*
> *é ser um aprendiz eternamente."*
> Johnny De' Carli

A partir de 2000, comecei a ministrar o Curso de Mestrado do *Gendai-Reiki-Ho*, destinado exclusivamente para Mestres de Reiki vindo do exterior. Existem, atualmente, cerca de oitenta *Gendai-Reiki Masters* estrangeiros. O *Sensei* Johnny De' Carli é o primeiro residente no Brasil.

Após conhecer o *Sensei* Aoki, tive oportunidade de conhecer muitas pessoas. Johnny foi uma delas e acredito que ter tido a oportunidade de conhecer este brilhante instrutor estrangeiro tenha um grande significado. Sinto, também, que a vontade do *Sensei* Usui manifestou-se neste acontecimento.

Desejo que cada um dos leitores receba a Luz de amor e harmonia do Método Reiki.

Sensei ***Doi Hiroshi***
Presidente da ***Gendai Reiki Healing Kyokai*** *(Kyoto – Japão)*
Autor do livro: ***Iyashino-Gendai-Reiki-Ho***
(Tradução para o português de Yoshiaki Hasuo)

"Esteja muito bem preparado, pois precisarás trilhar seu caminho sozinho. Seu mestre somente poderá lhe apontar a direção correta."
Johnny De' Carli

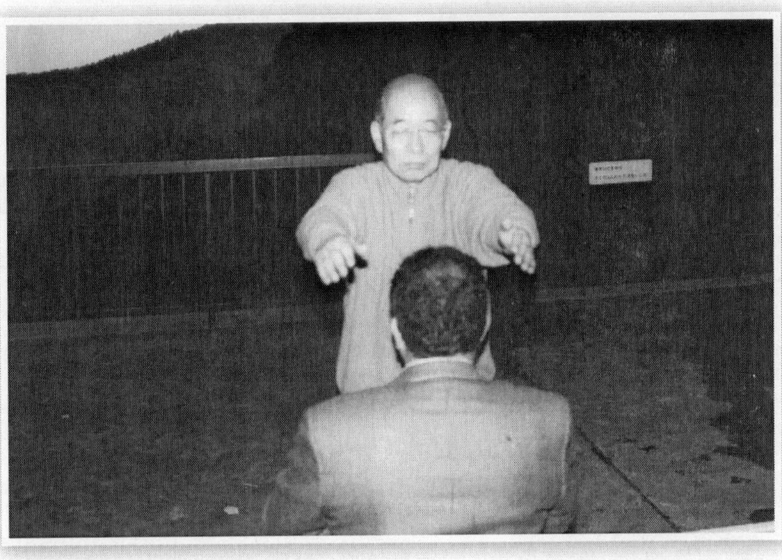

Nas fotos, Johnny De' Carli, no Monte Kurama, *recebendo o Reiju (iniciação) no Shinpiden e o título de* ***Shihan*** *do Sistema Gendai-Reiki-Ho,* das mãos do Presidente da Academia, Mestre Doi Hiroshi.

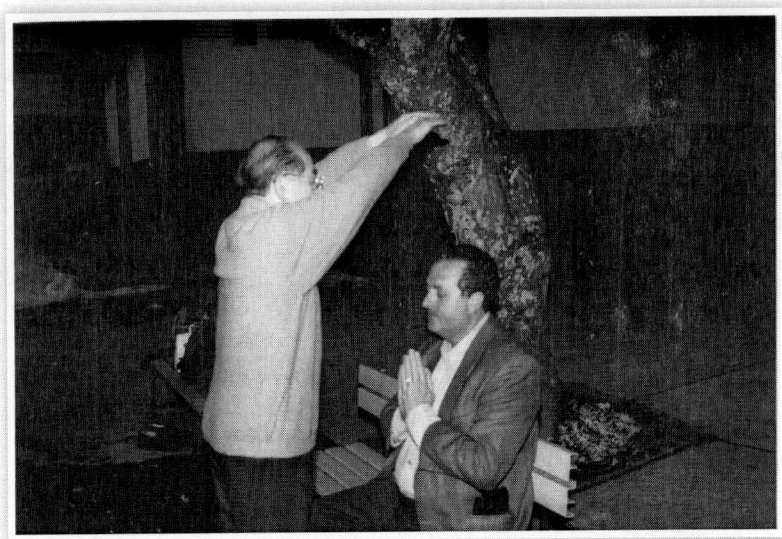

"A verdadeira relação entre um mestre e seu discípulo deve ser perpétua e inabalável."
Johnny De' Carli

Nota do Autor

Para tornar-se um reikiano praticante, é imprescindível procurar antes um Mestre do Método Reiki. É necessário receber a iniciação (sintonização) de um Mestre devidamente habilitado para tal atividade. Após a iniciação, este livro pode tornar-se um guia. Entretanto, em nenhuma hipótese, pode ser considerado um manual de auto aprendizagem. O Método Reiki não pode ser aprendido por meio de livros, apostilas, fitas de vídeo ou de áudio. Aquele que se dispuser a praticar o método sem a devida iniciação, não estará utilizando a energia Reiki e sim comprometendo a sua própria energia pessoal *(ki),* com resultados prejudiciais à saúde.

O Autor

"Não se pode transferir algo que a pessoa não possua em si própria."
Johnny De' Carli

Parte I

Nível 1
"O Despertar"

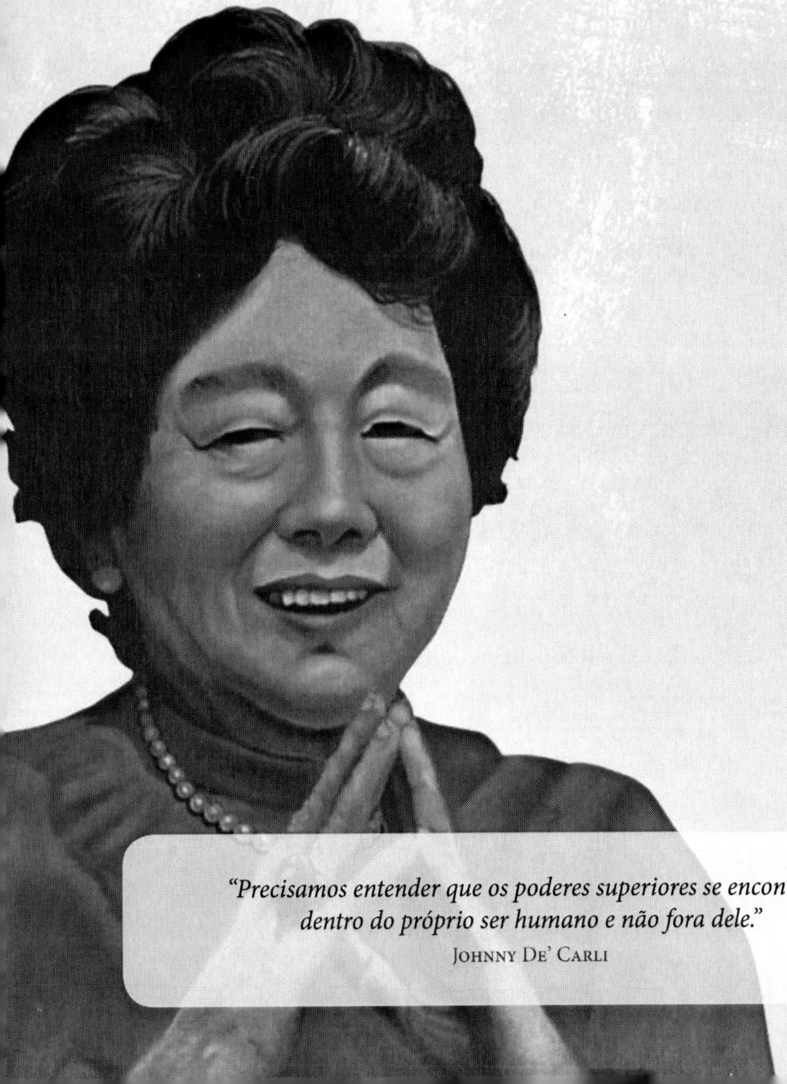

"Precisamos entender que os poderes superiores se encontram dentro do próprio ser humano e não fora dele."

Johnny De' Carli

Introdução

A medicina convencional vem alcançando fantástico progresso a cada dia, contribuindo de forma extraordinária para aumentar a qualidade e a expectativa de vida. À proporção que a ciência progride em relação ao conhecimento do nosso corpo físico, mais se faz necessário repensar e estudar o ser humano como um todo. As teorias de Albert Einstein, já traduzidas no meio acadêmico, têm auxiliado muitos profissionais de saúde a tratarem o corpo humano de forma holística. As teorias energéticas ou vibracionais vêm conquistando espaço na classe médica, embora não estejam ainda, oficialmente, vinculadas à medicina tradicional. A terapia energética ou vibracional não substitui a medicina convencional, assim como a medicina convencional não substitui a terapia energética. Cada qual atua em campos diferentes de um mesmo ser humano, coexistindo e complementando-se para melhorar as condições de vida do ser humano no Universo. Os seminários de Reiki vêm sendo ministrados em todo o mundo a um número cada vez maior de profissionais médicos, que procuram inteirar-se sobre o Método Reiki, a fim de canalizar a energia confortadora para complementar o tratamento convencional.

> *"O Reiki, como toda a verdade, também passou por três etapas. Na primeira, foi ridicularizado. Na segunda, foi duramente questionado. Na terceira, passou a ser aceito como real no meio científico."*
>
> Johnny De' Carli

A medicina é a ciência indicada para fazer diagnóstico. Assim, é importante consultar o médico, seguir as instruções dadas por ele, fazer corretamente o acompanhamento adequado para o seu caso e beneficiar-se com a energia Reiki, que complementa, agiliza e integra-se ao processo de recuperação de sua saúde.

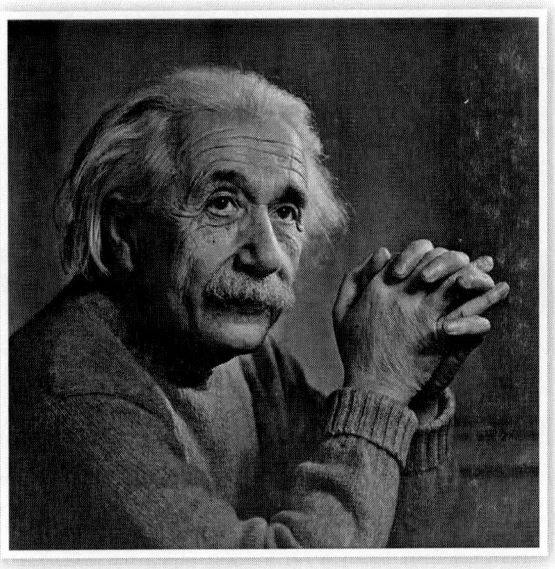

"Quem entra em contato com a Física Quântica sem se espantar, sem ficar perplexo, é porque nada entendeu."

Albert Einstein

(14 de março de 1879 – 18 de abril de 1955)

"No Reiki, trata-se a pessoa, e não a doença."

Johnny De' Carli

CAPÍTULO 1

BEM-VINDO AO REIKI

1.1 O QUE É O MÉTODO REIKI?

O Método Reiki é um sistema natural de harmonização e reposição energética que mantém ou recupera a saúde. É um método de redução de estresse. Reiki é um sistema próprio para despertar o poder que habita dentro de nós, captando, modificando e potencializando energia. Funciona como instrumento de transformação de energias nocivas em benéficas. É um sistema revolucionário para adaptar o ser humano às exigências da Era de *Aquarius*.

Reiki é uma palavra japonesa que identifica o Sistema Usui de Terapia Natural (Usui Reiki Ryoho), nome dado em homenagem ao seu descobridor, Mikao Usui. *Rei* significa universal e refere-se ao aspecto espiritual, à Essência Energética Cósmica que permeia todas as coisas e circunda tudo quanto existe. *Ki* é a energia vital individual que flui em todos os organismos vivos e os mantém. Quando a energia *ki* sai de um corpo, ele deixa de ter vida. A energia Reiki é um processo de encontro dessas duas energias, a Energia Universal e a nossa energia física. Ocorre depois da sintonização ou iniciação, feita por um Mestre habilitado. A energia Reiki é uma das maiores forças deste planeta para a evolução das pessoas,

> *"Tudo é feito energia, que se apresenta de diferentes formas, o Cosmo é energia."*
> JOHNNY DE' CARLI

um caminho de harmonização interior com o Universo. É uma energia confortadora vinda de Deus, do Criador. Vem do macrocosmo para o microcosmo. Todos nós temos acesso à energia Reiki. Utilizá-la é nosso direito inato. Reiki é um presente poderoso, uma oportunidade para o iniciado crescer e transformar-se. É uma energia de paz e libertação com a qual o Criador abençoa o planeta. Ajuda a deter a violência e tendências autodestrutivas. É um poderoso antídoto contra o cigarro, o alcoolismo e as drogas que degeneram a humanidade.

1.2 Vantagens e Benefícios do Reiki

1.2.1 – Simplicidade e praticidade

A energia Reiki está à disposição do usuário vinte e quatro horas por dia, independentemente da situação, do local ou de quem o pratica. Não exige um ambiente ou uma postura física, como no caso do Yoga. Nenhum objeto ou equipamento é exigido para a aplicação da energia Reiki, só o toque das mãos do reikiano no seu próprio corpo ou no de outra pessoa. Pela simplicidade da técnica, pode-se usá-la em todos os lugares, todos os dias.

Um estudante de acupuntura estuda e pratica durante anos para estar realmente apto a trabalhar com as agulhas e seus efeitos sobre a nossa energia vital. Deve aprender, antes de qualquer coisa, muito sobre si mesmo e sobre a técnica. Já o iniciante no Método Reiki participa de um seminário de Nível 1 e com apenas um dia de aula pode aplicar a técnica com sucesso. Desde o início, aprende a lidar com a energia. É um método de uso imediato. O treinamento não é demorado. Não requer meses de estudo, nem mesmo uma vasta compreensão intelectual.

> *"A simplicidade traz a compreensão."*
> Johnny De' Carli

A energia canalizada por uma pessoa com baixa escolaridade não difere em nada da energia canalizada por um profissional com diplomas de mestrado e doutorado. Um analfabeto poderá ser um excelente reikiano. A beleza do Método Reiki está na sua simplicidade. A simplicidade do método o torna acessível a qualquer pessoa, a qualquer estilo de vida. O Método Reiki é a democratização da saúde, o equilíbrio ao alcance de todos. Todos pode ser um canal de energia Reiki. Também é muito fácil ensinar o Método Reiki. Acredite! Você pode ser um Mestre de Reiki, desde que receba o treinamento específico.

1.2.2 - Rompe tempo e espaço

Ao contrário das terapias mais conhecidas - massoterapia, shiatsu, do-in, quiroprática, cromoterapia e outras - nas quais há o condicionante do contato físico, a energia Reiki também pode ser enviada a distância, com sucesso, num processo similar ao da emissão de ondas radiofônicas. A energia pode ser enviada para todo o planeta, um país em crise, um grupo de pessoas, uma floresta sendo devastada, animais em extinção, a camada de ozônio, grupos de trabalhos pela paz, um parente ou amigo etc. Do mesmo modo, pode ser enviada para um trauma do passado (assalto, estupro, briga, demissão), minimizando o dano emocional, bem como ser programado para atuar num evento futuro (audiência, entrevista de emprego, viagem aérea, ida ao dentista etc.). A energia Reiki é multidimensional, atua na quarta dimensão, na qual o fator tempo/espaço deixa de ser um atributo fundamental. Na quarta dimensão temos um *continuum*, onde não há passado, presente nem futuro, o que explica como os grandes profetas, como Michael de Notre-Dame (Nostradamus), que viveu na França há quinhentos anos, conseguiam revelar fatos que ainda iam ocorrer.

> *"Nenhuma parte é separada do Todo.*
> *Tudo faz parte de todas as coisas."*
> Johnny De' Carli

1.2.3 - Holístico

Holístico vem do vocábulo grego *holos*, que quer dizer total, ou seja, a energia Reiki atua na totalidade do ser, nos corpos físico, emocional, mental e espiritual.

Quando procuramos, por exemplo, um dentista ou um ortopedista, visa a sanar problemas do corpo físico. Buscamos o apoio de um psicólogo, para o equilíbrio do corpo emocional. No caso de tratamentos psiquiátricos, a meta passa a ser o corpo mental. Muitos buscam dirigentes religiosos quando o objetivo é o corpo espiritual. Fazendo uso da energia Reiki, mantemos e recuperamos a saúde física, emocional, mental e espiritual. É um método natural de equilíbrio, restauração e aperfeiçoamento de todos os corpos, gerando um estado de harmonia.

O Método Reiki não substitui a medicina, mas em muitos casos faz, de forma mais delicada e positiva, coisas que a medicina não pode fazer. Ao receber uma aplicação de energia Reiki, o corpo do receptor relaxa e o batimento cardíaco atinge o seu nível de repouso, assim como diminui a frequência respiratória. Ao final de uma sessão de Reiki, alguns receptores se sentem como que acordando depois de uma noite longa de sono. Os tratamentos do Método Reiki liberam tensões, intensificando as habilidades do corpo. As pessoas vencem dores que as atormentavam durante anos, fazendo-as sentirem-se mais amorosas, felizes e receptivas. A energia Reiki melhora o sistema imunológico, desintoxica, equilibra e amplia nossa energia. Face à renovação constante de nossos tecidos, a energia Reiki muda a estrutura química do corpo, ajudando a restaurar os músculos, os nervos, o esqueleto e a regenerar órgãos. Age em tudo que precisa ser modificado nos organismos físico e etérico. Observamos melhoras em casos difíceis de prisão de ventre, com poucas aplicações. Direciona-se à origem dos problemas que, em geral, são emocionais.

> *"Esse ser completo que é o ser humano não pode funcionar de forma harmoniosa quando seus componentes estão em conflito."*
>
> Johnny De' Carli

A energia Reiki ajuda a liberar emoções bloqueadas. Acaba com traumas emocionais do presente e do passado. Promove calma e bem-estar. O Método Reiki é um ótimo recurso para equilibrar os sete principais chacras (centros energéticos), localizados da base da coluna ao topo da cabeça.

Sabemos, por experiência própria, que a qualidade de vida que uma pessoa estabeleceu inicialmente para si mesma será elevada depois da iniciação no Reiki. Quanto mais cedo começar a aplicação regular de energia Reiki, melhores e mais rápidos serão os resultados.

1.2.4 – Sem polaridade e seguro

Uma pessoa que apresenta um desequilíbrio energético com predominância de energia *yang* pode acabar desenvolvendo impaciência, intolerância, irritabilidade, agressividade, hiperatividade etc. Outra, com predominância de energia *yin*, pode desenvolver comportamentos como apatia, tristeza, melancolia, desânimo e depressão. Terapias polarizadas podem potencializar os efeitos do desequilíbrio, com resultados negativos em quem as recebe. Reiki é um método não polarizado e, portanto, sempre seguro e inofensivo, sem efeitos colaterais ou contra indicações. Trata-se de um método sem consequências negativas, jamais causa danos. Não é como a eletricidade. Não produz curto, não destrói nervos ou tecidos mais frágeis, como os olhos, por exemplo. A energia Reiki é una, de tripla atividade. Encerra em si mesma a polaridade positiva *(yang)*, a negativa *(yin)* e a neutra. Por não ser polarizada, é compatível com qualquer outra forma de terapia, tratamento de saúde ou desenvolvimento espiritual.

A quantidade de energia Reiki não pode ser manipulada pelo emissor, que simplesmente impõe as mãos sobre o centro energético ou o local afetado e permite à energia fluir. A quantidade de energia que flui é determinada por quem recebe (o receptor) e não por quem aplica Reiki.

> *"A força vital do ser humano é o melhor dos remédios."*
> Johnny De' Carli

Logo, não há como ocorrer um excesso numa aplicação. No momento em que a região se equilibra, deixa de solicitar energia. Caso o reikiano permaneça com as mãos no local, estará perdendo seu tempo. No Nível 1 do Reiki, efeito semelhante ocorre com a qualidade da energia Reiki emitida: quem a determina é a região em desarmonia do receptor. Cada região exige uma energia com ressonância diferente.

1.2.5 – Expansão da consciência

Por meio de um medidor específico (aurímetro), numa pessoa não iniciada, podemos detectar a presença da energia da aura a uma distância de um metro. Num reikiano de Nível 3-A, a energia pode ser percebida a mais de dois metros de distância. O Método Reiki amplia nosso campo áurico, aumentando nossas energias física, emocional e mental. Tal expansão no campo áurico produz uma transformação indiscutível de consciência em qualquer pessoa. Estes são somente alguns dos benefícios da expansão da consciência: redespertar nossa ligação espiritual com o Criador; alargar nossos horizontes; expandir a conexão com o nosso Eu Superior; aumentar a compreensão dos mistérios da vida; aumentar a sensibilidade; desenvolver o chacra cardíaco e fazer crescer a consciência de amor e a capacidade de ajudar de forma incondicional. Essa expansão energética ampliará igualmente sua criatividade e intuição. O aumento da percepção, com a ajuda da energia Reiki, é um passo importante para seu desenvolvimento. Poderá ocorrer de você pensar em alguém e a pessoa lhe procurar ou telefonar. Concentrando-se num problema, a solução subitamente pode aparecer por intuição ou por intermédio de outra pessoa, de um livro, de um jornal etc. A energia Reiki vai confrontar você com pessoas e situações que o ajudarão a descobrir e a prestar mais atenção em si. Você terá a oportunidade de discernir mais claramente os obstáculos

> *"O Reiki é expansão da consciência, com a cura como efeito colateral."*
> Johnny De' Carli

que você mesmo criou na vida, poderá tornar-se mais consciente, criando a condição interior para ouvir verdades geralmente negadas, facilitando seu autoconhecimento. Reiki é luz que nos leva de volta à Grande Luz.

1.2.6 – NÃO DESGASTA O TERAPEUTA

A maioria das terapias corporais e energéticas envolve doação de energia vital *(ki)* do terapeuta para o receptor, causando um desgaste energético. O desgaste contínuo da energia vital do doador, sem reposição adequada, tende a deteriorar seu sistema imunológico, defesa natural do corpo contra doenças. Resulta, também, num desequilíbrio que pode afetar as dinâmicas emocional, mental e espiritual do doador.

O Método Reiki energiza e não desgasta o praticante, pois a técnica não utiliza o *ki* ou o *chi* do reikiano, e sim a Energia Primordial Cósmica do Universo. Quando o reikiano aplica energia, retém cerca de 30% da energia aplicada. Diríamos que essa retenção funciona como uma bonificação divina. Logo, o praticante passa a ter mais energia e disposição depois da sessão. No Método Reiki, quanto mais damos mais recebemos. Quanto maior for o uso da energia Reiki, mais forte se torna o terapeuta, mais benefícios ele faz a si próprio e aos receptores. Após tratar muitos receptores, por mais doentes que estejam, o reikiano geralmente se sente bem disposto. Entretanto, o Método Reiki não substitui a boa respiração, o repouso e a alimentação adequada. Tampouco é um substituto para as nossas necessidades de exercícios físicos apropriados.

1.2.7 – AUTOTRATAMENTO

Na maioria das terapias holísticas é impossível, ou fica muito difícil, o terapeuta utilizar a técnica em si mesmo. Um dos maiores benefícios do Método Reiki é a possibilidade do autotratamento, que é uma prática

> *"Inclusive no Reiki, quanto mais você der, mais receberá."*
>
> Johnny De' Carli

extremamente efetiva para a liberação da tensão, do relaxamento e da redução do estresse. Amplia a energia vital, propiciando equilíbrio aos corpos sutis e físico. Possibilitam também a liberação de toxinas e bloqueios de energia, provenientes de emoções retidas. Uma pessoa pode auto aplicar energia Reiki em qualquer lugar, seja numa sala de espera, no avião, no ônibus, no metrô, no táxi, na cama, ao acordar, ou antes, de dormir.

1.2.8 – Sem diagnóstico

A técnica Reiki não exige diagnóstico da patologia ou disfunção para que um tratamento seja bem-sucedido e pode ser usada inclusive por crianças (preferencialmente a partir dos sete anos de idade) para tratar até mesmo disfunções crônicas. Isso acontece porque Reiki é uma energia inteligente. Penetra no corpo do receptor e através dos meridianos energéticos e chacras, dirige-se até a causa ou origem dos desequilíbrios ou enfermidades.

O diagnóstico é uma prerrogativa médica. O terapeuta reikiano que o realizar estará exercendo ilegalmente a medicina, com implicações jurídicas pesadas previstas pelo Código Penal, tais como charlatanismo e curandeirismo. Afinal, para que um diagnóstico seja realizado com competência e sucesso, a pessoa deverá dedicar anos de sua vida ao estudo de anatomia, fisiologia e bioquímica.

1.2.9 – Não fica obsoleto

Um profissional recém-formado da área médica que pare de ler e estudar não se manterá atualizado. Com certeza ficará ultrapassado, pois o avanço tecnológico é muito rápido. O mesmo fato pode ocorrer com profissionais de outras técnicas. No caso do Método Reiki, a técnica não fica obsoleta, é a mesma desde o seu descobrimento. Além disso, um longo período sem utilizar a energia Reiki não levará à necessidade de

> *"No mundo de Deus nada é imutável."*
> Johnny De' Carli

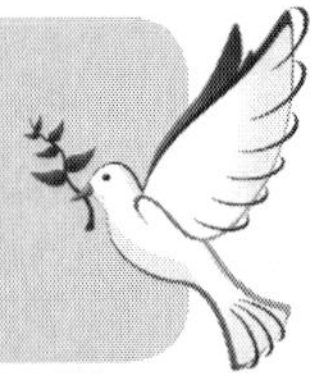

nova ativação energética para o mesmo nível do Reiki. A sintonização é um presente divino, fica profundamente enraizada no iniciado. Um dom que, uma vez recebido, não é perdido e nos acompanhará por toda a vida, trabalhando corpo, mente e espírito. Os canais permanecerão abertos pelo resto da existência do reikiano, mesmo que por um longo período não sejam acessados. Eles podem tornar-se mais fortes com a prática ou enfraquecer por falta de uso, entretanto poderão ser reativados pela simples volta à prática do Método Reiki. Quanto mais o reikiano usa a energia, mais aumenta sua capacidade de canalização, pois seus canais de condução de energia se abrem como consequência da prática.

1.2.10 – Beneficia todo ser vivo

Existem excelentes práticas terapêuticas que apresentariam certas limitações para serem aplicadas em outros seres vivos. Por exemplo, no caso da acupuntura, ou da massoterapia haveria alguma dificuldade ou

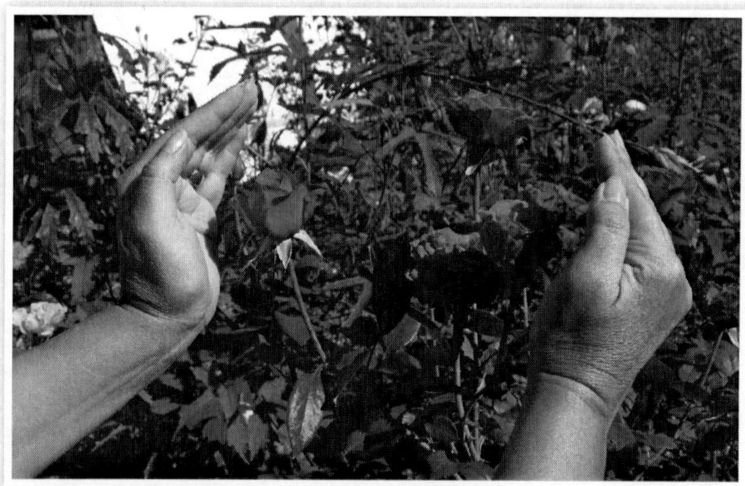

Aplicação de Reiki em plantas

> *"A ternura para com os animais está entre as mais elevadas virtudes humanas."*
> Johnny De' Carli

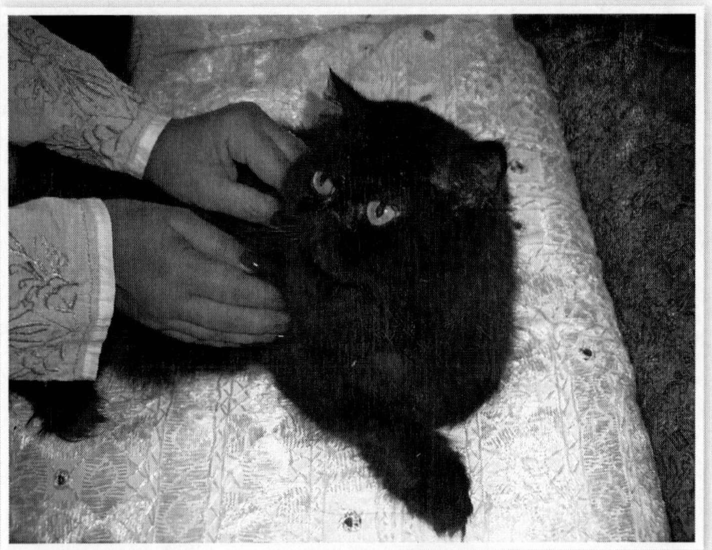

Aplicação de energia Reiki em animais

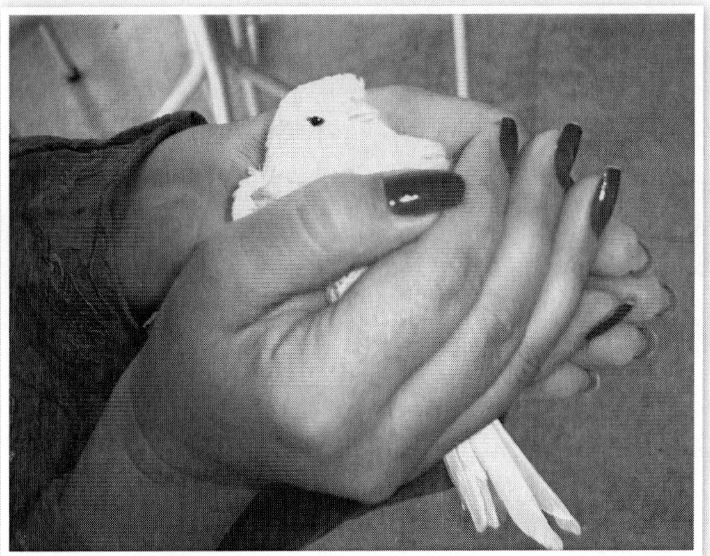

"Esteja receptivo para aprender a amar com os animais."
Johnny De' Carli

impossibilidade se fôssemos tratar uma árvore frondosa, um peixe num aquário ou um animal feroz. A energia Reiki, por ser universal, que pode ser enviada também a distância, possibilita essas alternativas. Serve igualmente para o tratamento de quaisquer organismos vivos: animais e plantas. É incrível observar como flores que acabaram de murchar, muitas vezes, recuperam a sua beleza em poucas horas, com a aplicação de energia Reiki.

1.2.11 – Não é necessário despir

Muitas técnicas eficazes obrigam o terapeuta a despir seu cliente, o que poderá colocá-lo em situação embaraçosa. Para uma aplicação de energia Reiki, não precisamos despir o receptor. A energia atravessa sem problemas qualquer material, inclusive o gesso e o metal. Entretanto, em função de poder haver interferência no campo eletromagnético (aura) do receptor e do reikiano, recomendamos a retirada de adornos (pulseiras, relógios, brincos, anéis, fivelas etc.) na hora da aplicação.

1.2.12 – Complementar

O Método Reiki tanto pode ser usado isoladamente, quanto como complemento terapêutico de qualquer técnica (convencional ou holística), o que se deve ao fato de a energia não ter polaridade. Assim, as possibilidades para combiná-lo com outras técnicas são infinitas.

1.2.13 – Sem conotação religiosa ou credos

O Método Reiki é sagrado, mas não é uma religião ou um sistema filosófico. Não tem restrições ou tabus. Adapta-se a qualquer cultura, raça, credo, seita ou idade. Não utiliza talismãs ou quaisquer instrumentos auxiliares. Também não é necessário que acreditemos nele, para que se propague ou faça efeito.

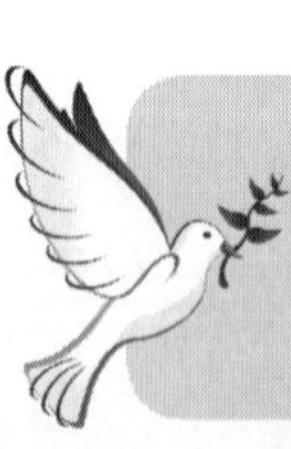

> *"Reiki é amor, e onde existe amor existem sempre milagres."*
> Johnny De' Carli

1.2.13.1 – Documento do Dr. Sohaku da OMS

O Prof. Dr. Sohaku R. C. Bastos, ligado, no Brasil, a OMS, órgão da Organização das Nações Unidas (ONU), manifestou (documento abaixo em tamanho reduzido) estar a prática Reiki inserida no contexto das práticas terapêuticas alternativas reconhecidas pela OMS.

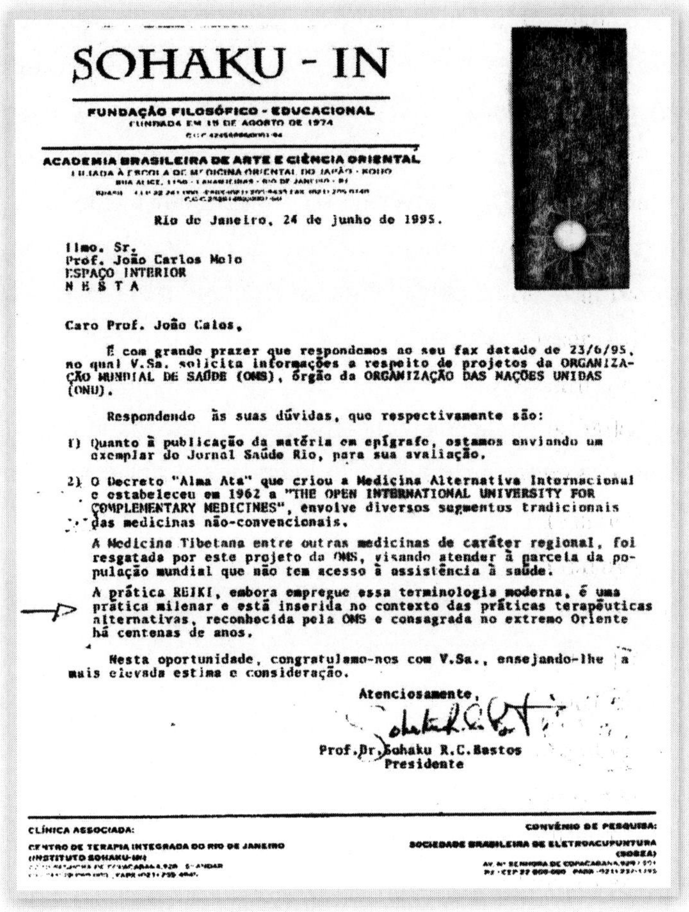

SOHAKU - IN

FUNDAÇÃO FILOSÓFICO - EDUCACIONAL
FUNDADA EM 15 DE AGOSTO DE 1974

ACADEMIA BRASILEIRA DE ARTE E CIÊNCIA ORIENTAL

Rio de Janeiro, 24 de junho de 1995.

Ilmo. Sr.
Prof. João Carlos Melo
ESPAÇO INTERIOR
N E S T A

Caro Prof. João Calos,

É com grande prazer que respondemos ao seu fax datado de 23/6/95, no qual V.Sa. solicita informações a respeito de projetos da ORGANIZAÇÃO MUNDIAL DE SAÚDE (OMS), órgão da ORGANIZAÇÃO DAS NAÇÕES UNIDAS (ONU).

Respondendo às suas dúvidas, que respectivamente são:

1) Quanto à publicação da matéria em epígrafe, estamos enviando um exemplar do Jornal Saúde Rio, para sua avaliação.

2) O Decreto "Alma Ata" que criou a Medicina Alternativa Internacional e estabeleceu em 1962 a "THE OPEN INTERNATIONAL UNIVERSITY FOR COMPLEMENTARY MEDICINES", envolve diversos segmentos tradicionais das medicinas não-convencionais.

A Medicina Tibetana entre outras medicinas de caráter regional, foi resgatada por este projeto da OMS, visando atender à parcela da população mundial que não tem acesso à assistência à saúde.

A prática REIKI, embora empregue essa terminologia moderna, é uma prática milenar e está inserida no contexto das práticas terapêuticas alternativas, reconhecida pela OMS e consagrada no extremo Oriente há centenas de anos.

Nesta oportunidade, congratulamo-nos com V.Sa., ensejando-lhe a mais elevada estima e consideração.

Atenciosamente,

Prof. Dr. Sohaku R.C. Bastos
Presidente

CLÍNICA ASSOCIADA:
CENTRO DE TERAPIA INTEGRADA DO RIO DE JANEIRO
(INSTITUTO SOHAKU-IN)

CONVÊNIO DE PESQUISA:
SOCIEDADE BRASILEIRA DE ELETROACUPUNTURA
(SOBEA)

Documento gentilmente cedido pelo Mestre de Reiki Upanishad Kessler

> *"A Ciência é o caminho para se chegar a Deus pela razão."*
> Johnny De' Carli

Reiki é um método inserido no contexto das práticas terapêuticas alternativas recomendadas pela Organização Mundial da Saúde (OMS), da Organização das Nações Unidas (ONU).

Falou-se muito em reconhecimento oficial. A bem da verdade, quando ocorreu a 1ª Conferência Mundial de Saúde, em Alma-Ata, na antiga União Soviética, o que realmente houve foi uma recomendação aos diversos países participantes no sentido de incentivar os mesmos a se abrirem mais à chamada Medicina Complementar, até porque é ou era mais fácil as populações terem mais acesso. Posteriormente em outras reuniões também de caráter mundial, permaneceu o mesmo sentido de uma recomendação ao invés de reconhecimento. Com o passar do tempo e com o desenvolvimento do conceito de Medicina Vibracional, onde o método Reiki se situa, passou-se a entender essa recomendação como algo aceito e reconhecido.

Haverá época em que a humanidade se unirá, como já o fez em outras eras, na medicina, na ciência e na religião. Sem dúvida, o método Reiki terá grande importância para que a humanidade alcance sua plenitude.

"A religião do futuro será cósmica e
transcenderá um deus pessoal,
evitando os dogmas e a Teologia".

Albert Einstein
(14 de março de 1879 – 18 de abril de 1955)

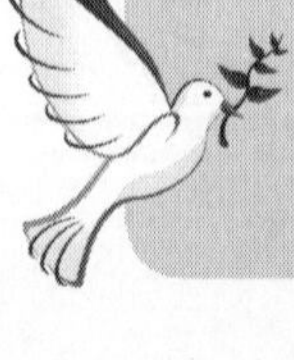

"No Reiki, a verdadeira sabedoria consiste em saber como aumentar nossa felicidade e bem-estar e a de nossos semelhantes."
Johnny De' Carli

1.3 Como Funciona a Energia Reiki

A cultura ocidental é baseada numa concepção newtoniana/cartesiana. Aposta no estudo das partes para chegar ao todo. Essa concepção encontra-se hoje em profundo questionamento. A própria física quântica, por meio de pesquisas sobre o átomo e a energia nuclear, demonstra que, em nível mais ínfimo, a matéria é energia. Os cientistas modernos analisam o mundo com um incrível grau de sofisticação. O mundo material é dividido em partículas cada vez menores e, ao final, o que encontramos são ondas de energia *(quanta)*. Descobrimos a verdade simples de que a energia precede a matéria, assim como pensamentos e emoções precedem a ação. Essa visão do mundo, nova no Ocidente, antiquíssima no Oriente, declara ser energia tudo o que existe. Energia é a realidade básica que se condensa, equilibra-se e forma a matéria. Com a fórmula de Albert Einstein (E = m x C2) ficou provado, cientificamente, que matéria e energia são conversíveis e intercambiáveis. Pode-se, por exemplo, transformar plutônio e urânio enriquecido em pura energia – explosões – como foram utilizado em Hiroshima e Nagazaki. Pode-se também transformar energia em matéria (multiplicação de pães e peixes realizados por Jesus), pois são dimensões da mesma realidade. Registros dos tempos das medicinas chinesa, tibetana e indiana, e ainda na época dos alquimistas medievais, técnicas milenares nos ensinam que matéria efetivamente se transforma e pode ser moldada pela intervenção de uma energia maior.

Energia é energia, não há energia ruim. Há somente energia bem ou mal dirigida. Em uma pessoa sadia, a energia vital passa livremente pelo nosso corpo físico, fluindo por "caminhos": chacras, meridianos energéticos e *nadis*. Também circunda o campo energético a nossa volta, ao qual chamamos de aura. Essa força energética nutre nossos órgãos e células e regula as funções vitais.

"Sabe-se muito sobre o Reiki,
mas ainda muito pouco se entende e explica."
Johnny De' Carli

Em virtude de excessos físicos, emocionais e mentais, liberamos energias e essas liberações geram "nós" ou bloqueios energéticos que interrompem ou impedem o fluxo normal da energia vital, gerando uma disfunção nos órgãos e tecidos do corpo, causando a disfunção em razão do deficiente ou mau funcionamento dos órgãos e das glândulas.

A técnica Reiki utiliza-se de energia primordial, da qual todo o Universo é constituído. É essa energia original de tudo e de todos os seres que captamos e veiculamos após a iniciação (sintonização). Depois de sintonizados, passamos a ser canais dessa Energia Cósmica e podemos direcioná-la para a zona afetada, emitindo vibrações que diluem os bloqueios prejudiciais. Dessa forma, passamos efetivamente a intervir na matéria, em outros campos de energia e na consciência, levando a um estado natural de bem-estar, plenitude, harmonia e equilíbrio. A energia Reiki faz efeito ao passar pela parte afetada de nosso campo energético, elevando nosso nível vibratório dentro e fora do nosso corpo físico, onde pensamentos e emoções estão alojados na forma de nódulos energéticos que funcionam como barreiras do nosso fluxo normal de energia vital. Muitos são os que convivem com essas barreiras ao longo de toda uma vida, minimizando a qualidade da vida.

Em uma sessão de Reiki, a quantidade de energia recebida é determinada pelo próprio receptor, uma vez que o terapeuta reikiano apenas direciona a energia. O provedor – *o Cosmo* – doa ilimitadamente.

> *"As doenças, em sua maioria, são as consequências das descargas energéticas das emoções inferiores pessoais."*
>
> Johnny De' Carli

CAPÍTULO 2

HISTÓRIA DO REIKI

2.1 ANTECEDENTES E A DESCOBERTA DO MÉTODO

A arte de tocar o corpo humano com as mãos, para confortar e diminuir dores é um velho instinto. Quando sentimos dores, nossa primeira reação é a de colocar imediatamente as mãos sobre a área que está doendo. O toque humano gera calor, serenidade e conforto. Quando um animal lambe uma ferida, está agindo com os mesmos instintos que o ser humano ao colocar as mãos.

No Tibete existem registros de técnicas de harmonização através das mãos há mais de oito mil anos. Essas técnicas se expandiram pela Grécia, Egito, Índia e outros países, apesar de se terem perdido nos últimos dois milênios.

Existem fatos que indicam ter Jesus praticado imposição de mãos no Egito. Jesus aplicava a técnica com muito sucesso e também dizia a seus apóstolos *"sanem os que estiverem doentes"*. Até hoje padres católicos conservam técnicas de imposição de mãos.

Essa energia transmitida recebeu nomes diferentes em cada cultura: os polinésios a chamam de *mana*; os índios iroqueses americanos,

> *"Nossas mãos são uma dádiva; através delas podemos aliviar o sofrimento daqueles que nos rodeiam."*
>
> JOHNNY DE' CARLI

de *orenda*; na Índia é *prana*; *ruach* em hebraico; *barraka* nos países islâmicos; *chi* na China; no Japão a energia é chamada de *ki* e de energia bioplasmática pelos russos.

Existem pessoas que possuem habilidades pessoais, utilizando ou não as mãos (os chamados paranormais). A essas pessoas recomendamos que entrem em contato com o Método Reiki, a fim de potencializar e direcionar a energia, acrescentando poder ao que a natureza já lhes deu.

2.2 MIKAO USUI – O DESCOBRIDOR DO REIKI

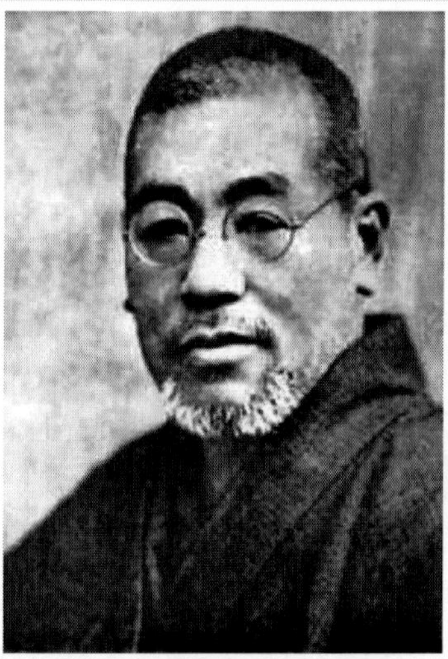

Mikao Usui (foto ao lado) nasceu no Japão em 15 de agosto de 1865. Há controvérsias a respeito da história da vida do descobridor do Método Reiki. Não possuímos registros oficiais detalhados de sua história, repassada de Mestre a discípulo, permanecendo envolta em muitos mistérios. Alterações foram feitas com o passar dos anos, a fim de que o método fosse introduzido no Ocidente, principalmente no que concerne a sua formação profissional e sua religiosidade. A essência, que é uma lenda, conhecida por ter sido repassada de geração a geração. Reza a lenda que Mikao tornou-se um padre católico. Além de sacerdote cristão, teria lecionado e sido reitor de uma pequena universidade cristã em Kyoto (Japão), a Doshisha University. Usui ouvia e lia muitas histórias sobre Jesus que, no passado, pelo uso das mãos e uma técnica

> *"A História é um quebra-cabeças*
> *no qual falta o maior número de peças."*
> JOHNNY DE' CARLI

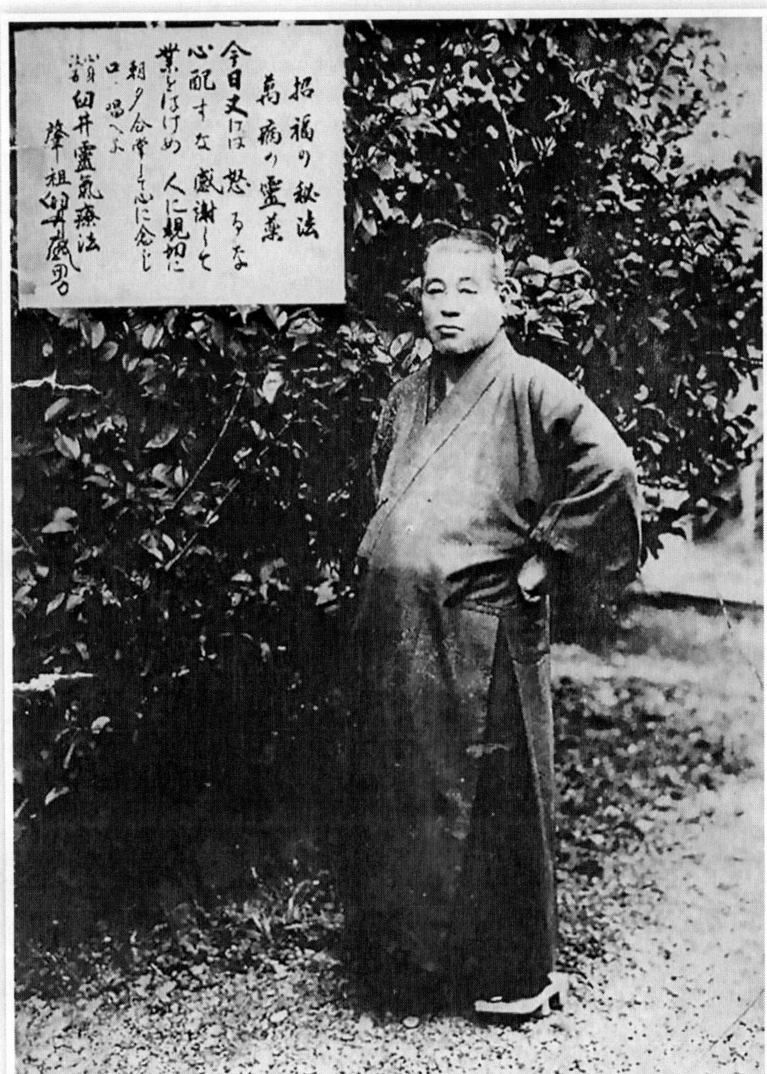
招福の秘法
萬病の靈薬
今日丈けは 怒るな
心配すな 感謝して
業をはげめ 人に親切に
朝夕合掌して心に念じ
口に唱へよ
心身改善 臼井靈氣療法
肇祖 臼井甕男

Mestre Mikao Usui durante um de seus últimos seminários, ministrado em Shizuoka, Japão, foto de 1925.
(in Aoki, Fuminori, Reiki — A Cura Natural, p. 67)

"As pessoas que fazem História não têm tempo de escrevê-la."
Johnny De' Carli

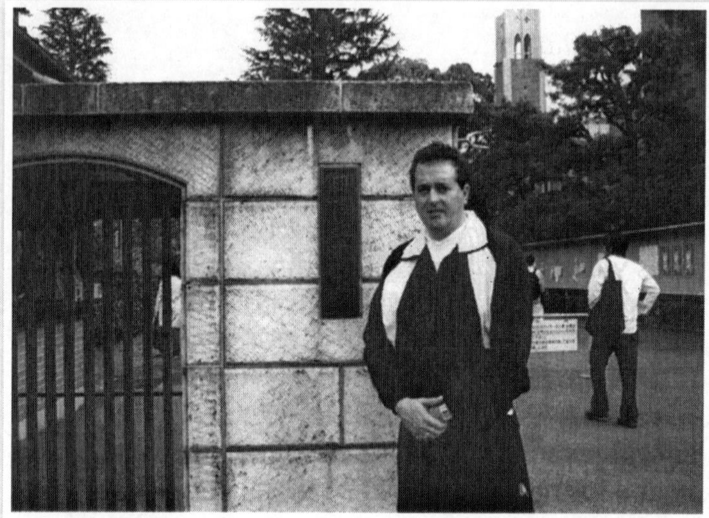

Johnny De' Carli nos portões da Universidade Doshisha.
Abaixo, no prédio da Reitoria da Universidade,
Kyoto — Japão, em novembro de 1998.

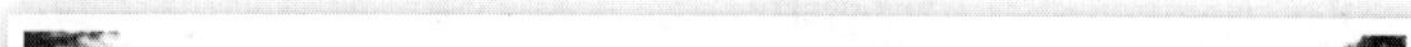

"As pessoas são conduzidas à verdade para a qual estão preparadas."
Johnny De' Carli

específica, proporcionava milagres e ajudava outras pessoas com suas habilidades metafísicas. Curioso, observava que grande parcela das pessoas era infelizes e improdutiva, elas eram assoladas por estados depressivos e doentios, situações que o induziram ardentemente a conhecer também habilidades terapêuticas. Dizem que, um dia, durante uma discussão com um grupo de alunos que concluía a formação de seminaristas, foi perguntado ao Mestre Usui se ele acreditava literalmente na Bíblia. Quando respondeu que sim, os estudantes o lembraram das curas promovidas por Jesus. Os estudantes mencionavam as palavras de Cristo: "*Você fará como eu tenho feito, e mesmo as grandes coisas.*" Queriam saber por que não existiam no mundo outros curadores agindo da mesma maneira que Cristo agia, já que Ele dissera aos apóstolos para curarem os doentes e levantarem os mortos. "Se isso era verdade, ensine-nos os métodos", argumentaram os alunos. "Queremos saber como aquelas curas poderiam ser realizadas hoje também". Disseram-lhe que não era suficiente eles acreditarem, queriam ver com os próprios olhos como Jesus realizava as curas. Mikao Usui não podia dar respostas às dúvidas procedentes dos estudantes porque não as possuía. Porém, não podia ficar sem respostas nem para si nem para seus estudantes. Usui não tinha como ensinar a fórmula da harmonização do corpo tal como Jesus transmitira a seus discípulos. Ele simplesmente tinha fé nas escrituras. O Mestre Usui permaneceu calado, pois pela tradição japonesa ele tinha sido ultrajado em sua honra como professor e reitor, em virtude de não ter respondido às perguntas de seus alunos. Nesse dia, teria pedido demissão de suas funções, determinando-se a encontrar as respostas para esse grande mistério. Como a maioria de seus professores havia sido de missionários americanos e os Estados Unidos eram um país predominantemente cristão, ele decidiu iniciar seus estudos na Universidade de Chicago, facilitado pelo intercâmbio cultural da dinastia Meigi.

> *"A História, muitas vezes, é o registro de algo que nunca aconteceu, escrita por alguém que não estava presente."*
> Johnny De' Carli

Conta a lenda ainda que, em 1898, Mikao viajou para os Estados Unidos onde estudou o Cristianismo e a Bíblia e, após anos de estudos, doutorou-se em Teologia. Estudou línguas arcaicas para ler as antigas escrituras, inclusive o chinês e o sânscrito, a mais antiga língua indiana. Depois desse longo período de estudos, não encontrando respostas suficientes, decidiu que deveria continuar suas pesquisas em algum outro lugar. Como Buda (620 – 543 a.C.), também era conhecido por curar cegos, doenças como a tuberculose, a lepra, entre outras, o Mestre Usui resolveu retornar ao Japão e pesquisar mais sobre as curas realizadas por Buda, na esperança de achar a chave para a recuperação da saúde física. A base do Budismo ficava em Nara. Em Kyoto, porém, havia cerca de 880 templos e mosteiros e até um templo *Zen* que possuía a maior biblioteca budista do Japão. Lá poderia pesquisar a respeito das escritas dos *sutras* e das curas de Buda. Mikao Usui peregrinou à procura das antigas escrituras nas bibliotecas, de monastério em monastério. Toda vez que se aproximavam abades budistas, perguntava-lhes se tinham conhecimento de alguma fórmula sobre as curas realizadas por Buda, tendo sempre recebido a resposta que, naquele momento, estavam muito ocupados com a cura do espírito para poder se preocupar com a cura do corpo. Depois de muitas tentativas, chegou a um monastério *Zen* e, pela primeira vez, foi encorajado por um velho abade que concordou que poderia ser possível curar o corpo como Buda já havia feito. O abade acreditava, também, que se havia sido possível uma vez, havia a possibilidade de se descobrir novamente a fórmula de recuperar a saúde física. Mikao decidiu que ia estudar os *sutras* no Tibete e já que dominava bem o sânscrito, viajou para a Índia. Finalmente, em uma de suas pesquisas num antigo manuscrito de um discípulo anônimo de Buda, em sânscrito, conforme a lenda encontrou os quatro símbolos sagrados da fórmula usada por Buda para tratar e recuperar a saúde das pessoas.

> *"A História nada mais é que pontos de vista dos acontecimentos relevantes do passado, sobre os quais pessoas influentes compactuaram aceitar."*
>
> Johnny De' Carli

Os *sutras*, escritos há mais de 2.500 anos, acionavam uma energia poderosíssima que poderia levar a um ilimitado poder de recuperação das disfunções. Apresentavam, no entanto, uma simples fórmula, que sem as explicações de como usar e a devida ativação não lhe traria a habilidade plena de tratar as pessoas.

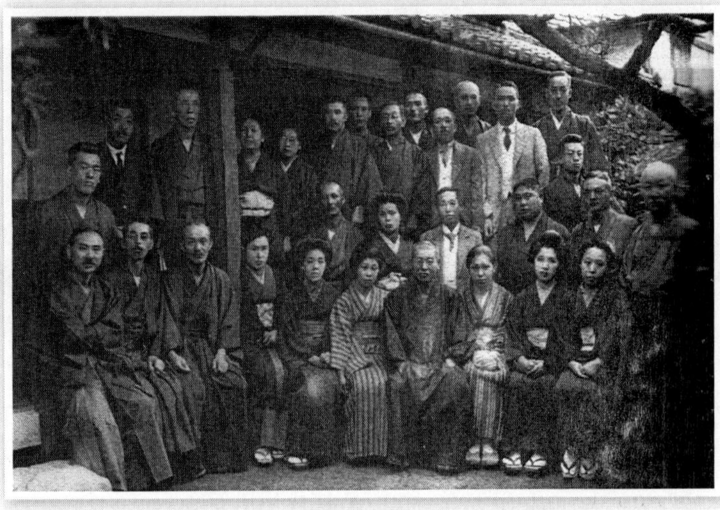

O Mestre Mikao Usui (sentado ao centro) com os membros da Usui Reiki Ryoho Gakkai, fundada em 1922. As mulheres participavam normalmente da Instituição.
(in: Toshitaka, M. & Miyuki, K., Reiki, 2001, 136)

"Verdades são sempre as alegações mais poderosas."
Johnny De' Carli

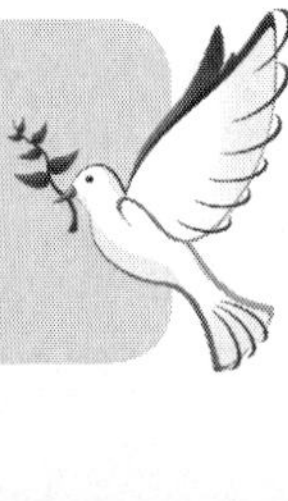

2.3 Meditação de Mikao Usui

Conta à verdadeira história do Reiki (oficial), que em março de 1922, no Japão, Mikao decidiu empreender um período de jejum e meditação de 21 dias, como faziam os antigos Mestres, a fim de purificar-se para receber uma visão que o esclarecesse. Buscou retiro no Monte Kurama, a montanha sagrada, localizada a aproximadamente 25 quilômetros, ao norte, de Kyoto, levando além dos *sutras* encontrados, apenas um cantil de pele de cabra com água e 21 pedras que lhe serviram de calendário. Enquanto os dias passavam, Mikao, em absoluto jejum, sentado próximo a um pinheiro, ouvindo o som de um riacho, passou a meditar, orar, entoar cânticos, ler os *sutras* e pedir ao Criador que lhe desse o discernimento necessário para uso dos símbolos. O jejum e a meditação ampliaram as fronteiras de sua consciência e, na madrugada do 21º dia, Mikao teve uma visão, através da qual vislumbrou uma intensa luz branca que o golpeou de frente, projetando-o para fora do corpo. Sentindo a consciência profunda em comunicação com o seu "eu mental", ao abrir totalmente sua percepção, pôde ele ver muitas luzes em forma de bolhas coloridas contendo no seu interior símbolos sagrados e, por meio da comunicação que estava recebendo, foi-lhe dada à compreensão dos significados dos símbolos e a utilização dos mesmos. Naquele momento, Mikao recebia a sua iniciação, o conhecimento de como utilizar os símbolos e ativar o poder em outras pessoas, acessando assim o eficiente método de terapia Reiki.

2.4 Monte Kurama: Local da Descoberta

O Monte Kurama tem uma energia privilegiada. É verdadeiramente um local de meditação, contemplação, paz, inspiração e força; um lugar

> *"As palavras verdadeiras são sempre as palavras mais claras."*
> Johnny De' Carli

sagrado de muita calma. O acesso é íngreme, porém pavimentado. Por incrível que pareça não nos cansamos ao percorrê-lo. Ouvem-se somente o som da água corrente, a brisa e os pássaros. Para um reikiano, ir ao Japão e não visitar o Monte Kurama é como a um católico ir a Roma e não ver o Papa.

Conta à lenda, conforme informações encontradas no templo do Monte Kurama em 770 d.C., que um sacerdote ilustre chamado Goki subiu o monte montado num cavalo branco. Nesse momento, recebeu a iluminação. O sacerdote fundou um templo budista no Monte Kurama, que sofreu desde então muitas modificações. Atualmente existem vários templos e pagodes no lugar. A princípio, faziam parte da seita Tendai, do Budismo. Desde o ano de 1949, fazem parte da seita Kurama Kokyo. Os templos do Kurama estão localizados na encosta da montanha.

Existem referências nos templos a alguns ideogramas *kanji* usados nos símbolos do Reiki.

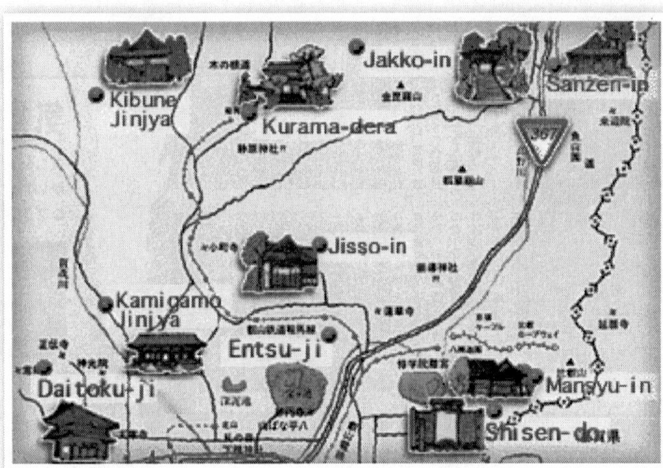

Mapa da localização do Monte Kurama.

> *"A natureza nos oferece tudo que realmente necessitamos e podemos usufruir de suas dádivas, sem nunca nos esquecermos de que temos a obrigação de preservá-la."*
> Johnny De' Carli

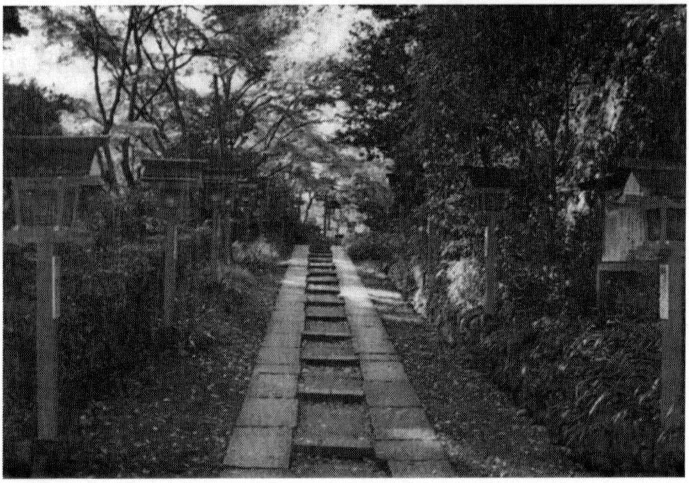

Acima, rampa de acesso ao templo budista do Monte Kurama, o local da descoberta. Abaixo, a vista do Monte Kurama. Visita do autor em novembro de 1998.

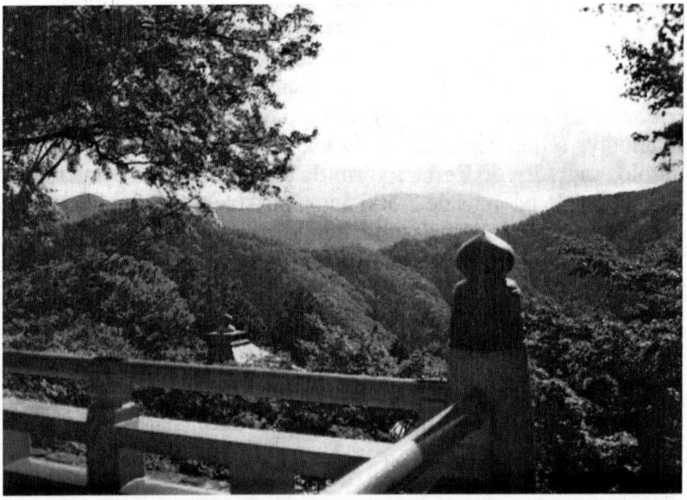

"Muitos Caminhos levam ao topo da montanha, muitos conduzem até lá, mas nenhum é único."

Johnny De' Carli

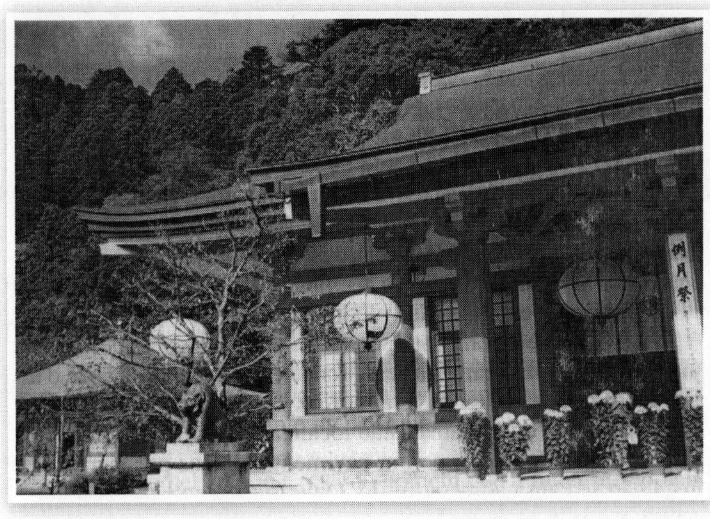

Acima, templo budista do Monte Kurama. Abaixo Johnny De' Carli, em visita, acendendo incenso no templo.
Fotos de novembro de 1998.

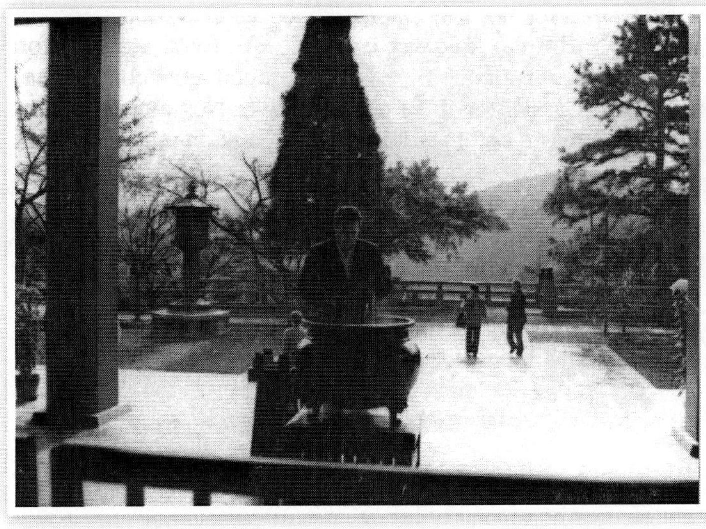

"De uma forma ou de outra, somos sempre conduzidos para o Caminho que precisamos percorrer."
Johnny De' Carli

2.5 Mikao Usui e os Primeiros Resultados do Reiki

Quando o transe que trouxe a visão acabou, o Mestre Usui sentiu-se bem, cheio de energia, forte e em total plenitude, a ponto de conseguir caminhar de volta ao mosteiro. Estava bem diferente dos últimos momentos que precederam o final dos vinte e um dias de meditação. Não sentia mais os esforços do retiro e do jejum. Com entusiasmo, levantou-se e começou a descer a montanha. Esse foi o primeiro fato extraordinário daquela manhã. Durante a descida da montanha, na pressa de voltar com suas recentes revelações ao mosteiro Zen onde vivia Mikao acidentou-se, tropeçando em uma pedra, machucando bastante um dedo do pé que passou a sangrar e doer muito. Instintivamente, Mikao impôs as mãos e, em pouco tempo, a dor passou e a hemorragia parou. Esse foi o segundo fato extraordinário. Usui tinha consigo a chave da harmonização que tanto havia procurado. O terceiro fato deu-se durante o caminho de regresso ao mosteiro, quando parou em uma pousada para fazer uma refeição. O senhor que o atendeu, vendo o comprimento da barba e o estado das roupas de Mikao, compreendeu que ele estivera em jejum durante um longo período e o encorajou a comer um tipo especial de broa, face ao perigo de quebrar-se um jejum com comida muito farta. O Mestre Usui recusou a sugestão e pediu o café completo. Sentado em um banco sob uma árvore, fez sua refeição sem nenhum problema de digestão. Mikao percebeu que a neta do homem que o tinha servido chorava e que uma parte do seu rosto estava inchada e avermelhada. Perguntou à garota o que estava acontecendo e ela respondeu que estava com dor de dente havia três dias. O avô era muito pobre para levá-la a um dentista em Kyoto. O monge ofereceu-se para ajudar e tocou o lugar onde doía muito.

"A experiência é o caminho mais seguro para se aprender algo."
Johnny De' Carli

O quarto fato extraordinário aconteceu à medida que a dor e o inchaço no rosto da menina diminuíram.

Após 25 quilômetros de caminhada, ao chegar ao monastério *Zen*, o Mestre Usui soube que seu amigo, o abade ancião, estava de cama com um doloroso ataque de artrite, mal que o afligia há muitos anos. Mikao foi visitar o amigo e, enquanto falava de suas experiências com o monge, colocou suas mãos sobre a área afetada e muito rapidamente as dores desapareceram. Comunicou ao monge que encontrara aquilo que procurava havia tantos anos. Contou-lhe sobre a meditação, as visões e denominou a energia que lhe havia aplicado de Reiki.

2.6 Reiki e o Início da Divulgação

Ainda segundo a lenda, o próximo passo de Mikao Usui era colocar o Método Reiki em prática da melhor forma possível. Depois de algumas semanas de permanência com os monges no mosteiro, onde o assunto foi bastante debatido, principalmente com seu amigo, o abade ancião, ele resolveu trazer a técnica Reiki ao mundo, levando sua descoberta para além dos muros do mosteiro. Decidiu que iria trabalhar em bairros pobres, onde as pessoas não tivessem condições financeiras para tratarem de seus problemas de saúde com médicos herboristas e acupuntores. Tornou-se vendedor ambulante de verduras em cestos, a fim de sobreviver e encontrar as pessoas necessitadas. Em seguida, familiarizou-se com os mendigos de Kyoto e com todas as pessoas marginalizadas pela sociedade de sua época, visando a torná-las mais felizes, produtivas e dignas. Sua intenção era tratar os mendigos e pedintes para que eles pudessem receber novos nomes no templo e reintegrarem-se à sociedade. Tratou primeiro os mais jovens e habilidosos e mandou-os buscar trabalho na cidade para que pudessem

> *"Compartilhar, eis o grande e seguro Caminho para a plenitude."*
> Johnny De' Carli

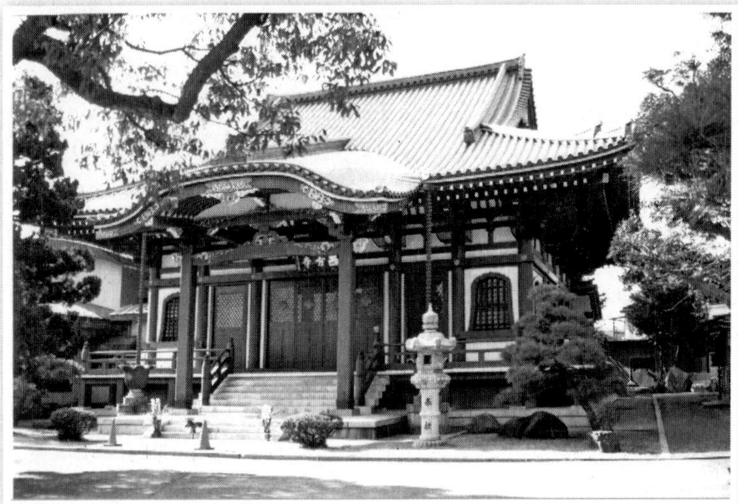

Templo Saihoji — Tóquio — Japão, frequentado por Mikao Usui e por sua família, até os dias atuais. Visita em novembro de 1998.

viver melhor. Fez a mesma coisa com os mais velhos e orientou-os para que ganhassem sua vida sem mendigar. Os resultados foram atingidos e muitos se recuperaram totalmente. Cumprida essa etapa, pôs-se a percorrer as cidades e aldeias repletas de indigentes e enfermos, ajudando-os com a técnica que detinha. Trabalhou junto aos alienados da sociedade e, depois dessa peregrinação pelas cidades e aldeias do Japão, voltou a Kyoto onde, para sua decepção e tristeza, constatou que muitos daqueles que haviam ajudado e induzido a se manterem com trabalho honesto haviam voltado à mendicância, nas mesmas condições anteriores de miséria. Intrigado, perguntou-lhes por que, podendo trabalhar, não o faziam. Responderam--lhe que era mais fácil mendigar do que se esforçarem no trabalho. Naquele momento compreendeu que o esforço realizado para beneficiar o próximo com o que dedicara tanto tempo de sua vida para investigar, descobrir e

"Compartilhando sempre o seu bom conhecimento,
você acaba se imortalizando."
Johnny De' Carli

doar não fora suficiente. Ele se deu conta de que havia auxiliado as pessoas a recuperar o corpo dos sintomas físicos, mas não as havia ensinado a apreciar a vida com um novo modo de viver. Descobriu que aquelas pessoas não tinham aprendido nada quanto à responsabilidade e, acima de tudo, quanto à gratidão. Percebeu então que a saúde do espírito, como pregada pelos monges, era tão importante quanto à saúde do corpo, uma vez que, com aplicação de energia Reiki, só havia validado e ratificado a condição de pedinte naquelas pessoas. A importância da troca de energia tornou-se clara para ele: as pessoas precisavam dar de volta aquilo que receberam ou a vida para elas estaria destituída de valor.

Mikao Usui, até então, praticava o Método Reiki imbuído somente de ideais amorosos. Consistia apenas no uso da energia, os símbolos sagrados e o processo de iniciação. Mikao deixou o trabalho com pedintes e resolveu ensinar àqueles que desejavam saber mais. Nessa ocasião, o Mestre Usui adotou os Cinco Princípios do Reiki. Orientava a seus clientes e discípulos como deviam tratar a si mesmos e ensinava os Princípios do Reiki para ajudá-los a alcançar a harmonia dos corpos físico, emocional, mental e espiritual.

Mikao, após peregrinar por todo o território japonês convidando as pessoas que sentiam tristeza, depressão e dor física a assistirem às suas palestras sobre o Método Reiki, foi condecorado pelo imperador do Japão por sua dedicação aos ensinamentos praticados com ideais amorosos. Antes de falecer (em nove de março de 1926), Mikao Usui deu o Mestrado do conhecimento da técnica Reiki a pouco mais de dez pessoas. Entre os contemplados estava o Dr. Chujiro Hayashi, um de seus sucessores. A eles foi passada a responsabilidade de transmitir e manter intacta a tradição Reiki.

> *"Se você tem conhecimento e sabedoria,*
> *permita aos outros que deles se beneficiem. Reter é perecer."*
> Johnny De' Carli

2.7 Memorial a Mikao Usui

Logo após a transição de Mikao Usui, um memorial foi construído pela Usui Reiki Ryoho Gakkai, em fevereiro de 1927. É por ela mantido até hoje. A sepultura e o Memorial do Mestre Usui estão localizados em um cemitério público, junto ao Templo Saihoji, no distrito Sujinami, em Tóquio. O Memorial consiste de uma única grande pedra de cerca de 1,20 m de largura e 2,50 m de altura. Nela há uma inscrição, escrita em antigo *kanji* japonês, na qual é descrita a vida de Mikao Usui, a experiência da descoberta e do uso do Método Reiki. Perto da pedra foram colocadas as cinzas de Usui, juntamente com as de sua mulher e de seu filho Fuji.

A palavra mais clara é sempre a verdadeira: no Memorial não há lendas. O texto foi escrito por Juzaburo Ushida, que se tornou presidente da instituição, após a morte de Mikao Usui. Foi editado por Masayuki Okada, doutor em literatura e membro da Usui Reiki Ryoho Gakkai.

O japonês antigo é de difícil compreensão, inclusive para os próprios japoneses mais jovens. A tradução para o japonês moderno foi feita pelo Mestre Doi Hiroshi, membro ativo da Gakkai, em 1º de janeiro de 1998, na cidade de Ashiya. A tradução para o inglês foi feita por Tetsuyuki Ono, em 19 de junho de 1998, na cidade de Takarazuka. Em outubro de 1998, em Tóquio, recebi esta tradução das mãos de meu Mestre Fuminori Aoki. Pedi à Mestre de Reiki Elizabeth Barros de Sá, professora de inglês, que providenciasse a tradução para o português, concluída em 18 de novembro de 1998. A tradução foi publicada pela primeira vez, no Brasil, em meu segundo livro (*Reiki a Terapia do Terceiro Milênio* – Madras Editora, 1999).

Caso um reikiano deseje visitar o Memorial, em Tóquio, saiba que existe um ritual a cumprir. Primeiro é preciso limpar o monumento de qualquer detrito, em seguida jogar água para purificar. Geralmente há um vaso

> *"Torne-se um imortal, divida o seu conhecimento, compartilhe a sua sabedoria."*
> Johnny De' Carli

onde devem ser colocadas flores e um orifício onde é colocado incenso. As flores e o incenso podem ser adquiridos nas lojas comerciais próximas dos cemitérios japoneses. Coloca-se uma vela, acende-se o incenso e depois se faz uma prece. Esse é o hábito ritualístico japonês.

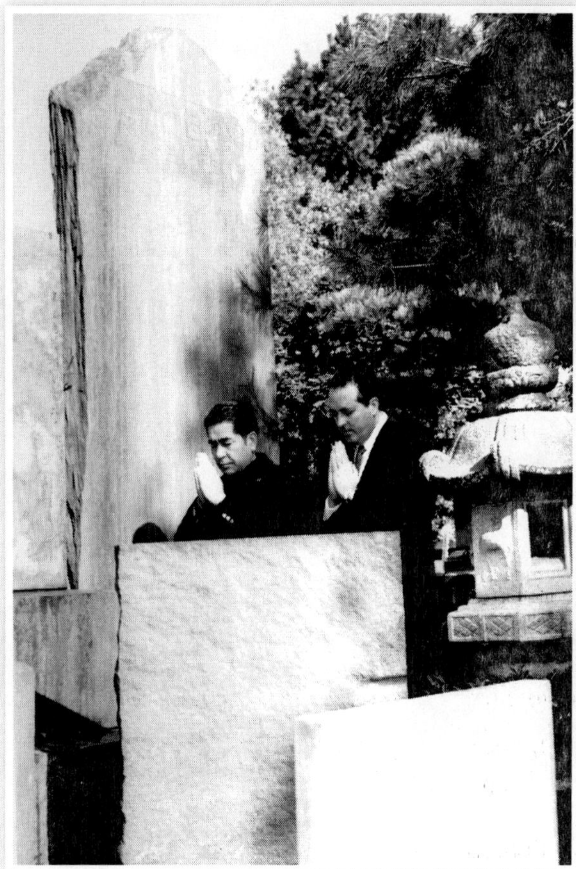

O Mestre Fuminori Aoki e Johnny De' Carli, em Tóquio, durante visita ao túmulo do Mestre Usui, em 09 de janeiro de 2002, último dia de treinamento de Reiki Tradicional Japonês.

"Saiba reconhecer o esforço alheio e retribuir o carinho expressando gratidão. Não existe exagero na gratidão."
Johnny De' Carli

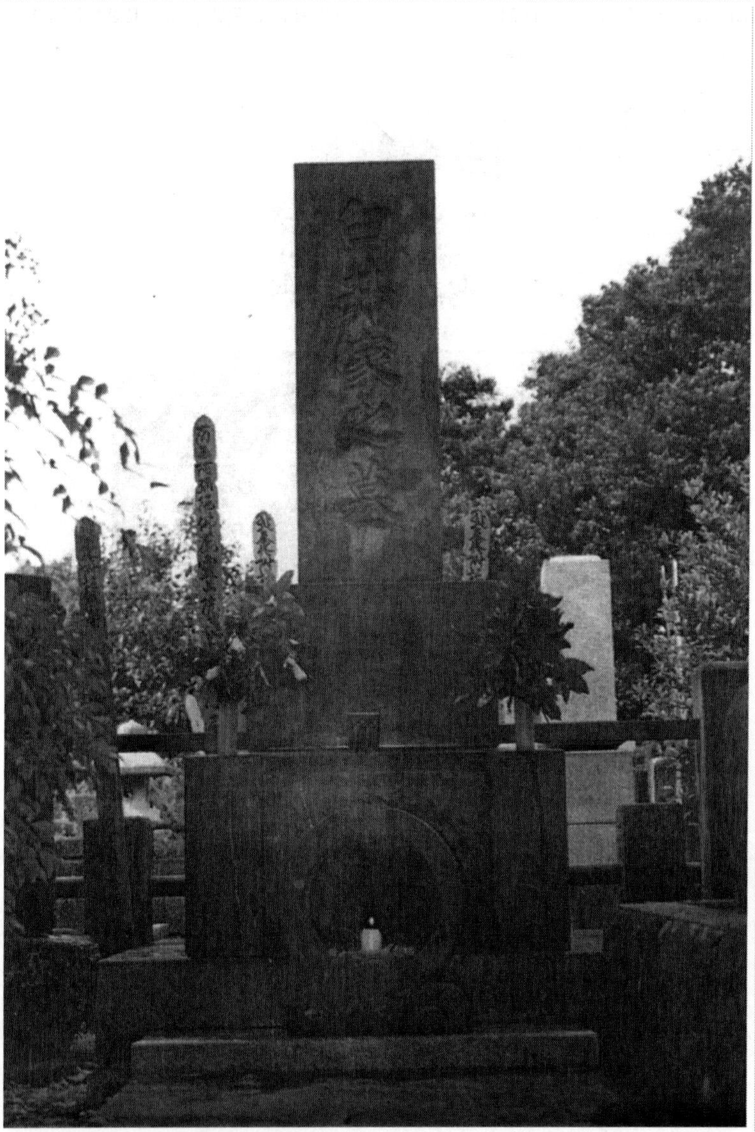

Túmulo que guarda as cinzas do Mestre Mikao Usui, sua esposa e filho Fuji.
Tóquio — Japão, visita em novembro de 1998.

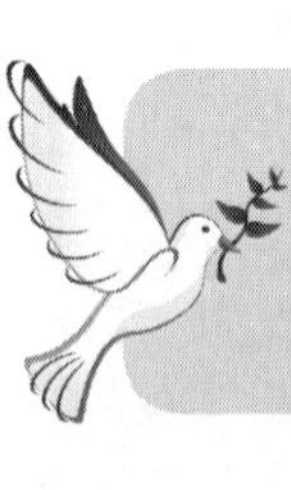

"A morte é apenas o outro lado do nascimento.
A pessoa morre aqui e nasce no além, e vice-versa.
A morte é apenas uma porta, de um lado se entra, de outro se sai."
Johnny De' Carli

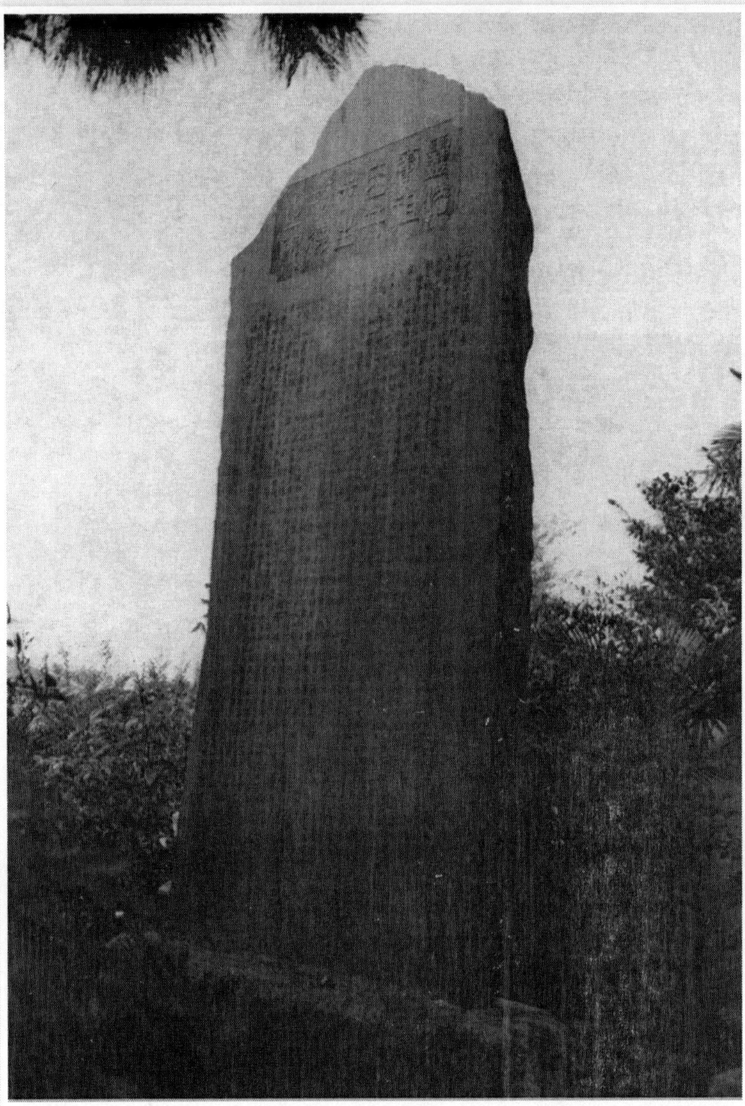

Memorial ao Mestre Mikao Usui, construído em 1927
*e mantido pela "**Usui Reiki Ryoho Gakkai**".*
Tóquio — Japão, visita em novembro de 1998.

"A História é um verdadeiro mestre inflexível em seus ensinamentos."
Johnny De' Carli

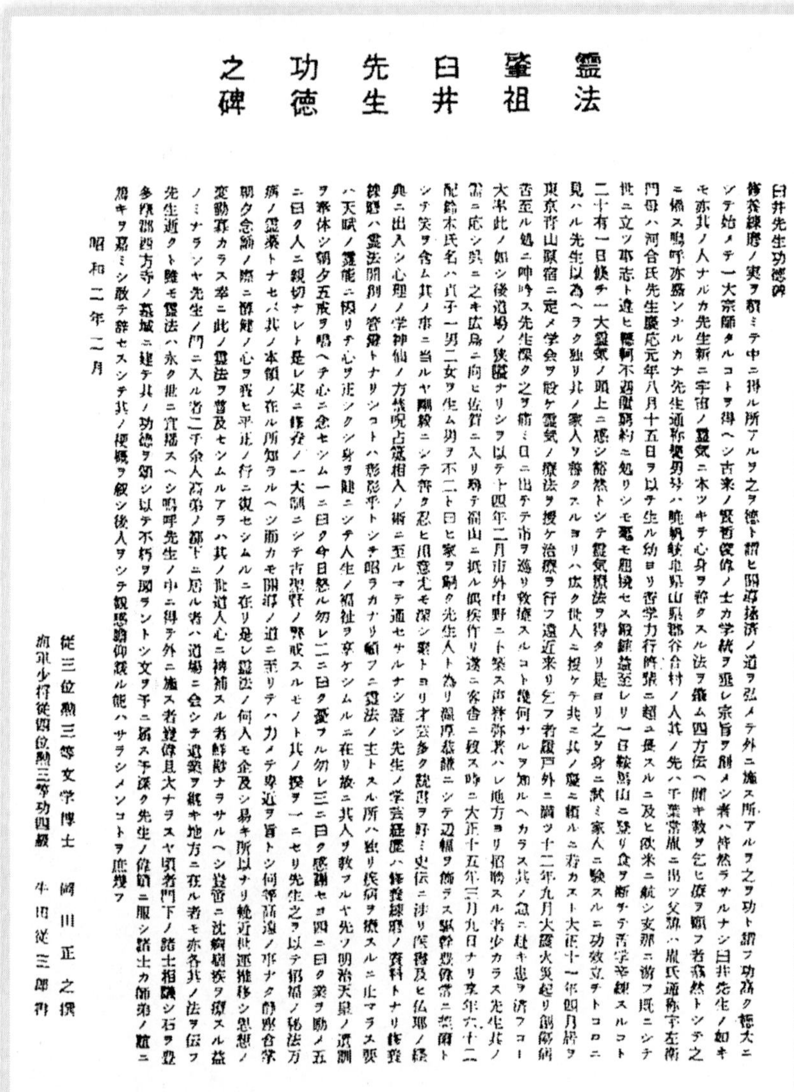

霊法肇祖臼井先生功徳之碑

臼井先生功徳碑

修養練磨ノ実ヲ積ミテ中ニ得ル所アルヲ之ヲ徳ト謂ヒ開導拯済ノ道ヲ弘メテ外ニ施ス所アルヲ之ヲ功ト謂フ功高ク徳大ニシテ始メテ一大宗師タルコトヲ得ヘシ古来ノ賢哲偉俊ノ士カ学統ヲ垂レ宗旨ヲ創メシ者ハ皆然ラサルナシ臼井先生ノ如キモ亦其ノ人ナルカ先生新ニ宇宙ノ霊気ニ本ツキテ心身ヲ善クスル法ヲ肇ム四方伝ヘ聞キ教ヲ乞ヒ療ヲ願フ者翕然トシテ之ニ帰ス嗚呼亦盛ンナルカナ先生通称甕男号ハ暁帆岐阜県山県郡谷合村ノ人其ノ先ハ千葉常胤ニ出ツ父諱ハ胤氏通称宇左衛門母ハ河合氏先生慶応元年八月十五日ヲ以テ生ル幼ヨリ苦学力行儕輩ニ超ユ長スルニ及ヒ欧米ニ航シ支那ニ游フ既ニシテ世ニ立ツ事志ト違ヒ轗軻不遇屢窮約ニ処リシモ毫モ屈撓セス鍛錬益至レリ一日鞍馬山ニ登リ食ヲ断チテ苦修辛練スルコト二十有一日俄チ一大霊気ノ頭上ニ感シ豁然トシテ霊気療法ヲ得タリ是ヨリ之ヲ身ニ試ミ家人ニ験スルニ功效立チトコロニ見ハル先生以為ヘラク独リ其ノ家人ヲ善クスルヨリハ広ク世人ニ授ケテ共ニ其ノ慶ニ頼ルニ若カスト大正十一年四月居ヲ東京青山原宿ニ定メ学会ヲ設ケ霊気ノ療法ヲ授ケ治療ヲ行フ遠近来リ乞フ者履戸外ニ満ツ十二年九月大震火災起リ創傷病苦至ル処ニ呻吟ス先生深ク之ヲ憫ミ日ニ出テテ市ヲ巡リ救療スルコト幾何ナルヲ知ルヘカラス其ノ急ニ赴キ患ヲ済フコト大率此ノ如シ後道場ノ狭隘ナリシヲ以テ十四年二月市外中野ニト築ス声誉弥著ハレ地方ヨリ招聘スル者少カラス先生其ノ需ニ応シ呉ニ之キ広島ニ向ヒ佐賀ニ入リ将テ福山ニ抵ル偶疾作リ遂ニ客舎ニ歿ス時ニ大正十五年三月九日ナリ享年六十二配鈴木氏名ハ貞子一男二女ヲ生ム男ヲ不二ト曰ヒ家ヲ嗣ク先生人ト為リ温厚恭謙ニシテ辺幅ヲ飾ラス躯幹豊偉常ニ莞爾トシテ笑ヲ含ム其ノ事ニ当ルヤ剛毅ニシテ能ク忍ヒ用意尤モ深シ素トヨリ才芸多ク読書ヲ好ミ史伝ニ渉リ医書及ヒ仏耶ノ経典ニ出入シ心理ノ学神仙ノ方禁呪占筮相人ノ術ニ至ルマテ通セサルナシ蓋シ先生ノ学芸経歴ハ修養練磨ノ資料トナリ修養練磨ハ霊法開創ノ管鑰トナリシコトハ彰彰乎トシテ昭ラカナリ顧フニ霊法ノ主トスル所ハ独リ疾病ヲ療スルニ止マラス要ハ天賦ノ霊能ニ因リテ心ヲ正シクシ身ヲ健ニシテ人生ノ福祉ヲ享ケシムルニ在リ故ニ其人ヲ教フルヤ先ツ明治天皇ノ遺訓ヲ奉体シ朝夕五戒ヲ唱ヘテ心ニ念セシム一ニ曰ク今日怒ル勿レ二ニ曰ク憂フル勿レ三ニ曰ク感謝セヨ四ニ曰ク業ヲ励メ五ニ曰ク人ニ親切ナレト是レ実ニ修養ノ一大訓ニシテ古聖賢ノ警戒スルモノト其ノ揆ヲ一ニセリ先生之ヲ以テ招福ノ秘法万病ノ霊薬トナセハ其ノ本領ノ在ル所知ラルヘシ而カモ開導ノ道ニ至リテハ力メテ卑近ヲ旨トシ何等高遠ノ事ナク静坐合掌朝夕念誦ノ際ニ醇健ノ心ヲ養ヒ平正ノ行ニ復セシムルニ在リ是レ霊法ノ何人モ企及シ易キ所以ナリ輓近世運推移シ思想ノ変動寡カラス幸ニ此ノ霊法ヲ普及セシムルアラハ其ノ世道人心ニ裨補スル者鮮尠ナラサルヘシ豈啻ニ沈痾痼疾ヲ療スル益ノミナランヤ先生ノ門ニ入ル者二千余人高弟ノ都下ニ居ル者ハ道場ニ会シテ遺業ヲ継キ地方ニ在ル者モ亦各其ノ法ヲ伝フ先生逝クト雖モ霊法ハ永ク世ニ宣揚スヘシ嗚呼先生ノ中ニ得テ外ニ施ス者豈偉且大ナラスヤ頃者門下ノ諸士相謀シ石ヲ豊多摩郡西方寺ノ塋域ニ建テ其ノ功徳ヲ頌シ以テ不朽ヲ図ラントシ文ヲ予ニ嘱ス予深ク先生ノ偉節ニ服シ諸士カ師弟ノ誼ニ篤キヲ嘉ミシ敢テ辞セスシテ其ノ梗概ヲ叙シ後人ヲシテ観感瞻仰措ク能ハサラシメンコトヲ庶幾フ

昭和二年二月

従三位勲三等文学博士　岡田正之撰

海軍少将従四位勲三等功四級　牛田従三郎書

Acima, a reprodução da mensagem talhada, em japonês antigo, }na grande pedra que compõe o Memorial ao Mestre Usui, localizado em Tóquio.

"Ninguém pode segurar uma verdade quando é a hora dela."

Johnny De' Carli

2.8 Tradução da Inscrição Talhada no Memorial a Mikao Usui

Monumento ao *Sensei* Usui por sua honrada obra.

Aquilo que se pode realizar naturalmente, através do desenvolvimento e da educação, é chamado de VIRTUDE. É chamado de MÉRITO difundir um método de liderança e ajuda e praticá-lo. Somente as pessoas de muitos méritos e grande quantidade de virtudes é que podem ser consideradas grandes criadoras: pessoas que começam um novo aprendizado e criam nova seita entre sábios, filósofos, gênios etc. e tornam-se conhecidas desde tempos remotos. Podemos dizer que o Sr. Usui é uma dessas pessoas.

Ele começou, de um modo novo, um método de aperfeiçoar o corpo e o espírito, baseado na energia Reiki, do Universo. Ao ouvirem rumores sobre a técnica, pessoas que queriam aprender esse tratamento terapêutico e se tratar afluíram de todas as regiões imediatamente.

O Sr. Usui, cujo nome popular é Mikao e o nome de batismo é Gyohan, veio de Taniai-Village, distrito de Yamagata, prefeitura de Gifu. Ele tinha um antepassado chamado Tsunetane Chiba que teve participação ativa como comandante militar, entre o término do período Heian e o início do período Kamakura (1180-1230). O nome real de seu pai é Taneuji e o nome popular é Uzaemon. Sua mãe era oriunda da família Kawai.

O Sr. Usui nasceu em 15 de agosto de 1865. Educou-se em meio às dificuldades de sua infância. Estudou com afinco e bastante esforço. Suas habilidades sempre foram muito superiores às de seus amigos.

Depois de crescido, foi para Europa e América (USA) e também estudou na China. Apesar de seu talento, nem sempre foi bem-sucedido na vida. Embora compelido a levar uma vida infeliz e pobre, amiúde tinha de redobrar esforços para fortalecer corpo e mente sem esmorecer ante as dificuldades.

"Nada substitui a persistência para se alcançar o êxito.
As dificuldades são naturais, resolvem-se conforme se caminha."
Johnny De' Carli

Um dia, o Sr. Usui subiu o Monte Kurama, onde iniciou penitência. Enquanto jejuava, sentiu, no 22º dia, a grande energia Reiki sobre a cabeça. Assim, ao mesmo tempo em que era despertado espiritualmente, adquiria o poder terapêutico da energia Reiki.

Quando tentou usá-la em seu próprio corpo e em seus familiares, obteve resultados imediatos. Ele disse: "*É muito melhor dar esse poder largamente para um número grande de pessoas no mundo e desfrutá-lo entre eles, do que mantê-lo exclusivamente entre os membros da própria família*".

O Mestre Usui mudou sua residência para Aoyama Harajuku, Tóquio, em abril de 1922, onde estabeleceu um instituto no qual o tratamento com a energia Reiki era amplamente ministrado ao público. As pessoas, vindas de todas as distâncias para pedir orientação e tratamento para seus problemas de saúde, faziam enormes filas.

Em setembro de 1923, Tóquio sofreu um grande incêndio ocasionado por um terremoto no distrito de Kanto. Pessoas feridas e doentes padeciam de dores em todos os lugares. O Mestre Usui ficou muito tocado com tudo aquilo e se mobilizou com a terapia Reiki, percorrendo toda a cidade diariamente. Não podemos calcular quantas pessoas foram salvas da morte por sua devoção. Sua atuação ao estender suas mãos de amor por sobre aquelas pessoas que sofriam, naquela situação de emergência, se destacou.

Depois disso, a clínica tornou-se muito pequena para receber os visitantes e ele teve de construir uma nova casa em Nakano, fora da cidade (em fevereiro de 1925), transferindo-se para lá. Como sua reputação aumentava bastante, com frequência recebia convites vindos de todos os lugares do país. Atendendo a esses pedidos, viajou para Kure e Hiroshima. Depois esteve em Saga e, finalmente, em Fukuyama, numa estalagem onde se hospedou, durante seu trajeto, e contraiu uma doença, vindo a falecer abruptamente, aos 62 anos (60 anos na visão ocidental).

> *"Para transformar um sonho em realidade, você deve ser perseverante e fazer tudo o que for necessário para que isso aconteça. Seja perseverante e as coisas acontecerão."*
>
> Johnny De' Carli

Sua esposa, oriunda da família Suzuki, chamava-se Sadako. Usui teve um filho e duas filhas. O nome do filho era Fuji, que o sucedeu à frente da família.

O Mestre Usui era de natureza gentil e prudente e não dava importância às aparências. Tinha corpo grande e vigoroso e sua face estava sempre iluminada com um sorriso. Quando enfrentou dificuldades, seguiu adiante com determinação e perseverança, mantendo-se extremamente cuidadoso. Era um homem de talentos variados e um amante dos livros.

Detinha uma vasta gama de conhecimentos, que iam desde história, ciência médica, Cristianismo e Budismo, psicologia, até o mágico reino das fadas, ciências divinatórias e fisiognomonia.

Em minha opinião, fica evidente para todos que o desenvolvimento e a instrução do Mestre Usui foram baseados em seu conhecimento de arte e ciência e se tornaram a chave para criar a terapia Reiki.

Revendo os fatos, entendo que a terapia Reiki objetiva não somente tratar problemas de saúde, mas também corrigir a mente através de uma habilidade espiritual enviada por Deus, mantendo o corpo saudável e desfrutando uma vida de bem-estar. Ao ensiná-la às pessoas, devemos primeiro fazer com que percebam as últimas instruções do Imperador Meiji e celebrem os Cinco Princípios, pela manhã e à tarde, a fim de mantê-los sempre em mente.

São eles:

1. Não se zangue por hoje;
2. Não se preocupe;
3. Expresse sua gratidão;
4. Seja aplicado e honesto em seu trabalho;
5. Seja gentil com os outros.

"O grande segredo é ser perseverante."
Johnny De' Carli

Realmente, esses importantes preceitos para o desenvolvimento são exatamente os mesmos que os antigos sábios aconselhavam-se mutuamente. O Mestre Usui enfatizava: *"Este é seguramente o processo desconhecido para trazer a boa sorte e, também, levar à humanidade um milagroso bálsamo para todos os tipos de problemas de saúde"*. Por esse processo, ele tornou seu propósito de ensinar claro e acurado. Além disso, tentou tornar sua orientação tão fácil e simples quanto possível, de maneira que nada fosse difícil de ser entendido.

Sempre que você se sentar calmamente e unir suas mãos para rezar e cantar, pela manhã e à noite, vai desenvolver um som mental puro, que é a essência de fazer do seu dia-a-dia o melhor que ele pode ser. Essa é a razão pela qual a terapia Reiki pode ser facilmente ensinada para qualquer pessoa.

As fases da vida são muito mutáveis, hoje em dia, e os pensamentos das pessoas tendem a se modificar também. Felizmente podemos ter êxito em difundir a terapia Reiki em todos os lugares. Estamos certos de que a energia Reiki contribui muito para impedir que as pessoas tenham seu senso de moral desordenado. A terapia Reiki jamais proporciona às pessoas qualquer coisa que não seja o benefício da recuperação de problemas de saúde de longa duração, de problemas crônicos e maus hábitos.

O número de alunos que aprenderam com o Mestre Usui chegou a mais de dois mil. Entre eles, alguns alunos que se destacaram e viviam em Tóquio juntaram-se no Centro de Treinamento, levando adiante seu trabalho, enquanto outros alunos no país também tudo fizeram para popularizar a terapia Reiki.

Apesar de nosso professor já ter falecido, temos de fazer o melhor para continuar passando adiante a terapia Reiki para as pessoas, difundindo-a sempre e cada vez mais.

> *"A verdadeira maestria consiste em saber como aumentar a felicidade coletiva no planeta."*
>
> Johnny De' Carli

Ah! Que grande coisa ele fez: ter generosamente dado às pessoas o que sentiu e realizou por si mesmo!

Como resultado de nosso recente encontro e discussão de alunos, decidimos erigir um monumento em pedra, em seu túmulo, no templo de sua família, para trazer à luz sua virtuosa obra e transmiti-la à posteridade. Eu fui encarregado de fazer o epitáfio para o monumento. Como fiquei muito impressionado com seus grandes e meritório feito, e também fui tocado pelo calor humano de nossos alunos, que muito fazem do vínculo entre Mestre e pupilo, não ousei recusar o pedido e fiz o resumo.

Do fundo do meu coração, portanto, espero que as pessoas das gerações futuras jamais se esqueçam de olhar para o monumento com olhos abertos e maravilhados.

Em fevereiro de 1927.

Editado por Masayuki Okada,
3º Rank, 3º Ordem do Mérito, Doutor em Literatura.

Escrito por Juzaburo Ushida,
4º Rank Junior, 3º Ordem do Mérito, 4º Classe de Serviços,
Contra-Almirante.

Traduzido para o japonês moderno pelo Mestre Doi Hiroshi,
Presidente da Gendai Reiki Healing Kyokai,
Ashiya City, em 1º de janeiro de 1998.

Traduzido para o inglês pela Mestre Tetsuyuki Ono,
Cidade de Takarazuka, em 19 de junho de 1998.

Traduzido para o português por Elizabeth Barros de Sá, Mestre de Reiki, a pedido de Johnny De' Carli, em 18 de novembro de 1998.

"Saiba reconhecer o valor de tudo."
Johnny De' Carli

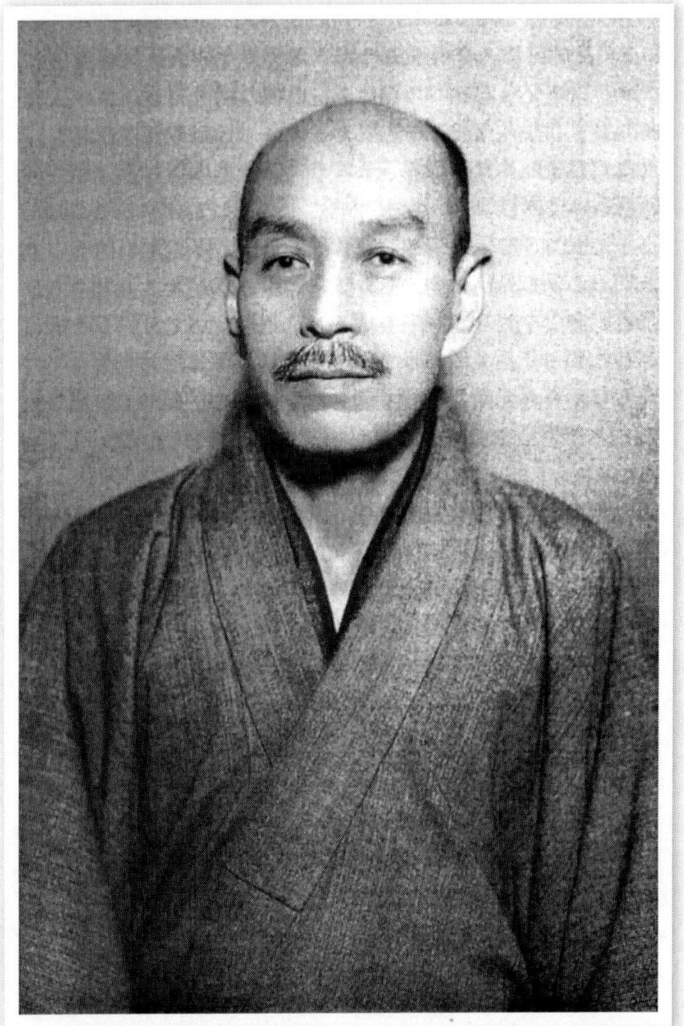

Na foto, o Mestre Juzaburo Ushida, que escreveu o texto do Memorial. Foi o segundo Presidente da Usui Reiki Ryoho Gakkai. Assumiu a liderança, após a morte de Mikao Usui. Ushida nasceu em 1865 e fez sua transição em 1935. (in: Toshitaka, M. & Miyuki, K. Reiki, 2001, p. 142)

"Da mesma forma que um satélite precisa largar o foguete para entrar em órbita, no momento certo, o discípulo precisará largar o seu mestre e trilhar o seu próprio Caminho."

Johnny De' Carli

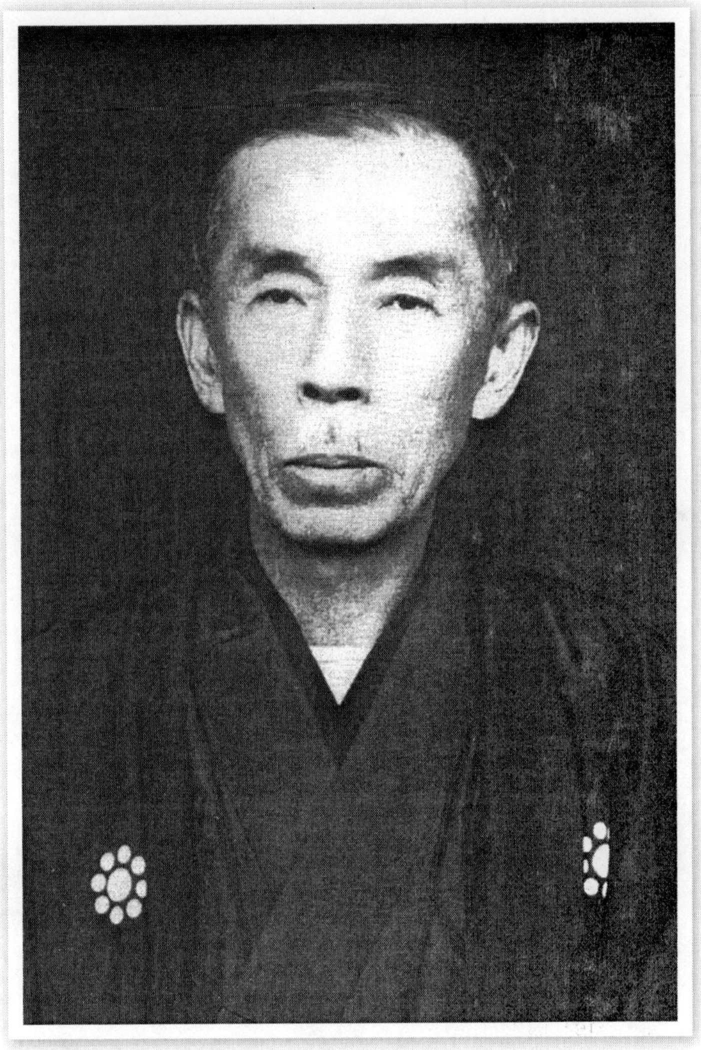

Na foto, o Mestre Imae Mine, músico que recebeu o Shinpiden (Mestrado) diretamente das mãos do Mestre Usui. Ele assessorou o segundo presidente da Usui Reiki Ryoho Gakkai, Mestre Ushida. (in: Toshitaka, M. & Miyuki, K. Reiki, 2001, 146)

"Ser mestre é verdadeiramente ser um eterno discípulo."
JOHNNY DE' CARLI

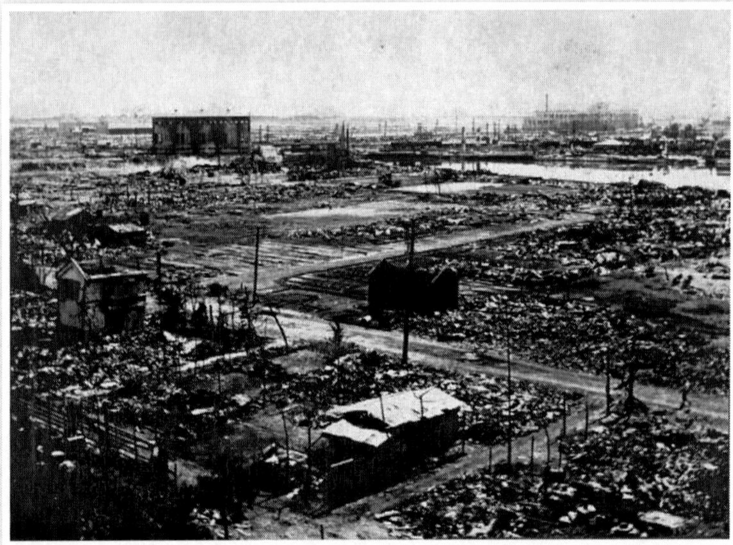

No dia 01 de setembro de 1923, Tóquio sofreu o terrível terremoto Kanto (com tsunamis e incêndios), que vitimou 143 mil pessoas.

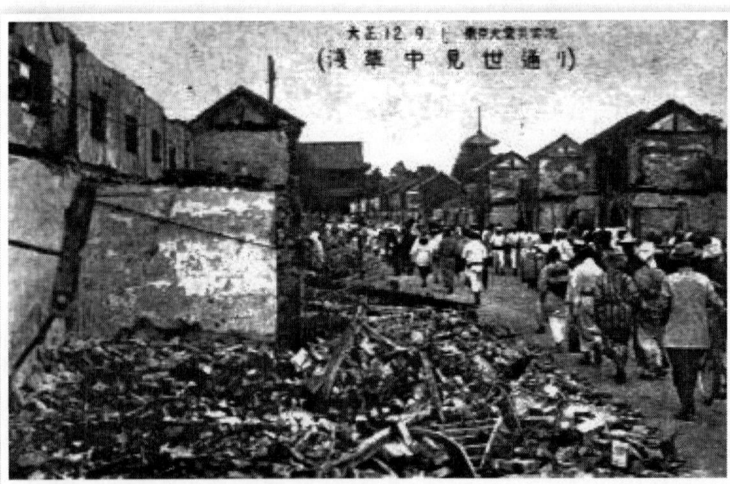

> *"Aprendemos e crescemos pelo amor ou pela adversidade.*
> *A dificuldade é um implacável professor."*
> Johnny De' Carli

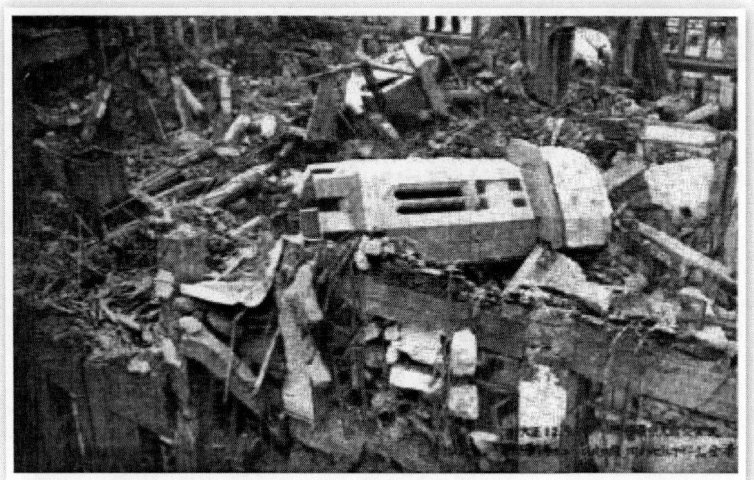

Estado de Tóquio logo após o terrível terremoto Kanto.
Na ocasião Mikao Usui e seus discípulos utilizaram
o Reiki para tratar dos sobreviventes.

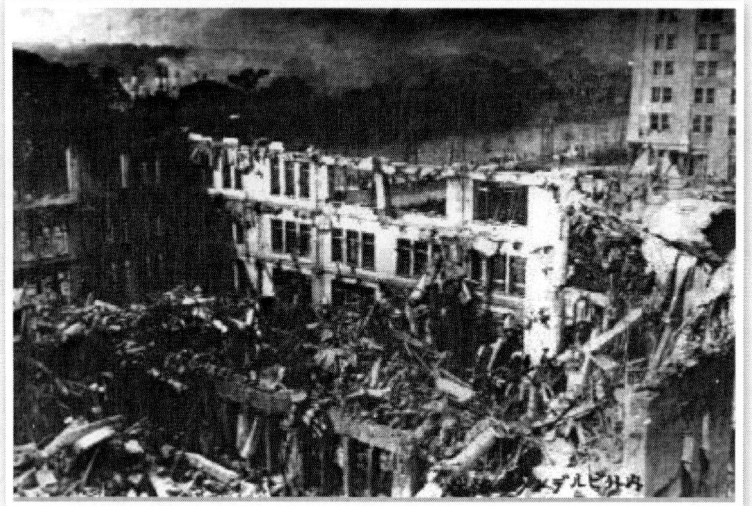

"São as dificuldades que revelam as pessoas."
Johnny De' Carli

2.9 Chujiro Hayashi: A Continuidade do Trabalho

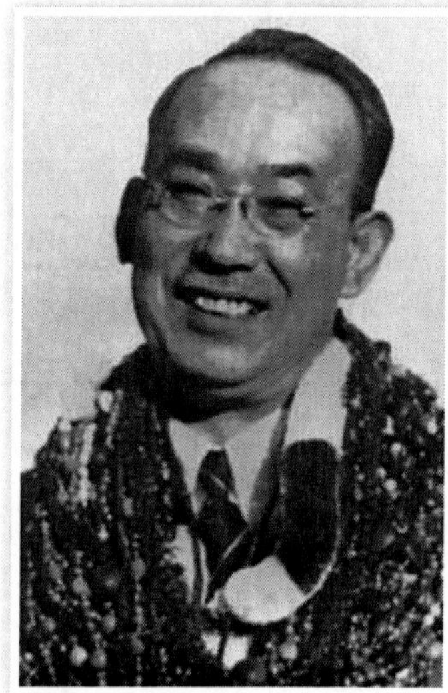

Chujiro Hayashi (foto ao lado) nasceu em Tóquio, em 15 de setembro de 1880. Veio de uma família de pessoas bem educadas que somava riqueza considerável e condição social, o que possibilitou que se formasse em Medicina e aprendesse inglês. Cursou também a Academia Naval Japonesa em 1902. Lutou na guerra russo-japonesa, de 04 de fevereiro de 1902 até o fim do litígio, em 5 de setembro de 1906, lotado da Divisão de Patrulhamento de Portos. Em 1918 assumiu a Diretoria da Estação de Defesa de Porto de Ominato, onde Kanichi Taketomi (terceiro presidente da Usui Reiki Ryoho Gakkai) era o Comandante.

Chujiro Hayashi casou-se com Chie Hayashi e tiveram um casal de filhos, Tadayoshi e Kiyoe.

Hayashi aos quarenta e sete anos, já na reserva da Marinha, procurava um modo de ajudar os outros, quando, em uma de suas palestras, conheceu o Mestre Usui. Por ser jovem e estar aposentado, passou a viajar com ele, acompanhando-o em seu trabalho de tratamentos e ensinamentos. Hayashi foi um dos mais devotos alunos de Mikao Usui, tendo-se envolvido profundamente com a prática do Método Reiki e recebido todos os ensinamentos de seu Mestre. A Mestre Hawayo Takata, introdutora do Método Reiki no Ocidente, contava que por volta de 1926, o Mestre Usui, sentindo que a sua vida chegava ao fim, comunicou

> *"Cada ser humano tem seu lugar e sua missão; ninguém pode substituí-lo."*
>
> Johnny De' Carli

aos demais Mestres que Hayashi era a pessoa escolhida para continuar seu trabalho, designando-o seu sucessor. Contava ainda Takata que o Dr. Hayashi assumiu a responsabilidade de difundir a técnica formando novos Mestres e assegurando que o Método Reiki continuaria como ele havia praticado. Sabemos hoje que o principal sucessor de Usui, na organização fundada por ele, foi o Contra-Almirante Juzaburo Ushida. Na verdade, Chujiro Hayashi rompeu com a Usui Reiki Ryoho Gakkai e fundou a sua própria Organização, a Hayashi Reiki Kenkyu-kai onde ministrou seminários para um grande número de alunos.

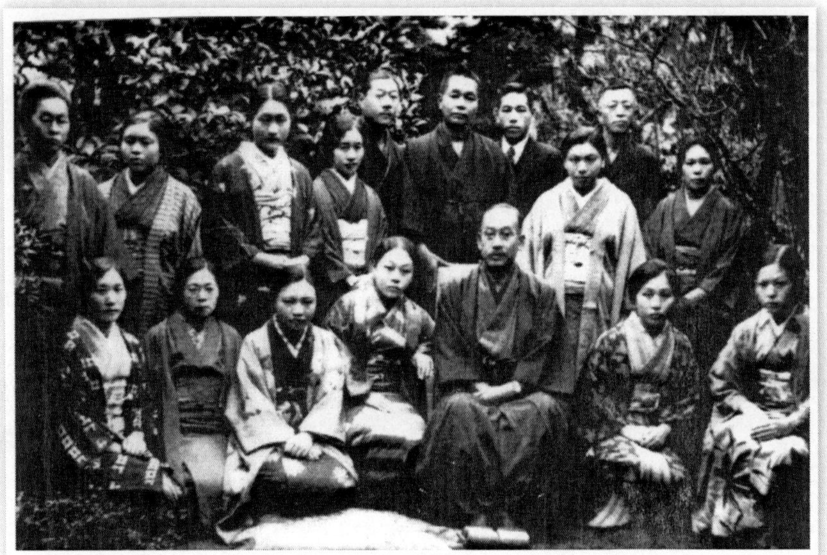

Membros da organização Hayashi Reiki Kenkyu kai, que o Mestre Hayashi fundou e presidiu. Observe que as mulheres não só participavam, como eram maioria.

"Os discípulos do Reiki, embora convivam com o mestre no início, não lhe pertencem. Os discípulos estão com o mestre, mas são totalmente livres para buscar novos rumos."
Johnny De' Carli

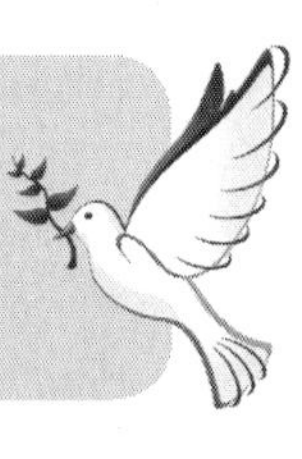

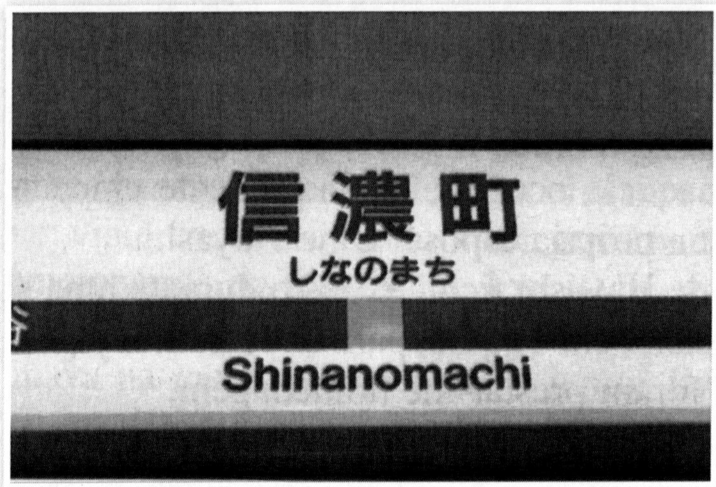

Local onde funcionou a clínica do Dr. Hayashi.
Visita em novembro de 1998.

Como médico, Hayashi estava consciente da importância do método. Preservou-o e fundou a primeira clínica de Reiki em Tóquio, próximo ao Palácio Imperial, em Shinano-cho, distrito de Shinjuku – Tóquio. Na clínica havia 10 macas, onde em cada uma dois reikianos atendiam simultaneamente. A clínica não só oferecia tratamentos, como ensinava aos novos discípulos a prática do método. Os seminários ocorriam em períodos de cinco dias, com duas horas aproximadamente de atividade por dia. Os valores cobrados pelos seminários eram bem elevados. Só pelo Primeiro Nível (Shoden) era cobrado um valor superior a um mês de trabalho de muitos japoneses. Os novos terapeutas também saíam para aplicar energia Reiki nas pessoas que não podiam se locomover.

Hayashi, em sua clínica, não teve apoio financeiro do governo, mas conseguiu mantê-la por mais de 15 anos graças à ajuda daqueles que

"As coisas mais valorizadas são aquelas conquistadas com muita dificuldade e trabalho."
Johnny De' Carli

podiam pagar seus tratamentos e aos excelentes resultados que obtinha. A clínica chegou a ser reconhecida como uma alternativa válida para todos os tipos de problemas de saúde. Naquela época, os riscos cirúrgicos eram muito grandes, já que a penicilina só foi difundida para o mundo após 1945.

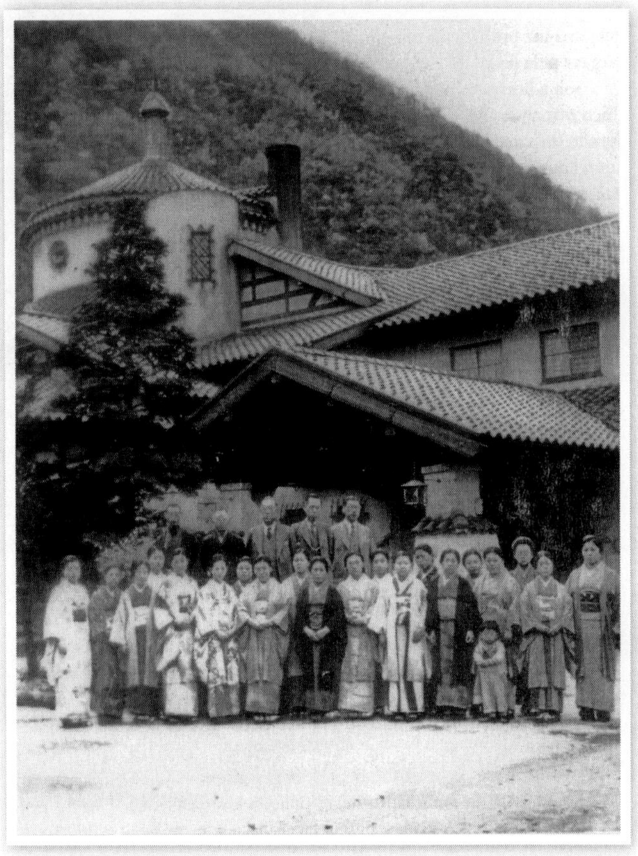

O Mestre Chujiro Hayashi, de pé, ao centro, com seus alunos. Na primeira fileira, encontra-se a Mestre Chiyoko Yamaguchi, a quinta pessoa da direita para a esquerda (só aparece o rosto)". (Foto da Mestre Chiyoko Yamaguchi)

> *"O trabalho em equipe reúne forças e experiência."*
> Johnny De' Carli

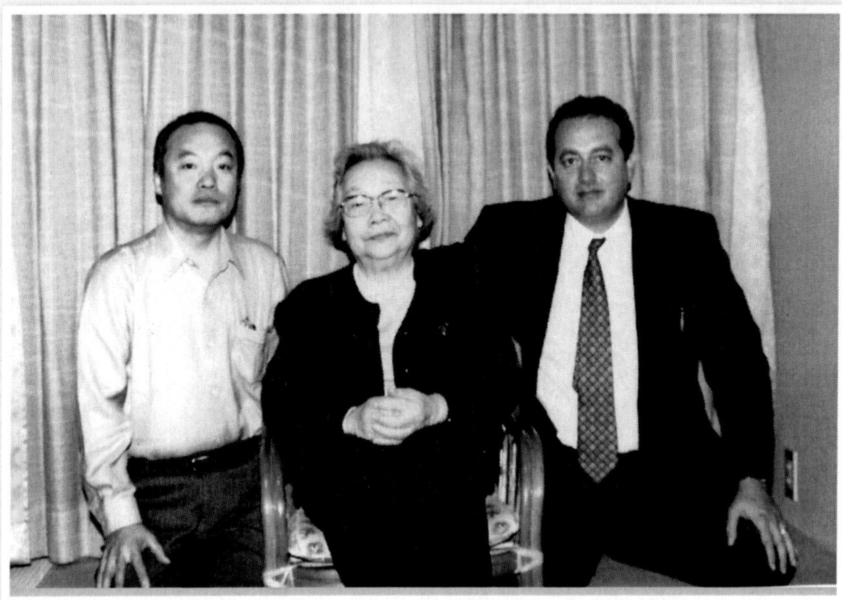

Na foto, Johnny De' Carli com a Mestre Chiyoko Yamaguchi (já falecida) e seu filho, Mestre Tadao Yamaguchi, da Escola Jikkiden-Reiki, de Kyoto. A Mestre Chiyoko recebeu treinamento diretamente do Mestre Chujiro Hayashi. Kyoto, janeiro de 2002. (Foto de Johnny De' Carli)

Hayashi manteve detalhados comprovantes de tratamentos. Produziu uma ampla documentação por meio da qual demonstrou que a energia Reiki encontra a fonte dos sintomas físicos e revitaliza o corpo na sua totalidade. Essas informações foram usadas por ele para repensar as posições de aplicação e sistematizar os níveis de Reiki. Ele denominou essa técnica de Sistema Usui. Somente após a tarefa do Dr. Hayashi as aplicações de energia Reiki se sistematizaram, permitindo que todas as pessoas pudessem utilizá-la sem conhecimentos prévios especiais.

"A recompensa por um trabalho bem executado é tê-lo executado."

Johnny De' Carli

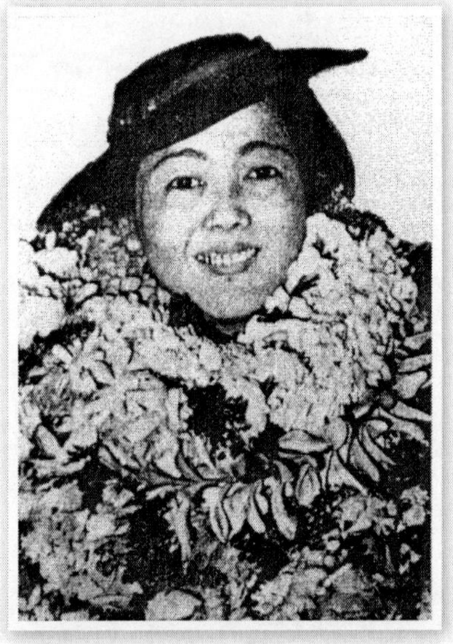

Na foto, a Mestre Hawayo Takata,
na época em que recebeu o Mestrado.
(in: Ellis, R., Practical Reiki, 1999, 121)

Sabemos que Hayashi era um homem prático e bastante criterioso, que muito trabalhou em sua clínica, tornando-a famosa, próspera, tendo sido visitada até pelo Imperador Japonês.

Em 1938, Dr. Hayashi, como militar, sabia que uma grande guerra estava começando e que muitos homens faleceriam. Decidiu então dar o Mestrado à sua esposa e a Sra. Hawayo Takata.

Conta-se que Chie Hayashi dizia que seu marido sabia que a guerra era eminente e como ex integrante das Forças Armadas seria convocado para lutar. Como um dedicado Mestre de Reiki sentia-se impossibilitado de matar outro ser humano ou mesmo participar da guerra como médico. Teria que voltar a utilizar a medicina convencional que já não concordava mais. Tinha também acabado de voltar de uma viagem ao Havaí,

> *"Nenhum ser evoluído ataca outro."*
> Johnny De' Carli

o que o tornara suspeito de espionagem. Se não fosse para a guerra seria preso e executado como desertor. Preferiu morrer com dignidade pondo fim a sua própria vida na presença da esposa, família, amigos e alunos.

No dia 11 de maio de 1940, uma terça-feira, Hayashi promoveu sua própria morte em uma vila particular, em Atami, uma estação termal perto do Monte Fuji. Convém lembrar que, naquela ocasião, havia somente cinco Mestres vivos iniciados por ele.

Após a morte do Mestre Hayashi, sua esposa Chie Hayashi sucedeu seu esposo na direção da Organização Hayashi Reiki Kenkyu-kai, viajando para várias regiões do Japão promovendo seminários.

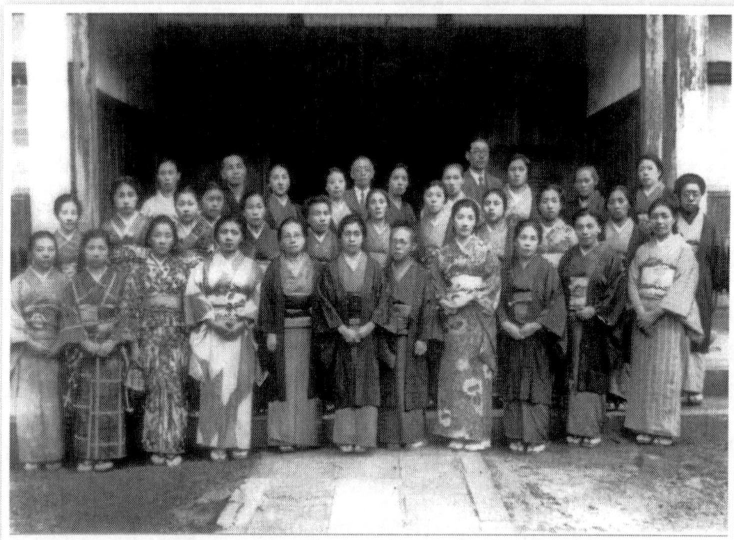

"A Mestre Chie Hayashi, ao centro, na primeira fileira, pouco à frente, com seus alunos. A Mestre Chie Hayashi, sucedeu seu marido, o Mestre Chujiro Hayashi, na escola Hayashi Reiki Kenkyu-kai."
(Foto da Mestre Chiyoko Yamaguchi)

"A morte não é algo para se temer, é a vida numa outra dimensão."
Johnny De' Carli

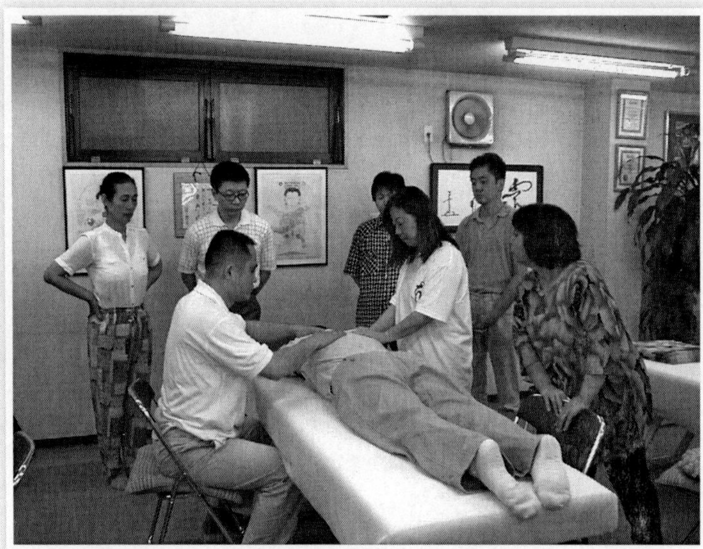

Na escola Reido Reiki, em Tóquio, a energia Reiki também é aplicada em grupo de dois reikianos, como fazia o Mestre Hayashi. (foto de Fuminori Aoki)

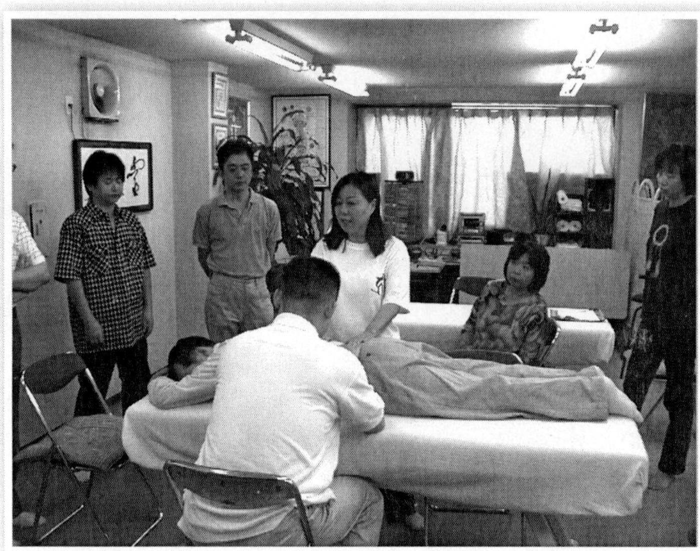

"A corrente torna-se mais forte quanto mais fortes são os elos."
Johnny De' Carli

2.10 Hawayo Takata: Reiki no Ocidente

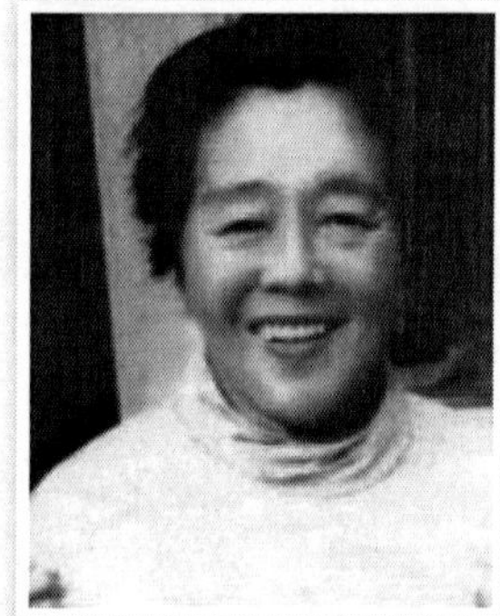

Nascida na Ilha das Flores de Kawai, Havaí, arquipélago anexado em 1898 ao território dos EUA, filha de camponeses imigrantes japoneses, o casal Kawamuru, Hawayo (foto ao lado) recebeu seu nome em homenagem à grande ilha, adicionando à última letra o "o" que, em sua língua, designa nomes femininos. Hawayo Kawamuru era filha de trabalhadores agrícolas. Ela não fora favorecida com uma estrutura física tão forte quanto a de seus pais. Tinha menos de 1,50 m de altura e mãos frágeis, mas era bonita, tinha olhos vivos e alegres. Hawayo pedia a Deus que lhe permitisse fazer com as suas mãos algum outro tipo de trabalho que não fosse ligado à atividade agrária. Hawayo trabalhava como boia-fria na cultura de bambu e de cana-de-açúcar e, por volta de 1914, passou a lecionar nas férias escolares para alunos do 1º grau numa escola religiosa. Trabalhou, também, em um balcão de bebidas gasosas em Lihue e depois em uma mansão colonial de uma elegante senhora, onde permaneceu por 20 anos, chegando a ser governanta e comandando os vinte funcionários da residência. Em 10 de março de 1917, Hawayo Kawamuru casou-se com Saichi Takata, um jovem contador que trabalhava na mesma residência e juntos tiveram duas filhas. Entretanto, em 1930, com apenas 34 anos de idade, seu marido morreu de câncer no pulmão. O excesso de trabalho, necessário para manutenção de sua família, além da depressão e dos sérios problemas psicológicos, afetaram seriamente sua saúde e, aos 35 anos, a Sra. Hawayo Takata tinha desenvolvido problemas pulmonares e dores abdominais.

"Mesmo um pequeno progresso é um avanço quando se está no Caminho correto."
Johnny De' Carli

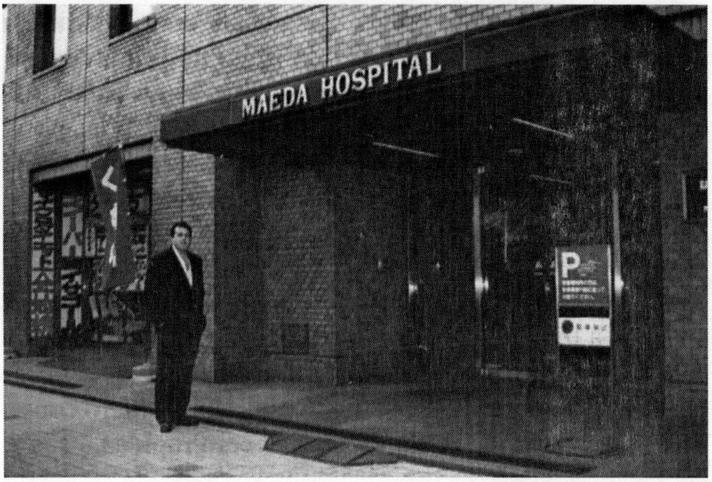

Hospital Maeda, em Tóquio — Japão.
Visita, do autor, em novembro de 1998.

Durante a ausência de seus pais que, após 40 anos, tinham retornado a Yamaguchi, Japão, para um período de férias de um ano, uma das irmãs de Takata, recém-casada e com somente 25 anos, morreu de tétano. Sensível, Hawayo percebeu ser a notícia muito triste para ser dada aos pais pelos Correios e resolveu comunicar o fato pessoalmente, ocasião em que aproveitaria para tratar de sua saúde no Hospital Maeda, em Akasaka, onde seu marido havia sido assistido antes de falecer. Em 1935, lá no Japão, após dez dias e noites de viagem de barco, foi descoberto que Hawayo Takata estava com um tumor abdominal, além de pedras na vesícula e problema no apêndice, razão pela qual seu estômago doía todo o tempo, impedindo-a de andar erguida. Takata foi internada para se submeter a uma cirurgia. Já na sala cirúrgica, minutos antes da operação, Hawayo ouviu uma voz várias vezes afirmando: "A operação não é necessária". Sentiu então que haveria outro modo de recuperar-se. O médico,

"Aquele que deu um passo no Caminho
está um passo mais próximo do destino."
Johnny De' Carli

ao ser informado sobre aquela mensagem, cancelou a operação e indicou para Takata um tratamento de Reiki na Clínica Shina No Machi, do Dr. Hayashi, na qual começou a receber tratamento diário e em quatro meses estava totalmente recuperada. Havia ganhado cinco quilos e parecia estar dez anos mais jovem. Durante o tratamento, Takata não entendia como as mãos daquelas pessoas que a tratavam podiam esquentar tanto e chegou a procurar pilhas escondidas nos reikianos.

Hawayo inclinou-se a aprender o Método Reiki que, no entanto, na sociedade japonesa, era inacessível a pessoas estrangeiras. Teve seu primeiro pedido rejeitado, mas, após usar o forte argumento de ter de ajudar os imigrantes japoneses nipo-americanos, foi-lhe dada permissão para aprender o método, concordando em permanecer no Japão e trabalhar no espaço de Reiki todos os dias ao longo daquele ano. Takata ficou hospedada com a família do Dr. Hayashi e recebeu o Nível 1 do Reiki na primavera de 1936. Ela tratou de muitos casos diferentes com sucesso e aprendeu que para tratar do efeito seria preciso remover a causa. Cumpridas, com êxito, as exigências impostas para o Nível 1, Takata recebeu o treinamento de Nível 2 e ficou devendo 500 dólares. Voltou em seguida ao Havaí, até então, sem a intenção de profissionalizar-se no Método Reiki. Em outubro de 1936, instalou-se com a sua família em uma casa em Hilo, na Avenida Kilauea, onde, durante dez anos, funcionou seu primeiro núcleo de atendimento.

Hawayo recebeu em sua casa a visita do Dr. Hayashi e de sua filha, os quais, durante seis meses, permaneceram no Havaí proferindo palestras e dando demonstrações sobre o Método Reiki. Em fevereiro de 1938, antes de deixar o Havaí de volta ao Japão, Hayashi comunicou a seus alunos que Takata, a partir daquele momento, era Mestre de Reiki e estava autorizada a transmitir a técnica a outras pessoas. Era ela a primeira mulher iniciada Mestre de Reiki no Ocidente, permanecendo única até o ano de 1970.

> *"Procure ver em cada situação um motivo de aprendizado."*
>
> Johnny De' Carli

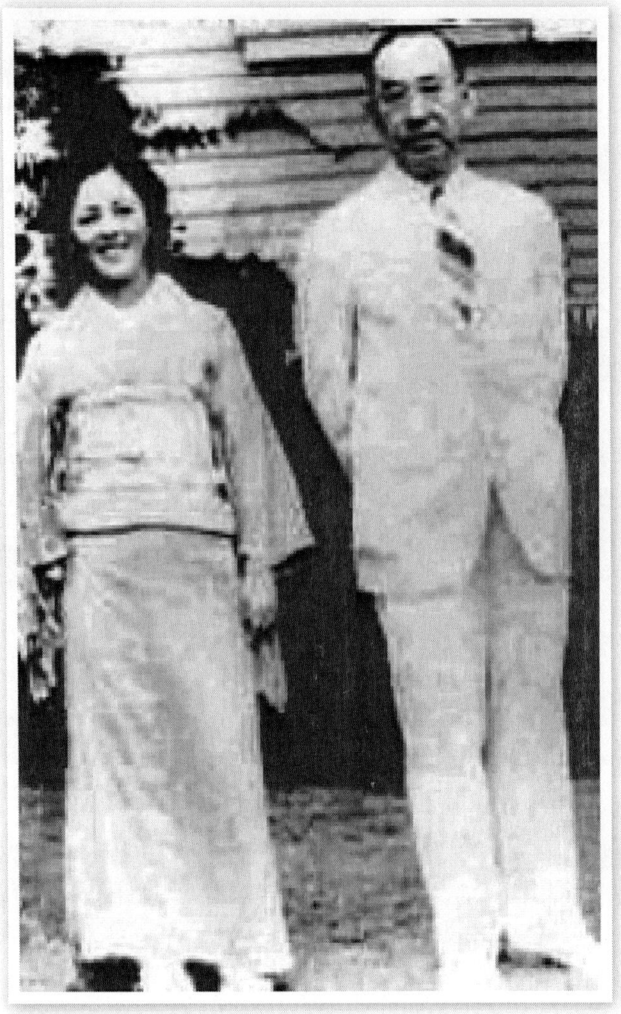

Na foto, o Mestre Chujiro Hayashi com a Sra. Hawayo Takata, na época do treinamento que a tornou a primeira Mestre de Reiki do Ocidente.
(in: Aoki, F., Healing The Reiki, 1999, 167)

"Qualquer idade é boa para aprender.
Parar de estudar seria o mesmo que andar para trás."
Johnny De' Carli

Podemos dizer que o Dr. Hayashi era um místico. Ele pôde sentir que uma guerra entre o Japão e os Estados Unidos era iminente e, como reservista da Marinha, não poderia conciliar o fato de ser Mestre de Reiki e ter de servir novamente às forças armadas.

Em 1940, Takata sonhou com o Mestre Hayashi vestido com um quimono de seda branca (cor japonesa do luto). Takata ficou inquieta e resolveu ir ao Japão para ver Hayashi. Quando chegou ao Japão, Hayashi falou-lhe sobre a guerra, quem seria o vencedor, o que deveria fazer e para onde deveria ir para evitar os perigos da condição de cidadã nipo-americana com residência no Havaí. Todas as previsões se confirmaram e os conselhos de Hayashi foram seguidos, visando a proteger a divulgação do Método Reiki.

Quando todas as providências necessárias à preservação do Método Reiki foram tomadas, o Dr. Hayashi reuniu a família e os demais Mestres, nomeou Takata como uma das sucessoras do método (documento a seguir) e comunicou a todos os presentes que o seu desencarne ocorreria em torno das 13 horas daquele mesmo dia. Às 13 horas, o Dr. Hayashi entrou na sala e anunciou a todos a ruptura de uma das artérias de seu coração e, após alguns minutos, a ruptura da segunda. Sua transição ocorreu tal qual anunciara: sentado à maneira tradicional japonesa, fechou os olhos e deixou seu corpo conscientemente entre os amigos. Vestia o mesmo quimono que Takata vira no sonho que a levara ao Japão.

Em 1941, incluindo a senhora Chie Hayashi, havia somente cinco Mestres vivos do Método Reiki, iniciados por Hayashi.

Takata tornou-se uma grande reikiana e introduziu o Método Reiki no mundo ocidental, constatando, de acordo com o que já havia lhe sido passado pelo Dr. Hayashi, que todas as pessoas que eram iniciadas, gratuitamente, no Método Reiki, não percebiam a sua grandeza, razão pela qual, não lhe davam o devido valor. Passou a estipular preços, aceitando a orientação do Dr. Hayashi, para a iniciação nos diferentes níveis do Reiki.

> *"O conflito é a violação da harmonia;*
> *ao se envolver, você fará parte do problema; não da solução."*
> Johnny De' Carli

2.10.1 – Certificado de Mestrado de Hawayo Takata

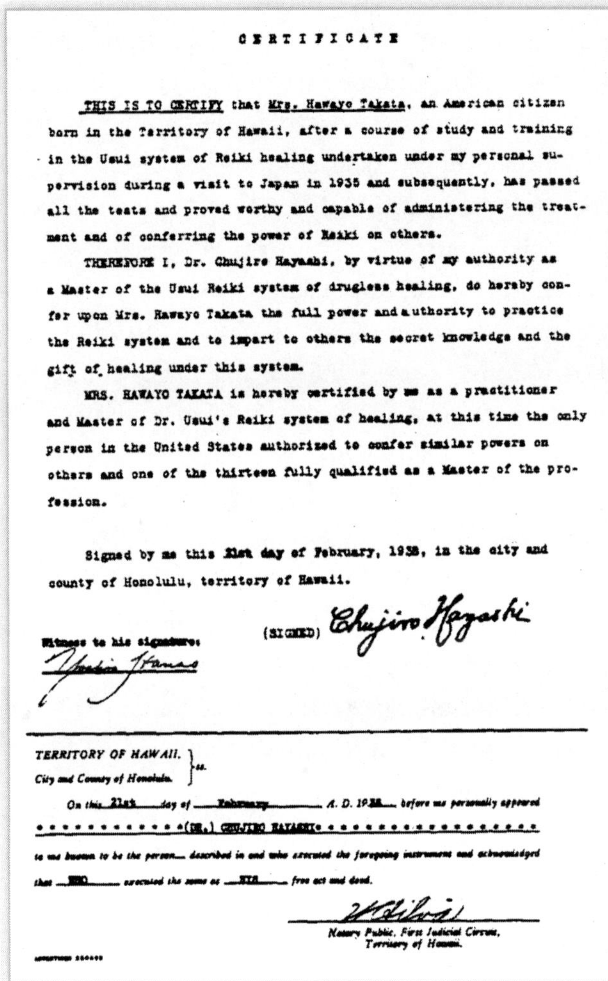

CERTIFICATE

THIS IS TO CERTIFY that Mrs. Hawayo Takata, an American citizen born in the Territory of Hawaii, after a course of study and training in the Usui system of Reiki healing undertaken under my personal supervision during a visit to Japan in 1935 and subsequently, has passed all the tests and proved worthy and capable of administering the treatment and of conferring the power of Reiki on others.

THEREFORE I, Dr. Chujiro Hayashi, by virtue of my authority as a Master of the Usui Reiki system of drugless healing, do hereby confer upon Mrs. Hawayo Takata the full power and authority to practice the Reiki system and to impart to others the secret knowledge and the gift of healing under this system.

MRS. HAWAYO TAKATA is hereby certified by me as a practitioner and Master of Dr. Usui's Reiki system of healing, at this time the only person in the United States authorized to confer similar powers on others and one of the thirteen fully qualified as a Master of the profession.

Signed by me this 21st day of February, 1938, in the city and county of Honolulu, territory of Hawaii.

Witness to his signature:

(SIGNED) Chujiro Hayashi

TERRITORY OF HAWAII, City and County of Honolulu. } ss.

On this 21st day of February A. D. 1938 before me personally appeared (DR.) CHUJIRO HAYASHI to me known to be the person described in and who executed the foregoing instrument and acknowledged that HE executed the same as HIS free act and deed.

Notary Public, First Judicial Circuit, Territory of Hawaii.

> *"Divida seus conhecimentos;*
> *é um meio de alcançar a imortalidade."*
> Johnny De' Carli

Tradução do documento da página anterior:

CERTIFICADO

ESTE É PARA CERTIFICAR que a Sra. Takata, uma cidadã americana nascida no território do Havaí, depois do curso de estudo e treinamento do Sistema Usui de Cura Reiki, feito sob minha supervisão pessoal, durante visita ao Japão em 1935 e período subsequente, passou em todos os testes e provou ser digna e merecedora de administrar o tratamento e de conferir o poder do Reiki a outros.

PORTANTO, eu, Dr. Chujiro Hayashi, por força da minha autoridade como Mestre do Sistema Reiki de cura sem remédios, por meio deste, confiro à Sra. Takata completo poder e autoridade para praticar o Sistema Reiki e conceder a outros o conhecimento secreto da dádiva de curar através desse sistema.

A SRA. TAKATA fica por meio deste certificada por mim como praticante e Mestre do Sistema Usui de Cura Reiki, sendo atualmente a única pessoa nos Estados Unidos autorizada a conferir semelhantes poderes a outros e uma das treze pessoas inteiramente qualificadas como Mestre da profissão.

Assinado por mim neste 21 de fevereiro de 1938 na cidade e condado de Honolulu, Território do Havaí.

Assinatura de Chujiro Hayashi

Assinatura da testemunha

Assinatura do Tabelião Público do Território de Honolulu

"Maiores conhecimentos implicam maiores responsabilidades."
Johnny De' Carli

A fim de ter uma melhor compreensão dos aspectos físicos e técnicos da anatomia humana, Hawayo Takata cursou a Universidade Nacional de Medicina sem Medicamentos (National College of Drugless Physicians), em Chicago.

Takata, durante 30 anos, ministrou seminários e tratou pessoas, garantindo, assim, a divulgação do Método Reiki no mundo.

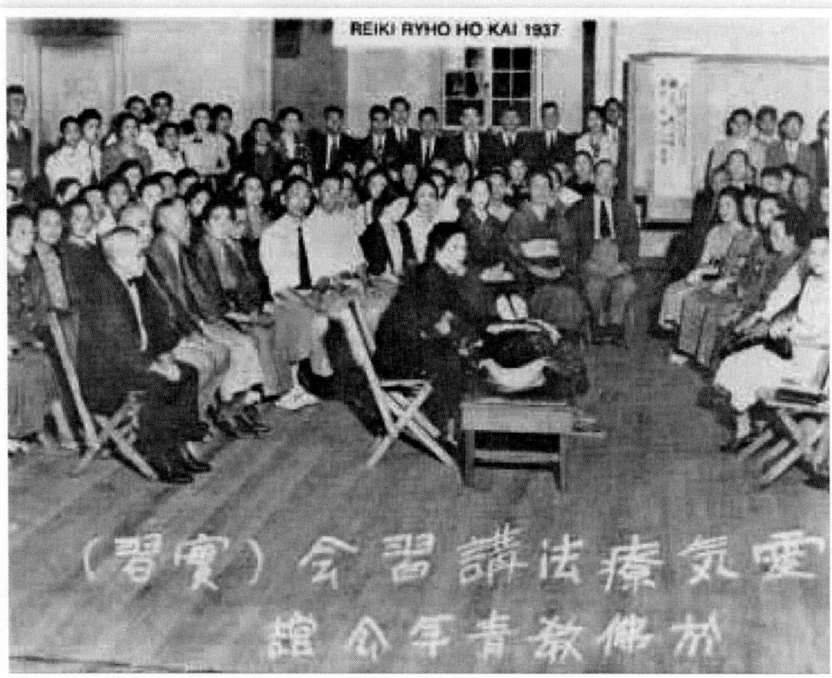

Acima, um seminário de Reiki ministrado por Hawayo Takata.
A escritura em Kanji abaixo da figura diz: "Reiki Ryoho Koushu Kai 1937", que significa: Encontro de Treinamento em Técnica de Terapia Reiki de 1937. Observa-se que metade dos alunos são mulheres.

> *"Não é suficiente adquirir o conhecimento,*
> *é preciso colocá-lo em prática, para que se transforme em sabedoria."*
> Johnny De' Carli

A Mestre Hawayo Takata sentiu necessidade de passar a totalidade dos ensinamentos e, então, para impedir uma monopolização do método, iniciou 22 Mestres recomendando-lhes respeitar a liderança de sua neta Phyllis Lei Furumoto, sucessora de Takata, e deu-lhes permissão para formarem novos Mestres após sua morte. Os Mestres iniciados foram (em ordem alfabética):

- Bárbara Brown;
- Bárbara McCullough;
- Barbara Weber Ray;
- Beth Gray;
- Bethel Phaigh;
- Dorothy Baba;
- Ethel Lombardi;
- Fran Brown;
- George Araki;
- Harru Kuboi;
- Iris Ishikuro;
- John Gray;
- Kay Yamashita (irmã de Hawayo Takata);
- Mary McFadyen;
- Patrícia Bowling;
- Paul Mitchell;
- Phyllis Lei Furumoto (neta de Takata);
- Rick Bockner;
- Shinobu Saito;
- Ursula Baylow;
- Virgínia Samdahl;
- Wanja Twan.

"Aprendas bem e ensinarás sem medo."
Johnny De' Carli

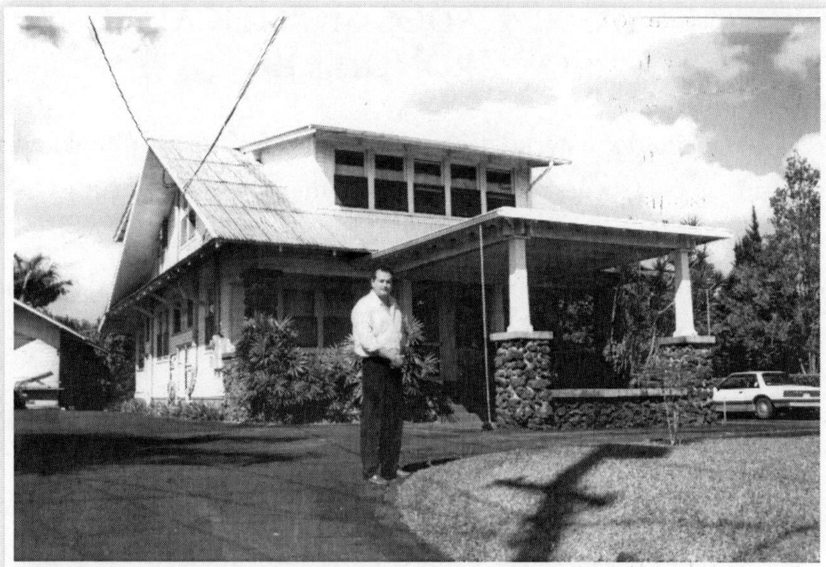

Clínica da Mestre Hawayo Takata, em Hilo, no Havaí.
Visita do autor em fevereiro de 1999.

Em 12 de dezembro de 1980, Takata faleceu e suas cinzas foram colocadas no templo budista de Hilo. Recentemente suas cinzas foram transferidas por sua neta Phyllis Lei Furumoto para um local reservado somente à visitação familiar.

Reuniram-se os 22 Mestres e resolveram reestruturar e dar continuidade a American International Reiki Association – AIRA, com sede na Flórida. Alguns Mestres, após divergência, criaram uma segunda associação, denominada The Reiki Alliance.

"O ensinamento só termina quando cumpre o papel de ensinar."
Johnny De' Carli

2.11 Fatos e Dados Significativos em Cronologia

A respeito do material de consulta sobre a história do Reiki existem muitas controvérsias, portanto, algumas datas significativas são aproximadas:

6000 a.C. – Registros no Tibete de técnicas terapêuticas através das mãos;

1603 d.C. – O Japão fechou suas fronteiras, proibindo, sob pena de morte, o Cristianismo;

1853 – Os Estados Unidos pedem ao Japão porto livre, o que lhes é negado;

1854 – O Japão se rende aos Estados Unidos e seus aliados;

1865 – Nasce Mikao Usui, em 15 de agosto;

1867 – Começa no Japão a era Meiji com a posse do Imperador Mutsuhito;

1870 – Os jesuítas levam novamente o Cristianismo ao Japão;

1880 – Em 15 de setembro, nasce Chujiro Hayashi;

1898 – Mikao Usui viaja aos Estados Unidos para estudar;

1898 – O Havaí é anexado ao território dos Estados Unidos;

1900 – Em 24 de dezembro, Hawayo nasce no Havaí;

1917 – No dia 10 de maio, Hawayo casou-se com Saichi Takata;

1922 – Mikao Usui sobe o Monte Kurama para o jejum;

1924 – Chujiro Hayashi conhece Mikao Usui;

1925 – O Dr. Chujiro Hayashi é iniciado Mestre de Reiki, aos 47 anos de idade;

1926 – Morre Mikao Usui no dia 9 de março e deixa aproximadamente 17 Mestres de Reiki vivos;

1934 – Os pais de Hawayo Takata viajam ao Japão para um ano de férias;

1935 – Takata começa seu tratamento de Reiki com o Dr. Hayashi;

1936 – Na primavera, Takata recebe o Nível 1 do Reiki;

"Cada acontecimento tem sua consequência na eternidade."

Johnny De' Carli

1936 – No inverno, Takata recebe o Nível 2 do Reiki;

1936 – Em outubro, Takata abre seu espaço de Reiki, no Havaí;

1938 – No dia 22 de fevereiro, Takata é iniciada Mestre de Reiki no Havaí;

1940 – No dia 11 de maio, morre Chujiro Hayashi (deixa cinco Mestres de Reiki vivos, por ele iniciados);

1941/45 – Guerra entre Japão e Estados Unidos;

1970 – Takata inicia a formação de seus 22 Mestres;

1970/83 – É criada a AIRA (American International Reiki Association);

1980 – Em 12 de dezembro, morre Hawayo Takata (deixando 22 Mestres vivos);

1983 – Nasce a Reiki Alliance.

2008 – O médico veterinário Ricardo Rodrigues Garé recebe o primeiro título de "Mestre em Ciências", pela renomada Universidade de São Paulo – USP, Faculdade de Medicina Veterinária e Zootecnia, com a Tese "Efeitos do Reiki na evolução do granuloma induzido através da inoculação do BCG em hamsters e do tumor ascítico de Ehrlich induzido em camundongos."

2013 – O cientista Ricardo Monezi Julião de Oliveira recebe o primeiro título de "Doutor em Ciências", pela renomada Universidade Federal de São Paulo – UNIFESP – Escola Paulista de Medicina, com a Tese "Efeitos da prática do Reiki sobre aspectos psicofisiológicos e de qualidade de vida de idosos com sintomas de estresse: estudo placebo e randomizado."

2014 – O renomado Hospital Sírio-Libanês de São Paulo assume publicamente, em sua página oficial da Internet, a utilização do método Reiki em seus procedimentos terapêuticos:
https://www.hospitalsiriolibanes.org.br/hospital/especialidades/nucleo-cuidados-integrativos/Paginas/reiki.aspx

"No mundo material, quando uma coisa acontece não há como 'desacontecer'."
Johnny De' Carli

2.12 A Chegada do Método Reiki ao Brasil

No Brasil, o primeiro seminário de Nível 1 do Reiki ocorreu nos dias 28, 29 e 30 de novembro de 1983 e o de Nível 2, nos dias 1 e 2 de dezembro do mesmo ano. O Nível 1 foi ministrado no Rio Palace Hotel, na Avenida Atlântica, em Copacabana, na cidade do Rio de Janeiro o RJ, e o Nível 2, no Leme Palace Hotel, no bairro do Leme. Ambos foram ministrados pelo Mestre de Reiki norte-americano Stephen Cord Saiki. Participou desse seminário a Sra. Juraci Carvalhal da Silva, que anos depois realizou o Mestrado em Reiki conosco, no Instituto Brasileiro de Pesquisas e Difusão do Reiki. A bem da verdade foi o Mestre Stephen Cord Saiki quem trouxe o Método Reiki para o Brasil.

Em 1988, os Mestres Jason Thompson (americano) e a psicóloga Dra. Claudete França (primeira Mestre do Reiki nascida no Brasil), ambos iniciados pela Mestre Kate Nani, da Califórnia, EUA, iniciaram a divulgação da técnica no território brasileiro.

Particularmente, conheci o Reiki por meio da Mestre Claudete França, que me iniciou nos níveis 1, 2 e 3-A. Realizei os cursos de Mestrado na Alemanha, nos Estados Unidos, na Índia e no Japão, após já ter sido iniciado Mestre no Brasil pela Mestre Sandra Olivieri, de Sorocaba/SP.

Em 1996, os primeiros livros sobre o Método Reiki começaram a ser traduzidos para o português e a ser comercializado nas livrarias brasileiras. Esse fato foi decisivo para que o Método Reiki se tornasse conhecido pelo público brasileiro. O primeiro livro sobre o tema, publicado no Brasil, foi o *Reiki para todos: energia vital em ação*", da autoria de Oriel Abarca e Roberto King, ambos argentinos, em 1996, pela Editora Record, com sede em São Paulo. Atualmente temos muitos

> *"A pessoa que não aprendeu a dividir, não aprendeu a amar."*
>
> Johnny De' Carli

livros em português, a maioria de autores estrangeiros, principalmente alemães, americanos e argentinos.

Alguns Mestres estrangeiros contribuíram muito para divulgar o Método Reiki no Brasil, principalmente Jason Thompsom (norte-americano que morou em São Paulo), Upanishad Kessler (alemão que residiu em Brasília), Oriel Abarca (argentino com residência em Buenos Aires), Maria de la Luz (chilena, com residência no Chile) e Terezinha Andrade (brasileira residente nos Estados Unidos).

O Método Reiki se adaptou bem ao público brasileiro, em face das origens místicas do povo. Assim, tornou-se uma prática de recuperação e manutenção da saúde para dezenas de milhares de pessoas no país. A comunidade reikiana no Brasil, a exemplo do que acontece no mundo inteiro, cresce com muita rapidez, principalmente após a liberação por Phyllis Lei Furumoto da autorização para que os Mestres pudessem iniciar outros Mestres sem sua prévia autorização.

Não existe nenhum tipo de controle sobre as atividades dos professores; cada um é responsável por sua própria didática e prática. Isso criou formas diversas de ensinamento no país.

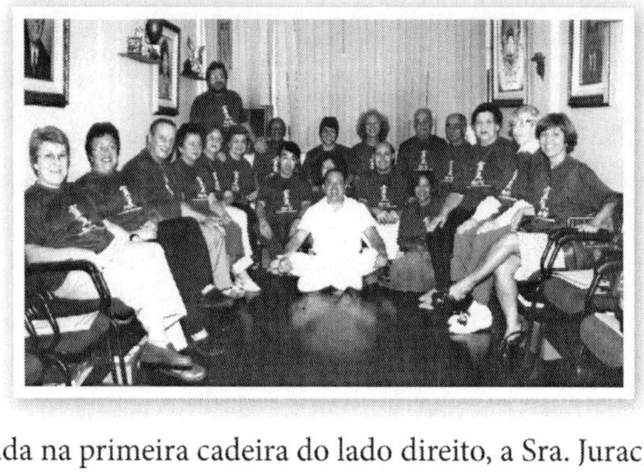

Na foto, sentada na primeira cadeira do lado direito, a Sra. Juraci Carvalhal da Silva, que participou do primeiro seminário de Reiki realizado no Brasil.

"O Mestre de Reiki mais consciente não é aquele que inicia mais Reikianos, mas aquele que se empenha em formar mais Mestres de Reiki."

Johnny De' Carli

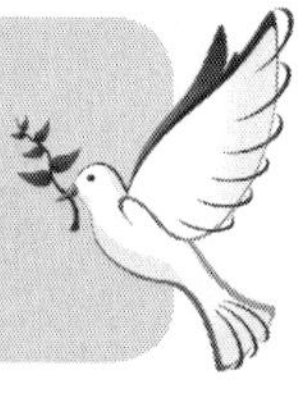

CAPÍTULO 3

As Recentes Descobertas do Reiki

Existem verdades que não são destinadas a todas as pessoas, nem a todas as épocas. Por muito tempo, a história do Método Reiki nos foi passada com distorções e apenas nos últimos anos tivemos a oportunidade de começar a reconstruí-la com dados mais confiáveis. Apesar de saber que um mesmo acontecimento contém mil versões verdadeiras e distintas entre si, sabemos hoje que, face ao momento histórico do pós-guerra, alterações foram feitas na história do Método Reiki a fim de que fosse introduzido no Ocidente dentro de uma visão adaptada aos padrões ocidentais, principalmente no que se refere à biografia do descobridor Mikao Usui. Vivemos um momento de resgate da história do Método Reiki. Aos poucos, o quebra-cabeça está se resolvendo, apesar de muita informação ter sido perdida com a Segunda Guerra Mundial. Houve relevantes descobertas recentes sobre a origem do método. É sempre importante continuarmos flexíveis e abertos a essas informações. A sabedoria só existe na verdade, que é sempre o argumento mais forte. Reikiano, ouça sempre os dois lados da história.

> *"Só o tempo é capaz de diferenciar*
> *o que é verdadeiro do que é falso."*
> Johnny De' Carli

Como disse Abraham Lincoln: *"Pode-se enganar a todos por algum tempo, pode-se enganar a alguns por todo o tempo, mas não se pode enganar a todos por todo o tempo"*. De acordo com os Mestres japoneses, Mikao Usui era um monge budista e não um padre católico, como fora preliminarmente divulgado. A informação de que ele frequentou a Universidade de Chicago também não procede. Mikao Usui praticava o Método Reiki de uma forma bem diferente do que habitualmente fazemos no Ocidente. Aplicava energia Reiki pelos olhos, pelo sopro, por massagem, pressão com os dedos e pequenas batidas. O descobridor do método, Mikao Usui, era uma pessoa muito calorosa, simples e humilde. Era fisicamente saudável, nunca se vangloriava e sempre trazia um sorriso nos lábios. Era também muito corajoso e cauteloso, conforme testemunho gravado deixado por seus discípulos, em seu memorial. Sabemos, hoje, que foi casado e sua esposa chamava-se Sadako. Tiveram três filhos: um menino e duas meninas. Nenhum deles dedicou-se em tempo integral ao Método Reiki.

Mikao Usui fundou uma organização em Tóquio, em 1922, quatro anos antes de sua transição. Esta instituição cuida, até hoje, da prática e dos ensinamentos do Método Reiki. É a Usui Reiki Ryoho Gakkai. Tem sede em Togo-Jinga, um local sagrado de Harajuko (Tóquio). Mikao Usui foi o primeiro presidente da Gakkai (Academia) e seu título era *Sensei* (professor, em japonês). A história tradicional, contada no Ocidente, diz que todos os membros da organização morreram na guerra ou deixaram de dedicar-se ao Método Reiki e que a Mestre Takata teria sido a única professora do Sistema Usui que restara no mundo. Sabemos, agora, que a organização Usui Reiki Ryoho Gakkai permaneceu ativa e, após a morte de Mikao Usui, teve seis presidentes, cinco já falecidos: o Contra-Almirante da Marinha Japonesa Juzaburo Ushida (1865-1935), o Contra-Almirante da Marinha Japonesa Kanichi Taketomi (1878-1960),

> *"A verdade muitas vezes incomoda; não incomoda, no entanto, àqueles que não desejam ignorá-la."*
>
> Johnny De' Carli

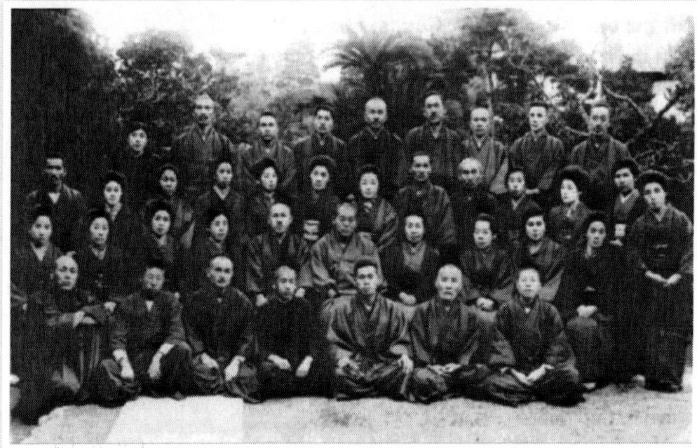

O Mestre Mikao Usui, sentado ao centro, na segunda fileira,
com os membros da Usui Reiki Ryoho Gakkai.
O Mestre Chujiro Hayashi aparece de pé ao fundo,
o quarto da direta para a esquerda.
(Foto da Mestre Chiyoko Yamaguchi)

o professor e filósofo Yoshiharu Watanabe, o Contra-Almirante da Marinha Japonesa Houichi Wanami (1883-1975) e a Sra. Kimiko Koyama (1906-1999). Hoje (2007), a Gakkai tem como presidente o Sr. Masaki Kondoh, que é professor universitário. Diferentemente do que nos foi contado no Ocidente, sempre foram aceitas mulheres na Usui Reiki Ryoho Gakkai (foto acima). Em 1998, quando estive no Japão pela primeira vez, a presidente era uma mulher, a Sra. Kimiko Koyama (foto na página 296), uma sensitiva e paranormal, dotada de grande capacidade de avaliação e aplicação de energia Reiki. Estava, na época, com 92 anos de idade. A Sra. Kimiko Koyama nasceu em 1906 e fez sua transição em 1999. Apesar da idade, não teve contato com Mikao Usui. Aprendeu o Método Reiki aos 21 anos de idade com seu falecido marido, que era da Marinha.

"Um verdadeiro mestre sempre assume a atitude de aprendiz e nunca se considera melhor do que ninguém."
Johnny De' Carli

Mikao Usui abriu uma clínica em Harajuko, Aoyama, Tóquio, em abril de 1922. Ele não apenas tratou inúmeras pessoas, algumas das quais vinham de muito longe para encontrá-lo, como também realizou vários seminários de treinamento para difundir seus conhecimentos.

Recentemente, foi encontrado um original da apostila de aula que o Mestre Mikao Usui entregava a seus alunos. Posteriormente, foi encontrada a apostila que era entregue pelo Dr. Chujiro Hayashi (1879-1940). Isto nos mostra que o Método Reiki não teve tradição de exclusiva transmissão oral de seus conhecimentos. Em minha última viagem ao Japão, recebi das mãos do Mestre Aoki uma cópia dos originais destas duas apostilas. Entrego a todos que realizam o *Shinpiden* (Mestrado), aqui em nosso Instituto, na versão *Gendai-Reiki* de Kyoto, uma cópia de todos os originais que eu trouxe do Japão. Na apostila que o Mestre Usui entregava a seus alunos, ele informava a divisão da técnica Reiki em três níveis, denominados pelo próprio Mestre Usui como *Shoden* (Nível 1), *Okuden* (Nível 2) e *Shinpiden* (Professor ou Mestre). Muitos sistemas ocidentais do Método Reiki apresentam quatro níveis, sendo que alguns estão subdivididos em cinco níveis ou mais.

O *Shoden* representa o Nível 1 do Sistema de Reiki Ocidental. É dividido em quatro partes, começando do sexto grau até o terceiro (de trás para frente). O grau seguinte é o *Okuden*, que representa o Nível 2 do Reiki Ocidental. Este grau é dividido em duas partes, *Okuden Zenki* e *Okuden Koki*. O último grau, *Shinpiden*, que poucos alcançavam é também dividido em duas partes: *Shihan-Kaku* (professor-assistente) e *Shihan* (professor). Entre esses Níveis, na época de Mikao Usui, aguardava-se um período aproximado de seis meses. Já no *Shihan-Kaku* o estudante realizava *Reiju-Kai* (um tipo de Iniciação de Cura). As sintonizações *(Reiju)* eram feitas sós pelas pessoas com o grau de *Shihan*.

"Devemos procurar o conhecimento constantemente, somos eternos aprendizes."
Johnny De' Carli

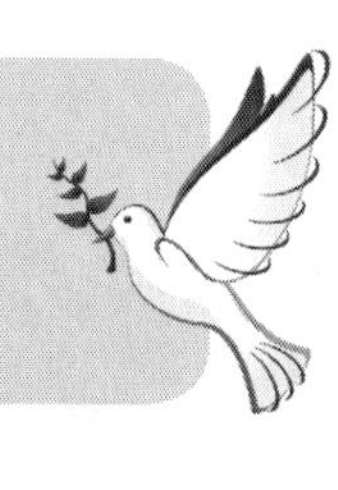

O Okuden era passado para as pessoas que conseguiam perceber com as mãos as áreas problemáticas *(Byosen)*. Esse período durava de três a doze meses. Pessoas que recebiam Reiki se tornavam mais receptivas. As duas partes *(Okuden Zenki e Okuden Koki)* podiam ser passadas em seminários intensivos de cinco dias.

As sintonizações *(Reiju)* ocorriam com pouca luz (penumbra), com os alunos sentados de olhos fechados, em silêncio profundo, costas eretas, em posição tradicional *Seiza* de sentar-se sobre os calcanhares. As palmas das mãos ficavam juntas em posição de oração *(Gassho)*. Para maior conforto e pelo frio, utilizavam-se assentos baixos japoneses *(zabutons)*. O Mestre *(Sensei)* utilizava quimono formal. Durante as sintonizações, que duravam cerca de cinco minutos, todos recitavam em uníssono, três vezes, os Cinco Princípios do Reiki *(Gokai-no-sho)* que se encontrava escrito em um pergaminho pendurado na parede. O Sensei contava com a ajuda de professores assistentes *(Shihans)*. O Sensei declamava os poemas escritos pelo Imperador Meiji. Após a sintonização todos se sentavam em círculo de mão dadas formando uma corrente *(Reiki Mawashi)*.

Após a sintonização, eram dadas pelo Sensei, utilizando um quadro negro, as explicações teóricas, de fácil entendimento para todos. Abordava-se a responsabilidade que todos deveriam assumir. E deixa-se patente que o Reiki fortalece o poder natural de cura que todos possuem.

Tanto o Mestre Usui, como o Mestre Hayashi priorizavam as práticas. Pregavam que dessa forma tudo era mais fácil de ser entendido. Nas práticas eram utilizadas camas de ratã como macas, que tinha uma altura aproximada de quarenta centímetros, adequada para os reikianos que se sentavam no chão em seiza.

> *"Na vida, não ir avante sensatamente*
> *é o mesmo que ficar para trás."*
> Johnny De' Carli

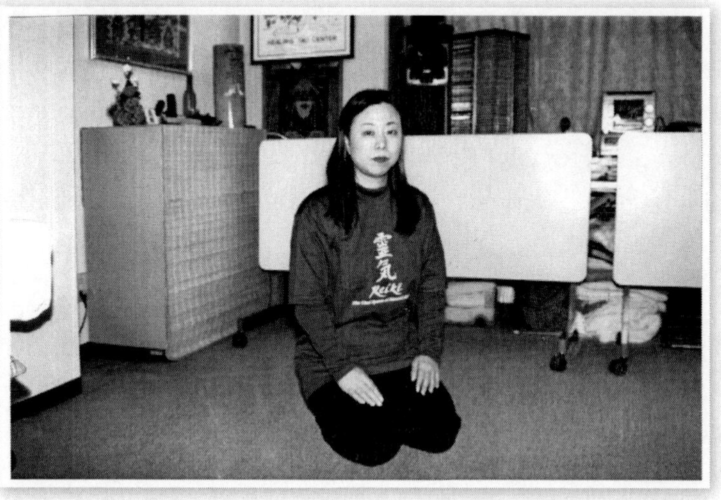

Seiza *é a forma tradicional de sentar-se no tatame e manter uma postura sem tensão. Dobram-se as duas pernas, mantendo a coluna ereta.*
Na foto, a Mestre Noriko Ogawa.

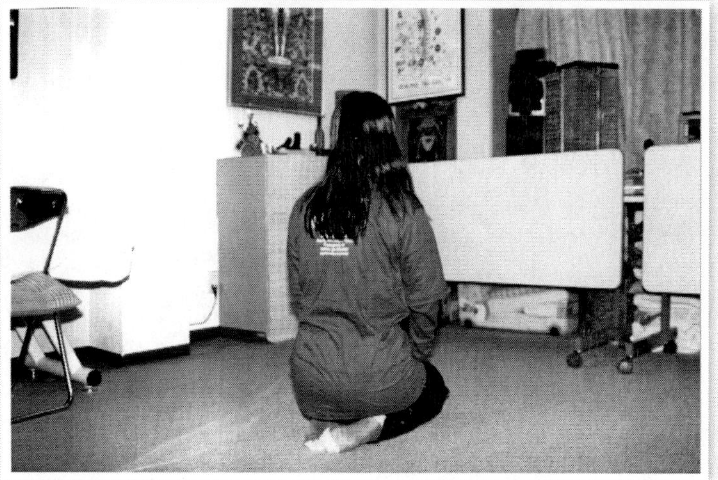

"Não é no novo, mas nos costumes,
que vamos encontrar as maiores alegrias."
Johnny De' Carli

Em setembro de 1923, Tóquio foi atingida pelo devastador terremoto no distrito de Kanto. Milhares de pessoas foram mortas, feridas ou ficaram doentes e desabrigadas. Mikao Usui tornou-se popular pelo auxílio prestado às vítimas do terremoto. Levou o Método Reiki para a cidade devastada, usando sua técnica em favor dos sobreviventes. A clínica de Mikao Usui logo se tornou pequena demais para atender a tantas pessoas e, em fevereiro de 1925, Usui construiu uma nova clínica fora de Tóquio, em Nakano. A fama de Usui espalhou-se por todo o Japão e ele começou a receber convites para lecionar em cidades e vilas distantes. Sabemos de sua passagem por cidades como Kure, Hiroshima, Saga e Fukuyama. Durante uma viagem a Fukuyama, no dia 9 de março de 1926, aos 60 anos de idade, Usui teve um ataque cardíaco fatal. Seu filho Fuji cuidou dos negócios da família após o falecimento. Conhecemos, hoje, a localização da sepultura e do Memorial do *Sensei* Mikao Usui. O *Sensei* Usui teve somente quatro anos para divulgar o Método Reiki. A meditação em Kurama Yama ocorreu em março de 1922 e sua morte, em março de 1926 (*Yama* significa em japonês montanha, e o nome do monte é Kurama. Muitos livros ocidentais o denominam Kuryama ou Kurayama, o que não está correto).

No Memorial de Mikao Usui está registrado que ele iniciou mais de dois mil reikianos. Vinte e uma pessoas foram iniciadas no nível máximo, que é o *Shinpiden*. Hoje conhecem-se os nomes de dez iniciados. São eles: Juzaburo Ushida (segundo presidente da Gakkai); Kanichi Taketomi (terceiro presidente da Gakkai); Yoshiharu Watanabe (quarto presidente da Gakkai); o médico e Almirante Chujiro Hayashi; o músico Imae Mine; o Mestre de cerimônia do chá Sono Tsuboi; Tetsutaro Imaizumi; Harue Nagano; Toshihiro Eguchi e Kaiji Tomita. O médico Hayashi – um dos últimos – foi iniciado em 1925, um ano antes da transição do *Sensei* Usui. Apesar de ter sido muito respeitado, Hayashi não ocupou o cargo

> *"Saiba curvar-se diante das adversidades. Desenvolva a capacidade de adaptações às mudanças. Quanto menos alguém se opuser à realidade da vida, mais resistente tornar-se-á."*
>
> Johnny De' Carli

de presidente da Usui Reiki Ryoho Gakkai. Acabou desligando-se dela e fundou outra organização, a Hayashi Reiki Kenkyu kai (foto à página 75).

Popularizar o Método Reiki foi a postura da Usui Reiki Ryoho Gakkai, após a morte do *Sensei* Usui. No memorial, há o seguinte dizer: "*Apesar de o nosso professor já ter falecido, temos que fazer o melhor para continuar passando adiante a terapia Reiki para as pessoas, difundindo-a sempre e cada vez mais*". Consta também: "*Essa é a razão pela qual a terapia Reiki pode ser facilmente ensinada para qualquer pessoa*" (o grifo é nosso). Em outra passagem diz: "*...Além disso, procurou tornar sua orientação tão fácil e simples quanto possível, de maneira que nela nada fosse difícil de ser entendido*". É muito fácil ensinar o Método Reiki. Você também pode se tornar um Mestre de Reiki.

No Japão, existem diferentes correntes da técnica Reiki, cada uma com suas particularidades. Na capital japonesa, um grupo de monges budistas utiliza a energia Reiki associada a exercícios de respiração e meditação, outros a combinam com a macrobiótica, outros com o Xintoísmo e assim por diante. O Método Reiki se adapta às habilidades e interesses daqueles que o praticam.

O Método Reiki é uma prática espiritual, sagrada, desenvolvida pelo *Sensei* Mikao Usui. Após o *Reiju* (iniciação), todo reikiano passa a pertencer a uma determinada linhagem ou "árvore do Reiki", que através de nomes de Mestres nos leva sempre ao *Sensei* Mikao Usui. Não existe linhagem que não leve a ele. Buda dizia: "*Milhares de velas podem ser acesas a partir de uma única vela, e a vida da vela não diminui com isso. A felicidade nunca diminui ao ser dividido*". Assim funciona o Método Reiki. A cada novo Mestre iniciado, a cadeia se expande. Um Mestre inicia muitos outros, aplica energia Reiki e não há perdas por isso, muito pelo contrário. Considero importante que o reikiano tenha conhecimento

> *"A verdade precisa ser fundamentada para cada pessoa por si mesma."*
>
> Johnny De' Carli

da cadeia de Mestres à qual passa a pertencer. O reikiano deve honrar sua linhagem, conforme nos ensinam os Cinco Princípios do Reiki. Em novembro de 1998, fui iniciado em Tóquio (Japão), no Nível de Mestrado do Sistema Tradicional Japonês, passando a pertencer à seguinte linhagem de Mestres: *Mikao Usui > Juzaburo Ushida > Kanichi Taketomi > Houichi Wanami > Kimiko Koyama > Doi Hiroshi > Fuminori Aoki > Johnny De' Carli > meus alunos.*

Apesar de os símbolos do Método Reiki ser universais, patrimônio da humanidade é tradição os Mestres mais antigos pregarem que eles são secretos e que devem ser mantidos em sigilo. A propósito, vale lembrar que Jesus pregou o seguinte: *"Nada que está oculto permanecerá encoberto"* (Marcos 4, 22 e Mateus 10, 26).

Numa experiência científica, um grupo de cientistas colocou cinco macacos numa jaula. No meio, uma escada e, sobre ela, um cacho de bananas. Quando um macaco subia na escada para pegar as bananas, os cientistas jogavam um jato de água fria nos que estavam no chão. Depois de certo tempo, quando um macaco ia subir a escada, os outros o pegavam e batiam muito nele. Com mais algum tempo, nenhum macaco subia mais a escada, apesar da tentação das bananas. Então, os cientistas pararam de usar a água fria e substituíram um dos macacos por um novo. A primeira coisa que ele fez foi subir a escada, dela sendo retirado pelos outros, que o surraram. Depois de algumas surras, o novo integrante do grupo não subia mais a escada. Um segundo foi substituído e o mesmo ocorreu, tendo o primeiro substituto participado com entusiasmo na surra ao novato. Um terceiro foi trocado e o mesmo ocorreu. Um quarto e, afinal, o último dos veteranos foi substituído. Os cientistas então ficaram com um grupo de cinco macacos que, mesmo nunca tendo tomado um

> *"A resistência de uma corrente*
> *é determinada pelo seu elo mais fraco."*
> Johnny De' Carli

banho frio, continuavam batendo naquele que tentasse pegar as bananas. Se fosse possível perguntar a algum deles porque eles batiam em quem tentasse subir a escada, com certeza a resposta seria: "Não sei, mas as coisas sempre foram assim por aqui". Albert Einstein dizia: *"É mais fácil desintegrar um átomo que um preconceito"*.

Temos de analisar o momento histórico, o porquê de determinadas coisas terem sido mantidas em segredo no passado. Até o século XIX, no Japão, um cristão devia se manter no anonimato.

A pena era de morte. Os cristãos eram degolados pelos samurais. O Budismo era a religião oficial e obrigatória. Na Europa, durante anos, milhares de pessoas que detinham faculdades paranormais, intuitivas, que fugissem à lógica e racionalização, como, por exemplo, membros da antiga cultura *wicca* (sábios), um povo curandeiro da cultura pré-cristã, foram torturadas e queimadas como bruxas pela Inquisição. Segundo fontes históricas, Nicolau Copérnico concluiu seus estudos sobre o sistema heliocêntrico, mostrando que não éramos o centro do sistema solar em 1514. Mas, devido a problemas com a Igreja, só pode divulgá-los em 1543. Coincidentemente, morreu neste ano. Assim, os segredos justificavam-se por uma questão de sobrevivência. Entende-se a manutenção de segredos naquela época. O motivo que levou, no passado, à adoção do sigilo para os símbolos já não mais existe, embora, muitos reikianos ainda adotarem a postura dos cinco macacos: *"Os símbolos são secretos porque as coisas sempre foram assim"*.

Se houvesse intenção de manter algo do Método Reiki em segredo, a Usui Reiki Ryoho Gakkai não teria construído o Memorial do *Sensei* Usui num cemitério público, utilizando uma pedra com 2,50 metros de altura por 1,20 metro de largura. Consta no Memorial: *"A terapia*

> *"Os segredos são como as nuvens, olha-se e estão de um jeito, olha-se novamente e já estão de outro jeito."*
>
> Johnny De' Carli

Reiki jamais proporcionaria às pessoas qualquer coisa que não fosse o benefício da recuperação de problemas de saúde de longa duração, disfunções crônicas e maus hábitos". Em outros termos, a energia Reiki não pode ser utilizada para causar dano, motivo alegado por alguns para manter os símbolos em segredo, o que levou muitos curiosos a se matricularem no Nível 2.

Brigar por nossas opiniões, desrespeitando as demais, é um sinal de fraqueza. Agir assim demonstra que não estamos tão certos de nossas convicções. As opiniões das pessoas devem ser respeitadas, não combatidas ou desprezadas.

Os símbolos do Método Reiki, pela tradição ocidental de não serem levados desenhados para casa, foram modificados e transformados por gerações de alunos. Cada novo Mestre os modificava um pouco mais. No Japão, os símbolos não sofreram as deformações e a interferência do Ocidente. Recebi das mãos do *Sensei* Fuminori Aoki a forma original de desenhar os símbolos utilizados por Mikao Usui e publiquei-os pela primeira vez, no Brasil, em meu segundo livro (*Reiki, A Terapia do Terceiro Milênio* - Editora Madras, janeiro de 1999). Vale registrar que, da mesma forma que não existem duas pessoas com a mesma caligrafia, os símbolos nunca são desenhados como o *Sensei* Usui os fazia. Ao usar os símbolos, o importante é a intenção e a preservação do som *(mantra)* correspondente.

Reikiano, torne-se um aprendiz para a vida toda. O aprendizado nunca termina. Mantenha-se renovado e vibrante, aprendendo algo novo todos os dias. Não tenha medo de errar. O erro é o caminho para o aprendizado.

> *"Procure respeitar as opiniões das pessoas para que as pessoas respeitem as suas."*
>
> Johnny De' Carli

3.1 Documento da Doshisha University

December 17, 1991

Mr. William L. Rand
President
The Center for Spiritual Development
20782 Knobwoods Dr., Suite 203
Southfield, MI 48086 U.S.A.

Dear Mr. Rand:

First, you could get some informations on the history of Doshisha University from enclosed photocopies made from Doshisha University Catalogue and The Doshisha.
Second, I, aided by chief archivist, checked the mentioned person, Mikao Usui with the related documents in vain:List of graduate students on Doshisha Alumni Bulletin, Literatures relating to J.H.Neesima, and List of faculty and clerical members in those days. I just found out he was never the presidentof Doshisha. And the name never appeared, and neither left any traces on them.
So I am afraid I cannot provide you any information.

Sincerely,

Itsuro Nishida

Itsuro Nishida
Head, Public Services
Center for Academic Information
(formerly Library)
Doshisha University
Kyoto 602, Japan

"Quem fala a verdade, não esconde, não jura, nem tem medo de errar."
Johnny De' Carli

3.1.1 Tradução do Documento Oficial da Doshisha University

17 de dezembro de 1991

Sr. William Lee Rand

Presidente

The Center for Spiritual Development

20782 Knobwoots - Dr., Suite 203

Prezado Sr. Rand,

Primeiro, o Sr. poderia obter algumas informações sobre a história da Doshisha University através de fotocópias anexas feitas no Catálogo da Doshisha University e The Doshisha.

Segundo, ajudado pelo chefe arquivista, chequei a pessoa mencionada, Mikao Usui, com os documentos relacionados (em vão): lista de alunos formados no "boletim de alunos de Doshisha", literaturas relativas ao J. H. Neesima, e a lista de membros da faculdade e clero daquela época. Apenas descobri que ele nunca foi o presidente da Doshisha. Seu nome não foi encontrado, nem qualquer vestígio seu, nos documentos checados.

Lamento não poder fornecer mais informações.

Sinceramente,

Itsuro Nishida

Chefe do Centro de Serviços Públicos para

Informação Acadêmica (Antiga Biblioteca)

Doshisha University - Kyoto 602, Japão

> *"O mais poderoso alicerce da autoridade é a verdade."*
>
> Johnny De' Carli

CAPÍTULO 4

Os Cinco Princípios do Reiki

Nosso sistema público de saúde, na realidade, é um sistema de doença. Somente 10% dos recursos são destinados à prevenção e o restante a tratamentos, quando o correto seria educar as pessoas sobre como agir, comer e viver para manter a boa saúde. É mais fácil prevenir que remediar. Os reikianos japoneses dão grande importância à prevenção. O Mestre Usui recomendava a observação diária dos Cinco Princípios a fim de evitar doenças e desequilíbrios energéticos.

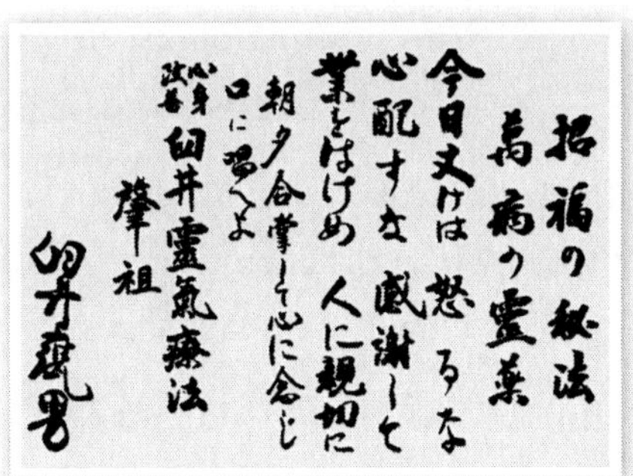

Acima, a reprodução dos Cinco Princípios do Reiki, parte da mensagem talhada, em japonês antigo, na grande pedra que compõe o Memorial ao Mestre Mikao Usui, localizado em Tóquio.

> *"É sempre melhor prevenir doenças, que remediar."*
> Johnny De' Carli

Shoufuku no hihoo

(O método desconhecido que convida à felicidade)

Manbyo no ley-yaku

(A terapia espiritual para todos os distúrbios da mente e do corpo)

Os Cinco Princípios são:

Kyo dake wa

(Só por hoje)

Okoru-na

(Não se zangue)

Shinpai suna

(Não se preocupe)

Kansha shite

(Expresse sua gratidão)

Gyo wo hage me

(Seja aplicado em seu trabalho)

Hito ni shinsetsu ni

(Seja gentil com os outros)

Asa yuu gassho shite kokoro ni nenji, kuchi ni tonaeyo.

(De manhã e à noite, sente-se em posição *gassho* e repita estas palavras em voz alta, para seu coração)

Shin shin kaizen, Usui Reiki Ryoho

(Tratamento do corpo e da alma, Usui Reiki Ryoho)

Chosso Usui Mikao

(O fundador Mikao Usui)

> *"Bons princípios permanecem sem sentido enquanto não se transformam em hábitos."*
>
> Johnny De' Carli

4.1 A Visão Japonesa dos Cinco Princípios do Reiki

Quando conheci os Princípios do Reiki, não os compreendi plenamente de imediato e tive alguma dificuldade em aplicá-los no meu cotidiano. Não é fácil proceder de maneira tal que as palavras correspondam às obras e as obras às palavras. A sabedoria não consiste em saber falar dela e sim, em praticá-la. Palavras não dizem muito, atitudes dizem mais. Se você não pode agir de acordo com o que fala e nem falar de acordo com o que está pensando, não espere da vida boas recompensas.

Cada dia nos envolve um pouco mais com os Princípios, de acordo com a evolução da nossa consciência. Esse trabalho de transformação consciente nunca termina.

Muitos buscam uma solução fácil, miraculosa para seus males e incômodos. Mostram-se apáticos, indiferentes aos conselhos e advertências que sugerem modificações em suas condutas comportamental, mental, emocional e moral. Pessoas tratadas com medicamentos, outras terapias ou mesmo com a energia Reiki, acabam tendo recaídas. A queixa, muitas vezes, reincide e ainda há os que saem criticando o trabalho do profissional, julgando-o ineficaz. Muitos acham que um reikiano tem a obrigação de eliminar efeitos nocivos dos que sofrem devido a exageros na alimentação, no sedentarismo, na falta de repouso, no consumo de bebidas alcoólicas, de cigarro etc. Tenta conseguir, na sessão de Reiki, a saúde que eles mesmos arruínam, sem precaução. A maioria de nós prefere olhar para fora e não para dentro de si mesmo. O maior enganado é aquele que engana a si próprio.

Não cabe ao reikiano criar expectativas em relação aos resultados do tratamento. Nem todas as pessoas estão preparadas para recuperar

> *"É mais fácil pregar princípios do que viver de acordo com eles."*
> Johnny De' Carli

a saúde de imediato, mesmo recorrendo a médicos famosos ou reikianos experientes. Muitos problemas de saúde fazem parte do processo de aprendizagem da pessoa e uma recuperação prematura seria uma agressão a esse processo. O ser humano é um aprendiz, a dor é seu Mestre. Ninguém se conhece enquanto não sofre. A dor é uma advertência. Muitas disfunções são disciplinadoras e se manifestam de forma teimosa e aparentemente insolúvel, somente ocorrendo a recuperação se a pessoa modificar sua conduta para melhor. Diante da mulher adúltera, o Mestre Jesus exclamou: *"Vá e não peques mais"*, mostrando que a lei de Deus corrige, mas não pune. A lei é implacável, mas é justa, quando prega que *"a cada um será dado conforme as suas obras"* e *"a semeadura é livre, mas a colheita é obrigatória"*.

Se não for fácil achar a felicidade em nós mesmos, será impossível achá-la em qualquer outro lugar. Uma verdadeira reforma interior deve processar-se primeiro na intimidade da própria alma. A montanha a ser escalada encontra-se dentro de nós. Esta é a importância da alquimia interior: a transformação do nosso chumbo interior (orgulho e egoísmo) em ouro (amor, humildade e tolerância). Fica mais fácil compreender o ensinamento de Jesus: *"Não jogue pérolas aos porcos"*. Não adianta dedicar um tempo valioso, aplicando energia Reiki naqueles que ainda não estão em condições de recebê-la e valorizá-la. A saúde é o pensamento em harmonia com a lei de Deus. A felicidade do ser humano depende mais de si mesmo. Sem uma devida reforma interior pode ocorrer de o receptor viciar-se em receber energia Reiki, gerando uma dependência.

Muitos se agarram à doença como recurso para fugirem de suas próprias responsabilidades na vida material. Há pessoas que cultivam a doença da mesma forma que um agricultor cultiva uma planta, dando força ao provérbio popular: *"Namora a doença e te casarás com ela"*.

> *"A doença geralmente não existe, existem pessoas doentes."*
> Johnny De' Carli

Essas pessoas fazem das doenças e da morte suas únicas preocupações de vida. Dramatizam e transformam o mais insignificante espirro em sintoma de uma grave pneumonia.

Você deve estar se perguntando: *e os Cinco Princípios, onde entram?* Num rápido exemplo, as glândulas supra renais, por causa de sobrecarga mental e emocional devido a preocupações, raiva, irritação e nervosismo, produzem maior quantidade de adrenalina. Esta, por sua vez, diminui o diâmetro interno dos vasos sanguíneos, fazendo com que o coração tenha de trabalhar mais para bombear o sangue necessário. O aumento da frequência cardíaca aumenta a pressão arterial. Para atender ao aumento de atividade do coração, o fígado libera glicose, aumentando a taxa glicêmica. Para enfrentar essa hiperglicemia, o pâncreas se vê obrigado a liberar maior quantidade de insulina no sangue (à exceção dos diabéticos, que apresentam deficiências na produção de insulina). A insulina, como enzima, estimula a metabolização da glicose pelas células do corpo até atingir níveis abaixo dos padrões normais, ocasionando a hipoglicemia (baixo nível de glicose no sangue), cujos sintomas são: cansaço, desânimo, transpiração etc. Assim, um ataque de raiva gera o efeito, no corpo físico, semelhante ao de oito horas de trabalho regular. Se nos sintonizarmos com os Cinco Princípios, evitando a raiva e a preocupação, não sobrecarregaremos o nosso organismo com a produção excessiva de adrenalina. A pressão arterial mantém-se mais equilibrada, o fígado não é tão exigido. Minimizamos o encadeamento de reações orgânicas prejudiciais à saúde, tão comum nos dias de hoje, especialmente no caso de habitantes de grandes cidades. Existem muitos outros exemplos dos reflexos positivos da aplicação dos Cinco Princípios do Reiki em nosso dia-a-dia.

Todos os princípios importantes, como os do Método Reiki, podem e devem ser flexíveis. São modificados na prática pelos fatos.

"A doença é somente a ponta do iceberg."
Johnny De' Carli

4.1.1 *Kyo dake wa* (Só por hoje)

A linearidade do tempo é uma condicionante da nossa percepção para que as coisas não aconteçam todas de uma só vez. O tempo, como o compreendemos, não existe. Tudo que aconteceu está acontecendo e acontecerá. Nada aconteceu antes porque não há antes. Nada ocorrerá depois porque não há depois. Só há o agora que é eterno. Tudo existe neste mesmo momento, acontece de uma vez. Não há outro tempo além do agora. Não há outro lugar além do aqui. O aqui e o agora são tudo o que existe. O hoje é uma coleção de momentos.

O passado foi importante para que chegássemos até aqui. Cada pessoa que passou por nossa vida, assim como as experiências que a vida nos trouxe, foi importante para o nosso crescimento. Porém, tentar voltar ao passado é um gasto desnecessário de energia. Nem Deus pode mudar o passado. As frustrações e mágoas do passado só nos desarmonizam.

Existe um ditado budista que diz: "*Se você quer saber como foi seu passado, olhe para quem você é hoje. Se quer saber como vai ser seu futuro, olhe para o que está fazendo agora*". O que fazemos hoje está inseparavelmente relacionado com o que acontecerá amanhã. Podemos influenciar o futuro pelo modo como lidamos com o que está acontecendo agora. As sementes do amanhã são plantadas hoje.

A verdade sempre está no meio. Nem passado, nem futuro. Só o presente, o agora, o hoje de todos os momentos, de todos os dias, pode criar a eterna felicidade. A felicidade só se sente no presente, no eterno momento de cada aqui, cada agora. O perdedor raramente vive no presente. Ele destrói o presente ocupando a mente com memórias do passado ou expectativas quanto ao futuro. O futuro não existe, pois quando chegar será presente.

> *"O verdadeiro futuro é hoje.*
> *O hoje é a unidade produtiva de nossas vidas."*
> Johnny De' Carli

Há pessoas que, em lugar de viverem intensamente o momento presente, prendem-se ao passado ou projetam-se no futuro. Vivem como um pêndulo em movimento, do passado para o futuro, sem nunca conseguirem parar no ponto zero, que é o nosso presente. A lembrança do passado rouba-nos metade do presente e a preocupação com o futuro, a outra metade. Todas as pessoas têm, nesse sentido, dois inimigos: o passado e o futuro.

A lembrança das injúrias dura mais que a dos benefícios. Não é raro ver pessoas gastando muito mais tempo falando de seus inimigos do que elogiando os amigos.

Para muitos é difícil não sentir saudade, o que também é viver no passado. A saudade é a falta que se sente do magnetismo de outra pessoa.

Não é difícil ver pessoas reclamando que a vida é curta, mas agindo como se tivessem à sua disposição um estoque inesgotável de tempo. O tempo não espera ninguém. Esperamos demais para fazer o que precisa ser feito, num mundo que só dá um dia de cada vez, sem nenhuma garantia do amanhã.

Um dos aspectos mais perturbadores do ser humano é a ansiedade, que é a preocupação em relação ao futuro. A maioria das pessoas se preocupa tanto com o futuro que não desfruta o presente. Quando focamos nossa atenção no amanhã, desligamo-nos do momento presente, entrando em estado de ansiedade e preocupação.

Não devemos deixar que a vida escorra entre os dedos, vivendo no passado ou no futuro: duas ilusões (uma morta, outra inexistente), em que o principal tempo de suas vidas se perde.

Não podemos dar chance ao passado para se perpetuar, senão não teremos futuro. Devemos deixar o passado no passado, não devemos

> *"O melhor preparativo para o amanhã é o uso certo do hoje."*
> Johnny De' Carli

reclamar dele. Não lamente o dia de ontem. Ele está no passado e o passado nunca mudará. Não adianta chorar o leite derramado. Devemos, sim, conscientizar-nos dos erros e aprender a carregar a caneca. Desapegue-se do passado e vibre no presente.

Só temos sucesso na vida quando perdoamos os erros e as decepções do passado. Se você não perdoar, permitirá que essas mágoas antigas continuem a dominar seu coração. Reiki é amor. O amor, e não o tempo, cura todas as feridas. Perdoar é um ato de amor e sempre foi uma boa solução. Não basta perdoar as ofensas, é necessário esquecê-las. Quando você perdoa, não apenas faz sair um grande peso de seus ombros, como abre a porta para o amor por você mesmo. O fraco jamais perdoa, o perdão é característica do forte.

A melhor maneira de nos programarmos para o futuro é a de concentrarmos toda a nossa imaginação e entusiasmo na execução perfeita do trabalho de hoje, conforme nos ensinam os Princípios do Reiki. Jesus também pregava que deixássemos o amanhã cuidar de si e que vivêssemos o hoje ao máximo. Disse o Mestre Jesus: *"Portanto, não vos inquieteis com o dia de amanhã, pois o amanhã trará os seus cuidados; basta ao dia o seu próprio mal"* (Mateus 6, 34). Se quisermos ser felizes amanhã, tentemos hoje mesmo. O bem que fizermos hoje será nossa alegria amanhã. Cuide do presente, do hoje, para ter um futuro melhor.

O momento atual que chamamos de presente é um presente. O hoje é o maior presente que Deus nos deu, é tudo o que temos, não nos esqueçamos de vivê-lo. Deveríamos começar cada manhã como se fosse o dia mais importante de nossa vida. Viver cada dia como se fosse o último. Mantendo-nos no presente, no hoje, evitamos os conflitos, as psicoses e neuroses, eliminando as tensões e os conflitos internos.

> *"O tempo caminha em velocidade diferente."*
> Johnny De' Carli

Procure ser uma pessoa em busca do aperfeiçoamento diário. Faça um pouco mais, a cada dia, do que você possivelmente pensa que pode. Só você pode mudar se for essa sua escolha. A decisão é sua. Pondere bastante ao se decidir, pois é você quem vai carregar, sozinho e sempre, o peso das escolhas que fizer. O importante é que você sempre tem escolha. Sempre é tempo de recomeçar.

Reikiano, não se apresse. Se vivermos um dia de cada vez, viveremos melhor todos os dias de nossas vidas. Os Princípios do Reiki nos ensinam a viver plenamente cada um de todos os momentos de todos os dias.

4.1.1.1 *Okoru-na* (Não se zangue)

A raiva é uma emoção de emergência. Está entre nós há muitas gerações. Teve sua importância em épocas primordiais (pré-história) para garantir a sobrevivência da espécie humana.

Sentimos raiva quando alguém contraria nossas necessidades e desejos, surge do nosso instinto de sobrevivência. É difícil não ativá-la quando somos atacados. A ambição e o medo são sementes da raiva e esta, por sua vez, é a semente do ódio.

A raiva é uma emoção totalmente desnecessária ao processo de evolução de nossa consciência. Só serve para limitar a consciência e a percepção. É um estado negativo de espírito que produz formas-pensamento enfermiças. Uma pessoa enraivecida está cheia de um poderoso veneno criado por ela mesma. Se não encontrar onde derramá-lo, irá fazê-lo dentro de si mesma. Aquele que aplica um castigo estando com raiva não corrige, vinga-se.

As emanações de amor saem do nosso corpo como nuvens coloridas e alegres; as da raiva, como raios negros que atingem tudo, contaminando os ambientes e qualquer um que entre no recinto ou coma algum alimento

> *"Raiva é loucura transitória.*
> *Se não a controlamos, somos controlados por ela."*
> Johnny De' Carli

ali contaminado. Esteja consciente dessas interações: a raiva contagia. Não devemos nos alimentar nessas ocasiões. Um pedaço de pão comido em paz é melhor do que um banquete comido com raiva. Ninguém pode ser feliz quando tomado pela raiva. São emoções antagônicas, opostas e inversamente proporcionais. Quanto mais raiva, menos felicidade e paz. A raiva gera infelicidade e é capaz de levar as aflições físicas e emocionais. Ela prejudica a saúde do corpo, ofusca o entendimento e cega a razão. É uma fonte de destruição que se acumula em nossas células. Bloqueia o chacra básico, diminuindo nossa força física e disposição energética, afetando nossos ossos, coluna, intestino grosso, rins, próstata e dentes. Causa a liberação de hormônios endócrinos que atrofiam o cólon intestinal, contraem a vesícula e o duodeno. A raiva também produz a congestão hepática devido à alteração do ritmo cardíaco ou da circulação sanguínea. Com ela, a energia da força vital alimenta um estado de improdutividade e não de criatividade. Perdemos muita energia com a raiva. Conforme já dito, um acesso de cólera consome mais forças do que oito horas de trabalho normal. A raiva machuca os outros e a si mesmo. Você pode fazer coisas das quais se arrependerá pela vida inteira.

Conta uma velha lenda budista que um menino tinha mau gênio. Seu pai, um velho sábio, deu-lhe um saco de pregos e lhe disse que, a cada vez que perdesse a paciência, ele deveria pregar um prego atrás da porta. No primeiro dia, o menino pregou 37 pregos. À medida que ele aprendia a controlar seu gênio, pregava cada vez menos pregos. Com o tempo, descobriu que era mais fácil controlar seu gênio do que pregar pregos atrás da porta. Chegou o dia em que pode controlar seu caráter durante todo o dia. Depois de informar a seu pai, este lhe sugeriu que retirasse um prego a cada dia que conseguisse controlar seu caráter. Os dias se passaram, e o jovem pôde finalmente anunciar a seu pai que não havia

> *"Nossa fadiga é frequentemente causada não pelo trabalho, mas, sim, pela preocupação e pela raiva."*
>
> Johnny De' Carli

mais pregos atrás da porta. Seu sábio pai pegou-o pela mão, levou-o até a porta e disse: "*Meu filho, noto que tens trabalhado duro, mas veja todos estes buracos na porta. Nunca mais será a mesma. Cada vez que perdes a paciência e sentes raiva, deixas cicatrizes exatamente como as que veem aqui. Tu podes insultar alguém e retirar o insulto, mas, dependendo da maneira como falas, poderás ser devastador e a cicatriz ficará para sempre. Uma ofensa verbal pode ser tão daninha quanto uma ofensa física*".

Não fique dizendo que você não está em paz porque os outros não deixam você em paz. A paz é um estado interior. Ninguém é culpado por nossas emoções, por nossa raiva. Somente se enraivece quem não sabe usar a razão. O sofrimento não tem nada a ver com os eventos, é apenas a reação das pessoas a eles. Tudo depende de como reagimos. Você não pode mudar um evento exterior, mas pode transformar a experiência interior. Podemos atenuar nossas reações, experimentando-as de um modo mais tranquilo. Maomé dizia que a pessoa mais forte é aquela que sabe dominar-se na hora da cólera.

A energia é a essência da vida. Nossos pensamentos e emoções são energias, têm forma e ocupam lugar no espaço. As emoções existem. Quando estamos zangados, não podemos simplesmente desligar a raiva. O importante não é reprimir as emoções, mas dominá-las. A raiva constantemente reprimida se transforma em ódio. Emoções como a raiva precisa ter expressão física, caso contrário retém a energia tão fortemente que formam uma armadura de músculos tencionados. É preciso apenas usar o raciocínio de maneira a canalizá-las para uma manifestação apropriada. Daí a importância da meditação, da atividade física, do Método Reiki, da Massoterapia, do relaxamento etc. Muitas vezes, no momento em que estivermos com raiva, se procurarmos gritar à vontade ou esmurrar almofadas de areia, poderemos liberar energia

> *"Toda vez que se está inquieto, ansioso ou raivoso, devemos parar de agir ou de falar, porque falar ou fazer coisas nesse momento pode ser muito destrutivo."*
> Johnny De' Carli

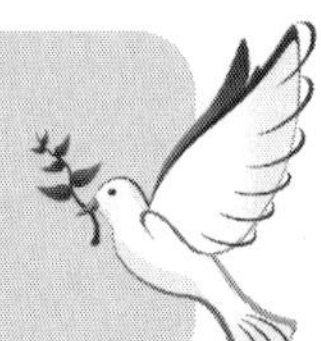

de forma que não nos cause danos. É sábio sair de perto do que ou de quem nos atingiu, até recuperarmos a calma, não reagindo impulsivamente. O ideal é sair e dar uma volta, a fim de eliminar essas energias. É melhor ficarmos em silêncio e em segurança. O silêncio nunca nos trai. Sabermos aguardar a hora, esperarmos o momento certo é uma receita quase sempre esquecida, mas de grande sabedoria.

4.1.1.2 *Shinpai suna* (Não se preocupe)

O prefixo pré significa anterioridade. Preocupar-se é ocupar-se antes. É criar um raciocínio por meio de pensamentos dedutivos, suposições, ou seja, sofrer por antecipação. A preocupação é uma das piores formas de atividade mental. É inútil. Preocupar-se é estar inseguro na vida, é não confiar que todas as coisas acontecem de acordo com um propósito divino e universal. Preocupação é uma atividade mental que não compreende nossa conexão com Deus. A preocupação surge de nossas perguntas acerca do futuro.

A preocupação com a imagem que vendemos de nós vem de nosso ego, que nos empobrece. O ego precisa sempre de alimento, pois ele é passageiro. O ego detesta duas coisas: ser contrariado e ser criticado. Um grande ego é sempre candidato a um grande sofrimento. Por trás de toda vítima há sempre um ego ferido, e a dor do ego é muito pior do que a dor física. O ego nos faz sofrer porque ele é pequeno e limitado. Morremos pelo ego, sofremos pelo ego, lutamos pelo ego e, depois, reclamamos da falta de felicidade. Enquanto houver ego, haverá violência entre as pessoas.

Nada existe de permanente, exceto a mutação. A cada instante temos uma nova oportunidade de transcender o ego, diminuindo a preocupação com nossa imagem.

"A pessoa que se preocupa antes de ser necessário,
se preocupa mais que o necessário."
Johnny De' Carli

O ser humano é o que acredita ser. Todo pensamento é energia, é alimento. O pensamento é criativo.

A criança nasce feliz porque nasce sem preocupações, o adulto perde a felicidade quando as adquire. Existem pessoas que conseguem se preocupar até com o que já aconteceu. O sábio supera o passado sem voltar a errar.

O tolo deseja saber tudo sobre o futuro, o sábio deseja apenas saber como ser feliz hoje para continuar a ser feliz amanhã. O tolo se preocupa, o inteligente se ocupa, o sábio apenas sorri.

Preocupando-nos, sofremos em vão se o problema não surge ou sofremos duplamente quando ele acontece. Preocupar-se antes do tempo é preocupar-se duas vezes. É uma energia mental desperdiçada, que nos deixa ansiosos de dia e tensos à noite. A preocupação produz reações bioquímicas que nos consomem. A excessiva preocupação com a vida e com a saúde produz a doença. Nossa saúde melhora quase que imediatamente quando nossa preocupação acaba. Preocupação em excesso se transforma em medo e em tristeza e esta, em veneno para o nosso corpo.

O que você teme você cria. Você será perseguido pelo que mais teme, atrairá aquilo que teme. O medo atrai como um imã. O medo é também o pior dos conselheiros. Assim como a raiva bloqueia o chacra básico, a preocupação obstrui o chacra do umbigo (ligado ao corpo emocional), responsável pela nossa alegria de viver. Há muita gente que passa tanto tempo se preocupando com a vida e com a saúde que não tem tempo de desfrutá-la.

Não devemos sobrecarregar nossos dias com preocupações desnecessárias. Selecione seus pensamentos, sua mente não é uma lixeira. Tente não interferir na cronometragem universal da vida. Não pense que se

"Dê o primeiro passo para a felicidade,
troque suas preocupações por ocupações."
Johnny De' Carli

preocupar com o futuro lhe dará melhores condições de vivê-lo. O futuro cabe a Deus, por que querer desvendá-lo? Para que nos preocuparmos com o passado ou interrogarmos o futuro, se o presente está cheio de oportunidades que reclamam a nossa atenção? Viva o hoje. Espere o melhor da vida e, quando acontecer algo negativo, apenas aceite como uma lição. De alguma maneira, contribuímos para criar aquela situação para aprendermos algo.

Reikiano ocupe-se com o momento presente para não se preocupar. Para ser feliz, nada melhor do que trocar as preocupações por ocupações e preparar o futuro sem questioná-lo.

O mundo é um espelho: se sorrimos para ele, ele sorrirá para nós. Rir é um grande remédio e não custa nada. Você tem direito a sua felicidade, viva-a.

4.1.1.3 *Kansha shite* (Expresse sua gratidão)

A gratidão é a mais bela flor que brota da alma. Palavras de gratidão são doces de escutar e difíceis de pronunciar. São como joias raras que não estamos acostumados a usar. Daí ser este, provavelmente, o Princípio mais difícil de seguir.

Ser grato por tudo que a vida nos oferece é certamente uma tarefa bastante difícil. Muitas pessoas acham que têm muito pouco ou nada para agradecer. Encaramos como óbvias muitas coisas que, na verdade, é um presente: a vida, o planeta, o sol que brilha e nos aquece, o ar que respiramos, os animais, as plantas que nos alimentam. Precisamos estar cientes das incontáveis dádivas que o Criador nos concedeu. Infelizmente, o ser humano só dá valor às coisas depois que as perde. Como afirma o dito popular: "*Enquanto o poço não seca, não conhecemos o valor da água*".

> *"O Universo doa em abundância*
> *quando você adota uma atitude de gratidão."*
> Johnny De' Carli

O significado das coisas não está nas coisas em si, mas na nossa atitude em relação a elas. Muitos erram reclamando de terem de ir trabalhar, quando o correto seria agradecer por terem trabalho. Sentem tédio com o trabalho doméstico ao invés de agradecer por terem um lar. Reclamam da saúde ao invés de agradecer por estarem vivos. Reclamam dos pais não terem dado tudo o que queriam ao invés de agradecer por terem nascido. Esquecem que há bem mais de nossos pais em nós do que supomos. Reclamam por estar chovendo ao invés de agradecer pela lavagem da poluição e pela agricultura. Reclamam por não terem sapatos, enquanto outros não têm sequer os pés.

No Egito, em 1945, foram descobertos textos de Nag Hammadi, que contêm evangelhos mais antigos do que os do *Novo Testamento*. Felipe cita o Mestre Jesus dizendo: *"O que você vê, você se tornará"*. Se você focaliza o que não tem, continuará na carência. O pedido é uma afirmação de carência. Quando dizemos que desejamos algo, apenas produzimos essa experiência (o desejo).

Quando nos colocamos permanentemente em atitude de gratidão, sentindo-nos gratos não apenas pelo que recebemos, mas pelo que somos e sabemos, começamos a atrair magneticamente a abundância e nada mais nos faltará. A gratidão nos coloca em sintonia com o princípio da abundância. Viver em estado de gratidão é viver em abundância, que é nossa condição natural. É o primeiro passo para tornar a vida um campo de colheitas abundantes. Não há nada faltando neste planeta. É o sistema de distribuição que não funciona corretamente. Primeiro, pela cobiça dos seres humanos. Depois, pelas nossas ilusões sobre a carência.

Quando agradecemos antecipadamente ao Criador aquilo que desejamos, reconhecemos a existência do que desejamos e que isto está lá realmente. Por esta razão, a oração correta nunca deve ser de súplica,

"Tudo que você precisa lhe é dado. Ironicamente, quando você abre mão do que não tem e agradece verdadeiramente pelo que tem, começa a receber muito mais."

Johnny De' Carli

mas, sim, de gratidão. A postura correta não é de suplicar, mas de agradecer. Não devemos pedir nada nas nossas preces, porque não sabemos o que nos é útil e só Deus conhece as nossas necessidades. Devemos ter confiança: Deus nos ama mais do que amamos a Ele. Orar não é pedir, orar é a respiração da alma.

Se as pessoas compreendessem mais, julgariam menos. Sofrimento é carência de Deus, é um aprendizado do ser para que ele busque a verdadeira felicidade. Ao contrário de nos lamentarmos com os sofrimentos, deveríamos aproveitá-los como grandes aprendizados.

Reikiano deixe de pedir. Passe a agradecer e verá como as coisas mudarão. Observará mudanças positivas em sua vida.

Não há dúvida de que é muito melhor ser perseguido do que ser perseguidor. Agradeça até os seus inimigos, aos que o criticam, pois são críticas de grande utilidade. Muitas vezes, as críticas mostram verdades, defeitos, conscientizando-nos do que precisamos melhorar. Alguns críticos são Mestres a quem nada se paga. Agradeça por essa ajuda sem cobranças. Limpamos nossa mente e criamos a nossa volta uma egrégora de Luz por meio do perdão e do agradecimento.

4.1.1.4 *Gyo wo hage me* (Seja aplicado e honesto em seu trabalho)

O trabalho é a fonte de toda a riqueza e cultura. Afasta de nós o tédio, a corrupção e a necessidade. O trabalho é fundamental. Sem ele surge a neurose. Diz o ditado popular: "*Mente desocupada é oficina do demônio*". A mente ociosa é danosa para si mesma e para a sociedade. A ociosidade é a mãe de todos os vícios. Ela é a estupidez do corpo e a estupidez é a ociosidade da mente. Não devemos desperdiçar o tempo, pois ele é a pérola dada por Deus para a nossa realização. Devemos ocupar nosso

> *"O ser humano nasceu para trabalhar, tal como os peixes para nadar."*
> Johnny De' Carli

tempo crescendo, desenvolvendo nossas atividades e nossos talentos. A preguiça é a maior inimiga do progresso. Não permita que ela se esconda em seu ser, pois ela o destruirá. A preguiça mata homeopaticamente. Se vencermos a preguiça, damos o primeiro passo rumo ao trabalho produtivo. Se vencermos a impaciência, damos o segundo.

As pessoas crescem pelo trabalho, aprendem com o trabalho e a vida diária. Tudo que nasce do trabalho é bom. A criação da riqueza não é um pecado, mas sim, o amor ao dinheiro. O dever espiritual reside na decisão do que fazer com o dinheiro.

Todo trabalho é digno e pode ajudá-lo no seu aperfeiçoamento. Tudo que fazemos e como trabalhamos tem um peso e afeta diretamente o outro e todos os níveis do Cosmo. Nada há melhor do que ser útil. Essa qualidade é o elo que nos prende aos nossos semelhantes. Uma sociedade saudável só se consolida com a cooperação de um grande número de pessoas. Não somos uma entidade isolada que vive num mundo micro cósmico separado. Somos uma parte de todas as partes, uma parte da Soma, da Totalidade de Tudo. Numa organização, a forma como desempenhamos nossas tarefas diárias afeta diretamente os objetivos globais da empresa que concordamos apoiar. Assim funciona o Universo.

Conta uma velha lenda do budismo chinês que, por volta do ano 250 a.C., na China antiga, um certo príncipe da região de Thing-Zda, norte do país, estava às vésperas de ser coroado imperador. De acordo com a lei, ele deveria se casar. Sabendo disso, ele resolveu promover uma disputa entre as moças da corte ou quem quer que se ache digna de sua auspiciosa proposta. No dia seguinte, o príncipe anunciou que receberiam, numa celebração especial, todas as pretendentes e lançaria um desafio. Uma velha senhora, serva do palácio há muitos anos, ouvindo os comentários sobre os preparativos, sentiu uma leve tristeza,

> *"Trabalhe, a mente ociosa é danosa*
> *para si mesmo e para a sociedade."*
> Johnny De' Carli

pois sabia que sua jovem filha nutria um sentimento de profundo amor pelo príncipe. Ao chegar em casa e relatar o fato à jovem, espantou-se ao ouvir que ela pretenderia ir à celebração e indagou incrédula: "*Minha filha, o que achas que farás lá? Estarão presentes todas as mais belas e ricas moças da corte. Tira esta ideia insensata da cabeça. Eu sei que deves estar sofrendo, mas não tornes o sofrimento uma loucura*". A filha respondeu: "*Querida mãe, não estou sofrendo e muito menos louca. Eu sei que jamais poderei ser a escolhida, mas é minha oportunidade de ficar pelo menos alguns momentos perto do príncipe. Isto já me tornaria feliz, pois sei que meu destino é outro*". A jovem chegou ao palácio à noite. Lá estavam, de fato, todas as mais belas moças, com as mais belas roupas, com as mais belas joias e com as mais determinadas intenções. Então, finalmente, o príncipe anunciou o desafio: "*Darei, para cada uma de vocês, uma semente. Aquela que, dentro de seis meses, me trouxer a mais bela flor, será escolhida minha esposa e futura imperatriz da China*". A proposta do príncipe não fugiu às profundas tradições daquele povo, que valorizava muito a especialidade de cultivar algo, sejam costumes, amizades, relacionamentos etc. O tempo passou e a doce jovem, como não tinha muita habilidade nas artes da jardinagem, cuidava com muita paciência e ternura, pois sabia que, se a beleza das flores surgisse na mesma extensão de seu amor, ela não precisava se preocupar com o resultado. Passaram-se três meses e nada surgiu. A jovem de tudo tentara, usara de todos os métodos que conhecia, mas nada havia nascido e dia a dia ela percebia cada vez mais longe o seu sonho, ao mesmo tempo em que cada vez mais profundo ficava o seu amor. Por fim, os seis meses haviam passado e nada havia brotado. Consciente do seu esforço e da sua dedicação, comunicou à sua mãe que, independentemente das circunstâncias, retornaria ao palácio na data e hora combinadas,

> "*O princípio da honestidade é a verdade.*"
> Johnny De' Carli

pois não pretendia nada além de mais alguns momentos na companhia do príncipe. Na hora marcada, lá estava, com seu vaso vazio, bem como todas as pretendentes, cada uma com uma flor mais bela do que a outra, de todas as mais variadas formas e cores. Ela estava absorta. Nunca havia presenciado tão bela cena. Finalmente, chega o momento esperado. O príncipe observa cada uma das pretendentes com muito cuidado e atenção. Após passar por todas, uma a uma, ele anunciou o resultado: a bela jovem do vaso vazio seria sua futura esposa. As pessoas presentes tiveram as mais inusitadas reações. Ninguém compreendeu por que ele havia escolhido justamente aquela que nada havia cultivado. Então, calmamente, ele esclareceu: "*Esta foi a única que cultivou a flor que a tornou digna de se tornar uma imperatriz, a flor da honestidade, pois todas as sementes que entreguei eram estéreis*".

A honestidade é a primeira virtude necessária para o ser humano se ligar ao mundo angelical. Atos honestos são sagrados. Só a justiça e a honestidade propiciam o amor. A desonestidade cria infelicidade, ódio, guerra e inimizades. A lei do carma é: "*O que plantarmos, haveremos de colher*". Se plantarmos um trabalho com energia honesta e produtiva, colheremos de volta a mesma energia. Disse o Mestre de Reiki Fuminori Aoki que, se o desonesto soubesse a vantagem de ser honesto, seria honesto mesmo por desonestidade. O fruto do roubo é sempre colocado num balde sem fundo. O que vem fácil, vai embora fácil. Não podemos transformar, comprar ou vender honestidade, podemos apenas vivenciá-la. É muito mais fácil sermos bons do que justos e honestos. Torne sua existência saudável, fazendo seu trabalho com honestidade.

As pessoas mais respeitosas são sempre as mais respeitadas. A reputação é como fogo: uma vez aceso, conserva-se bem. Mas se apagar é difícil acendê-lo. Não se preocupe pelo fato de não lhe conhecerem,

> *"Desenvolver e preservar uma boa imagem são compromissos de todos, no trabalho e nas relações sociais. Seja dedicado em suas atividades. Uma boa reputação é indiscutivelmente um valioso patrimônio."*
> Johnny De' Carli

preocupe-se por não ser digno de ser conhecido. Procure ser uma pessoa de valor, em vez de procurar ser uma pessoa de sucesso. O bom não é ser importante, o importante é ser bom. Não existe travesseiro tão macio como uma consciência limpa e tranquila, que ainda é o melhor remédio contra a insônia.

Cada um deve procurar a profissão que a sua vocação pede, fazer algo que lhe agrade, tentar ser o que gosta de ser. Não podemos chegar às grandes realizações se não conquistamos as pequenas. Todo trabalho que merece ser feito merece ser bem feito. Não devemos esperar por um melhor emprego para começar a trabalhar. Devemos cumprir nosso dever, aconteça o que acontecer.

O desejo de vencer e uma atitude vitoriosa são meio caminho andado para o sucesso. É preciso aplicar-se em seu trabalho tenazmente, com boa disposição e com entusiasmo, se quiser triunfar. O entusiasmo é o motivador dinâmico que mantém as pessoas trabalhando com persistência em direção a sua meta. Tudo depende apenas de persistir. Não atrasemos nosso progresso com medo de fracassarmos.

Não devemos, no entanto, confundir este importante Princípio achando que devemos viver só para o trabalho. Muitos fogem de seus problemas escondendo-se no trabalho compulsivo, perdem a saúde para juntar dinheiro e depois gastam o dinheiro para recuperá-la. Para se ter vida longa, é preciso desacelerar. Temos de aprender a ser calmamente ativos. Nada é tão útil às pessoas como a resolução de nunca ter pressa. De nada vale correr, devemos partir com pontualidade. É preciso viver, não apenas existir. Há pessoas que não vivem, apenas está fazendo hora para morrer. Aprender a sofrer não é aprender a viver. Desacelere, deixe a vida correr mais levemente, mais suavemente. Devemos deixar o trabalho do dia seguinte para o dia seguinte, de maneira que possamos nos

> *"Para ser feliz, procure trabalhar com algo que ame fazer, fazendo de seu dever um lazer."*
>
> Johnny De' Carli

dedicar a outras atividades também importantes. Trabalhe, mas não viva só para o trabalho, tenha outras atividades paralelas. O tempo dedicado ao trabalho, à saúde, à família, ao estudo, ao esporte, à boa leitura, aos amigos e ao lazer nunca é perdido.

4.1.1.5 *Hito ni shinsetsu ni* (Seja gentil com os outros)

Ser gentil com os outros é sinônimo de ser gentil consigo mesmo. Quando o Mestre Usui pregou o Princípio *"Seja gentil com os outros"*, teve o mesmo propósito do Mestre Jesus quando disse: *"Faze aos outros o que queres que te façam"* e *"Ama ao próximo como a ti mesmo"*. Este importante Princípio do Reiki, na verdade, está presente na doutrina das principais religiões: *"Tudo quanto queres que os outros façam para ti faze-o também para eles"*, no Cristianismo; *"De cinco maneiras um verdadeiro líder deve tratar seus amigos e dependentes: com generosidade, cortesia, benevolência, dando o que deles espera receber* (o grifo é nosso) *e sendo tão fiel quanto a sua própria palavra"*, no Budismo; *"Não faças aos outros aquilo que, se a ti fosse feito, causar-te-ia dor"*, no Hinduísmo; *"Não faças ao teu semelhante aquilo que para ti mesmo é doloroso"*, no Judaísmo; *"Ninguém pode ser um crente até que ame ao seu irmão como a si mesmo"*, no Islamismo; *"Não faças aos outros aquilo que não queres que eles te façam"*, no Confucionismo; *"Considera o lucro do teu vizinho como teu próprio e o seu prejuízo como se também fosse teu"*, no Taoismo; *"A Natureza só é amiga quando não fazemos aos outros nada que não seja bom para nós mesmos"*, no Zoroastrismo; *"Julga aos outros como a ti mesmo julgas, então participarás do Céu"*, no Sikhismo; e *"Na felicidade e na infelicidade, na alegria e na dor, precisamos olhar para todas as criaturas assim como olhamos para nós mesmos"*, no Jainismo. A intenção dos

> *"A gentileza é uma forma de oração das mais elevadas."*
> Johnny De' Carli

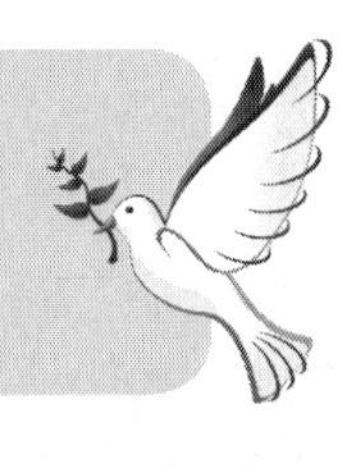

grandes Mestres é a de realmente orientar as pessoas a evitarem um mau futuro, libertando-as da severidade do carma.

A palavra carma provém do sânscrito, um velho idioma hindu, considerado sagrado em alguns templos iniciáticos. A palavra procede do prefixo "*kar*", que significa fazer ou agir e do sufixo "*ma*", que quer dizer efeito ou ação. Carma significa que toda causa gera um efeito semelhante, determinando o próprio destino das pessoas. Carma, portanto, é a causa e o efeito, ou a justa reação a igual e idêntica ação. Não é bem a lei do "*olho por olho e dente por dente*" como muitos pensam. Ela ajusta, mas não castiga. Não é uma lei especificamente punitiva, pois também é generosa nas boas ações. Cada causa boa ou má do presente também produzirá um efeito bom ou mau no futuro. Daí as palavras de Jesus: "*A cada um conforme as suas obras*". Não existem recompensas nem castigos, o que existe são consequências.

Destino significa direção ou caminho e não estrada fixa que temos de simplesmente seguir. Sendo assim, sorte ou azar é consequência de nossos pensamentos e ações. O Mestre Jesus nos preveniu que "*pagaremos até o último ceitil*". Uma das leis naturais mais importantes é a lei de causa e efeito: "*Tudo que você fizer o outro experimentar, um dia você experimentará*". Em outras palavras, cada um colhe o que semeia. Somos donos de nossa vontade e do nosso livre-arbítrio, livres para agir e semear, em benefício ou prejuízo da coletividade, mas implacavelmente obrigados a colher o resultado da semeadura. Podemos esperar de um o que fizermos ao outro. Nosso progresso espiritual depende de nosso modo de pensar, sentir, falar e agir no mundo material. Todos os pensamentos, emoções, palavras e ações geram um tipo de carma para o futuro, seja ele bom ou mau.

As pessoas respondem pelas consequências de suas ações, por isso devemos fazer o bem. Não existe algo como o débito cármico.

> "*O que você cria para os outros sempre volta para você.*"
> Johnny De' Carli

Queimamos nossos carmas quando resgatamos as dívidas ou efeitos de culpas do passado, quando recebemos de volta o resultado do que fizemos e aceitamos esse resgate.

Nem tudo o que parece ruim é ruim. O mofo, que é um fungo, resultado do apodrecimento, era visto como uma coisa negativa, mas dele é possível retirar a penicilina, descoberta por Fleming, que vem salvando inúmeras vidas. As cobras, os escorpiões e outros animais peçonhentos, com seus venenos, já produziram, por meio da indústria farmacêutica, mais benefícios à humanidade do que vítimas.

É preciso não confundir as coisas. Ser gentil com as pessoas não significa necessariamente deixá-las fazer o que querem, não significa apagar a palavra não de seu vocabulário. Aprenda a dizer não no momento certo. Muitos problemas acontecem quando você, inadequadamente, diz sim.

A vida é muito simples. O que damos, recebemos. Certa vez, em uma cidade no interior de Minas Gerais, um padeiro foi ao delegado e queixou-se do vendedor de queijos que, segundo ele, estava roubando, pois vendia 800 gramas de queijo e dizia estar vendendo um quilo. O delegado pesou o queijo e constatou que ele só pesava 800 gramas. Mandou então prender o vendedor de queijos sob a acusação de estar fraudando a balança. O vendedor de queijos, ao ser notificado da acusação, confessou ao delegado que não tinha pesos em casa e, por isso, como todos os dias comprava dois pães de meio quilo cada, colocava os pães em um prato da balança e o queijo em outro. Quando o fiel da balança se equilibrava, ele então sabia que tinha um quilo de queijo. O delegado, para tirar a prova, mandou comprar dois pães de meio quilo na padaria do acusador e pôde constatar que os dois pães equivaliam ao suposto quilo de queijo.

> *"Nessa vida, as pessoas colhem o que plantam. Plante o bem."*
> Johnny De' Carli

Concluiu o delegado que quem estava fraudando a balança era o mesmo que estava acusando o vendedor de queijo.

Albert Einstein pregava o seguinte: *"A vida é como jogar uma bola na parede: se for jogada uma bola azul, ela voltará azul; se for jogada uma bola verde, ela voltará verde; se a bola for jogada fraca, ela voltará fraca e se a bola for jogada com força, ela voltará com força. Por isso, nunca jogue uma bola na vida de forma que você não esteja pronto a recebê-la. A vida não dá nem empresta; não se comove nem se apieda. Tudo quanto ela faz é retribuir e transferir aquilo que nós lhe oferecemos".*

Seguindo este Princípio do Reiki, você pode evitar algumas doenças cármicas, como o câncer. Cada comportamento inadequado produz um fluido mórbido específico. O bacilo de Koch, responsável pela tuberculose, nutre-se de fluidos do egoísmo, cobiça ou apatia espiritual. A maledicência, a calúnia ou a magia verbal, mental ou física que geram prejuízos ao próximo, criam os fluidos que alimentam o ultra vírus causadores do câncer. De acordo com Mestres orientais, o câncer é causado por um ultra vírus, ainda não identificado pela medicina, que se alimenta de fluidos perniciosos gerados nesta vida ou em vidas anteriores. A causa real do câncer é o fluido enfermiço e negativo que desce da aura para o corpo físico. Colhemos hoje o que geramos no passado, o que explica o fato de pessoas abnegadas e virtuosas também desenvolverem o câncer e outras doenças. Trata-se, nesses casos, de espíritos bastante endividados com a lei cármica. Explicam os Mestres orientais que, quando o fluido tóxico proveniente de maus pensamentos, palavras e atos que acarretaram prejuízos ao próximo vertem para o corpo físico, a taxa de *Prana* sofre uma redução, a oxigenação diminui e o núcleo das células é lesado. No desespero da luta pela sobrevivência, as células do organismo entram num processo de multiplicação desenfreada, tentando aproveitar o oxigênio deficiente.

"A maneira de cultivar é que determinará o que colheremos."
Johnny De' Carli

Posteriormente, por falta de nutrição adequada, extinguem-se exaustas. Justamente pelo fato de o câncer ser de origem mais fluídica e menos física, muitos casos respondem muito bem ao Método Reiki, ao Johrei, aos passes magnéticos e as orações.

As palavras são a droga mais poderosa usada pela humanidade. A qualidade interior de uma pessoa é revelada pelo que sai de sua boca. Não devemos fazer ou dizer o que não podemos repetir publicamente. Devemos tomar cuidado com as palavras.

Seja humilde. Devemos procurar respeitar a todos com humildade, pois é respeitando que se é respeitado. Não despreze ninguém por estar mal vestido. Você não é melhor do que ele, em nada. Todas as pessoas são especiais. É pela alma e não pelo corpo que os seres humanos são irmãos. Não existem raças inferiores. Só existe uma raça, que é a humana. No íntimo do ser humano reside Deus. Todas as pessoas são "Um Só". Não podemos chamar ao Pai assim, se não entendermos que todos, inclusive nossos concorrentes e inimigos, são criação da mesma Fonte. Nenhuma pessoa é nossa amiga ou inimiga, são todos nossos Mestres de vida, são nossos irmãos. Por isso, o Mestre Jesus nos orientou a amar o próximo como a nós mesmos.

Não condene seu próximo, você não sabe o que faria no lugar dele. Quando você julga os outros, não os define, define a si mesmo. Examinando os seus defeitos, você aprende a aceitar os dos outros.

Procure fazer aos outros o que gostaria que eles lhe fizessem. Buscando o bem de nossos semelhantes, encontramos o nosso bem. Essa é a verdade mais básica, contudo é a que mais o ser humano ignora. Se as pessoas soubessem das vantagens de ser bom, seriam boas por egoísmo.

Devemos dar na medida em que queremos receber. Enquanto houver egoísmo, haverá sofrimento. A felicidade é o subproduto de fazer o

"Gentileza e humildade andam de braços dados."
Johnny De' Carli

próximo feliz. Ser feliz é contribuir para a felicidade dos outros. A maior parte de nossa felicidade consiste no que damos aos que necessitam. Viver só para si é destruir-se, viver pelo amor ao próximo é crescer divinamente. Você pode orar e aplicar energia Reiki em uma pessoa, quando não tem como ajudá-la de outra forma.

Espere de seus filhos o que fizer com seus pais. Ninguém é vítima sem antes ter sido algoz. Muitos só reconhecem o amor dos pais quando também se tornam pais. Antes de magoar o coração de seus pais, verifique o quanto está dentro dele. Depois de Deus, nossos pais. Seja gentil com eles.

Vemos que os jovens seguem aos bandos, os adultos aos pares e os velhos, sozinhos. Seja gentil e tenha atenção com os mais velhos. Pense em você amanhã.

Não espere um sorriso para ser gentil. Seu sorriso será para o outro a certeza de que pode contar com você naquele momento. Um sorriso é a maneira mais barata de melhorar sua aparência, acrescenta muito à expressão de sua face. O rosto é o espelho da alma. Conhecemos uma pessoa pelo seu riso. Se na primeira vez que o encontramos ele ri de maneira agradável, o íntimo é excelente.

Quando queremos ajudar alguém, devemos dar o exemplo e não apontar os seus erros. Criticar é uma espécie de vício da mente. Quando nos ocupamos da vida alheia não nos concentramos em nossos próprios ideais. É, portanto, um enorme desperdício de energia. Nós não mudamos o mundo, nem mesmo as outras pessoas, dizendo-lhes o que fazem de errado. Não se iluda, não há críticas construtivas. O melhor é que procuremos, antes, cuidar de nossa própria vida.

O Método Reiki é um caminho para a sabedoria, que nos ensina a respeitar a vida, respeitando todas as criaturas. Esse Princípio do Reiki

> *"Tudo que fazemos tem um peso."*
> Johnny De' Carli

nos ensina que tudo está vivo, que tudo vibra, que toda criatura tem sua própria vida, que é a expressão do Criador. A Mãe-Terra está viva e respirando. Tudo que compõe o planeta Terra (água, ar, flora, fauna, solo, pessoas) são criações divinas. Somos energia coletiva de uma mesma Fonte. Só existe uma única Energia, que se individualiza em muitas partes. Todas as criaturas provêm da mesma Essência. Se destruirmos a natureza, destruiremos a nós mesmos. O mundo é uma Unidade do ser humano com a natureza e com o Cosmo. Não se pode ser bom pela metade. Ser gentil com os outros implica amar, respeitar e ser gentil com todas as formas de vida que existem na natureza. A União é a Verdade Máxima e a evolução é apenas outra palavra para o movimento em direção à Verdade.

Não existem duas espécies de processos evolutivos. Toda centelha criada por Deus evolui. Tudo se transforma, evoluindo como expressão cada vez mais apurada, só conseguindo despertar em si a noção de existir, após seu psiquismo realizar o curso total através dos reinos mineral, vegetal, animal e hominal. Aprendemos no Oriente que a base da vida espiritual é o psiquismo, que dorme no mineral, sonha no vegetal, desperta no animal e vive no ser humano, ocorrendo uma gradação evolutiva em cada reino da natureza. Apesar de os minerais parecerem estáticos, em sua intimidade, seus elétrons giram a uma velocidade superior a 200.000 km/seg. Num trabalho lento e milenar, à medida que desenvolve sua consciência individual, desliga-se gradualmente do comando instintivo do espírito ou alma-grupo, responsável pelas características, temperamento, ações e reações de determinada espécie mineral, vegetal ou animal que comanda a sua espécie e transfere-se para uma espécie mais evoluída até alcançar o ser humano. No Oriente, aprendemos a grande verdade de que o animal se transforma em ser humano e o ser humano se sublima em anjo. Isso representa a síntese de toda a escala evolutiva ou o refinamento

> *"Equivoca-se quem busca Deus agredindo a natureza.*
> *Quem agride a natureza, agride Deus."*
> Johnny De' Carli

final de todos os testes e experiências do psiquismo, após as múltiplas passagens por todos os reinos da natureza. Deus está presente em tudo e em todos. É a grande energia que rege o Universo. O artigo primeiro do Pacto pela Terra, criado em encontros ecológicos internacionais, diz o seguinte: "*Toda forma de vida é sagrada. Cada ser humano é parte única e íntegra da comunidade viva da Terra e tem responsabilidade de cuidar da vida em todas as formas*". Tente construir, não destruir. Quando em contato com a natureza, não devemos levar nada além de fotos, não deixar nada além de pegadas.

Saber o que é certo e não fazê-lo é a pior covardia. Maltratar animais é demonstrar covardia e ignorância. Nenhuma espécie de violência é justificável, principalmente se for praticada em um ser indefeso. Propaguemos o amor pelos animais e por sua proteção e teremos praticado uma das mais belas e nobres missões da nossa vida.

A humanidade recebeu tudo o que precisa para viver em harmonia, respeito, amor e Unidade. Os seres humanos precisam de oxigênio para sobreviver. Os vegetais, para crescerem, retiram o dióxido de carbono da atmosfera (lixo dos animais) e liberam o oxigênio (lixo dos vegetais). Todos os seres e todas as espécies são importantes. Uma espécie não pode sobreviver sem a outra. Quem derruba uma árvore, destrói uma parte de sua própria vida. Infelizmente, somente damos importância a seres com dinheiro, *status* e influência. Existem povos, como os kahunas do Havaí, que não colhem uma flor ou erva, não matam nenhum animal para comer ou para usar sua pele, sem pedir permissão à alma-grupo desse ser. Curiosamente denominamos esses povos de primitivos. Em nosso egoísmo, a maior parte das pessoas não está harmoniosamente ligada à Mãe-Terra, caso contrário não a trataríamos de forma tão brutal. Não podemos desfigurar a natureza sem sofrer as consequências de nossos

> *"Seja bondoso com a Terra. Trate bem do nosso planeta, nossos filhos, netos e bisnetos agradecerão, precisarão dele para respirar e alimentar-se."*
> Johnny De' Carli

atos inconscientes. Depois da última árvore sem frutos e do último rio envenenado, o ser humano perceberá que dinheiro não se come.

O reikiano que se alimenta de carne vermelha já arranha este Princípio do Reiki. No futuro, quando a humanidade tiver mais discernimento intelectual e moral irá compreender que é grave delito devorar a carne de nossos irmãos ditos inferiores. O carneiro e as vacas derramam lágrimas ao verem seus filhotes sacrificados. Os bois e os porcos gemem inquietos às vésperas da matança, gerando miasmas (energia gerada pelo medo que o animal sente ao morrer), que são transmitidos pela adrenalina contida na carne. Só não vê que a carne é prejudicial quem não quer. O ditado popular que diz *"O pior cego é o que não quer ver"* cabe perfeitamente aqui. As pessoas pagam muito caro ao devorarem a carne impregnada de miasmas gerados no momento de agonia do sacrifício.

Estômagos de pessoas carnívoras se transformam num sarcófago ou cemitério de cadáveres ou vísceras em decomposição, que passam a exudar fluidos de natureza mórbida impregnados com a angústia e o sofrimento do animal sacrificado, escurecendo a aura do reikiano. Qualquer anormalidade em nossa aura dificulta a captação intuitiva que os nossos mentores nos transmitem. A alimentação carnívora dificulta a sensibilidade psíquica do reikiano, atrapalhando sua intuição. Não precisamos da alimentação carnívora para ser sadios e robustos. Bastam ver os elefantes, gorilas, cavalos que se alimentam especificamente de vegetais e são mais robustos que os seres humanos. Deus nos deu as frutas, legumes, cereais, verduras. Não há necessidade de comermos nossos irmãos menores. Mudar a alimentação faz com que troquemos a vibração que emitimos para o mundo e também a forma como que recebemos e reagimos aos impulsos externos. Uma dieta mais leve certamente nos ajuda a alcançar um nível de consciência superior. Essa escolha deve estar alinhada a uma

"Adquirir uma mercadoria originária de uma espécie animal ameaçada é patrocinar a sua extinção."
Johnny De' Carli

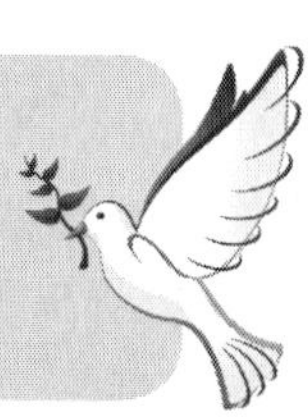

postura de vida. Não comer carne vermelha, por exemplo, é uma escolha pessoal e intransferível. É uma decisão que deve brotar de dentro da pessoa e jamais ser imposta por alguém. Muitas vezes, chocamos pessoas à nossa volta que não estão preparadas para tanta transformação. Não é fácil mudar uma pessoa que sempre se alimentou de carne. Deixar de comê-la é apenas mais um passo dado no caminho da elevação.

Os animais também se aperfeiçoam. Observa-se em algumas espécies mais evoluídas como cães, gatos, bovinos, equinos, elefantes, macacos, por exemplo, a existência de um corpo mental e emocional, embora rudimentar, que lhes faculta manifestarem desejos e emoções. Após a morte de Mozart, o cão do compositor recusou-se a abandonar o túmulo de seu dono, vindo a morrer de inanição. Numa boiada, cada rês apresenta seu próprio temperamento diferenciado, corajoso ou covarde, mostrando uma capacidade de individualização na espécie. Essa particularidade não é observada em animais inferiores, como no caso da maioria dos animais marinhos. Existem registros de que o Mestre Usui, assim como o Mestre Jesus, se alimentava de peixe. Os animais mais primitivos não têm uma consciência individualizada. Seu agir está subordinado ao instinto de um espírito-grupo, que determina seu comportamento em busca da sobrevivência. Todos os peixes de uma mesma espécie constituem vestimentas carnais da sua alma-grupo. Qualquer unidade do cardume age da mesma maneira, seja no oceano Pacífico, Índico ou Atlântico. Na carne dos peixes, dos camarões, das lagostas, dos mariscos etc., não se encontra miasmas porque não há corpo emocional, bem como espiritualmente não há interferências na evolução da espécie. Pescar um peixe é como colher uma manga. A árvore permanece viva. Reikiano, coma muito peixe!

"Evoluir é tornar-se melhor,
ocorre que ninguém melhora sem mudança de costumes."
Johnny De' Carli

4.1.2 *ASA YUU GASSHO SHITE KOKORO NI NENJI, KUCHI NI TONAEYO.*

(DE MANHÃ E À NOITE, SENTE-SE EM POSIÇÃO GASSHO E REPITA ESTAS PALAVRAS EM VOZ ALTA E PARA SEU CORAÇÃO).

Os micróbios, os vírus e os germens responsáveis por muitos tipos de doenças conhecidas existem no corpo humano desde o nascimento em quantidades inofensivas, que não causam incômodos. Em cotas mínimas, são pacíficos e incapazes de romper as defesas psicofísicas e só se multiplicam quando encontram alimento oculto ou terreno enfermiço favorável à proliferação. Lutam, então, pelo direito à vida e à procriação. Cada tipo de germe, limitado a sua quantidade teto, só se prolifera perigosamente depois que recebe o seu alimento predileto e mórbido (miasmas), baixado da aura, após ser criado pelo psiquismo humano. Quando proliferam além de suas cotas mínimas ou de uma quantidade teto que o corpo físico possa suportar sem adoecer, geram as doenças. Os micróbios acompanham, mas não causam as doenças. Na verdade, o que existem são os doentes e não as doenças, que variam em intensidade de doente para doente, dependendo do temperamento, do comportamento e das reações emotivas. As enfermidades têm origem na mente, salvo quando são oriundas de acidentes ou de deficiências congênitas.

O Mestre Usui sabia que a causa originária da maioria das enfermidades que afligem a humanidade está afeta a uma origem geralmente mental e emocional e que a recuperação de muitas enfermidades depende da mudança comportamental dos doentes, de uma higiene mental e não apenas do consumo de produtos ou remédios dos laboratórios farmacêuticos.

> *"Seja a cura, não a procure fora de si mesmo."*
> JOHNNY DE' CARLI

Todos os estados mentais se reproduzem. O Universo nada mais é do que uma grande máquina copiadora que reproduz nossos pensamentos. Devemos mudar nossos pensamentos em relação à vida para que ela melhore. Cada pensamento que temos cria nosso futuro. Não só os pensamentos, mas também as palavras e as ações são criativas. O ser humano nasceu com o poder criativo do Universo na ponta de sua língua (palavra). O que pensamos e falamos sempre nos acompanha. Cada um de nós produz suas próprias experiências pelos pensamentos e palavras que expressa.

Não conheço, por enquanto, nenhum reikiano que consiga seguir à risca, em tempo integral, os Cinco Princípios do Reiki. O único modo de torná-los aplicáveis no dia-a-dia é envolver-se com o propósito deles. O Mestre Usui recomendava a repetição diária dos Princípios do Reiki. A perseverança é o fundamento da vitória. Repetindo diariamente os Cinco Princípios, você promove essas mudanças. É fundamental usá-los diariamente e adquirir consciência da importância de cada um deles. A repetição lhe dá a chance de compreender. A mudança de comportamento gerada pela repetição pode evitar ou minimizar as doenças causadas até por agentes patogênicos.

O hábito é o melhor Mestre de todas as coisas. Adote o hábito de dizer algo admirável ao pronunciar as primeiras palavras. Nada é permanente. Tudo muda a todo instante e a todo o momento. Prometa a si mesmo melhorar e tente melhorar. Precisamos nos reeducar, se quisermos educar o próximo. Dizendo de manhã alguma coisa alegre e construtiva, você estabelece uma disposição mental para todo o dia. O som da palavra é um mergulho na eternidade.

"Somos o que repetidamente fazemos. O ser humano deve manter-se em constante manutenção, vigiando pensamentos, emoções e ações. A lapidação pessoal está no exercício diário."

Johnny De' Carli

4.1.3 *Shin shin kaizen, Usui Reiki Ryoho*

Tratamento do corpo e da alma, Usui Reiki Ryoho)

Os pensamentos negativos geram emoções inferiores tais como ódio, raiva, vingança, ciúme, inveja, orgulho e egoísmo. As emoções inferiores são como a lenha vegetal que, depois de queimada, sempre deixa um resíduo de cinzas de magnetismo tóxico que adere à aura e precisa ser limpo ou expurgado através do corpo físico. O corpo humano é uma espécie de fio terra que descarrega os fluidos tóxicos que aderem ao campo áurico. Funciona como uma espécie de mata-borrão vivo, que absorve esses fluidos venenosos. Esses fluidos irritantes, grosseiros, densos e hostis são transferidos para o primeiro corpo áurico, o duplo etérico, que funciona como uma válvula de escape para o expurgo desses resíduos nocivos. Do duplo etérico, os resíduos são transferidos para o corpo físico, que funciona como um depósito de lixo (miasmas tóxicos drenados da aura, que ofendem o corpo físico). Essas toxinas psíquicas, durante a purificação áurica, convergem para os tecidos, órgãos ou regiões do corpo, produzindo enfermidades de acordo com a resistência biológica, tipo orgânico e natureza hereditária de cada um. Afetam a região do corpo mais debilitada, condensam-se e alojam-se onde encontram receptividade, seja no fígado, estômago, pulmão, rins, ossos, baço, intestino, pâncreas, sistema linfático, sanguíneo ou endócrino. É muito comum, também, manifestarem-se por meio de problemas de pele, eczemas etc. As enfermidades que atormentam as pessoas durante o processo dessa limpeza psíquica não são, na verdade, um castigo determinado por Deus, mas o resultado da reação natural do corpo físico afetado pelas energias nocivas geradas pela própria pessoa.

> *"Seus pensamentos repercutem em todas as suas células."*
> Johnny De' Carli

Trata-se de um expurgo saneador útil à alma enferma. Quantas pessoas, depois que se aborrecem, são vítimas de graves urticárias ou manifestações eczemáticas? A pele humana funciona como uma tela viva, refletindo para o exterior nossas condições íntimas. Quando os órgãos de filtragem, como os rins, recusam as toxinas psíquicas, estas acabam sendo expelidas pelas partes mais vulneráveis da pele, muitas vezes no couro cabeludo, que é uma região propícia a infecções eczemáticas. Esses fluidos acabam servindo de alimento aos agentes patogênicos atraídos para locais infeccionados. Os eczemas ou os cobreiros têm sua causa principal nos maus fluidos produzidos pela desarmonia mental e emocional do próprio enfermo e são, em geral, de difícil tratamento pelos métodos tradicionais. Muitos médicos orientais, familiarizados com estes ensinamentos, já conseguem identificar as causas dos problemas de pele de seus pacientes. Em geral, são a cólera ou a violência mental ou emotiva. O conflito é a causa principal das doenças e da infelicidade. Os gregos há milênios, já pregavam o conceito *"alma sã, corpo são"*. Advertiam que a saúde do corpo físico depende da saúde da alma. Somos uma trindade formada por corpo, mente e alma.

O maior pecado do ser humano é ignorar suas forças interiores, seus poderes criadores e sua herança divina. A solução para eliminar muitas disfunções e obter a saúde é sanear a alma pela reforma íntima, a fim de evitar os venenos psíquicos. É então recomendado aos doentes buscarem a harmonia psíquica. Precisamos amar para não adoecer. As pessoas infelizes adoecem e envelhecem cedo. A tristeza é a ferrugem da alma. Não há cosmético para a beleza que se compare à felicidade. Ser feliz é ser sábio. A sabedoria não é outra coisa senão felicidade. Um coração alegre faz um rosto bonito. A alegria é um medicamento divino. A alegria de viver é a oração mais feliz de todas. Estar alegre é a maneira

> *"Não seremos capazes de tratar do corpo enquanto não levarmos a alma em consideração."*
> Johnny De' Carli

de resolver muitos dos problemas da vida. Toda alegria é ganho, mesmo que pequeno.

O Alto tem enviado à Terra diversos líderes da espiritualidade superior a fim de ensinarem às pessoas o caminho da saúde, da paz e da fraternidade. Podemos citar Jesus, Buda, Francisco de Assis, Kardec, Mikao Usui, Ghandi, Krishna, Maomé, Confúcio, Zoroastro, Irmã Dulce, Chico Xavier, Madre Tereza de Calcutá e muitos outros que recomendaram as virtudes do amor, humildade, tolerância, paciência, bondade e resignação (pregam os Mestres orientais que, quando uma pessoa sofre com serenidade, sofre metade. Quem muito se desespera, duplica a dor).

Reikiano, nunca esqueça: as enfermidades se alimentam do combustível gerado pelas emoções inferiores do próprio doente. Essas infecções, muitas vezes, cedem ou desaparecem sob o impacto da energia Reiki, que dispersa os fluidos negativos concentrados nas partes afetadas, entretanto, a pessoa só evitará recaída saneando a alma, modificando seu comportamento mental e emocional. A vida é um projeto de você mesmo. Seus pensamentos criam a sua realidade. O Método Reiki, modificando nossos pensamentos, resgata nossa condição natural de felicidade.

"Muda tua maneira de pensar e mudarás tua vida."
Johnny De' Carli

CAPÍTULO 5

SIMBOLISMO DO REIKI

5.1 IDEOGRAMA

A palavra Reiki pode ser escrita com ideogramas japoneses que, como os algarismos romanos, não exprimem letra ou som e sim uma ideia.

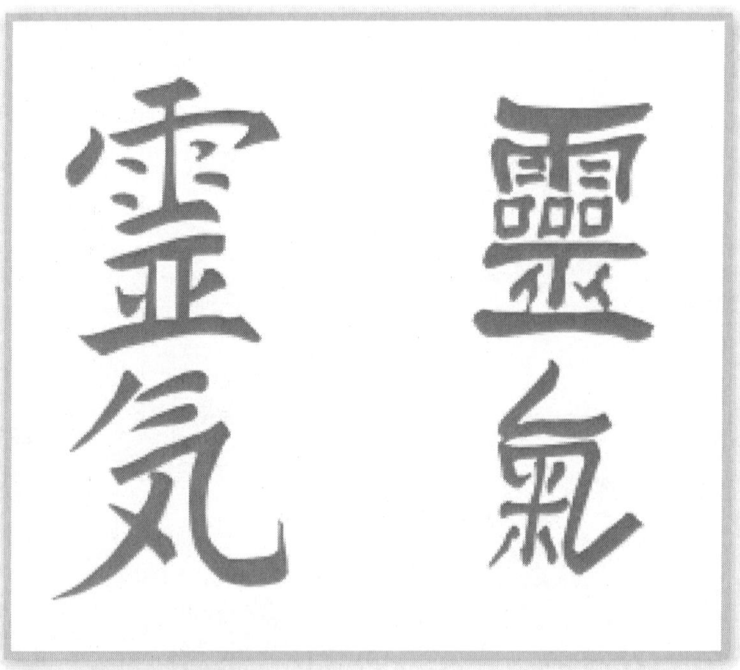

"Todo ser visível tem livre acesso a uma Força Universal invisível."

JOHNNY DE' CARLI

Segundo o contexto, esses ideogramas podem ter várias leituras com os seguintes significados:

I. Chuva maravilhosa de energia vital;
II. Chuva maravilhosa que dá vida;
III. A ideia de algo que vem do Cosmo e que seu encontro com a Terra produz o milagre de vida;
IV. Chuva maravilhosa que produz o milagre de vida;
V. A comunhão de uma energia superior com uma terrena que se pertencem mutuamente;
VI. Uma energia maravilhosa que está acima de todas as demais e, além disso, está em você e você pertence a ela.

Obs.: Em alguns casos, esses ideogramas encontram-se reforçados com pequenas formas que representam grãos de arroz que simbolizam a vida.

5.2 Cor

A cor simbólica da energia Reiki é o verde, a cor da saúde física, haja vista sua correlação com o chacra cardíaco, responsável pelo nosso amor incondicional e sistema imunológico. Seus ideogramas são feitos em dourado, pois essa é a cor cósmica.

5.3 Bambu

Da natureza o Método Reiki tomou como símbolo o bambu que, em sua simplicidade, resistência (quando enverga), vazio, retidão e perfeição, podem representar metaforicamente o funcionamento da energia. O bambu é flexível, apesar de forte. Ele reverencia o vento que o toca soprando, ele se dobra mostrando-nos que quanto menos um ser se opuser

"O Reiki existe! Aconteça o que acontecer, lembre-se sempre disso."
Johnny De' Carli

à realidade da vida, mais resistente se tornará para viver em plenitude. O bambu é forte, servindo para construção de embarcações, móveis e construções, ou seja, todos que receberam a iniciação no Método Reiki tendem a ficar fortes e resistentes. Entre um nó e outro o bambu é oco, vazio, como vazio é o espaço entre o céu e a terra, representando os que escolheram ser canais de energia Reiki, que passam a funcionar nesse vazio como verdadeiros "tubos" direcionadores de Energia Cósmica. A retidão sem igual do bambu, a perfeição do seu projetar-se para o alto, assim como seus nós, que simbolizam os diferentes estágios do caminho, simbolizam o objetivo do nosso itinerário interior, o nosso crescimento e a evolução em direção à meta. No Japão, o bambu é uma planta de bons auspícios, ou sorte. Pintar o bambu é considerado não só arte como também um exercício espiritual. Em algumas culturas africanas, o bambu é um símbolo de alegria, da felicidade de viver sem doenças e preocupações. É interessante observar como essa simbologia tem a ver com os Princípios do Reiki.

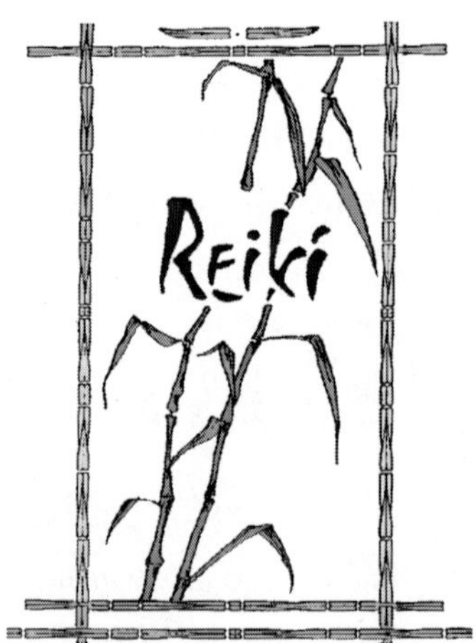

Representação usada pela Reiki Alliance.

> *"O Reiki é mais do que uma terapia e um trabalho,*
> *é um estilo de vida."*
> Johnny De' Carli

CAPÍTULO 6

Como Tornar-se um Canal de Reiki

6.1 O Futuro Reikiano

Todos nós, em determinados momentos de nossas vidas, passamos por situações difíceis de sofrimento, estejamos ou não direta e pessoalmente envolvidos. Pode ser um sofrimento físico e material, emocional e, em algumas ocasiões, espiritual. Surge, então, o desejo de eliminar o sofrimento ou, pelo menos, de minimizar a dor, proporcionando alívio para nós mesmos e para quem nos cerca, mas nos sentimos completamente impotentes. Quantas vezes pensamos que, se pudesse dispor de algo para interagir e ajudar a aliviar os sofrimentos, a vida poderia ser melhor. Então, de alguma forma, chega ao nosso conhecimento que a inesgotável energia Reiki está disponível. Nesse feliz momento, faz-se necessário procurar um Mestre de Reiki habilitado e participar de um ritual de sintonização.

Todos podemos ser canais de energia Reiki. O Método Reiki encontra-se ao alcance até mesmo de crianças, de preferência com mais de sete anos, anciãos e pessoas doentes. Basta querer!

> *"Todo Reikiano procura o equilíbrio físico, emocional, mental e espiritual através do uso correto dessas ferramentas maravilhosas que denominamos mãos."*
>
> Johnny De' Carli

O reikiano não é criado pelo Mestre. É despertado. Por isso, denominamos o Nível 1 do Método Reiki de "O Despertar". Somos reikianos em potencial, já nascemos com os canais. O ser humano pode ser comparado a uma instalação elétrica completa, cuja lâmpada não acende por estar desatarraxada. O que o Mestre de Reiki faz é ajustar o contato da lâmpada.

A partir do momento da iniciação, abre-se dentro da pessoa uma porta que, uma vez transposta, a introduz em uma nova realidade. Abre-se um mundo totalmente novo, diferente, que a princípio não acreditávamos poder existir. Quando nos convertemos em canal de energia Reiki, tornamo-nos um meio pelo qual a Energia Universal é conduzida. Reiki é uma energia de amor canalizada por intermédio do nosso chacra cardíaco. O iniciado converte-se em um verdadeiro canal de energia. Ou seja, terá sempre contato com essa Energia Universal e poderá aplicá-la quando quiser. Damo-los conta do quanto somos capazes de nos ajudar e de proporcionar conforto ao próximo necessitado, fazendo fluir a Energia Universal Cósmica, espontânea e ilimitada, com um simples gesto, bastando impor as mãos para que ela flua. É tão simples que resistimos a crer que seja real. Mas precisamos ficar alerta para não permitir que esse conhecimento venha a estimular negativamente o nosso ego, o que atrapalharia nosso processo evolutivo.

6.2 Qual o Mestre do Reiki Adequado?

Como escolher um Mestre do Reiki para me iniciar? Existem diferenças entre os Mestres do Reiki? As linhagens que levam ao Mestre Usui são importantes? O ideal é um Mestre independente ou um que esteja vinculado a uma escola, uma instituição ou uma organização nacional

> *"Lamentavelmente, é bem mais fácil parecer do que ser um bom Mestre de Reiki."*
>
> Johnny De' Carli

ou internacional? Quem garante o profissionalismo ou a idoneidade dos Mestres do Reiki? Qual é o conteúdo básico ideal para cada nível de treinamento? O que encontrarei será suficiente para garantir uma prática competente? Essas são algumas das perguntas mais comuns entre os interessados no método.

Existe, atualmente, um grande número de seminários de Reiki sendo oferecido pelos meios de comunicação. Cada Mestre tem uma metodologia de ensino, mas os seminários são sempre baseados no Sistema Usui. A multiplicação de Mestres do Método Reiki beneficia o planeta e a humanidade. Entretanto, à medida que a oferta de seminários cresce, os leigos podem sentir dificuldades em escolher o mais adequado para si. Não é fácil para o leigo avaliar qual deva ser o conteúdo básico ideal de um treinamento e se o que irá encontrar será suficiente para garantir uma prática eficaz. Há uma tendência de alguns Mestres quererem melhorar ou aprimorar o Método Reiki, mesclar conhecimentos esotéricos e holísticos com a prática original. Não havendo critérios oficiais que sirvam como referência, para o leigo fica ainda mais difícil avaliar o que é o Método Reiki e o que não é.

Num mundo ávido por *status*, para muitas pessoas um certificado significa autoridade. É o que elas aprenderam a respeitar. Hoje em dia está muito fácil, rápido e barato conseguir um título de Mestre de Reiki. No meio do Reiki há muitos iniciados para poucos "acabados". É uma característica de a energia Reiki funcionar em todos, independentemente da evolução de sua consciência. Entretanto, ser iniciado como Mestre de Reiki não é uma garantia da compreensão do método e da aquisição da experiência didática necessária. Há quem comece a lecionar o Método Reiki sem saber o suficiente sobre o assunto. Os certificados que entrego a todos os alunos funcionam como documentos comprobatórios de que

> *"Para muitos Mestres de Reiki, falta agora apenas incorporar, em suas próprias vidas, os Cinco Princípios do Reiki que pregam."*
> Johnny De' Carli

eles se submeteram ao processo iniciático e de que estamos inseridos em linhagens que nos levam até o Mestre Usui. Um certificado de Mestrado em Reiki não faz um Mestre em Reiki, mas, sim, desenvolve a capacidade para transmitir e ensinar a técnica. Para a compreensão efetiva, muita prática da técnica e certa maturidade são tão importantes quanto a iniciação como Mestres. No momento das iniciações, todos os Mestres de Reiki são iguais, a variação ocorre na capacidade didática de passar os conhecimentos teóricos que se fazem necessários. O verdadeiro Mestre não é aquele que tem mais conhecimento, mas aquele que transmite mais conhecimento a seus alunos. O bom Mestre é aquele que cria bons reikianos. Se alguém quiser ser um bom Mestre, precisa investir o seu tempo nisso, precisa se comprometer e obter um treinamento sério, sólido e extenso. Há Mestres formados em seminários de apenas algumas horas, num único dia, o que não garante qualidade de formação profissional. O treinamento do Mestrado do Instituto Brasileiro de Pesquisas e Difusão do Reiki, por exemplo, implica em pelo menos 16 horas de aulas mensais durante sete meses.

O Mestre de Reiki é simplesmente um instrutor que é chamado, no Ocidente, de Mestre e, no Japão, de Mestre. O termo Mestre, no caso, não tem conotação de pessoa iluminada, livre do carma, alguém que tenha poder sobre os demais, que seja melhor que os alunos, nem de hierarquia superior. Ter recebido a iniciação do Mestrado não garante que o novo professor esteja pessoalmente orientado. O Mestre de Reiki é uma pessoa capacitada a iniciar outras pessoas e não pode e nem deve ser tomado como um exemplo do ponto de vista moral, ético ou espiritual. Um Mestre é qualquer pessoa que desperta em nós o conhecimento que já possuímos.

O fato de termos recebido um nível de determinado Mestre não cria a obrigatoriedade de realizarmos os demais níveis com esse mesmo

> *"É impossível para uma pessoa aprender aquilo que ela acha que já sabe. Por esse motivo, muitos Mestres de Reiki entendem tão pouco sobre o Reiki."*
>
> Johnny De' Carli

Mestre. Nenhum estudante do Método Reiki precisa continuar em contato com seu Mestre depois de um seminário e nem dele é dependente. Os alunos são absolutamente livres e não têm nenhum grau de compromisso com relação ao Mestre ou à instituição a que possam pertencer. O Mestre de Reiki não exerce poder sobre seus alunos, nem pode ser considerado, obrigatoriamente, melhor ou mais evoluído que eles. O Mestre é um instrutor que escolheu aceitar a grande responsabilidade de passar aos interessados o conhecimento que adquiriu.

Em minha atividade de lecionar o Método Reiki, já encontrei todo tipo de profissional. Existem Mestres que causam boa impressão, mas que não foram treinados corretamente por seus Mestres. O seminário, mesmo tendo sido bom, acaba não alcançando os resultados esperados do processo de sintonização e o iniciado acaba se afastando da técnica. Há Mestres que, mesmo tendo sido treinados corretamente, por displicência ou relaxamento, cometem erros ao sintonizarem seus alunos.

O futuro reikiano deve procurar conhecer o Mestre antes de realizar um seminário com ele. Procure saber sobre o trabalho desenvolvido pelo Mestre, quantos anos de prática possui, quem foi o Mestre dele, onde foi treinado, quanto tempo durou seu treinamento. Faça perguntas práticas ao Mestre, tais como o preço do seminário, o porquê das diferenças de preços dos outros Mestres, a duração do seminário, se haverá acompanhamento posterior, o conteúdo do seminário. Um aspecto importante a observar na prática de um Mestre é que ele esteja acessível para tirar dúvidas que surjam após o seminário. Existem Mestres itinerantes que passam por diversas cidades ensinando o Método Reiki. Posteriormente, surgindo à necessidade de consulta, os alunos devem poder localizá-los, seja pela Internet, pelo telefone ou por outro meio de comunicação qualquer. O bom professor precisa oferecer apostilas adequadas, que sirvam como boa

> *"O verdadeiro Reikiano é uma fonte, nunca um ralo."*
> Johnny De' Carli

fonte de consulta e estudo aos alunos. Nunca se devem tornar os alunos dependentes, retendo informações. A beleza do Método Reiki está em ensinar em sua plenitude, de forma humilde e amorosa, ficando o aspecto financeiro como consequência de um trabalho de regeneração planetária. Os Mestres que trabalham pautados no amor costumam não cobrar de pessoas que tenham doenças graves, como tumores malignos ou AIDS.

Certifique-se de que o Mestre não seja viciado em drogas, cigarro ou bebidas, o que refletiria um desequilíbrio prejudicial ao aprendizado.

A prática de religião ou persuasão religiosa deve ser evitada, pois o Método Reiki, apesar de ter base no Budismo, não se vincula a religião nenhuma. O Mestre deve aprender a não emitir opiniões nos seminários com relação às crenças pessoais políticas, filosóficas, religiosas, ideológicas ou espirituais dos alunos, pois a energia Reiki harmoniza-se perfeitamente com todas elas, tornando-as inclusive mais fortes e claras em alguns casos. Assuntos polêmicos devem ser evitados pelos Mestres, tais como aborto, racismo, pena de morte, prática de esportes, eutanásia etc.

Não é ético o professor se envolver em relacionamentos eróticos/sexuais com seus alunos, explorando, muitas vezes, um momento de fragilidade emocional deles.

É fundamental que a confidencialidade das informações pessoais dos alunos seja respeitada.

Deve ser avaliada a facilidade com que alguns Mestres iniciam outros Mestres, sem muitas limitações, inclusive em cidades onde não residem e estejam de passagem. O verdadeiro líder não é aquele que tem mais seguidor, mas aquele que forma mais líderes.

Todo Mestre deve sempre orientar seus alunos a recomendarem um médico em caso de dúvida sobre alguma doença, durante o exercício do Método Reiki. Deve também recomendar que nunca emitam diagnósticos

> *"A melhor sala de aula está aos pés de uma pessoa que ofereça bons exemplos. De nada adiantam teorias e explicações se não formos bons modelos."*
>
> Johnny De' Carli

(caso não sejam formados em Medicina). A promessa da cura também é um comportamento irresponsável.

Uma indicação de amigos é um ótimo critério para a escolha de um Mestre. E, finalmente, ouça sua "voz interior". Use a intuição.

O Mestre deve deixar claro que não é o dono da verdade, que não irá transmitir a sabedoria absoluta, e que tampouco é o dono da energia Reiki ou o único a transmitir o verdadeiro Método Reiki.

É fundamental ao novo professor considerar e respeitar o trabalho realizado por todos os Mestres, principalmente os que o antecederam. Infelizmente, no Método Reiki, como em todos os negócios, observa-se acirrada concorrência entre os Mestres. O ideal seria que as pessoas não lecionassem o Método Reiki antes de eliminar os padrões pessoais de competição, por meio de terapias de evolução de suas consciências.

Atualmente, estão sendo feitos esforços para estabelecer critérios mundialmente válidos para o ensino do Método Reiki, de modo a comprometer os professores com a prática original. Preocupado com esse aspecto, estive no Japão em novembro de 1998 e em janeiro de 2002, onde reavaliei meus métodos de ensino com o Mestre Fuminori Aoki, presidente da Associação Reido Reiki (Tóquio) e com o Mestre Doi Hiroshi, presidente da Associação Gendai Reiki Healing Kyokai (Kyoto). Nessas ocasiões, recebi novas iniciações *(Reiju)* no Sistema Tradicional de Reiki Japonês e fui autorizado a emitir certificados reconhecidos pelas instituições criadas por ambos, Fuminori Aoki e Doi Hiroshi.

Caso você esteja pensando em cursar um determinado seminário, não hesite em pedir ao Mestre responsável o conteúdo do mesmo. Seria de grande valia que todos os seminários anunciados apresentassem uma lista do conteúdo abordado, facilitando aos aspirantes a escolha do Mestre mais adequado. Apresento, a seguir, o que considero fundamental para o treinamento nos três níveis básicos do Método Reiki.

> *"O bom Reikiano é orientado a respeitar*
> *o trabalho pioneiro dos mestres que o antecederam."*
> Johnny De' Carli

6.3 Conteúdo de Referência para o Nível 1

1) Entrega de apostilas e certificado de participação, sem qualquer custo adicional;
2) Apresentação da(s) linhagem(s) das quais o aluno passa a fazer parte;
3) Conteúdo programático:
   3.1) Como funciona o método e a energia Reiki.
   3.2) A história do Método Reiki: Antecedentes da sua descoberta. O descobridor Mikao Usui. A meditação de Mikao Usui. Mikao Usui e os primeiros resultados do Método Reiki. O Método Reiki e o início da sua divulgação. Os Cinco Princípios do Reiki. Chujiro Hayashi e a continuidade do trabalho. Hawayo Takata e o Método Reiki no Ocidente;
   3.3) Simbolismo do Reiki: o ideograma, a cor e o bambu;
   3.4) Como tornar-se um canal de energia Reiki: O futuro reikiano. O ritual de sintonização. Os 21 dias de limpeza energética. Os sistemas e escolas do Método Reiki;
   3.5) A divisão do Método Reiki: Níveis 1, 2, 3-A e 3-B;
   3.6) A visão holística do corpo humano: aura e chacras;
   3.7) Como e onde aplicar a energia Reiki;
   3.8) As posições para aplicação;
4) Ritual de sintonização energética;
5) Legislação para praticantes não médicos.

Obs.: O aluno, em geral, poderá assistir a diferentes seminários de Nível 1, a título de reciclagem, geralmente, pagando uma taxa de participação, a fim de melhor selecionar um Mestre para o Nível 2.

> *"O conteúdo é mais importante do que a forma.*
> *A forma não é essencial, o conteúdo sim."*
> Johnny De' Carli

6.4 Conteúdo de Referência para o Nível 2

1) Distribuição de boas apostilas, que funcionem como instrumento de consulta para os alunos e certificado de participação;
2) Ritual de sintonização energética com os três símbolos do Nível 2;
3) Conteúdo programático:
   3.1) Explicação sobre os símbolos do Reiki: O polêmico sigilo dos símbolos. O símbolo Choku Rei, o símbolo Sei He Ki e o símbolo Hon Sha Ze Sho Nen;
   3.2) Reiki a distância: técnica da redução, técnica do substituto, técnica da foto e técnica do joelho;
   3.3) Técnicas de transformação: Técnica do caderno e técnica da caixa.

6.5 Conteúdo de Referência para o Nível 3-A

1) Distribuição de boas apostilas, que funcionem como instrumento de consulta para os alunos e certificado de participação;
2) Ritual de sintonização energética com o quarto símbolo do Nível 3-A;
3) Conteúdo programático:
   3.1) Explicações sobre o Nível 3-A;
   3.2) Explicação sobre o símbolo Dai Koo Myo;
   3.3) Ativação dos canais de força;
   3.4) Aplicação de energia Reiki para multidões;
   3.5) Aplicação de energia Reiki no planeta;
   3.6) Meditação com os quatro símbolos do Reiki;
   3.7) Como montar e usar uma mandala de cristais;
   3.8) Cirurgia energética kahuna.

> *"No Reiki, a parte do conhecimento que ignoramos será sempre muito maior do que tudo que já aprendemos."*
>
> Johnny De' Carli

6.6 Processo de Sintonização

Na origem da humanidade, o ser humano mantinha seus canais de energia intactos, gerando felicidade e harmonia. Com o processo de esquecimento de nossa origem, em face da extrema individualização do ser humano, a evolução do egoísmo e do orgulho, enfraquecemos esses canais de ligação. Deixamos de usá-los e passamos a não receber toda a energia necessária para o nosso bem-estar. Passamos a reter somente a energia vital *(ki)*, indispensável ao sustento do nosso processo bioquímico. Mikao Usui descobriu como nos religar a Energia Primordial do Universo. O *religare*, esse processo ao qual primeiramente foi dado o nome de *Reiju*, no Japão, hoje recebe várias denominações, como iniciação, processo de ajustamento, ativação energética, harmonização, sintonização ou *attunement* (pôr em harmonia), como é usado nos Estados Unidos. As sintonizações são justamente o cerne do Método Reiki, tornando-o diferente de outras práticas terapêuticas que podem ser assimiladas pela leitura de livros, apostilas etc. Elas são muito precisas e só podem ser transmitidas por um Mestre de Reiki devidamente treinado. Um verdadeiro Mestre de Reiki recebeu uma série de transmissões de energia e está apto a aplicar, a ensinar e a ativar essa energia em outros.

Muitos têm medo quando se defrontam com uma situação desconhecida. Entretanto, nada no Método Reiki, incluindo o processo iniciático, pode prejudicar alguém.

A energia Reiki vem diretamente da mais alta Fonte Espiritual e as iniciações devem, portanto, ser tratadas com o maior respeito. A sintonização é um presente, um verdadeiro milagre. A iniciação no Método Reiki, quando um novo reikiano é despertado, é um ritual sagrado de grande beleza. Esse processo maravilhoso o tornará definitivamente um canal de energia Reiki.

> *"O novo está sempre dentro de cada ser."*
>
> Johnny De' Carli

Muda para sempre a vida do iniciado de maneira muito positiva e profunda. A sintonização acende uma luz num ambiente escuro, despertando dons que um dia foi universal, mas que hoje estão praticamente esquecidos. No processo de sintonização, todos os canais de força do corpo, responsáveis pela captação e distribuição da nossa energia, são ativados para funcionarem nos moldes originais, proporcionado a condição de tratar e harmonizar não somente a nós mesmos, como a todos que toquemos. Uma vez estabelecida à ligação, as mãos irradiam energia quando colocadas sobre as partes doentes, aliviando dores, estancando sangramentos etc.

No livro *Living Reiki: Takata's Teachings* (Mendocino, CA, Life Rhythm Press, 1992), a Mestre do Reiki Fran Brown faz referência à Mestre Takata, que costumava comparar a sintonização de um reikiano a de um aparelho de rádio ou TV. Para assistir a um determinado canal, faz-se necessário que sintonizemos o aparelho na frequência da rede transmissora. O mesmo ocorre com os indivíduos: para se conectarem à Energia Universal devem estar sintonizados com ela. O reikiano passa a funcionar como uma "pirâmide viva" na captação da Energia Universal. Tive conhecimento de Mestres que realizaram sintonizações até em animais com resultados satisfatórios.

Durante o ritual, o Mestre do Reiki utiliza uma antiga técnica oriental, que liga o indivíduo a níveis mais elevados de consciência e à Fonte Ilimitada da Energia Universal. Há uma ativação no chacra coronário (glândula pineal), fazendo com que nossa vibração e frequência aumentem e transformem-se, passando a níveis mais elevados, num verdadeiro salto orbital eletrônico quântico. Esse processo, além de ampliar nossa consciência, gera uma transformação proveniente do deslocamento de nosso centro de equilíbrio energético, do chacra do plexo solar para o chacra cardíaco. Ficamos mais amorosos,

"A fonte inesgotável está dentro de si. Se você tem a fonte, pode oferecer água à vontade."
Johnny De' Carli

humildes e tolerantes. A sintonização cria um canal para a Energia Cósmica fluir. Ela ativa os chacras coronário, cardíaco e o das palmas das mãos, para usá-los na canalização de energia Reiki. Recebi relatos de alunos que trabalhavam com imposição de mãos antes do Método Reiki, mas que em poucos minutos se sentiam totalmente exauridos. Depois da iniciação no Reiki, sentiram que passaram a trabalhar não mais com a própria energia *(ki)*, mas sim com a Energia Cósmica captada, que passou a percorrê-los durante as sessões. Embora a abertura do canal de passagem da energia Reiki aconteça entre o chacra cardíaco e o coronário, os chacras inferiores são igualmente importantes e ajustam-se à frequência vibratória correspondente à dos chacras superiores.

Conheci diferentes técnicas para dar iniciações no Reiki, todas eficientes. Na prática mais tradicional são usados quatro rituais de iniciação para o Nível 1. Um para o Nível 2, um para o Nível 3-A e outro para o Nível 3-B. O processo que adotei é o mesmo usado pelo The International Center for Reiki Training, em Michigan, EUA, onde realizei um seminário avançado *(Advanced)* e um curso de Mestrado, com seu dirigente e fundador, Mestre William Lee Rand. Esse método é eficiente e simples, pois não fazemos as quatro iniciações separadamente, como ocorre no tradicional Sistema Usui. Esse processo é proveniente de diferentes sistemas, nos quais os símbolos do Reiki Tibetano são adicionados aos símbolos tradicionais do Sistema Usui. Alunos que receberam iniciações de ambas as formas consideraram esse processo mais intenso.

Para que o corpo se torne mais sensível e perceba melhor o processo iniciático, o ideal é que não esteja sobrecarregado com substâncias que diminuem a capacidade perceptiva, como carne vermelha, álcool e drogas. Dessa forma, a iniciação poderá ser vivenciada conscientemente e as mudanças serão percebidas com mais intensidade. Mesmo que a pessoa

"Para uma mudança ocorrer no nível físico, ela primeiro ocorre no nível energético."
Johnny De' Carli

tenha ingerido alimentos mais pesados e consumido bebidas alcoólicas nas horas que antecederam ao seminário, a iniciação ocorrerá, mas poderá haver uma menor percepção por parte do iniciado.

Com um pouco de experiência, um Mestre consegue avaliar se um aluno foi iniciado corretamente. Para os leigos, essa tarefa se torna bastante difícil.

O momento da iniciação é sagrado. Portanto, não pode ser interrompido. Alguns cuidados práticos nesse momento são essenciais: campainha, telefone convencional ou celular deverão ficar desligados. Permito que meus alunos assistam à iniciação, desde que permaneçam em silêncio. Nos meios mais tradicionais do Método Reiki, a assistência não é permitida.

A iniciação de uma única pessoa não demora mais do que cinco minutos. A temperatura da sala sofre um aumento considerável durante o processo, ficando energizada por um bom tempo depois do ritual.

Os iniciandos deverão permanecer durante todo o processo com os olhos fechados. Dessa forma, poderão perceber o que ocorre nesse momento único. Isso se tornaria mais difícil se ficassem questionando o porquê de cada gesto do Mestre. O interesse de permanecer com os olhos fechados é do próprio aluno, que deverá estar sentado numa cadeira com o espaldar reto e com os pés descalços, no chão. As mãos deverão permanecer unidas em posição de prece na altura do peito, pois serão tocadas e trabalhadas pelo Mestre.

Muitos consideraram o momento iniciático um marco vivencial dos mais importantes e significativos. A iniciação, a exemplo do amor, tem de ser vivenciada, não pode ser descrita racionalmente. As sintonizações afetam cada pessoa de forma diferente, dependendo de seu momento e de seu padrão vibratório. Durante o processo de iniciação, a pessoa que está

"Devemos fazer silêncio em torno de nós,
se queremos ouvir nossa alma cantar."
Johnny De' Carli

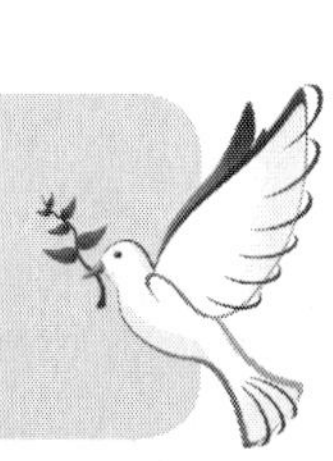

sendo ativada poderá experimentar uma série de sensações e emoções, tais como intensa paz e harmonia, um calor agradável, um profundo relaxamento, calor nas mãos, tristeza, choro ou amor. A pessoa também poderá visualizar Mestres, ver luzes e cores como azul-celeste, violeta, dourado e até mesmo projetar-se para o passado. Já tivemos oportunidade de ouvir relatos de muitas pessoas que visualizaram parentes desencarnados. Outras não percebem nada, nem durante a cerimônia, nem nas primeiras semanas após terem sido iniciadas, ou durante as aplicações, pois seus sensores ainda não foram devidamente educados, ou seja, não há garantias de que a percepção de sensações venha a ocorrer no princípio da prática do Método Reiki.

Durante a iniciação, o Mestre sente sua aura iluminar-se. Entretanto, o processo, quando executado em muitas pessoas em um mesmo dia, pode ser cansativo.

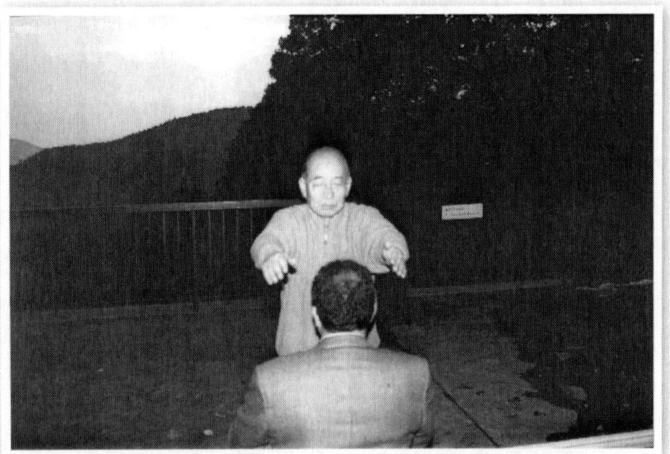

Nas fotos, Johnny De' Carli, no Monte Kurama, recebendo a iniciação no Mestrado em Reiki das mãos do Mestre Doi Hiroshi.

"As escolhas que fazemos são de nossa responsabilidade."
Johnny De' Carli

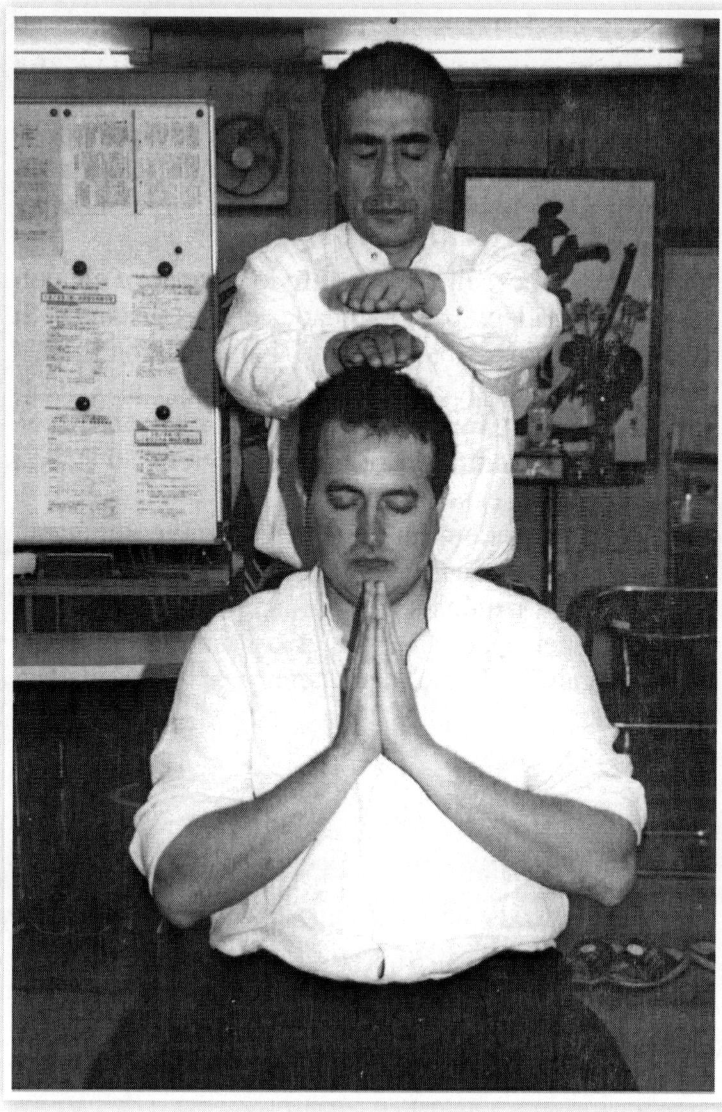

Mestre Fuminori Aoki, Presidente do Instituto "Reido Reiki", durante a iniciação de Mestrado de Johnny De' Carli, na sua linhagem que leva ao Mestre Usui. Tóquio, novembro de 1998.

"Reikianos, vocês são um exemplo, mesmo nos momentos em que não gostariam de sê-lo."
Johnny De' Carli

6.7 – Os 21 Dias de Limpeza Energética

As toxinas e impurezas consideradas como lixo energético são armazenadas no ser humano desde o nascimento, minimizando a qualidade de vida. Após a iniciação, pode parecer que nossa condição piorou ou ficou mais grave. Na verdade, estaremos passando por um processo de limpeza, que não pode ser evitado. Esse processo pode comportar graves crises, pois antigos bloqueios energéticos estarão sendo expurgados. Durante essa eliminação, serão removidas todas as toxinas e impurezas dos nossos corpos físico, emocional, mental e espiritual. A limpeza ocorrerá por meio das fezes, urina, suor, pensamentos, sonhos e na forma das emoções negativas que foram criadas. Após a remoção desses sedimentos, o corpo estará apto a funcionar de forma mais harmoniosa e positiva. A limpeza, na passagem do chacra coronário para o chacra cardíaco, leva mais ou menos três dias. Por serem mais densos e de vórtices menos velozes, nos centros inferiores, leva aproximadamente os 18 dias restantes. Nesse período de eliminação é imprescindível que seja feita a auto aplicação, diariamente, para facilitar o processo de limpeza, principalmente as posições 1 e 4 da cabeça, 1 e 3 da frente e 3 e 4 das costas. É aconselhável nessas três semanas evitar, ou pelo menos minimizar, o consumo de bebida alcoólica, carne vermelha e enlatados. Procure ingerir bastante água, frutas, legumes, verduras e alimentos com alto teor de fibras.

O reikiano, após cada iniciação em diferentes níveis do Reiki, poderá sentir reações emocionais (raiva/amor), magnéticas (rejeição/atração), mentais (pensamentos/confusões) e espirituais (construção/destruição). Esse processo durará de quatro a, no máximo, 21 dias.

> *"Tudo é necessário, mas tudo é passageiro."*
>
> Johnny De' Carli

6.7.1 Autotratamento Diário no Período de Limpeza

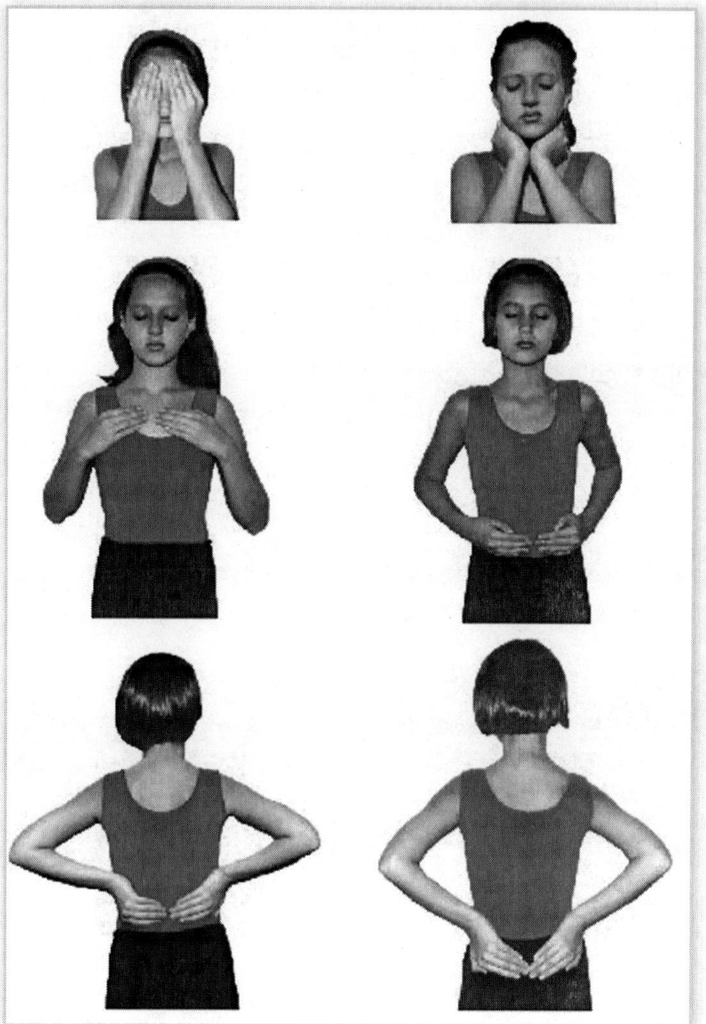

"Apenas uma pessoa você pode mudar: você mesmo."
Johnny De' Carli

6.8 – Linhagens do Reiki

O Método Reiki é uma prática de natureza espiritual sagrada, fundada pelo Mestre Mikao Usui. Após a sintonização, todo reikiano devidamente iniciado, por força das circunstâncias, obrigatoriamente passa a pertencer a uma determinada linhagem ou "árvore" do Reiki, que é uma sequência de nomes de Mestres que nos leva sempre, em qualquer linhagem ou escola, ao Mestre Mikao Usui. Não existe linhagem que não leve a ele. A cada novo Mestre iniciado, a corrente se expande. Considero importante que o reikiano tenha conhecimento da corrente de Mestres à qual vai passar a pertencer. O reikiano deve honrar sua linhagem, conforme nos ensinam os Cinco Princípios do Reiki. Particularmente, cursei 11 mestrados em linhagens distintas, além de pertencer, pelas iniciações dos Níveis 1, 2 e 3-A, à linhagem da Dra. Claudete França, a primeira Mestre de Reiki nascida no Brasil.

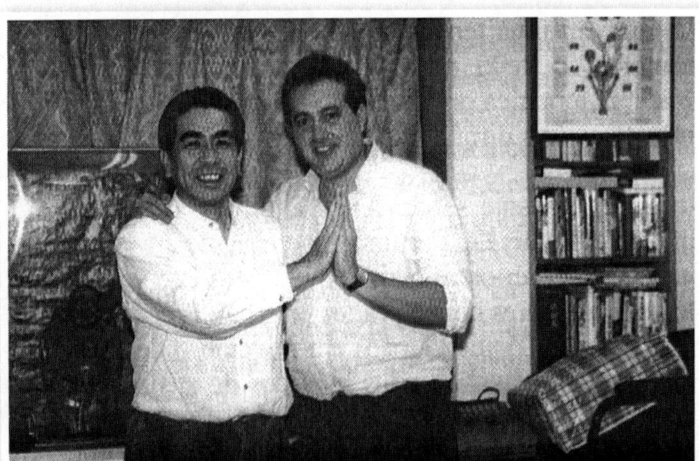

Mestre Fuminori Aoki e Johnny De' Carli,
em Tóquio — Japão, em novembro de 1998.

"Só a própria pessoa está em condições de escolher o que é melhor para ela."
Johnny De' Carli

6.8.1 – Primeiro Exemplo de Linhagem:

Linhagem Sistema Tradicional Japonês
Mikao Usui Juzaburo Ushida Kanichi Taketomi Toyokazu Wanami Kimiko Koyama Doi Hiroshi Fuminori Aoki Johnny De' Carli
"Meus alunos"

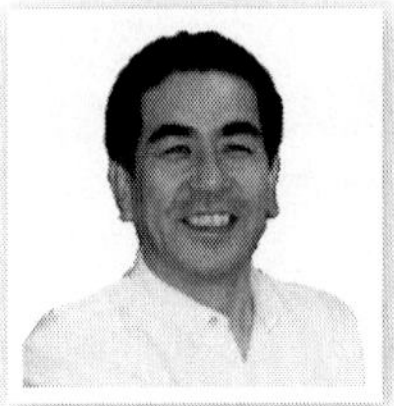

Mestre Fuminori Aoki
Tóquio — Japão

"Valoriza-se mais o que é conquistado com dificuldade."
Johnny De' Carli

6.8.2 – Segundo Exemplo de Linhagem:

Linhagem Gendai-Reiki-Ho
Mikao Usui Kanichi Taketomi Kimiko Koyama Doi Hiroshi Johnny De' Carli
"Meus alunos"

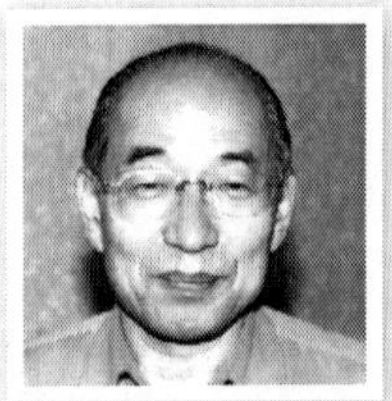

Mestre Doi Hiroshi
Kyoto — Japão

"Assumir o controle da própria vida é essencial. Somos os condutores do nosso destino."
Johnny De' Carli

6.8.3 – Terceiro Exemplo de Linhagem:

<table>
<tr><th colspan="2">Linhagens Sistema Usui/Tibetano</th></tr>
<tr><td colspan="2">Mikao Usui
Chujiro Hayashi
Hawayo Takata
Phyllis Lei Furumoto
Pat Jack, Carol Farmer, Cherie A. Prashn, Lean Smith
William Lee Rand</td></tr>
<tr><td>Johnny De' Carli</td><td>Cyndi Power
Sandra Olivieri
Johnny De' Carli</td></tr>
<tr><td colspan="2">"Meus alunos"</td></tr>
</table>

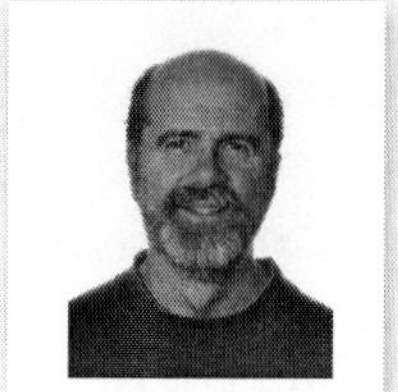

Mestre William Lee Rand
Southfield — Michigan — USA

"Aprender a discernir o bem do mal é uma das mais longas e complexas de todas as etapas."
Johnny De' Carli

6.8.4 – Quarto Exemplo de Linhagem:

Linhagem Sistema Osho Neo-Reiki
Mikao Usui Chujiro Hayashi Hawayo Takata Phyllis Lei Furumoto Premjuk Upasana Raj Petter Jay J. Falk Lore Pantlen Michael Prgomet Johnny De' Carli
"Meus alunos"

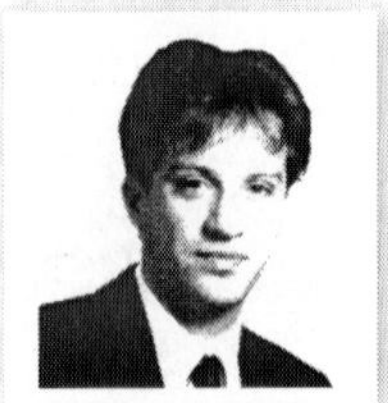

Mestre Michael Prgomet
Egelsbach — Alemanha

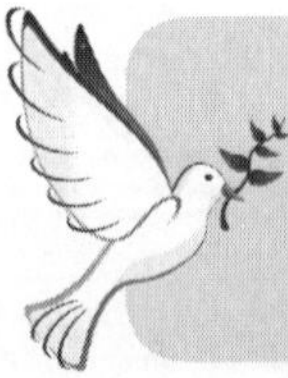

"O entusiasmo foi sempre a base de todas as grandes realizações."
Johnny De' Carli

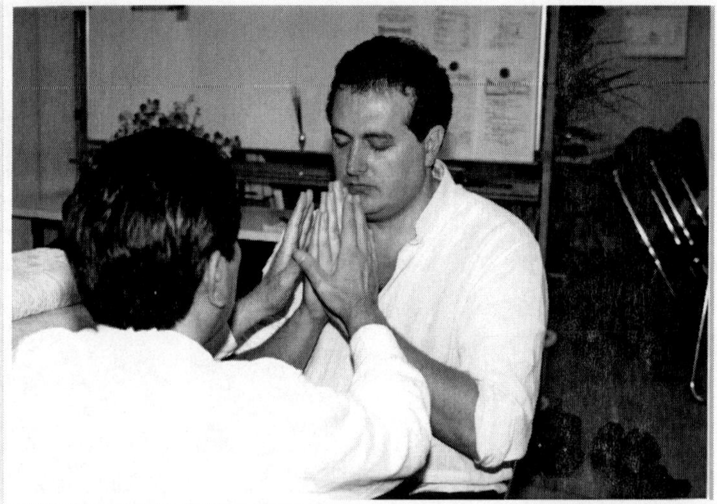

Acima, Johnny De' Carli, em 1998, recebendo Reiju (iniciação) no Sistema Reido-Reiki do Mestre Fuminori Aoki. Abaixo, em 2002, no Sistema Gendai-Reiki pelas mãos do Mestre Doi Hiroshi.

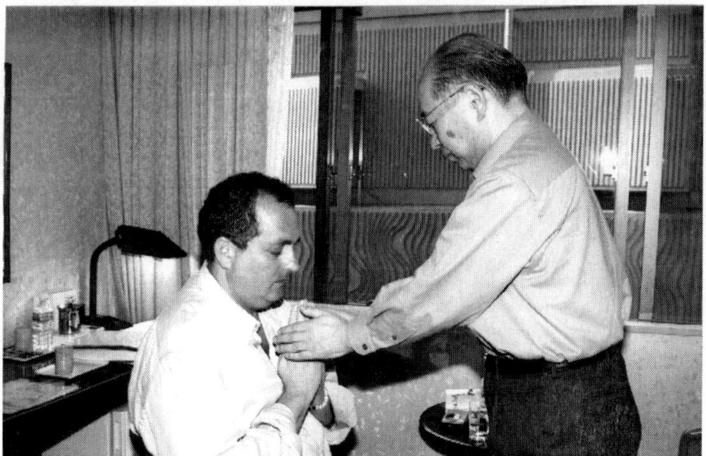

"A amizade é uma planta que precisa ser regada com frequência."
Johnny De' Carli

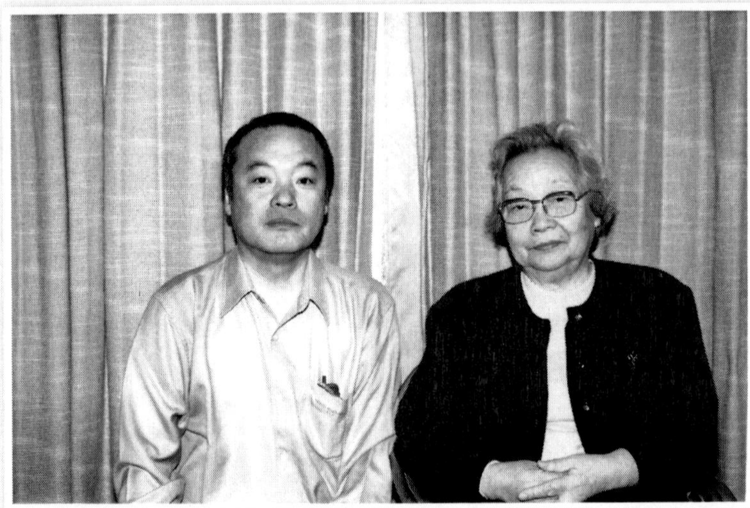

Acima, a Mestre Chiyoko Yamaguchi e seu filho Tadao Yamaguchi, da Escola Jikkiden-Reiki, de Kyoto.
Abaixo, Johnny De' Carli ao lado da médica e Osho Neo-Reiki Master, Dra. Anand Chandra, na Osho Commune International (Pune-Índia), em 1999.

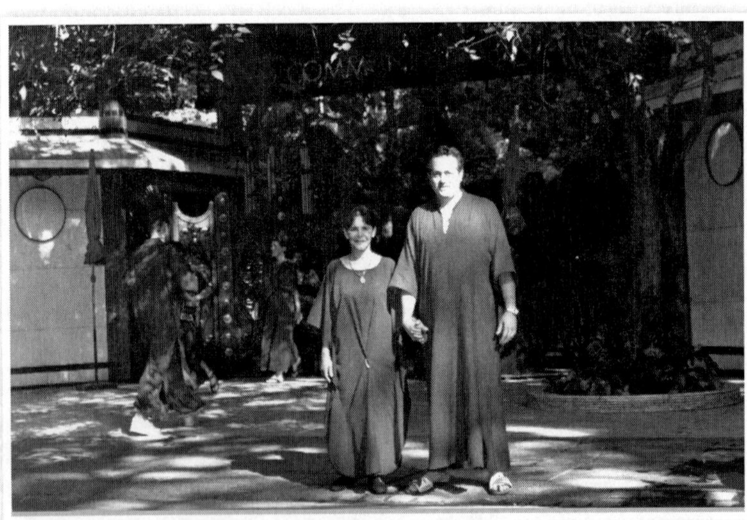

"Nada neste Universo acontece por acaso.
O acaso não existe, como também não existe a coincidência."

Johnny De' Carli

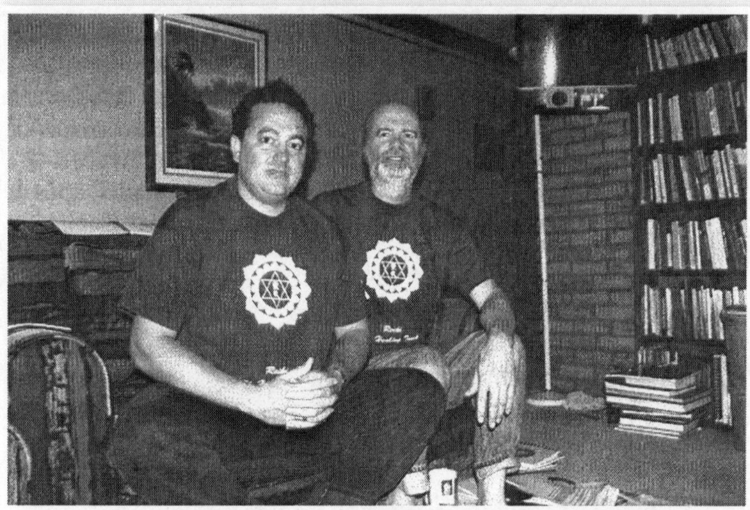

Acima, o Mestre William Lee Rand (à direita),
e Johnny De' Carli, em Michigan — USA.
Abaixo, o Mestre Michael Prgomet (à esquerda),
e Johnny De' Carli, em Egelsbach — Alemanha.

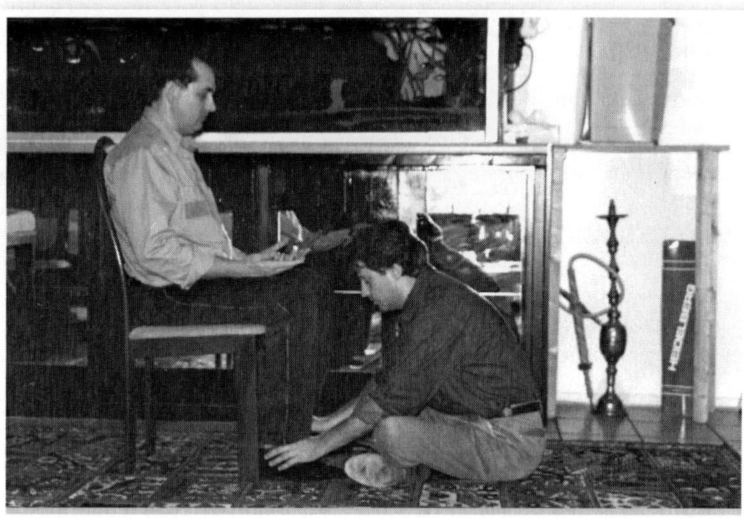

"A vida é cheia de desafios,
aceite-os como uma oportunidade para crescer."
Johnny De' Carli

6.9 – Sistemas do Reiki

O objetivo desta obra é a divulgação, principalmente do Sistema Usui (Usui Reiki Ryoho), ensinado pela Mestre Hawayo Takata. Existem outros sistemas ou métodos de Reiki ou de utilização da mesma energia. Podemos destacar o Sistema Osho Neo-Reiki e o Sistema Usui/Tibetano.

6.10 – Escolas do Reiki

Antes de a Mestre Hawayo Takata falecer, criou uma associação do Reiki que foi denominada AIRA (American International Reiki Association). Em consequência de divergências na AIRA, em 1982, surgiram novas associações. Alguns Mestres permaneceram na AIRA e nomearam como sua grã-Mestre Bárbara Weber Ray. Outros, ao separarem-se, criaram a Reiki Alliance, nomeando, conforme Takata havia pedido, como sua grã-Mestre Phyllis Lei Furumoto (sua neta). A diferença entre as duas escolas é, basicamente, que a AIRA divide o Método Reiki em sete níveis, denomina-o Radiance Technique e não aceita alterações em seus princípios estabelecidos desde então, haja vista seus Mestres precisarem de autorização da grã-Mestre, atualmente a Dra. Bárbara Weber Ray, para iniciar novos Mestres. A Reiki Alliance apresenta o Método Reiki em três níveis, seguindo a linha do Mestre Mikao Usui. Os Mestres da Reiki Alliance reconhecem outros Mestres formados por outros sistemas e seus Mestres podem iniciar outros Mestres sem a permissão da grã-Mestre. Ambas as linhas são válidas e transmitem o verdadeiro Reiki. Ambas grã-Mestres foram iniciadas pela mesma Mestre Hawayo Takata, e quanto à técnica, não há diferença na transmissão em si.

> *"Só saberá chefiar quem aprendeu antes a obedecer."*
> Johnny De' Carli

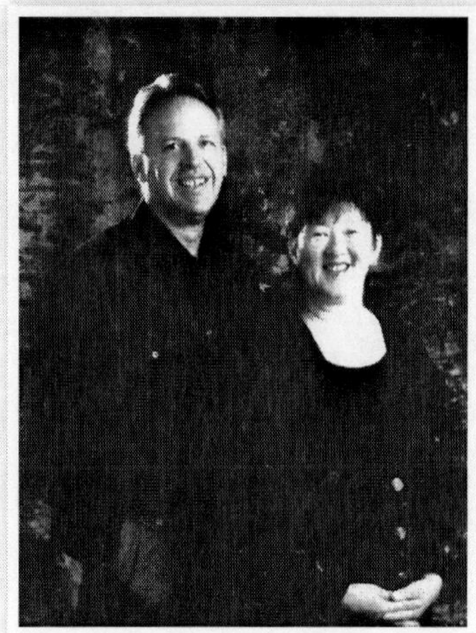

Acima, os Mestres de Reiki Phyllis Lei Furumoto
e Paul David Mitchel, fundadores da Reiki Alliance.
Abaixo, A Mestre de Reiki Barbara Weber Ray, que ajudou
a fundar a A.I.R.A. (American International Reiki Association).

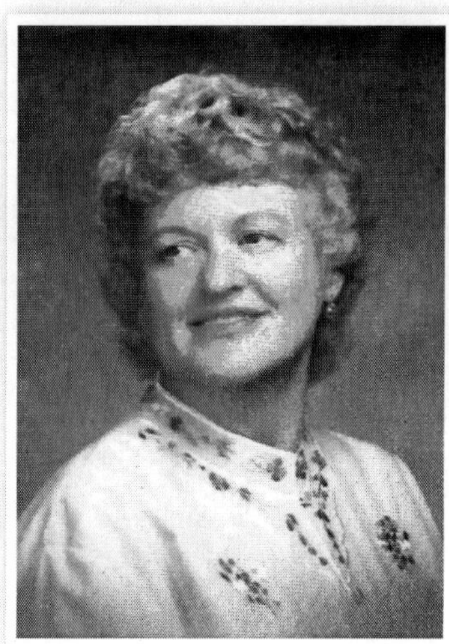

"A união faz a força perante as adversidades."
Johnny De' Carli

Um terceiro grupo decidiu não aceitar as orientações e diretrizes das duas associações criadas e resolveram seguir seu próprio caminho na interpretação da técnica e se autodenominaram Mestres independentes formando, dessa maneira, a Unlimited Reiki. Outros, ainda, formaram centros ou núcleos de trabalhos com identificação com os Mestres iniciados ou sintonizados por eles. A responsabilidade de divulgar o Método Reiki é exercida igualmente por todos os Mestres, independentemente da sua vinculação com essas duas escolas principais.

Surgiram recentemente outros grupos e núcleos de difusão do Método Reiki que estão projetados internacionalmente. Citamos a seguir o endereço dessas principais escolas:

a) **American Internacional Reiki Association**
INC. P.O. BOX 86038 – 33.738
St. Petersburgo – Florida – USA;

b) **The Reiki Alliance**
P.O. BOX 41, 83.810 – 140.141
Cataldo – Idaho – USA;

c) **The International Center For Reiki Training**
29209 Northwerstern HWY., # 592
Southfield – Michigan – USA;

d) **ASW. und Enegiearbeit Zentrum**
63329 – E. Kastner Str.72
Egelsbach – Alemanha;

e) **Osho Commune International**
17, Koregaon Park
Pune – 411.001 – Maharashtra – Índia
Tel: 91-0-212-628562
E-mail: commune@osho.net

"O livre-arbítrio de outra pessoa sempre deve ser respeitado."
Johnny De' Carli

f) Instituto Brasileiro de Pesquisas e Difusão do Reiki

CNPJ: 18.387.632/0001-15
Mestre Johnny De' Carli
Home page: http://reikiuniversal.com.br
Email: ritadecarli@gmail.com

Endereço em São Paulo:
Alameda Santos, 2223, conj. 52 – Cerqueira César
São Paulo/SP – CEP 01.419-101
Tel.: (11) 3062-9941; (11) 3062-9647 e cel.: (11) 9.9619-2769 (VIVO)

Endereço no Rio de Janeiro:
Rua Siqueira Campos, 43 salas 633 e 634 – Copacabana
Rio de Janeiro/RJ – CEP 22.031-070
Tel.: (21) 2256-8267; (21) 2235-3142 e cel.: (21) 9.8100-9723 (TIM)

Obs.: Se você está interessado em aprender o Método Reiki e não pode vir ao Rio de Janeiro (nossa sede) ou a São Paulo (nossa filial), comunique-se conosco, reúna um grupo e poderemos ir até a sua cidade ministrar um seminário ou mesmo realizar a sua iniciação no Reiki a distância.

"Tenha em mente que tudo que você aprende na escola é trabalho de muitas gerações. Receba essa herança, honre-a, acrescente a ela e, um dia, fielmente, deposite-a nas mãos de seus filhos".

Albert Einstein
(14 de março de 1879 – 18 de abril de 1955)

"Quando não acreditarem em você, basta que você acredite, e isso já será o suficiente."
Johnny De' Carli

CAPÍTULO 7

A Divisão do Método Reiki

O Mestre Mikao Usui ensinou três níveis ou graus principais do Reiki que devem ser mantidos intactos em sua essência. Todos os níveis são ativados com iniciações. O Nível 1 do Reiki é completo em si mesmo. O aluno que recebe o Nível 1, de acordo com sua conveniência, pode parar ou aprender outros níveis e se aprofundar nos estudos.

Vários Mestres, hoje, dividem o terceiro nível do Reiki em dois subníveis, conforme apresentado neste livro (Mestre Interior e Professor). Essa forma de nivelar os ensinos parte do princípio de que o aluno, para aplicar o símbolo do Mestrado (Dai Koo Myo) em sua vida pessoal, não obrigatoriamente deve submeter-se ao demorado (aproximadamente sete meses) e caro treinamento de um professor e ensinam o chamado Nível 3-A em seminários rápidos, e em seminários mais longos o denominado Professor, como o Nível 3-B. Os seminários do Reiki são passados em períodos de aula que variam de oito a 18 horas, de acordo com a quantidade de alunos e da capacidade didática do Mestre.

Alguns Mestres recomendam um tempo não inferior a três meses, principalmente, entre o Nível 2 e o Nível 3-A; outros professores como a Mestre norte-americana Lori George, que mora em Northpend, EUA,

> *"As estradas que levam à espiritualidade são numerosas e, muitas vezes, o que é bom para um pode não satisfazer o outro."*
> Johnny De' Carli

prega o Reiki intensivo. Todas as iniciações originais são feitas numa só ativação, todos os recursos do Método Reiki são colocados à disposição do aluno numa só iniciação, e fica a critério do iniciado a rapidez com que vai avançar. É lógico que a energia Reiki não vai prejudicá-lo, mas o processo de limpeza energética de 21 dias pode, dependendo do caso, tornar-se penoso para o aluno, além de ele não ter tido tempo suficiente para entender o significado profundo de cada nível.

7.1 Nível 1 (O Despertar)

O Nível 1 também é chamado de Físico, já que a transmissão da energia Reiki produz-se por contato físico através das mãos do reikiano para o receptor. As pessoas sintonizadas estão capacitadas a canalizar a Energia Primordial Cósmica pelas mãos, pelo simples fato de colocá-las sobre aqueles que devem ser harmonizados, inclusive elas próprias, animais e plantas. Não é necessário direcionar a mente, concentrar-se, fazer orações, acreditar ou desejar a recuperação. A energia Reiki não precisa da nossa aprovação para agir.

Conforme já dissemos, qualquer pessoa pode receber o Nível 1 do Reiki, não havendo uma condição prévia especial; os conhecimentos são simples e poucos, o que se ensina basicamente são as posições das mãos, por isso não são necessários conhecimentos prévios especiais para aprender a técnica Reiki.

É recomendável após a iniciação a troca de energia Reiki entre reikianos durante quatro dias consecutivos, visando a limpar os canais energéticos abertos nas ativações, mas isso não é uma regra. Essa troca trará mais segurança ao praticante que vivenciará também a experiência de receptor de energia Reiki.

> *"As pessoas fariam muito mais coisas,*
> *se acreditassem que muitas delas são possíveis."*
> Johnny De' Carli

No Nível 1, o tempo de um tratamento completo em si mesmo ou em outra pessoa leva de 60 a 90 minutos. É conveniente começar consigo mesmo diariamente e, posteriormente, dar tratamento a familiares e amigos. Essa prática enriquecerá sua bagagem de conhecimento com relação a tempos e posições que visam a alcançar os centros energéticos mais importantes (chacras), meridianos e órgãos, em busca de uma harmonização completa.

No primeiro seminário o reikiano aprenderá também a história do Reiki.

Nos seminários de Nível 1 quase sempre observamos o mesmo fenômeno de comportamento dos participantes. Iniciam o seminário com uma atitude bastante cética, não conversam entre si, não exteriorizam suas emoções, como se estivessem isolados do mundo. Após a sintonização começam a conversar, sorrir, brincar. No final, agem como se fossem amigos há anos, abraçam-se, trocam telefones e *e-mails*. Observo que muitos voltam a encontrar-se posteriormente.

7.2 Nível 2 (A Transformação)

O Nível 2 é conhecido também como Mental, pois o iniciado trabalhará problemas mentais e emocionais. O seminário de Nível 2 desenvolve-se em um período semelhante ao do primeiro. Nessa ocasião é feita uma iniciação com mais dois, agora totalizando três símbolos sagrados do Reiki, que são ensinados e sintonizados no participante. Os diferentes tipos de tratamentos dependem da combinação que se faz desses três símbolos.

Fazemos o Nível 2 quando sentimos uma necessidade de um crescimento maior e de mais conhecimento em relação à energia. O processo de sintonização fornece um salto no nível vibratório pelo menos duas vezes maior que o experimentado no Nível 1.

> *"O processo de transformação pessoal implica a substituição de velhos costumes por novos mais sublimes."*
>
> Johnny De' Carli

O Nível 2 dá grande ênfase ao ajuste do corpo sutil (emocional e mental) e não ao corpo físico, que é focalizado no Nível 1, passando novamente o aluno por um período de limpeza que poderá chegar agora a quatro meses.

O Nível 2 não é um aperfeiçoamento do primeiro, já que cada um é um módulo completo e perfeito, fechado em si mesmo. Em geral, quando chegamos ao segundo nível valorizamos ainda mais o primeiro.

O aluno que recebe a iniciação do Nível 2 precisa de bem menos tempo do que antes para realizar uma sessão completa de Reiki, mais ou menos de sete e meio a 35 minutos, dependendo da forma de aplicação. Vale registrar que, com os símbolos, a ação da energia ocorre também em nível físico, em grande intensidade, devido às vibrações potencializadas envolvidas no processo.

Os símbolos ensinados podem ser usados também para enviar energia à distância, ao passado e ao futuro. No Nível 2, temos de refundamentar a maneira atual de explicar os conceitos de tempo e espaço (distância), pois, quando trabalhamos com os símbolos, a energia atua em uma outra dimensão na qual ocorre o *continuum* de tempo e espaço.

7.3 Nível 3-A (A Realização)

Também conhecido como o grau de Mestre Interior ou Consciência. O aluno aprende o símbolo do Mestrado e será capaz de realizar na vida muitos de seus desejos e sonhos. Essa iniciação não qualifica o aluno ainda a ensinar o Método Reiki. Sua utilização fica limitada ao uso pessoal.

O Nível 3-A requer habilidade, pois o volume de energia envolvido no processo é muito grande. Nesse nível recebemos um símbolo sagrado que serve para amplificar e intensificar os efeitos dos símbolos recebidos

> *"Quando o pensamento e a experiência tornam-se um, isso indica que a consciência se modificou."*
> JOHNNY DE' CARLI

no Nível 2, capacitando o aluno a harmonizar e tratar um grande número de pessoas, uma multidão, estados e até países. Podemos ser considerados agentes da regeneração planetária.

O Nível 3-A leva o aluno a encontrar sua verdade mais real, a tocar seu próprio carma, o aprendizado consciente e constante.

7.4 Nível 3-B (O Mestrado)

O Nível 3-B é o de Mestre de Reiki, também chamado de Espiritual ou de Professor. A pessoa que é sintonizada como Mestre de Reiki recebe os conhecimentos de como iniciar novos reikianos. Essa iniciação não obriga ninguém a ensinar e, assim, cada vez mais pessoas decidem fazer tal escolha dentro de uma visão de crescimento interior. Essa formação necessita de aproximadamente sete meses de treinamento. É importante prestar atenção na alimentação, que deve ser saudável, e em exercícios de desenvolvimento pessoal.

O aluno, ao receber a iniciação do Mestrado, assume o compromisso de transmitir o Método Reiki da forma como vem sendo feito desde o descobrimento.

"Chegamos assim a uma concepção de relação entre ciência e religião muito diferente da usual. Sustento que o sentimento religioso cósmico é a mais forte motivação da pesquisa científica."

Albert Einstein
(14 de março de 1879 – 18 de abril de 1955)

"Não podemos relaxar, perder a motivação e o entusiasmo até a conclusão de um importante projeto iniciado."
Johnny De' Carli

CAPÍTULO 8

VISÃO HOLÍSTICA DO CORPO HUMANO

8.1 CONCEITO HOLÍSTICO

A partir das teorias de Albert Einstein houve uma evolução e nasceu uma visão moderna no Ocidente que é, ao mesmo tempo, muito antiga no Oriente: o conceito holístico. Holístico é uma palavra derivada do vocábulo grego *holos*, que significa todo. Holístico pode ser entendido como total ou por inteiro. A visão holística desmonta a teoria mecanicista newtoniana, que apresentava o Universo feito de átomos e enuncia cada fenômeno como resultado de um processo de causa/efeito, além de considerar que todas as reações físicas têm em sua base uma só causa física. Atualmente, muitas pessoas ainda preferem permanecer fechadas nessas teorias simples, objetivas e tangíveis e, por comodidade, ou por desconhecimento, não avaliam o Universo de forma mais profunda. Essa concepção faz com que procuremos um médico da mesma forma que procuramos um mecânico de automóveis, visando a reparos mecânicos e físicos.

Albert Einstein, em sua teoria da relatividade, com sua famosa equação $E = m \ x \ C^2$, onde "E" equivale a energia, "m" massa dos corpos

> *"Todos somos um pedacinho de luz da mesma Fonte."*
> JOHNNY DE' CARLI

físicos e “C” a velocidade da luz, demonstrou-nos que massa e energia são uma única realidade que se apresenta de forma diferente, contestando a visão newtoniana. A física atômica apresenta a matéria composta de átomos e estes de partículas atômicas, como prótons, nêutrons e elétrons. Posteriormente, foi descoberto que havia partículas subatômicas ainda menores, *quanta*, com formas de ondas ou energias. Consequentemente, nosso corpo não pode ser comparado a uma estrutura mecânica que se monta e desmonta, mas, sim, a uma estrutura que se compõe da parte energética, espiritual e física, que se mantêm unidas graças a uma série de fenômenos que se encontram relacionados entre si e com o Universo em movimento. Comparados com o Universo, somos menos que um grão de areia. Entretanto, sem a nossa presença o Universo não existiria, pois somos uma das partes que forma o Todo. Essa é a visão holística.

8.2 Chacras

A palavra chacra é sânscrita e significa roda. Encontramos uma vasta literatura a respeito de teorias orientais sobre os chacras que são, na verdade, a base do trabalho científico de terapeutas e pesquisadores ocidentais. Como a energia Reiki trabalha, principalmente, nos corpos sutis, é muito importante conhecer esses trabalhos. No Oriente, onde se conhecem os chacras desde a Antiguidade, dão-lhes nomes exóticos. No Ocidente, referimo-nos a eles pela numeração ordinal (primeiro, segundo etc.) e pelo nome do seu centro físico de localização no corpo humano. Chacras são centros energéticos redondos. No Oriente, os chacras são vistos como redemoinhos de energia, pequenos cones (funis) de energia giratória. São amplos, brilhantes e translúcidos e têm, no ser humano normal, um diâmetro de cinco a dez centímetros, atingindo 20 centímetros

> *“Equilibrando seus chacras você trará o seu corpo ao perfeito funcionamento.”*
>
> Johnny De' Carli

de diâmetro nas pessoas espiritualmente desenvolvidas. O tamanho dos chacras depende do desenvolvimento espiritual e das vibrações que emitimos. Nas pessoas mais materialistas, de vibrações mais baixas ou primitivas, apresentam-se em cores mais escuras, opacas e com diâmetro reduzido. No primeiro caso, canalizam maior quantidade de energia, facilitando o desenvolvimento das faculdades psíquicas. Cada chacra tem ressonância com uma cor que deriva da frequência de vibração do mesmo. Cada qual vibra com um som ou *mantra* que corresponde a uma nota musical e também se relaciona a um elemento natural (terra, água, fogo, ar e éter). Na representação oriental, cada chacra é visto com um número variável de pétalas, como se fossem flores, em função da complexidade de cada um. Os escritos antigos mencionam aproximadamente 88 mil chacras. Isso significa que no corpo humano não existe praticamente um único ponto que não seja sensível energeticamente. A maior parte deles desempenha papéis secundários. Os chacras estabelecem-se nos canais energéticos, mais precisamente, em intersecções dos fluxos energéticos conhecidos como meridianos. Os chacras trabalhados no Método Reiki são, principalmente, sete e estão localizados da base da coluna ao topo da cabeça. Desses, dois são simples, tendo apenas um vórtice (acesso): o primeiro e o sétimo. Os demais são duplos, apresentando vórtices anteriores e posteriores. A aura humana está ligada a esses sete principais chacras. Os chacras são responsáveis pelo fluxo energético no corpo humano. Têm como função principal absorver o *prana* (energia proveniente do Sol), metabolizá-lo, alimentar nossa aura e, finalmente, emitir energia ao exterior. Funcionam como veículos de energia ou regiões de conexão de energia que ligam o corpo físico ao sutil. Funcionam como uma espécie de aparelho de captação e expulsão, cujos vórtices giratórios ficam em constante movimento. É pelos chacras que perdemos energia quando

"O grande desafio é conhecer a si próprio."
Johnny De' Carli

estamos em sofrimento físico e emocional, pois cada chacra é um ponto coletor de uma determinada área de conflito e desenvolvimento. Cada chacra tem a sua função e significado e está ligado a determinados órgãos que desempenham funções específicas no plano emocional, psíquico e espiritual. O perfeito funcionamento dos chacras é sinônimo de perfeita saúde, mas a abertura de todos a todos os níveis é sinônimo de evolução. É o que os Mestres chamam de iluminação. Existem inúmeras técnicas de abertura dos chacras. Entre elas, o Método Reiki tem a vantagem de ser uma técnica suave.

Na aplicação do Método Reiki, se você sentir fluir muita energia, significa que esse chacra tem uma disfunção e precisa de atenção. Se você conhece as funções dos chacras, pode compreender o estado do receptor e saber como ele lida com a vida.

Vamos descrever, a seguir, as características básicas dos sete chacras principais.

8.2.1 Primeiro Chacra ou Chacra Básico

O chacra básico situa-se na base da coluna vertebral, entre o ânus e os órgãos sexuais, na linha da cintura pélvica. Este chacra é aberto para baixo e representa a ligação do ser humano com o planeta Terra, com o mundo material e físico. Seu elemento correspondente é terra, seu som é o *lam* e a nota musical, o dó. As cores deste chacra são o vermelho e o preto. Usando essas cores, a energização deste chacra pode ser acelerada. O chacra básico está vinculado a nossa existência terrena, nossa sobrevivência. Relaciona-se com o nível da consciência que nos permite sobreviver no mundo, com tudo o que é material, sólido e corporal, como também com nossa energia física e com nossos desejos de viver no

"Trate muito bem do seu corpo físico;
nunca se esqueça, você vive nele."
Johnny De' Carli

mundo físico. Quanto mais aberto e vitalizado estiver este chacra, mais elevada será nossa energia física (disposição). Assim, estaremos bem enraizados e viveremos com determinação e constância. Por isso estão concentradas nele as qualidades e os temores associados ao que tem a ver com a sobrevivência, como por exemplo: o alimento, o ar, a água, os recursos econômicos, o trabalho ou o emprego, a capacidade de luta, ganhar e gostar de dinheiro, lutar pela realização de seus ideais e desejos, ter rumo e orientação e não depender de outras pessoas, ou seja, tudo o que é necessário para nossa existência. Se o reikiano sente que o primeiro chacra de alguém precisa de muita energia, pode facilmente diagnosticar que o receptor tem dificuldades em uma ou mais das qualidades acima indicadas. Seu centro físico corresponde às glândulas supra renais, que produzem a adrenalina, tendo a função de prover a circulação, equilibrar a temperatura do corpo, preparando-o para reações imediatas. É o chacra que capta energia para manter em nosso corpo a coluna vertebral, rins, ossos, dentes, intestino grosso, ânus e reto.

Bloqueios no chacra básico sujeitam a pessoa a produzir fisicamente anemia (deficiência de ferro), leucemia, problemas de circulação, pressão baixa, pouca tonicidade muscular, fadiga, insuficiência renal, excesso de peso. Resultam também em sintomas e atitudes mentais, como pacifismo extremo ("Eu não consigo fazer mal a uma barata!"), medo existencial ("ninguém em sã consciência poderia ter filhos atualmente!"), agressão excessiva ("agridam este flamenguista nojento!"), medo da morte ("não quero correr nenhum risco!"), problemas com planejamento do tempo ("não sei por que estou sempre atrasado!"), impaciência ("por que esse idiota não sai da frente?") e dependência ("não consigo viver sem ele/ela!").

> *"Dinheiro sem objetivo é inutilidade. Use o dinheiro para tornar sua vida mais alegre, saudável, abundante, produtiva e maravilhosa."*
>
> Johnny De' Carli

Chacra Básico ou Primeiro Chacra	
Nome	**Muladhara**
Localização	**Base da coluna vertebral**
Cores	**Vermelho e preto**
Corpo áurico	**Etérico e físico**
Elemento	**Terra**
Nota musical	**Dó**
Mantra	**Lam**
Nº de pétalas	**4**

8.2.2 Segundo Chacra ou Chacra Umbilical

O chacra umbilical ou chacra do umbigo localiza-se na região do mesmo nome, está aberto para frente, tendo também um vórtice posterior. Sua cor é laranja, seu elemento correspondente é água, seu som é o *vam* e a nota musical, o ré. É o chacra da propagação da espécie e, portanto, da reprodução. É um chacra fundamental, cuja correta atividade nos permite amar a vida, fazendo com que seja mais prazerosa. É o chacra que concentra as qualidades que têm a ver com a sexualidade, curiosidade, busca criativa do prazer material, gosto pelas coisas belas, pela arte, pelas emoções e as relações com outros indivíduos, como por exemplo: atração sexual, abertura para coisas novas, relações afetivas, amorosas e sexuais. Este chacra é a sede dos medos, dos fantasmas e fantasias negativas vinculadas à sexualidade e do comportamento frente ao outro sexo. Se funcionar mal, pode transformar a vida num pequeno "inferno" pessoal que termina se refletindo nas pessoas com quem

"As cargas mais pesadas nessa vida são as cargas emocionais; as feridas do passado, as preocupações sobre o futuro, iluminar a mente é libertá-la dessa carga."
Johnny De' Carli

vivemos e nos relacionamos. No corpo, é direcionado para os órgãos reprodutivos; suas glândulas correspondentes são ovários, na mulher, e testículos e próstata, no homem. Bloqueios nesse chacra frequentemente resultam em sintomas físicos, como doenças relacionadas com os fluidos do corpo (laringe, linfa, saliva, bílis) ou com órgãos processadores desses líquidos (rins, bexiga, glândulas linfáticas). A afirmação "ele não tem alegria de viver" resume a condição de um chacra sexual desequilibrado. Bloqueios no centro sexual frequentemente resultam em sintomas mentais como medo da proximidade física ("não me toque!") e repugnância pelo corpo ("sexo é para animais, os seres humanos nasceram para algo mais elevado!"), mania de limpeza, incompreensão ("eu não entendo!"), uma mente muito centrada na razão ("para que servem os sentimentos?"), ênfase excessiva a sentimentos impulsivos ("para que refletir? Eu ajo por instinto!"), desordens rítmicas ("não sei e não consigo dançar!", "por que sempre tenho cólicas menstruais?", "prefiro trabalhar à noite!"), isolamento ("casamento e relacionamento não me servem!"), frigidez, impotência, falta de apetite sexual ("não preciso de sexo, não vejo o que os outros obtêm com ele!"), medo de cair ("eu nunca saltaria de um trampolim!"). Esses temores podem prejudicar a experimentação do prazer material no sentido amplo e o gozo pleno da vida.

Se os dois primeiros chacras (básico e umbilical) não estiverem abertos em todos os seus aspectos, os outros chacras não serão capazes de abrir-se completamente e funcionarão de um modo muito restrito.

"As emoções descontroladas tiram do nosso corpo parte da energia vital de que necessitamos."

Johnny De' Carli

Chacra Umbilical ou Segundo Chacra	
Nome	**Svadhishthana**
Localização	**Região do umbigo**
Cor	**Laranja**
Corpo áurico	**Emocional**
Elemento	**Água**
Nota musical	**Ré**
Mantra	**Vam**
Nº de pétalas	**6**

8.2.3 Terceiro Chacra ou Chacra do Plexo Solar

Localiza-se na região do diafragma, um pouco acima do estômago, ligeiramente à esquerda. Está aberto para frente, tendo também um vórtice posterior. A cor deste chacra é amarela, seu elemento é o fogo, seu som é *ram* e a nota musical, o mi. Representa a personalidade e estão ali concentradas as qualidades da mente racional e pessoal, da vitalidade, da vontade de saber e aprender, da ação do poder, do desejo de viver, de comunicar e participar. É o ponto de ligação com outras pessoas. Trata-se de um chacra poderoso, que promove a auto aceitação. É por sua plena harmonia que vivemos com plenitude nossos atributos físicos e mentais, que nos movemos na sociedade com desenvoltura e harmonia. O terceiro chacra é o que mais se relaciona com o nosso ego e, por isso, absorve muita energia dos dois primeiros.

Vontade e poder representam para nós, na sociedade atual, uma chave do êxito, mas pode implicar que com o desejo do aumento de posses,

"O ser humano é o que é, não o que quer ou presume ser."
Johnny De' Carli

passemos a desrespeitar nossos semelhantes, impondo-nos sobre os demais com o objetivo de obter o que nos interessa. O egoísmo obstrui, desequilibrando ou desarmonizando os chacras superiores e, consequentemente, atrapalha nosso processo evolutivo.

O centro físico do chacra do plexo solar corresponde ao pâncreas, cuja função é a transformação e digestão dos alimentos. O pâncreas produz o hormônio insulina, equilibrador do açúcar no sangue, e transforma os hidratos de carbono, que além de isolar as enzimas, são importantes para a assimilação de gorduras e proteínas. Este chacra comanda o estômago, a musculatura abdominal, o fígado, a vesícula, o baço e o pâncreas. Seu desequilíbrio é responsável pelas secreções gástricas desordenadas e disfunções das glândulas salivares. Se este chacra estiver desarmonizado, o sentimento de inferioridade poderá ser alimentado e as capacidades mentais, tais como lógica e razão, poderão diminuir, aumentando, como consequência, a confusão e o sentimento de insegurança. Em decorrência disso, a pessoa pode produzir patologias, tais como diabetes, desordens no trato digestivo, alergias, sinusite, insônia, além da separação entre amor e sexo. Bloqueios no chacra do plexo solar frequentemente resultam em sintomas e atitudes mentais, como pretensões ao poder e controle ("meu marido", "minha mulher", "meu filho", "meu dinheiro"), ambição ("a vida não tem valor se eu não consigo: uma função mais elevada; um emprego melhor; um(a) amante; um carro novo todo ano"), gasto compulsivo ("preciso desesperadamente de joias ou roupas novas!"), ansiedade de *status* ("o que vou fazer se o meu patrão me despedir?", "se não passar no vestibular?", "se tiver que vender o carro novo!") e de inveja ("esse cara tem uma BMW nova!").

"Não há nada mais solitário do que a pessoa que ama somente a si mesma."
Johnny De' Carli

Chacra do Plexo Solar ou Terceiro Chacra	
Nome	**Manipura**
Localização	**Boca do estômago**
Cor	**Amarela**
Corpo áurico	**Mental**
Elemento	**Fogo**
Nota musical	**Mi**
Mantra	**Ram**
Nº de pétalas	**10**

8.2.4 Quarto Chacra ou Chacra Cardíaco

O chacra cardíaco localiza-se na porção superior do peito, na região do coração, ligeiramente à esquerda. Está aberto para frente, tendo também um vórtice posterior. Sua cor é o verde e o rosa, sua glândula correspondente é o timo, seu elemento é o ar, seu som é o *yam* e a nota musical, o fá. Representa o amor incondicional, que nos permite amar inteiramente e sem condições restritivas. Quando está ativo, relacionamo-nos com tudo e com todos, aceitando tanto os aspectos positivos quanto negativos, sendo capaz de dar amor sem esperar nada em troca. Damos um sentido pleno na nossa existência se trabalhamos bem este chacra de amor e compaixão. É o chacra que está no meio, uma ponte de transferência de energia dos chacras inferiores e superiores. É o chacra pelo qual passa toda a energia que desejamos presentear aos outros. Somente se este chacra é aberto e vitalizado poderemos canalizar energia Reiki. Daí alguns reikianos, logo após a sintonização, sentirem a energia fluir com maior intensidade, face estarem, de modo geral, com o chacra cardíaco

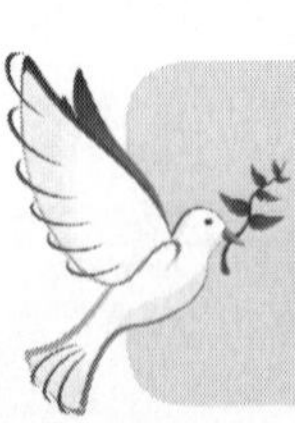

"No coração está centrado o mais sagrado dos chacras."
Johnny De' Carli

mais harmonizado que o de outras pessoas. O centro físico desse chacra corresponde ao timo, cuja função é regular o crescimento (nas crianças), dirigir o sistema linfático, estimular e fortalecer o sistema imunológico. Quando em desequilíbrio e sem harmonia, pode produzir patologias tais como: síndrome de pânico, cãibras, acidose, palpitações, arritmia cardíaca, rubor, pressão alta, enfermidades dos pulmões, problema no nível do colesterol, intoxicação, tensão e câncer, incapacidade de amar, pensamentos de que o próximo, o destino e Deus são incompatíveis conosco, tendências a desenvolver mecanismos violentos de resposta aos outros. Ao invés de solicitarmos ajuda dos outros, o lema passa a ser "eu contra todos", o que desarmoniza instantaneamente o terceiro chacra. Bloqueios no chacra cardíaco frequentemente resultam em sintomas e atitudes mentais como a imposição de condições ao amor ("se você não fizer o que quero, irei me separar!"), amor sufocante ("filho querido, eu só quero o melhor para você!"), egoísmo ("você precisa estar aqui no caso de eu precisar de ajuda!").

Chacra Cardíaco ou Quarto Chacra	
Nome	**Anahata**
Localização	**Na região cardíaca**
Cores	**Verde e rosa**
Corpo áurico	**Astral**
Elemento	**Ar**
Nota musical	**Fá**
Mantra	**Yam**
Nº de Pétalas	**12**

"Viver em plenitude é amar intensamente.
A intensidade do amor faz a qualidade da vida."
Johnny De' Carli

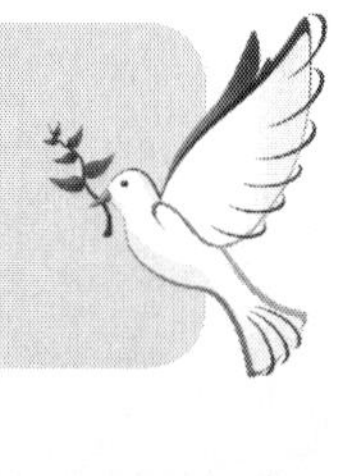

8.2.5 Quinto Chacra ou Chacra Laríngeo

Localiza-se no meio da garganta, próximo da região designada como "pomo de Adão". Está aberto para frente, tendo também um vórtice posterior. Sua cor é o azul, sua glândula correspondente é a tireoide, seu elemento o éter, o som é *ham* e a nota musical, o sol. O chacra laríngeo é o chacra da comunicação, da criatividade, do som e da vibração, da capacidade de receber e assimilar. Relaciona-se com os sentidos do paladar, audição e olfato. Governa a postura do corpo. É o chacra da comunicação externa e o começo da comunicação interna (clariaudiência) e auto expressão. É o portão para a alta consciência e para a purificação e é pelo trabalho desse chacra que podemos iniciar o caminho espiritual, em consequência de nos colocarmos em comunicação com nossa essência superior. É o centro psicológico da evolução da criatividade, responsabilidade, iniciativa e autodisciplina. Quando está aberto e harmonizado, somos conscientes da responsabilidade de nosso desenvolvimento em todos os sentidos, desde as nossas necessidades materiais até as espirituais. Passamos a saber qual nosso papel na sociedade, no trabalho e nos preocupamos em conseguir o máximo de satisfação possível. Seu centro físico corresponde à tireoide, que desempenha um papel importante no crescimento do esqueleto e dos órgãos internos, regulando o metabolismo. Regula o iodo e o cálcio no sangue e tecidos. Sua energia também é responsável pela parte inferior da face, nariz e aparelho respiratório, traqueia, esôfago, cordas vocais, laringe e sistema linfático. Quando em desarmonia, aparece o medo da desaprovação de nossos semelhantes, medo do fracasso na vida social e nos convertemos em seres potencialmente agressivos, adotando uma atitude instintiva de defesa própria. Podemos ser levados a nos esconder

> *"As boas palavras são um verdadeiro bálsamo confortador para aqueles que sofrem."*
>
> Johnny De' Carli

no orgulho para poder suportar a carência de êxito. Seu desequilíbrio produz patologias como: suscetibilidades a infecções virais ou bacterianas (amidalites, faringites), resfriados, herpes, dores musculares ou de cabeça na base do crânio (nuca), congestão linfática, problemas dentários e endurecimento dos maxilares (bruxismo). Quando há hiperatividade deste chacra, o indivíduo é rouco, fala com voz aguda e estridente e pode transformar-se em um demagogo ou alguém que debate só por debater, gosta de discutir, quer mudar o mundo de acordo com suas ideias. O indivíduo nessas condições tende a manter a cabeça erguida com o "nariz para o ar". Bloqueios no chacra laríngeo frequentemente produzem sintomas físicos como rouquidão ("não consigo falar muito tempo sem ficar rouco"), dificuldade de se comunicar, gagueira, palavras embaralhadas, cabeça curvada para baixo, queixo inclinado na direção da laringe. Esse chacra participa de qualquer desequilíbrio psicofísico.

Chacra Laríngeo ou Quinto Chacra	
Nome	**Vishuddha**
Localização	**Garganta**
Cor	**Azul claro**
Corpo áurico	**Etérico padrão**
Elemento	**Éter**
Nota musical	**Sol**
Mantra	**Ham**
Nº de pétalas	**16**

"A palavra é um instrumento valioso, porém,
nem sempre tem sido devidamente utilizada.
As línguas têm geralmente muito veneno para verter."
Johnny De' Carli

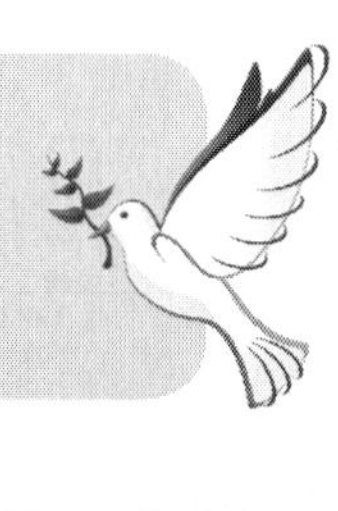

8.2.6 Sexto Chacra ou Chacra Frontal

O chacra frontal, ou terceiro olho, localiza-se no meio da testa, entre as sobrancelhas, logo acima do nível dos olhos. Está aberto pela frente, tendo também um vórtice posterior. Sua cor é o azul-índigo, está ligado ao corpo celestial da aura, não tem elemento correspondente no mundo físico, sua glândula correspondente é a pituitária, o seu som é o *om* e a nota musical o lá. O chacra frontal é o chacra dos sentidos, responsável pela energia da parte superior da cabeça (acima do nariz), parte craniana, olhos e ouvidos. Representa a intuição, a vidência e a audiência no campo da paranormalidade. Percepção, conhecimento e liderança são prerrogativas desse chacra, que nos permite entrar no mundo do aparentemente invisível mediante a percepção extrassensorial. Através dele, emitimos também nossa energia mental. Atua diretamente sobre a pituitária (hipófise), que dirige a função das demais glândulas. Quando em desequilíbrio, produz patologias tais como: vícios de drogas, álcool, compulsões, problemas nos olhos (cegueira, catarata), surdez. Pode também afetar os órgãos a ele correspondentes, além de ficarmos numa situação confusa, em que as ideias e os conceitos não têm uma correspondência com a realidade, obstruindo nossas ideias criativas. Ficamos sem raciocínio lógico e sem capacidade de colocar em prática nossas ideias. Bloqueios no chacra frontal motivados pela sua hiperatividade causam sintomas como falta de objetivo, instabilidade de vida ("eu não sei por que vivo!"), alienação do trabalho ("não importa o serviço desde que o salário seja bom!") e medo de aparições, espíritos, fantasmas etc. Alguns outros sintomas típicos são desempregos permanente pela instabilidade profissional, mudanças de residência constantes, troca contínua de parceiros amorosos, vestir-se de acordo com a tendência da última moda, adoração a ídolos, fanatismo, falta de opinião, ausência total de interesse

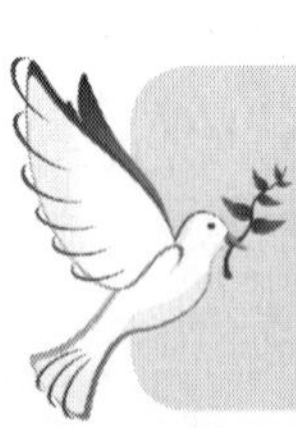

"A intuição é uma bondosa orientação.
Confie na sua intuição e siga com ela,
esta sempre o conduz ao crescimento e ao objetivo."
Johnny De' Carli

por qualquer coisa e falta de iniciativa. A afirmação "Ele não acha o seu caminho" resume a condição de um chacra frontal desarmonizado.

Chacra Frontal ou Sexto Chacra	
Nome	**Ajna**
Localização	**Entre as sobrancelhas**
Cor	**Azul índigo**
Corpo áurico	**Celestial**
Elemento	**Éter**
Nota musical	**Lá**
Mantra	**Om**
Nº de pétalas	**96**

8.2.7 Sétimo Chacra ou Chacra Coronário

O chacra coronário está localizado no alto da cabeça, no topo. Está aberto para cima com um único vórtice. Tem forma diferente dos demais chacras, com intensas radiações luminosas e translúcidas. As cores desse chacra são o branco, o dourado e o violeta. O sétimo chacra é luz de conhecimento e consciência, visão global do Universo, nosso caminho de crescimento, fazendo com que possamos alcançar a serenidade espiritual e a completa consciência universal. Representa a compreensão e a ligação com Energias Superiores. É o chacra mais complexo, o elo entre a mente espiritual e o cérebro físico, relacionando-se com o nosso ser completo e com a Realidade Cósmica. Está associado à conexão da pessoa com sua

> *"Ligando-se em Deus, liga-se em todo Bem, seja qual for a sua religião."*
> Johnny De' Carli

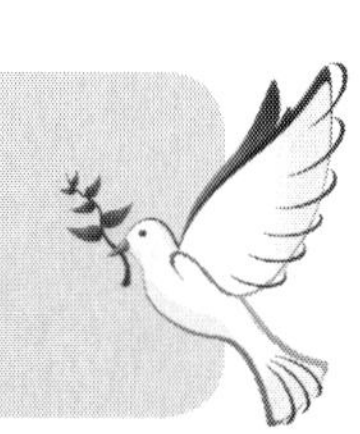

espiritualidade e à integração de todo o ser físico, emocional, mental e espiritual. Em virtude de estar na condição de semelhante ao Universo, ao Todo, ao Cosmo, a Deus, não tem som correspondente no mundo físico, é feito de puro silêncio da formação dos mundos. Sua nota musical é o si. Chegar à abertura e à plena consciência deste chacra conduz à perfeição do ser, mas somente se chega a essa condição depois da abertura e a consciência de todos os outros chacras. Corresponde à glândula pineal, que atua no organismo como um todo. Quando em equilíbrio, permite-nos experiências muito pessoais. As sensações vão além do mundo físico, criando no indivíduo o sentido de totalidade, de paz e fé, dando um sentido próprio à existência.

A falta de equilíbrio do sétimo chacra acarreta uma puberdade tardia, a não compreensão da parte espiritual, tanto própria quanto alheia e, por conseguinte, uma visão materialista da existência. A pessoa não tem conexão com a sua espiritualidade e produz patologias tais como: insônia, enxaqueca, desordens no sistema nervoso, histeria, possessão, obsessão, neuroses e disfunções sensoriais.

Chacra Coronário ou Sétimo Chacra	
Nome	**Sarashara**
Localização	**Na parte alta da cabeça**
Cor	**Branco, dourado e violeta**
Corpo áurico	**Causal**
Nota musical	**Si**
N.º de pétalas	**1.000 (972)**

"Os Caminhos que nos levarão a Deus são internos e devem ser buscados dentro e não, fora de nós."
Johnny De' Carli

8.3 Formação dos Bloqueios nos Chacras

Os bloqueios energéticos, verdadeiros nós energéticos gerados por emoções negativas, fixam-se, primeiramente, e com bastante intensidade, nos chacras, provocando "entupimentos", fazendo com que as energias não fluam, tirando-nos assim do estado de harmonia. Os chacras congestionados não podem irradiar a energia de forma correta, forçando-se a uma atividade exagerada para a manutenção das energias a níveis satisfatórios.

Por meio de técnicas diversas, entre elas o Método Reiki, podem dissolver essas estruturas emocionais negativas e nocivas.

8.4 Dissolução dos Bloqueios com o Reiki

A ação da energia Reiki, pela frequência mais alta de vibração, dissolve bloqueios energéticos quando a energia terapêutica percorre os meridianos, canais elétricos, *nadis* e chacras permitindo a liberação e harmonização dos chacras de maneira gradual e uniforme. Durante o processo de expurgo e limpeza energética, as energias bloqueadas dissolvidas voltam à nossa mente consciente, fazendo com que retornemos à cena onde vivenciamos a situação desagradável que gerou tal bloqueio (ressentimento, mágoas, ciúmes, raiva etc.). Muitas vezes até doenças físicas que não tiveram seu molde energético totalmente destruído podem manifestar-se como sintomas da dissolução. Durante esse período podemos ter a impressão de que a nossa situação piorou. Com a intensificação da aplicação da energia Reiki, tornaremos esse período menos traumático, lembrando-nos sempre que algumas liberações são mais lentas que outras. Com o tempo, libertamo-nos definitivamente dessas disfunções.

> *"Três atitudes bloqueiam o ser humano:*
> *o negativismo, o julgamento e o desequilíbrio."*
> Johnny De' Carli

8.5 Tabela – Chacras e suas Correspondências

Chacras	Nome	Corpo Áurico	Som	Cor	Elemento	Nota Musical	Pétalas
Básico	Muladhara	Etérico/ Físico	Lam	Vermelho	Terra	Dó	4
Umbilical	Svadhishthna	Emocional	Vam	Laranja	Água	Ré	6
Plexo Solar	Manipura	Mental	Ram	Amarelo	Fogo	Mi	10
Cardíaco	Anahata	Astral	Yam	Verde ou Rosa	Ar	Fá	12
Laríngeo	Vishuddha	Etérico Padrão	Ham	Azul Claro	Éter	Sol	16
Frontal	Ajna	Celestial	Om	Azul Índigo	—	Lá	96
Coronário	Sarashara	Causal	—	Violeta, Branco e Dourado	—	Si	972

"Cada dia é sempre um novo começo,
quando temos sempre uma chance de aprender sobre nós mesmos."

Johnny De' Carli

8.6 Tabela – Chacras e suas Funções e Disfunções

Chacras	Funções	Disfunções
Básico	Sobrevivência e existência terrena, ligação com o mundo material, energia física.	Raiva, impaciência, apego, materialismo, culpa, vergonha, vícios, violência, morte, dor.
Umbilical	Reprodução e propagação da espécie, sexualidade.	Controle, sujeição ou desvio da sexualidade, rejeição, solidão, ressentimentos, vingança, ciúme, depressão, inveja.
Plexo Solar	Personalidade, vitalidade, ação e vontade, paz e harmonia, autoestima, proteção contra vibrações negativas.	Ansiedade, preocupação, indecisão, preconceito, desconfiança, negligência, mentira.
Cardíaco	Amor incondicional, união, sistema imunológico.	Desilusão, transição, pânico, depressão.
Laríngeo	Comunicação, criatividade, iniciativas, independência.	Fracasso, apatia, desespero, limitação, medo, insegurança, autorreprovação, submissão.
Frontal	Intuição, paranormalidade, percepção extrassensorial, raciocínio lógico.	Ganância, arrogância, tirania, rigidez, alienação.
Coronário	Ligação com Energias Superiores, plenitude.	Neuroses, irracionalidade, desorientação, fobias, histeria, obsessão.

"O meio nos influencia,
mas somos os responsáveis por nossos atos."
Johnny De' Carli

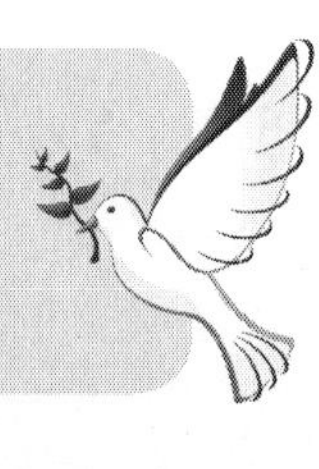

8.7 Tabela – Chacras e suas Relações com Glândulas, Órgãos e Disfunções

Chacras	Funções	Disfunções
Básico	Supra-renais.	Rins (insuficiência renal), coluna vertebral, ossos, dentes, intestino grosso, ânus, reto, próstata, anemia, excesso de peso, pressão baixa, fadiga, pouca tonicidade muscular, problemas de circulação, desequilíbrio na temperatura do corpo, leucemia e tensão nervosa.
Umbilical	Gônadas, glândulas sexuais masculinas e femininas (testículos e ovários).	Sistema reprodutor, bexiga, quadris, pernas, pés, nervo ciático, espasmos musculares, cãibras, cólicas, desordens menstruais e desequilíbrios hormonais.
Plexo Solar	Pancreáticas.	Baço, estômago, fígado, vesícula, intestino delgado, parte inferior das costas, sistema nervoso vegetativo, sentimento de inferioridade, falta de lógica e razão, insegurança e insônia.
Cardíaco	Timo.	Coração, arritmia cardíaca, sistema circulatório, brônquios e aparelho respiratório, parte superior das costas, nervo vago, sangue, pele, rubor, pressão alta, colesterol alto, palpitações, acidose, síndrome de pânico e incapacidade de amar.
Laríngeo	Tireoide.	Garganta, amígdalas, laringe, cordas vocais, esôfago, susceptibilidades a infecções virais e bacterianas, resfriados, amigdalites, faringites, dores musculares e de cabeça (nuca), problemas dentários, endurecimento dos maxilares (bruxismo), congestão linfática, herpes e medo de fracasso na vida social.
Frontal	Pituitária.	Sistema nervoso central, olhos (cegueira, catarata, glaucoma), ouvido (surdez), nariz (rinite), falta de raciocínio lógico, vícios de drogas, álcool e outras compulsões.
Coronário	Pineal.	Cérebro, insônia, enxaqueca, disfunções sensoriais, neurose, histeria, possessão, obsessão e materialismo.

"Passamos a vida pensando que somos afetados pelos eventos externos, quando, no máximo, estamos sendo afetados pelas nossas próprias atitudes."

Johnny De' Carli

8.8 Meridianos e *Nadis*

Segundo a cultura chinesa, os meridianos são os canais energéticos que percorrem o corpo e conduzem a energia vital. Cada um dos meridianos está relacionado com um órgão e com uma função, os quais, por sua vez, estão relacionados ao princípio chinês do *yin* e do *yang*. Quando a energia que os percorre está em desequilíbrio, é possível reequilibrá-los estimulando os meridianos em diversos pontos. Esse é o princípio da acupuntura, do *do-in* e do *shiatsu*.

Os *nadis* são três: *sushumna*, *ida* e *pingala*. *Ida* e *pingala* têm a capacidade de captar o *prana* diretamente do ar, pela respiração, e expelir tóxicos durante a exalação. Daí a importância de uma boa prática respiratória. *Ida* é o canal condutor de energia lunar (tranquilizadora). Esse canal básico começa no lado esquerdo do chacra básico e termina na parte superior da narina esquerda. *Pingala* é o canal condutor de energia solar (estimulante). Esse canal começa no lado direito do chacra básico e termina na parte superior da narina direita. *Sushumna* é o canal por meio do qual se processa a descida e subida de energia. Todos os chacras têm suas "raízes" nesse canal, que vai do chacra coronário ao chacra básico.

8.9 Aura Humana

A aura humana é uma emanação sutil e magnética produzida por forças etéreas. Todos os corpos possuem esse campo magnético, que se irradia como os raios solares emanam do sol. A aura, embora ignorada pela maior parte das pessoas, é percebida e claramente reconhecida por indivíduos que se encontra em condições adequadas de sensibilidade, os chamados sensitivos.

> *"Não deixe crescer ervas daninhas no jardim do seu corpo."*
> Johnny De' Carli

Paracelso foi um dos primeiros estudiosos do Ocidente a divulgar a Teoria do Campo Astral. Pesquisas científicas provam que todos os corpos, animados ou inanimados, emitem uma radiação sutil. Essa emanação recebeu vários nomes. É o magnetismo de Mesmer, o fluido elétrico de Jussieu, as chamas odílicas de Reichenbach, a sensibilidade exteriorizada de Rochas, os raios vitais do Dr. Baraduc. Os russos denominaram as emanações energéticas de bioplasma.

A famosa câmera Kirlian, que fotografa a aura, assim chamada em homenagem a seu inventor (Samyon Davidovich Kirlian) foi reconhecida pela Academia de Ciências Médicas de Moscou. Hoje as técnicas fotográficas foram modernizadas e a fotografia da aura (bioeletrografia) pode ser feita nas principais cidades do mundo. O que vemos é a representação do momento preciso em que foi feita a foto, pois a aura muda constantemente de tamanho e de cor, numa estreita relação com a saúde física, emocional, mental e espiritual. Daí ser importante não extrair conclusões e diagnósticos a partir de uma única fotografia. O resultado é simplesmente a confirmação de algo que o olho humano, em geral, não está preparado para perceber.

A aura, extensão sutil da personalidade, tanto pode produzir quanto receber impressões. Graças a ela estabelecemos conexões sensoriais, energéticas, muito diferentes dos contatos físicos. Sentimos atração ou repulsão instintiva, dependendo do caso, aparentemente sem razão de ser. Atração e repulsão, no entanto, revelam uma harmonia ou uma desarmonia intrínseca entre as auras. De nenhuma outra maneira podemos explicar a atração ou repulsa que sentimos tão frequentemente quando encontramos certas pessoas pela primeira vez. É a ação invisível da aura que nos persuade.

"A energia atrai energias da mesma qualidade."

Johnny De' Carli

O Dr. Walter J. Kilner, em Londres, especialista em medicina elétrica, por meio de um cristal, que passou a ser denominado tela Kilner, observou o fato curioso de que uma forte aura positiva reage em presença de uma fraca de tipo negativo, da mesma forma que uma pilha perde sua carga quando ligada a outras pilhas descarregadas. A aura fraca ou depauperada, sinal de vitalidade reduzida, atua como uma esponja psíquica ou vampiro sobre as que a rodeiam, absorvendo suas energias.

A aura varia de muitas maneiras. Sua área e extensão dependem do desenvolvimento. Em indivíduos primitivos, essas forças interiores são naturalmente rústicas e rudimentares, enquanto entre pessoas altamente evoluídas observa-se o contrário. A composição ou textura da aura varia – o violento e o requintado, o sensível e o insensível, o colérico e o tranquilo – de acordo com a disposição e o caráter de cada um. Outro elemento que atua sobre a complexidade e diversidade da aura são as emoções, as paixões e os sentimentos, que possuem características próprias às irradiações áuricas. É evidente, portanto, que nosso caráter verdadeiro está projetado na aura. Nela está o que somos, intrinsecamente, e não o que parecemos.

No sentido vital, todo indivíduo cria sua própria atmosfera magnética, revelando infalivelmente o temperamento, a disposição e o estado de saúde. A aura é um guia infalível do estado de saúde do indivíduo. Nos sadios, os raios vitais expandem-se na atmosfera áurica dotada de um brilho intenso e cristalino; nos indivíduos doentes as cores são apagadas e sombrias, enquanto as doenças mais graves são indicadas por manchas opacas sobre as partes afetadas. A aura apresenta as causas de nossas enfermidades. Tudo na natureza produz sua própria aura. As comprovações efetuadas mostram que tudo o que ocorre no corpo físico, primeiro ocorre no plano sutil. Em consequência, é bastante lógico

> *"Nós criamos a realidade que atraímos para a nossa vida a todo o instante."*
>
> Johnny De' Carli

intervir preventivamente no corpo áurico pelo Método Reiki ou por outras técnicas de terapias vibracionais. Se a doença se apoderou do corpo físico, é conveniente fazer duas intervenções simultâneas: a intervenção no corpo físico, com a medicina convencional, e a intervenção no corpo sutil, com a energia Reiki, a fim de eliminar a causa.

Quase todos os pesquisadores estão de acordo sobre a existência de vários extratos de campo áurico. Obviamente o comprimento dos distintos extratos não é fixo e varia no mesmo indivíduo em razão do seu momento. Se uma pessoa se encontra em estado de profunda meditação, a aura se apresenta muito mais extensa e as cores são vivas e brilhantes. A quantidade de camadas áuricas descobertas e vistas pelos pesquisadores e videntes através dos anos, varia entre três e mais de sete. Ultimamente parece bastante provável a existência de sete camadas áuricas. Cada um dos extratos da aura é distinto. Os campos ímpares têm uma estrutura mais definida, enquanto os pares se mostram menos estruturados, quase fluídicos, em constante movimento. Todos os extratos áuricos invadem, sucessivamente, os extratos inferiores. O sétimo penetra todos os campos, até o corpo físico. O sexto invade os cinco inferiores e também o físico, até chegar ao primeiro extrato, que é o mais próximo do corpo físico. Cada extrato do campo da aura relaciona-se com os sete principais chacras e glândulas do sistema endócrino, sendo as três primeiras camadas associadas à energia do mundo físico, metabolizando-as. O quarto extrato é um transformador, interligando camadas áuricas e campos energéticos. As três camadas áuricas superiores metabolizam as energias relacionadas com o mundo espiritual. A cada extrato do campo da aura foi dado um nome, que varia segundo o pesquisador. Geralmente reflete sua função.

"As coisas mais maravilhosas neste planeta não podem ser vistas; só podem ser percebidas na sutileza do coração."

Johnny De' Carli

8.10 Campos Áuricos

a) Corpo etérico (0,5 a 5 cm) – Também chamado de corpo ectoplasmático, bioplasmático ou duplo etérico. Interpenetra o corpo físico e é, na realidade, parte dele. Vitaliza e sustenta o corpo físico até a morte. Contém energia dos tecidos, glândula e órgãos. Expande-se ou retrai-se de acordo com o funcionamento desses;

b) Corpo emocional (2,5 a 7,5 cm) – Interpenetrando o corpo etérico encontra o corpo emocional, o veículo das emoções, desejos e paixões. São especialmente as irradiações brilhantes e mutáveis desse corpo, constituído de nuvens coloridas, em contínuo movimento e de aparência oval, que os videntes descrevem quando observam a aura;

c) Corpo mental (7,5 a 20 cm) – Veículo do pensamento tem uma estrutura mais sutil e menos definida. Contêm nossos processos mentais, nossas ideias e geralmente aparece aos videntes na forma de uma auréola dourada. Quando em desequilíbrio, é translúcido com emanações douradas, como bolhas;

d) Corpo astral (15 a 30 cm) – Composto por nuvens multicoloridas advindas das percepções e emoções extrassensoriais.

e) Corpo etérico padrão (45 a 60 cm) – Campo de energia estruturada sobre o qual cresce o corpo físico;

f) Corpo celestial (70 a 90 cm) – É o nível emocional do plano superior por meio do qual experimentamos o êxtase espiritual. É o plano de identificação com Deus, composto por pontos de luz;

g) Corpo causal (75 a 100 cm) – Contém as impressões de vivências passadas. É o nível mais forte e elástico do campo áurico. Contém a corrente principal de força que se desloca ao longo da espinha.

> *"Você tem sempre aquilo que cria e você está sempre criando."*
> Johnny De' Carli

Obs.: Nas três últimas camadas, em alguns indivíduos do tipo devoto, místico e generoso, a aura é muito pronunciada e bela, enquanto em indivíduos do tipo animal não há vestígios dela.

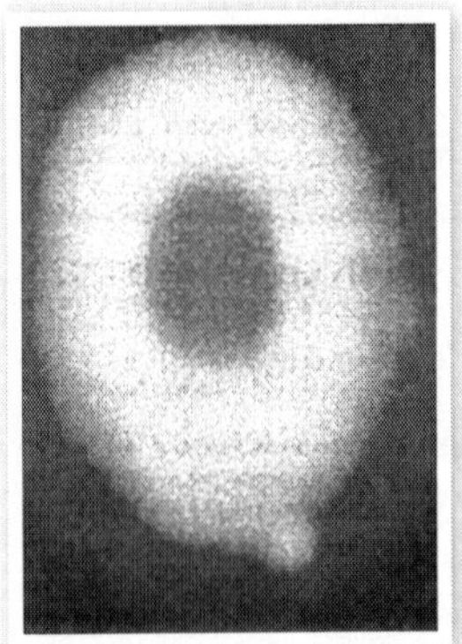

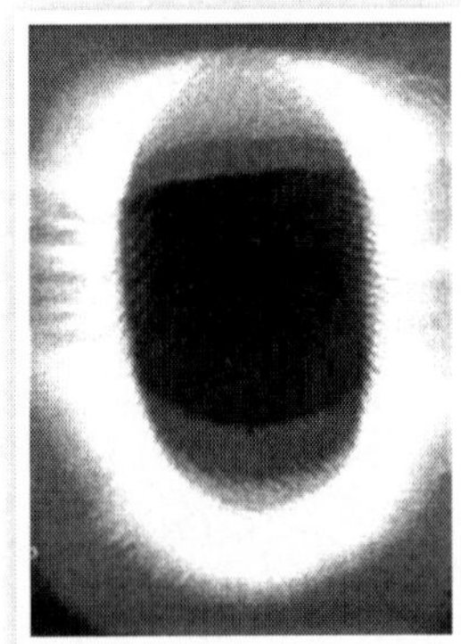

Fotos Kirlian (Bioeletrografias) do dedo indicador da mão direita:
Esquerda: Johnny De' Carli
Direita: Leo G. Venzon

"As crianças estão ligadas a Deus pela pureza de seus corações."
Johnny De' Carli

CAPÍTULO 9

MEDITAÇÃO E REIKI

Devemos acostumar-nos à ideia de que existe um Ser Superior tomando conta de nossa existência. Enquanto nas orações você procura falar com o Criador, na meditação deve procurar colocar-se num estado receptivo para ouvi-Lo. A verdadeira meditação é uma sintonização cósmica, uma afinação do receptor humano com o Emissor Divino. Os orientais estão mais acostumados a uma postura contemplativa e têm praticado a meditação desde o início dos tempos. Assim, conquistaram maior capacidade de introspecção.

A definição mais comum encontrada para a meditação é o cessar dos pensamentos. Consistem na ausência de qualquer atividade de pensamentos, desejos e emoções, sobretudo de mágoas e ressentimentos. Meditar é estar 0% pensante e 100% consciente. Meditar é deixar de ser ego pensante para poder ser Cosmo pensando. Você esvazia o seu ego de todos os obstáculos que o ligam à Fonte. Muito simples de falar, mas extremamente difícil de alcançar. A meditação é a única maneira de transcender a si mesmo.

Meditação não é o mesmo que concentração. A concentração cansa, deixa-nos exaustos. A meditação não cansa. Se a praticarmos o dia todo, não ficamos fatigados. Ela não é um esforço. Nada forçado é natural.

> *"Na oração, fala-se com Deus; na meditação, ouve-se Deus."*
> JOHNNY DE' CARLI

Os problemas são criados na mente, por isso a meditação é um mecanismo para acalmar e neutralizá-la.

O simples fato de os orientais continuarem a meditar, diariamente, por meses e anos, é a melhor prova de sua eficácia. A eficiência da meditação se revela numa gradativa mudança de atitude, fundamental em face de todas as ocorrências de vida. Quem medita corretamente adquire perfeito autoconhecimento, que se revela em auto realização. A meditação dá ao ser humano segurança e serenidade em todas as circunstâncias da vida, paz e felicidade permanente. Somente conservando o equilíbrio e a felicidade somos capazes de proporcionar condições para que as pessoas também sejam mais equilibradas e felizes. Na meditação, o corpo inteiro muda, sua química muda, o sistema imunológico se fortalece, os hormônios se equilibram. A meditação é um santo remédio. Mente sã, corpo são.

9.1 Meditação *Gassho*

Gassho significa: duas mãos se juntando, unidas ou em prece. A pronúncia correta é "gáshô". Era ensinada pelo Mestre Usui no *Shoden* (Nível 1 do Método Reiki). A Meditação *Gassho* é um tipo de centramento. Segundo as orientações do Mestre Usui, é a primeira coisa que devemos fazer antes de aplicarmos energia Reiki. É a primeira etapa de um tratamento com o Método Reiki. Esvaziar-se para receber é a condição primeira. Esse esvaziamento vai ajudar para a sintonia com um estado mais apropriado antes da aplicação de energia Reiki e no seu dia-a-dia.

O Mestre Usui pregava que o melhor preparativo para o amanhã é o uso certo do hoje. Ele utilizava diariamente a Meditação *Gassho*. Consta em seu Memorial que ele orientava seus alunos a praticá-la, individualmente ou em grupo, da seguinte forma: *"de manhã e à noite, sente-se na*

> *"Cultive o hábito da meditação e descobrirá tesouros escondidos."*
> Johnny De' Carli

posição Gassho e repita essas palavras (os Cinco Princípios do Reiki) *em voz alta e no seu coração*". Conforme cita o Memorial, é possível meditar sozinho, embora na meditação em grupo a energia envolvida seja mais poderosa. A Meditação *Gassho*, no entanto, é uma experiência individual. Logo, deve ser ignorada a presença de outras pessoas ao redor.

Escolha, de preferência, um mesmo local e horário para meditar. Nosso corpo e nossa mente têm um relógio biológico. Sentimos fome próximo ao horário que costumamos nos alimentar. Você passará a sentir fome de meditar no horário de costume. Conforme as orientações do Mestre Usui, a melhor hora de realizar a Meditação *Gassho* é logo cedo, imediatamente após acordar. Quando a Terra está acordando, existe uma energia despertadora. Muitas religiões pregam que devemos orar pela manhã bem cedo, porque o nascer do sol irradia todas as energias da existência. Devemos aproveitar esta oportunidade. Quando saímos do sono, estamos também mais receptivos. O processo será muito mais profundo. Quando levantamos, ainda não teremos recebido os impulsos externos e nem começado a nos envolver totalmente pelos pensamentos. Estamos menos em nossa mente. O segundo melhor momento para realizar essa meditação é à noite, quando vamos nos recolher, para que tenhamos uma boa qualidade restauradora de sono. Nada melhor que uma boa noite de sono para restaurar as energias. Dormindo bem, no dia seguinte estamos melhores, com mais equilíbrio e aptos a realizar uma melhor produção em nossas atividades. O cansaço natural do dia pode também nos auxiliar à noite, no objetivo de silenciarmos nossa mente. Procure encontrar o seu momento. Aprenda a conviver consigo mesmo.

A meditação promove um aumento na percepção de estímulos externos, fazendo com que a pessoa se assuste com muita facilidade. Isso pode provocar tensão e deve ser evitado. Os templos, igrejas e mesquitas

"É necessário que as pessoas criem dentro de si esta atmosfera permanente de meditação e oração, vivendo nesse ambiente, como quem vive em plena luz do Sol."

Johnny De' Carli

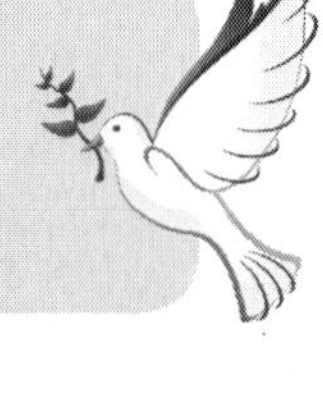

foram criados para que as pessoas pudessem ter um local específico para oração e meditação. É bom procurar meditar num local privado, reservado, alimentado com energias naturais (terra, água, fogo e ar), quieto, sem portas batendo, com a temperatura agradável e confortável, sempre que seja possível. É aconselhável desligar o telefone, retirando do local crianças e animais barulhentos, trancando a porta e colocando avisos externos de não perturbe. As pessoas modernas perderam o prazer do silêncio.

A música auxilia o relaxamento. Ela deve ser contínua e sem mudança súbita de ritmo. É bom evitar um toca-fitas que faça ruído excessivamente alto ao chegar ao final da fita-cassete. Esse fato pode gerar perturbação, principalmente se a música tiver contribuído para um estado de profundo relaxamento. Tudo ajuda a criar um clima favorável. A luz reduzida, um incenso queimando, uma postura adequada, uma roupa confortável são cuidados aconselháveis. É melhor também estar de estômago vazio.

Para realizar a técnica *Gassho*, procure sentar-se o mais ereto possível. Manter as costas eretas, além de ser menos cansativo, permite que a energia flua melhor. Caso prefira, pode realizar essa prática de pé. Muitos conseguem meditar deitados, mas a maioria tende a adormecer. Encontre a posição mais confortável. Se não estiver em uma posição confortável, terá mais dificuldade para relaxar. É bom apoiar as costas e relaxar os ombros. Para ajudar o processo, é bom fechar os olhos, respirar profundamente três vezes e, depois, manter as mãos relaxadas e unidas em frente ao peito ou à garganta, com os dedos direcionados para cima. Nessa posição, entra-se automaticamente em estado meditativo. É fundamental focalizar a atenção no ponto onde os dedos médios se tocam. A concentração no toque dos dedos médios ajudará a manter o tônus da Meditação Gas*sho*, sem grandes devaneios. Durante a meditação, não se deve pensar, analisar ou discorrer

"A boa música é o som do Universo."
Johnny De' Carli

mentalmente sobre algum assunto. Ao longo da Meditação *Gassho*, se sentir que a mente se desconcentra com o surgimento de pensamentos, o que é muito natural, principalmente nos iniciantes, não perca a tranquilidade, mas procure esquecer tudo e se colocar numa atitude de aceitação e paciência. Até meditando a impaciência sempre nos faz perder as melhores coisas. Toda vez que se força o não pensar, os pensamentos se intensificam. Assim, o ideal é simplesmente observar os pensamentos e eles irão embora. Quando você diz: "não quero pensar nisso", você na verdade alimenta os pensamentos e eles permanecem. Uma técnica que pode facilitar é voltar sempre à atenção para o mesmo ponto, neste caso, onde os dedos médios se encontram.

Durante a meditação, é possível ter sensações como calor nas mãos ou na coluna. O objetivo da técnica, no entanto, não é o de prestar atenção às sensações, mas simplesmente concentrar-se no todo, no vazio. O tempo médio para esta meditação é de 15 a 30 minutos. Será possível estabelecer o tempo ideal de meditação à medida que a técnica for utilizada. Ao final da meditação, quando sentir um bom nível de tranquilidade mental, repita pausadamente, refletindo sobre suas palavras, significados e mensagens, os Cinco Princípios do Reiki, ministrados pelo Mestre Usui como instrução máxima *(GOKAI)*:

1. Não se zangue;
2. Não se preocupe;
3. Expresse sua gratidão;
4. Seja aplicado e honesto em seu trabalho;
5. Seja gentil com os outros.

É bom repetir os Princípios logo após a meditação, porque a meditação pode nos ajudar a descondicionar hábitos que precisam ser modificados.

"Crie condições à sua volta para que o ambiente retribua, com alegria, seus esforços por um mundo melhor."
Johnny De' Carli

Lembre-se de que toda palavra tem um efeito. Ao término dessa meditação, respire pausada e profundamente e depois abra lentamente os olhos.

Devemos entender o ser humano como um sistema energético, no qual a energia Reiki flui através dos chacras. Cada um dos cinco dedos está afeto e têm condições de canalizar, pelos pequenos chacras das extremidades, energias equitativas aos cinco elementos da natureza: o polegar está afeto ao elemento fogo (chacra do plexo-solar); o indicador, ao elemento ar (chacra cardíaco); o médio, ao elemento éter (chacra frontal, responsável pela intuição); o anular, ao elemento terra (chacra básico) e o mínimo, ao elemento água (chacra umbilical). Segundo as orientações do Mestre Mikao Usui, na Meditação *Gassho* é preciso concentrar a atenção no ponto onde os dedos médios se tocam para ativar a intuição através do chacra frontal, que está ligado ao elemento éter. A razão de manter as mãos junto ao chacra laríngeo é a de que este representa o início da comunicação com o mundo espiritual, responsável pelos *insights* do reikiano ao longo de uma sessão. Quem preferir realizar a técnica com as mãos à altura do chacra cardíaco deve entender a importância desse chacra. Grosso modo, é possível comparar o reikiano a uma mangueira de jardim que, em vez de água, transmite energia de amor (chacra cardíaco). Se tencionarmos a mangueira, a água não fluirá à vontade. Do mesmo modo, ativando o ego, saímos da condição de centramento ou amor incondicional, bloqueando o fluxo de energia Reiki. Pensamentos negativos, emoções inferiores e má respiração prejudicam o canal aberto pelos Mestres de Reiki por ocasião da sintonização. Ativando o chacra cardíaco, transformamos facilmente energias emocionais inferiores em energias com alto poder construtivo. Por isso, alguns reikianos conseguem resultados mais rápidos, por trabalharem com amor. Quanto mais aberto estiver esse chacra, maior a capacidade de amar incondicionalmente

"Estamos onde colocamos nossa atenção."
Johnny De' Carli

e alcançar a Unicidade. Quem faz as coisas com amor, às faz melhor. O chacra cardíaco, além de ser o mais sagrado, é o mais significativo no Método Reiki. Antes de saírem pelas mãos, as energias passam por um processo de transformação ou adensamento nesse chacra para, então, serem usadas pelo receptor. Diríamos que o chacra cardíaco é a "fábrica" da energia Reiki. A energia proveniente desse importante chacra é a mais branda e confortadora que conhecemos. O chacra cardíaco é o centro de equilíbrio dos sete principais chacras de nosso corpo. Ele processa as energias superiores que descem a partir dos três chacras situados acima dele, e a energia que sobe também precisa ser devidamente refinada e processada antes de atingir o chacra coronário. É muito importante para quem trabalha com a energia Reiki estar centrado no chacra cardíaco. Quando meditamos e relaxamos, comunicamo-nos com a energia do chacra cardíaco. Poderemos ampliar sensivelmente nossa compreensão a respeito das pessoas a nossa volta e da nossa própria existência. A maior viagem é o autoconhecimento. O ato de centrar-se com a Meditação *Gassho* não requer esforço físico, mas de consciência. É um esforço sem esforço. Meditar é entrar no coração, entrar no chacra cardíaco. Quando entramos no coração, o amor surge. Reiki é amor. O amor sempre segue a meditação e vice-versa. Ambos acontecem juntos. É um só tipo de energia. Por isso, meditar torna-se muito mais difícil para as pessoas que nunca amaram. É preciso resgatar o que realmente somos: uma centelha de amor. Precisamos galgar a mais alta realidade espiritual que se conhece, restabelecer a conexão com o Amor Universal e renunciar ao ego, libertando os desejos egoístas para atingir um estado de Unicidade e de quietude interiores. O chacra cardíaco é um ponto de referência estável, no qual é possível sentir uma verdadeira integração, propiciando a unificação, uma melhor consciência e um estado tranquilo de alerta sobre o que é

> *"Se a pessoa está centrada,*
> *estará habilitada a enfrentar qualquer situação difícil."*
> Johnny De' Carli

necessário fazer ou como atuar. Quanto maior a consciência, menor o egoísmo. Enquanto houver egoísmo, haverá sofrimento.

Reikiano, a felicidade não está em viver muito, mas em viver bem. Viver é mais do que puramente satisfazer as necessidades básicas. Todas as fórmulas para a vida feliz repousam em um ideal superior. Reserve uns minutos por dia para oração e meditação. Se você se sente orientado por seu coração, o melhor caminho é o da oração. Se for orientado pelo intelecto, a meditação será seu melhor caminho. A meditação é um desses presentes que a Nova Era trouxe para o Ocidente. Cultive o hábito da Meditação *Gassho* e você descobrirá tesouros escondidos. Silencie-se.

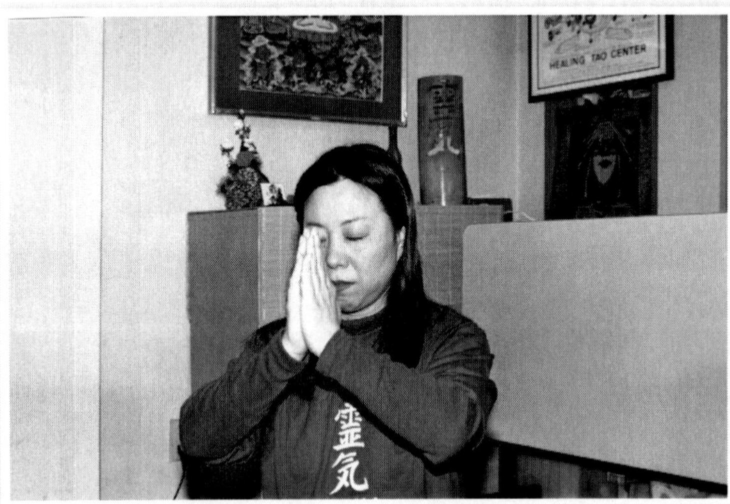

A Mestre do Reiki de Tóquio Noriko Ogawa demonstra a postura correta para a Meditação Gassho.

"Seu pensamento é a sua oração natural."
Johnny De' Carli

CAPÍTULO 10

REIKI E ORAÇÃO

O Mestre Mikao Usui recomendava e utilizava a oração, denominava a técnica de *Reiji- Ho*. ***Reiji*** significa indicação do espírito ou intuição e ***Ho*** significa técnica. A técnica ***Reiji*** representa a segunda etapa de um tratamento com o Método Reiki. É indicada para a preparação antes de uma aplicação de energia Reiki e nada mais é do que uma oração sincera. A pronúncia correta é *"leidjirrô"*. Era ensinada pelo Mestre Usui no *Shoden* (Nível 1 do Método Reiki).

A oração é a maneira pela qual o ser humano entra em contato com seu Criador e conversa com Ele, isto é, com o Pai que habita o seu secreto, como ensinou Jesus. Podemos igualmente defini-la como uma elevação da alma até Deus ou como um ato de amor, de adoração, de reconhecimento, de glorificação e de gratidão Àquele a quem tudo devemos, a quem devemos esta maravilha que se chama vida. São formas de nos aproximarmos de Deus. Quanto mais orarmos, tanto mais sentiremos a Sua presença. A verdadeira oração é a mais perfeita integração da criatura com o Criador, do vivente com a própria vida, do ser humano com Deus.

A oração sempre existiu na Terra. Desde a mais remota Antiguidade, as pessoas sentem necessidade de se comunicar com seu Criador.

"É pela oração que o ser humano vai até Deus
e que Deus entra nele."
JOHNNY DE' CARLI

Orar é considerado por alguns como um hábito que caiu em desuso. Entretanto, as pessoas continuam orando, agora mais do que nunca. Não devemos considerar a oração como um ato praticado apenas pelos fracos de espírito. A matéria-prima de todas as religiões é a oração (feita com fé). Todos os cultos sérios advogam a prece.

Em cada povo existe uma forma peculiar de entender Deus e conectar-se com Ele. Ninguém pode, no entanto, conhecer Deus antes que tenha conhecido a si mesmo. Eis o grande problema existencial do ser humano. Não existe nada mais próximo, nem mais distante, nem mais oculto e universal do que Deus. Ele é como o vento que passa. Sentimo-Lo por toda a parte e não O vemos em nenhum lugar. O pensamento e a palavra são impotentes para descrevê-Lo. Deus não está fora do mundo, não está sentado por detrás do Universo, assim como um motorista está sentado atrás do volante de um veículo que dirige. Deus está na natureza, dentro de cada passarinho, dentro de cada pedra, planta, inseto, animal, pessoa ou anjo, assim como a Vida está dentro de cada ser vivo.

Santo Agostinho dizia: *"No íntimo do ser humano existe Deus"*, já o *Novo Testamento* fala que *"O reino de Deus está dentro de nós"* (Lucas 17, 21). Desse modo vínhamos sendo informados de que Deus, nosso Criador, colocou em nosso espírito toda força e capacidade de que necessitamos para uma vida construtiva. Cumpre-nos ativá-las em nós mesmos e desenvolvê-las. A Fonte inesgotável está dentro de nós. Todos somos um pedacinho de Luz da mesma Fonte.

Masaharu Taniguchi (1893-1985), filósofo, escritor e professor, nascido em Karasuhara no Japão, foi o fundador do Movimento Seicho-No-Ie, que se expandiu por todo o mundo. Escreveu mais de 400 livros. Recebeu, nos EUA, o título de doutor em filosofia pelo Religious Sciences Institute. Em São Paulo, no ano de 1980, recebeu o grau máximo da Grã-Cruz,

> *"A existência de Deus é mais certa do que o mais certo teorema da geometria."*
> Johnny De' Carli

Comenda da Ordem do Ipiranga. Taniguchi escreveu: "*Hoje, como amanhã, o espírito de Deus está eternamente dentro de você, orientando-o e vivificando-o. A paz espiritual é alcançada pelo sentimento de união com Deus*". Disse ainda: "*Não há fisionomia mais bela do que aquela que está em comunhão com Deus, através da prece*".

Ninguém fala tão constantemente em Deus como os que insistem em que Deus não existe. O responsável pelo eficaz sistema Osho-Neo-Reiki, Mestre Osho, disse: "*Não pergunte se Deus existe; pergunte se você existe*". Tudo na vida manifesta é relativo, só Deus é absoluto. Cerca de 95% da população mundial crê em Deus e o planeta está do jeito que está. Crer em Deus não é o mesmo que achá-Lo.

Huberto Rohden (1893-1981), filósofo, escritor de 65 obras, professor de filosofia universal e religiões comparadas na American University, de Washington, d.C., USA, dizia: "*O ser humano não pode encontrar Deus. O finito não pode encontrar o Infinito, mas pode tornar-se encontrável por Deus, pela oração ou meditação*". Quanto mais nos aproximamos de Deus, mais semelhantes a Ele ficamos. Quando a oração começa a chegar a nosso ser, espontaneamente, é sinal de que Deus está chegando. Ligando-nos a Deus, nos ligamos em todo Bem. As pessoas mais harmoniosas e mais felizes são as que estão mais perto de Deus.

Sabemos com segurança que a oração produz benefícios e resultados palpáveis. Os efeitos da oração não são uma ilusão. São os efeitos terapêuticos da oração que, em todas as épocas, têm despertado a atenção das pessoas. A oração tem uma força incomensurável. Por vezes, um efeito que podemos denominar explosivo. É o encontro do finito com o Infinito. Como a prece atinge o Infinito, a manifestação da energia alcança força infinita. É importante que se saiba estar tratando com a maior e mais poderosa força do mundo, que o indivíduo tem à sua disposição para

> "*Uma pessoa sem Deus é como uma lâmpada apagada.*"
> Johnny De' Carli

resolver seus problemas pessoais. É a soma do poder mental, do poder da fé e do poder de Deus na criatura humana. A prece é um grande e eficaz instrumento para o reikiano que busca elevar, dinamizar, movimentar e reorganizar suas energias íntimas.

Dr. Alexis Carrel (1873-1944), fisiólogo e cirurgião francês, nascido em Lyon, que pertenceu ao quadro de médicos e cirurgiões do Instituto Rockefeller de Pesquisas Médicas, em Nova York, foi o precursor dos estudos e experimentos sobre intervenções e suturas realizadas em vasos sanguíneos. Em 1912, recebeu o prêmio Nobel de fisiologia e medicina por sua contribuição no campo da cirurgia dos vasos sanguíneos. O Dr. Carrel, num artigo publicado no *Reader's Digest*, em 1941, afirmou: *"A oração é a forma de energia mais poderosa que se pode gerar. O ser humano tem tanta necessidade de oração como o corpo de água e oxigênio"*. Carrel, em seu trabalho, disse ainda que essa energia atua de maneira verificável na mente e no corpo de uma pessoa, produzindo, por exemplo, vigor mental e vitalidade física. É notável como a oração restabelece o funcionamento harmonioso do corpo e da alma.

A prece também é um ótimo e útil recurso terapêutico, proporciona mais paz e alívio para nosso corpo físico. Quando a oração é habitual e verdadeiramente fervorosa, a sua influência torna-se mais manifesta e podemos compará-la à de uma glândula de secreção interna, como, por exemplo, a tireoide ou a suprarrenal. Peritos em saúde e bem-estar do corpo muitas vezes utilizam as orações em sua terapêutica. Ainda hoje, nos meios em que se reza, é comum ouvir-se falar de curas obtidas graças às súplicas dirigidas a Deus. Diz a *Bíblia Sagrada*: *"O que não é possível com o ser humano é possível com Deus"*.

A Repartição Médica de Lourdes tem prestado um grande serviço à ciência, demonstrando a realidade dessas curas. Há doentes que têm sido

"Priorize a oração; oração é poder."
Johnny De' Carli

curados quase instantaneamente de afecções, tais como o lúpus facial, cancro, infecções renais, tuberculose pulmonar, tuberculose óssea, tuberculose peritoneal, entre outras. O fenômeno produz-se quase sempre da mesma maneira: uma grande dor e, em seguida, a percepção de se estar recuperado. Algumas vezes, em alguns segundos ou, quando muito, em algumas horas, os sintomas desaparecem e as lesões orgânicas cicatrizam. O milagre é caracterizado por uma extrema aceleração dos processos normais de cura. Para que estes fenômenos se produzam, não há necessidade de que o doente ore, pois têm sido curadas em Lourdes criancinhas que ainda não falavam e até pessoas descrentes. Alguém, porém, orava perto delas. É assim que acontece aquilo que denominamos milagre, isto é, a manifestação do mundo espiritual no mundo material da natureza. Dia virá em que o chamado milagre passará a ser compreendido como parte integrante da ciência e da vida normal das pessoas, assim como, em nossos dias, a eletricidade, o magnetismo, a energia nuclear e outras forças outrora misteriosas e hoje conhecidas fazem parte da vida do ser humano moderno. O livro dos *Atos dos Apóstolos* narra muitos milagres realizados pelos discípulos de Jesus.

Em toda parte, veem-se pessoas ativas percebendo que, com a adoção da prece, estão se sentindo em melhores condições físicas, trabalham, agem, dormem e vivem melhores. Saúde quer dizer integração do indivíduo no Todo. Doença é integração deficiente do indivíduo no Todo. Jesus nunca esteve doente, porque conhecia essas leis e vivia em perfeita harmonia com elas. Conhecedor dessa verdade, disse Jesus: *"É necessário orar sempre, nunca deixar de orar"*.

A sua mente consciente, da qual você tira informações, é muito limitada, de pequeno alcance, mas a mente subconsciente tem alcance total, é ilimitada. As ideias acham-se presentes em nosso subconsciente e,

"Faça sua parte, deixando, nas mãos de Deus, apenas aquilo que não é capaz de fazer."
Johnny De' Carli

quando liberadas, podem conduzir-nos ao êxito de qualquer projeto, se devidamente amparadas. Uma das funções importantes da oração é o estímulo que ela dá às ideias, tornando-as criadoras. Você poderá receber uma orientação para a solução de seus problemas, se permitir que a oração penetre em seu subconsciente, que é a sede das forças que determinam as atitudes de fazer com que suas reações se mantenham corretas e sadias. Todo problema pode ser minimizado ou solucionado de modo acertado, se fizermos orações. Platão disse uma grande verdade quando pregou: *"O que o ser humano pode fazer de melhor para a felicidade de sua vida é pôr-se em relação contínua com Deus por meio de súplicas e orações. Todas as pessoas deveriam, no início de suas tarefas, invocarem o auxílio de Deus"*. A Sabedoria Infinita que existe no âmago do seu ser sempre saberá como conduzi-lo ao caminho certo para a melhor forma de ajudar seu receptor de energia Reiki. Esta concepção parte da verdade de que Deus sempre é a resposta da sua oração. A resposta aos nossos pedidos é dada usualmente de uma forma lenta, insensível e quase inaudível. Muitas vezes, os próprios resultados materiais da oração são obscuros, pois se confundem geralmente com outros fenômenos.

Num artigo publicado no *Southern Medical Journal*, em julho de 1988, uma pesquisa convenceu a comunidade científica mais incrédula. O médico cardiologista Randolph Byrd usou um computador para dividir aleatoriamente um grupo de 393 pacientes com problemas coronários, internados no Hospital Geral de São Francisco. O primeiro grupo, composto de 192 pacientes, recebeu oração todos os dias de pessoas de várias crenças religiosas. O segundo grupo, composto por 201 pacientes, não recebeu nenhum tipo de oração. Ninguém ligado ao estudo, incluindo os próprios pacientes, médicos e enfermeiras, sabia quem estava recebendo oração e quem não estava. As pessoas que

> *"Reserve uns minutos por dia para oração e meditação."*
> Johnny De' Carli

rezaram para o primeiro grupo receberam o primeiro nome de vários pacientes com a descrição da sua condição física. Isso significa que cada paciente teria de cinco a sete pessoas orando por ele, todos os dias, ao longo de dez meses. Passados os dez meses, o Dr. Byrd e sua equipe descobriram que o grupo que recebeu oração necessitou cinco vezes menos antibiótico e registrou três vezes menos possibilidade de desenvolver edema pulmonar (consequência do inadequado bombeamento cardíaco). Nenhum dos que receberam oração precisou de intubação, enquanto doze dos membros do segundo grupo necessitaram desse procedimento. Além disso, constataram que um número muito menor de pessoas do primeiro grupo morreu.

No Brasil, em três diferentes endereços, na cidade de São Paulo, o escritor, Mestre de Reiki e padre católico, Alfredo César da Veiga idealizou o projeto Clínica de Oração. São inúmeros os testemunhos. Você pode saber mais e solicitar orações à distância acessando:

www.clinicadeoracao.org.br/

A oração traz muito benefício à matéria. A Ciência prova hoje que a matéria é um aglomerado de energia concentrada ou condensada. O Dr. Masaru Emoto, pesquisador do Instituto Hado, no Japão, submeteu amostras de água a diferentes tipos de energias (orações, músicas, pensamentos etc.). Ao congelar essas amostras de água, as estruturas formadas no processo de cristalização mostraram configurações diferentes dependendo do tipo do estímulo utilizado, conforme se observa nas fotos seguintes. Provou-se cientificamente o efeito das orações na cristalização da água. O aumento da frequência vibratória conseguida pelo recurso da oração repercute no físico, garantindo uma maior harmonia dos átomos formadores da água de nossas células, melhorando o funcionamento do corpo, principalmente do sistema nervoso e endócrino,

"Não espere o sofrimento para passar a crer na força da oração."
Johnny De' Carli

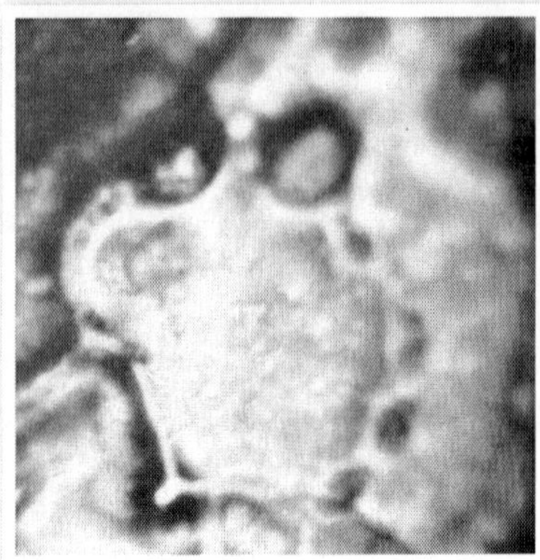

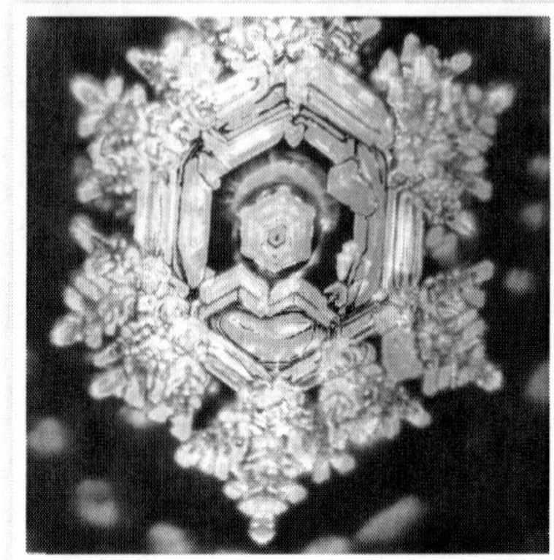

Acima, à esquerda, a cristalização de água poluída colhida em Jujiwara/Japão; à direita, a mesma água poluída após ser submetida a energia de oração em grupo. Abaixo, à esquerda,o cristal formado em água congelada após receber energia de amor, semelhante a do Método Reiki; à direita, cristalização da mesma água após ser submetida a palavras de agradecimento, conforme prega um dos Cinco Princípios do Reiki. (fotos do Dr. Masaru Emoto, Japão)

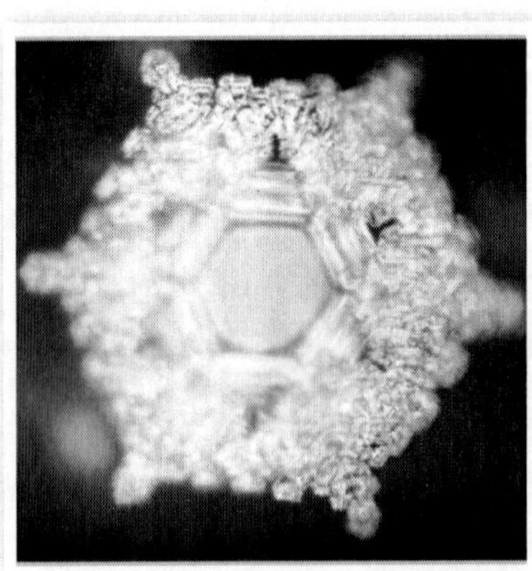

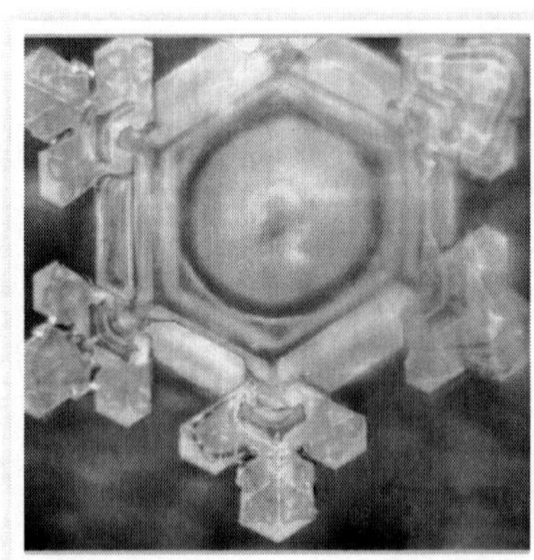

"Fé é acreditarmos no que não vemos,
a recompensa dessa fé é vermos aquilo que acreditamos."

Johnny De' Carli

principais responsáveis pela estabilidade orgânica. Vale lembrar que temos 70% de água na formação de nosso organismo. Principalmente no sistema nervoso, há uma quantidade grande de água.

Emocionalmente, a oração suaviza a angústia e alivia os sofrimentos, desafogando as pessoas nas horas difíceis e perturbadoras. A calma proveniente da oração é uma poderosa ajuda terapêutica. Muitos males podem resultar da falta de harmonia interior. A oração retempera as forças espirituais, dando a coragem e o otimismo necessários para enfrentar os grandes desafios. A oração dissipa a melancolia e afasta os pensamentos negativos, higienizando a mente. Chico Xavier dizia: *"A oração produz vibrações e pensamentos reconstrutivos"*. Se a oração alivia a mente, a mente alivia as emoções, o que, por sua vez, alivia o sistema nervoso.

Existe uma relação íntima entre corpo e alma, entre a parte material e a espiritual do ser humano. Muitas vezes, senão sempre, uma age sobre a outra: a saúde ou doença de uma afeta o bem-estar ou mal-estar de outra parte. Não se pode fazer com que uma pessoa tenha um corpo sadio enquanto ela não tiver um espírito são. Há em nosso espírito todos os recursos que precisamos para vivermos felizes.

Orar é um ato que se mostra indispensável para o nosso supremo desenvolvimento. Nenhum recurso é tão saudável e eficiente para manter o equilíbrio moral de nosso espírito quanto o hábito da oração, fazendo o reikiano religar-se a Deus. Ela nos abre para a Fonte Divina que existe dentro de nós. Ativa inesgotáveis fluidos divinos que têm uma única fonte original de emissão: Deus.

A oração, como o sentido do sagrado, é um fenômeno espiritual. Ela nos coloca em comunicação com a imensidade misteriosa do mundo espiritual. Através dos livros e das escrituras sagradas, as pessoas sabem que, desde os primórdios, entidades de Luz estão acompanhando

"Não só o corpo físico, o espírito também precisa alimentar-se."
Johnny De' Carli

a humanidade em seu desenvolvimento e aprimoramento. Estes seres trabalham para o Altíssimo com a única intenção de suavizar nossas difíceis provações. As pessoas têm chamado de anjos os seres que estão próximos do Divino e que têm oferecido ajuda à humanidade. O plano espiritual está cheio de anjos. Para os anjos, somos um misto de filhos e irmãos. Os anjos estão permanentemente ao lado de pessoas enfermas, em sofrimento, procurando aliviá-las. Aos anjos é negado o direito de interferir em nossas escolhas. Eles simplesmente nos incentivam a acertar, apontando caminhos que libertam. Representam uma Luz que nunca se contamina com as sombras. Vibram em uma sintonia adequada para contatar a humanidade, utilizando-se das mais variadas formas para se manifestarem. De acordo com o grau de compreensão dos que serão guiados, os ensinamentos são transmitidos por esses seres que também recebem o nome de mentores. Eles ensinam, ajudam e orientam quem lhes pede apoio e conselhos. Jamais irão nos aconselhar a seguir por caminhos egoístas. Os mentores espirituais atuam na matéria quintessenciada, formadora dos corpos emocional e mental. Muitos escutam vozes, outros recebem *insights*, desde que estejam receptivos. Quanto mais você se aprofunda na oração, mais liberto estará seu corpo e receptiva estará a sua mente. Quem pratica a prece exercita-se num treino que o põe em contato com mentores de alta hierarquia angelical pela melhoria de sua frequência vibratória espiritual. Isto favorece a intuição ao longo de uma sessão do Método Reiki, pelo melhor contato ou ajustamento da aura do reikiano com seres angelicais. É importante, no entanto, seguirmos as orientações que estejam de acordo com as nossas crenças e valores. Para isso usemos sempre o nosso bom senso.

Tem sido observado que sempre que se faz uma oração antes de uma sessão de Reiki, a recuperação se torna muito mais rápida.

> *"Os nossos mentores nunca nos abandonam;*
> *quem se afasta deles somos nós."*
> Johnny De' Carli

Oração é um alimento para o espírito, destina-se principalmente a permitir que o Poder Superior guie, por intuição, as mãos do reikiano para agir onde for necessário. Seria uma aplicação de energia Reiki com as mãos ligadas no piloto automático, deixando que elas guiem você na aplicação. Nossos braços são nossa extensão. Eles nos ligam a outras pessoas ou objetos, conduzindo a energia para as mãos, principais canais de distribuição da energia Reiki. Os chacras das mãos têm uma profunda ligação com o chacra cardíaco (ambos da cor rosa). As mãos tem facilidade de sentir, em função desta estreita ligação com o chacra do amor incondicional. A oração nos ensina que devemos fazer nossa parte e entregar a Deus o restante. Somos instrumentos de Deus. Com a oração, Deus se torna vivo em nosso coração e a partir daí todos os atos adquirem nova dimensão, lembrando mais uma vez que toda energia terapêutica é obrigatoriamente uma energia de amor. Cita o *Alcorão*: *"Oh, Deus misericordioso, Teu nome é nossa cura; Tua lembrança o nosso remédio"*.

Embora muitos reikianos nem sempre se apercebam dos efeitos benéficos da prática da oração, fazer uma prece antes de começar uma sessão da técnica Reiki cria, a sua volta, um escudo fluídico de energia de proteção. Deste modo, temos mais defesa contra as energias nociva inferiores, muitas vezes projetadas pela mente de outras pessoas mal intencionadas. É realmente forte quem se sente uno com Deus.

A oração, quando pura e sincera, sempre funciona como um excelente dissociador das formas-pensamento nocivas e indesejáveis, que aderem ao corpo mental de nossa aura, purificando a mente. A prece funciona como uma espécie de sentinela vigilante contra as influências espirituais inferiores, pois tranquiliza nossos instintos inferiores evitando explosões de raiva, ódio, ciúme, inveja etc., que poderiam criar formas-pensamento.

> *"Na oração você se dirige a Deus.*
> *Na intuição, Deus se dirige a você."*
> Johnny De' Carli

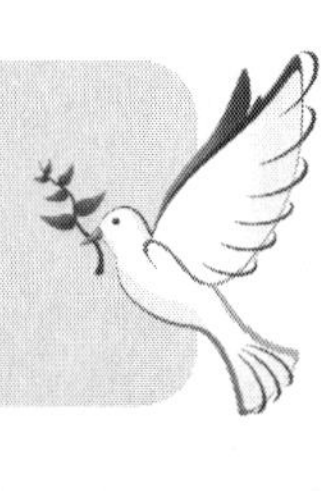

O líder indiano Gandhi dizia: *"Como o corpo que não se lava fica sujo, assim a alma sem oração fica impura"*.

Comprovando o que foi dito acima, a título de ilustração, realizamos uma experiência com a participação de alunos clarividentes. Em uma aluna do Método Reiki, católica, com o hábito de orar, fizemos checagem prévia, na qual constatamos que a sua aura estava na tonalidade laranja, com aproximadamente 12 centímetros de largura, na parte visível. Solicitamos a ela que realizasse uma prece e, para nossa surpresa, a aura triplicou de largura (aproximadamente 36 centímetros) e a tonalidade ficou lilás. Outra observação foi realizada em um aluno kardecista. Notamos preliminarmente uma aura com aproximadamente 28 centímetros, em tonalidade azul. Pedimos que projetasse, em oração, sentimentos de compaixão e amor incondicional. A aura tornou-se rósea e expandiu-se para 44 centímetros, aproximadamente. Uma terceira e última observação foi realizada em um aluno evangélico. Inicialmente o mesmo apresentava uma aura na coloração amarela com aproximadamente 55 centímetros de espessura e muitos bloqueios nos chacras. Pedimos que pensasse em Jesus, realizando preces e emitindo sentimentos compassivos. A aura tornou-se rósea, aumentando para 70 centímetros aproximadamente, embora os bloqueios permanecessem. Comprovamos que a prece além de proteger, também alimenta e que todas as religiões que pregam o amor são saudáveis e válidas terapeuticamente e não se chocam com a prática do Método Reiki. Pelo contrário, interagem com ela. O Mestre Osho dizia: *"Eu também sugiro a prece, mas que ela seja apenas um fenômeno de energia"*. Você ora porque precisa orar e não porque Deus precisa de sua oração.

Huberto Rohden dizia: *"O poder da oração não está em quem ora, mas sim no mundo espiritual com o qual ele se põe em contato através da fé"*. As forças espirituais são, por sua natureza, invisíveis. É energia e não matéria.

> *"A oração perfeita é aquela que vem de dentro para fora e não a que vai de fora para dentro. A verdadeira prece nasce no coração."*
>
> Johnny De' Carli

A força espiritual tem íntima afinidade com a Luz, é a maior das forças que a Ciência conhece segundo Einstein. É a realíssima realidade, a base e origem de todas as demais energias e matérias do Universo. Sabemos que visibilidade e realidade estão na razão inversa: quanto mais real uma coisa, menos visível ela é. A matéria é fartamente visível, mas é pouco real e, por isso, fraca. A energia é menos visível e, por isso, mais real e mais poderosa. A energia nuclear é, em si, totalmente imperceptível, mas todos sabem quão real e poderosa ela é.

Por muito estranho que isto possa parecer para algumas pessoas, devemos considerar como verdadeiras as palavras de Jesus, quando disse: *"Pedi e recebereis"* (João 16, 24), *"Crede firmemente que recebereis tudo quanto pedirdes na oração e ser-vos-á dado"* (Marcos 11, 24) e *"Tudo o que pedirdes com fé, na oração, alcançá-lo-eis"* (Mateus 21, 22). Por termos o livre arbítrio, é preciso pedir. A quem pouco pede, pouco se lhe dará.

O Pai-Nosso é uma oração muito poderosa. Através dela, nos conectamos com uma enorme força vibratória. Possui sete chaves capazes de ativar os sete principais chacras. A versão atual do Pai-Nosso derivou da que está escrita, em aramaico, numa pedra branca de mármore, em Jerusalém-Palestina, no Monte das Oliveiras. O aramaico era um idioma originário da Alta Mesopotâmia (séc. VI a.C.) e a língua usada pelos povos da região. Jesus sempre falava ao povo em idioma aramaico. A tradução direta do aramaico para o português nos mostra como esta oração é bela, profunda e verdadeira, condizente com o Mestre Jesus.

A oração é sempre seguida de um resultado, desde que seja feita em condições convenientes. A chave do sucesso da oração está em saber orar. O segredo da oração está em descobrir o processo que, de maneira mais eficaz, possa abrir o seu espírito para Deus. Este contato com Deus impregna a pessoa de paz, que passa a ser irradiada. A pessoa não tem

> *"A melhor oração é aquela que brota dos lábios e nasce no coração da pessoa que ora."*
> Johnny De' Carli

PAI-NOSSO

(TRADUZIDO DIRETO DO ARAMAICO)

"Pai-Mãe, respiração da Vida, Fonte do som, Ação sem palavras, Criador do Cosmos!

Faça sua Luz brilhar dentro de nós, entre nós e fora de nós para que possamos torná-la útil.

Ajude-nos a seguir nosso caminho, respirando apenas o sentimento que emana do Senhor. Nosso eu, no mesmo passo, possa estar com o Seu, para que caminhemos como reis e rainhas com todas as outras criaturas.

Que o Seu e o nosso desejo sejam um só, em toda a Luz, assim como em todas as formas, em toda existência individual, assim como em todas as comunidades.

Faça-nos sentir a alma da Terra dentro de nós, pois, assim, sentiremos a Sabedoria que existe em tudo.

Não permita que a superficialidade e a aparência das coisas do mundo nos iluda, e nos liberte de tudo aquilo que impede nosso crescimento.

Não nos deixe sermos tomados pelo esquecimento de que o Senhor é o Poder e a Glória do mundo, a Canção que se renova de tempos em tempos e que a tudo embeleza.

Possa o Seu amor ser o solo onde crescem nossas ações.

Que assim seja!"

"Ore com fé e gratidão.
Deus está no Céu da mente e não no céu da boca."

Johnny De' Carli

de ser religiosa para que a oração funcione. A eficácia da oração parece depender da sua qualidade, da sua intensidade e da sua frequência. Infelizmente, não há, hoje em dia, senão um número ínfimo de pessoas, inclusive reikianos, que sabem orar de uma maneira eficiente.

Não alimente pensamentos negativos em suas orações. Somente os pensamentos positivos dão resultados. Se você não retirar o mal mental, estará bloqueada a via de comunicação e de contato com o Deus interior. O ressentimento é a barreira número um da força espiritual. Só haverá prece verdadeira se você afastar de si o mal interior. Isto significa perdoar. Perdoar ensinou Jesus, é desligar o mal, é jogar para fora da mente todo o estado negativo mental. Perdoe os outros, vendo neles o Deus que habita o interior de cada um. Quem se dispõe a fazer uma prece tem de colocar inteiramente o coração no que faz. As preces não chegarão a Deus, se não passarem pelo coração. Só o coração consegue comunicar-se com Deus. O Mestre Jesus resumiu toda lei numa única palavra: amor. Amar, portanto, é a mais perfeita oração. Ore pelas pessoas com as quais não simpatiza e que tenham tratado você mal. Assim, você terá mais facilidade de harmonizar-se com seu receptor.

Conta uma velha lenda budista que, certa vez, uma mulher invocava centenas de vezes por dia o nome de Buda, sem jamais entender a essência de seus ensinamentos. Depois de dez anos, tudo que conseguiu foi aumentar sua amargura e seu desespero, acreditando que não era ouvida. Um monge budista percebeu o que estava acontecendo e, certa tarde, foi até sua casa: *"Sra Cheng, abra a porta!"* A mulher irritou-se e fez soar um sino, sinal de que estava rezando e não queria ser perturbada. O monge insistiu várias vezes: *"Sra Cheng, precisamos conversar! Venha até aqui fora um minutinho!"* Furiosa, ela abriu a porta com violência: *"Que tipo de monge é você, que não percebe que estou rezando?"* Respondeu o

> *"Procure sempre perdoar. O perdão é o alimento do convívio."*
> Johnny De' Carli

monge: *"Eu a chamei apenas quatro vezes e veja como a senhora ficou zangada. Imagine o que Buda deve estar sentindo, depois de ser chamado durante dez anos!"* E concluiu: *"Quando chamamos com a boca, mas não sentimos com o coração, nada acontecerá. Mude sua maneira de invocar Buda. Entenda o que Ele disse e não precisará de mais nada"*.

A prece torna-se ineficiente quando a fazemos com pensamentos, palavras e sentimentos mecânicos. Rezar mecanicamente não ativa força fluídica divinas, tornando-se um mero exercício rotineiro. Ao rezar com o coração, sem fazer das palavras um ato mecânico, a pessoa se liga diretamente com os aspectos divinos da sua existência. Toda prece muito repetida corre o risco de perder a eficácia. Devemos evitar a oração displicente e recitativa tipo ladainha, pois é inócuo ou ineficaz, por lhes faltar o sentimento espiritual que faz nossa alma vibrar em intimidade com o Criador. Vale mais uma prece de poucos minutos, com toda a concentração, vibração e emoção, do que rezar durante horas mecanicamente repetindo palavras decoradas. É, neste caso, *"palavras, palavras e só palavras"*, como diria Shakespeare. Oração sem resultado nenhum é a que é feita apenas da boca para fora. Rezar por encenação é pura perda de tempo. Disse Jesus: *"Quando orardes, não proceda como os hipócritas que gostam de se exibir nas sinagogas e nas esquinas das ruas, orando para serem vistos pela gente"* (Mateus 6, 5). Os gestos e as exclamações comoventes das pessoas mais preocupadas com a opinião pública do que com sua comunhão com Deus devem ser evitados. Os caminhos que nos levam a Deus são internos e devem ser buscados dentro de nós e não fora. A oração perfeita é aquela que vem de dentro para fora e não a que vai de fora para dentro. O diálogo com o Pai é interno e não externo. O Pai está no Céu da mente, não no céu da boca. Se você está desinteressado, sua oração não tem força,

> *"Nem a oração imperfeita é inútil,*
> *porque cria em nós um hábito saudável."*
> Johnny De' Carli

não tem finalidade, é sem energia e se perderá. É este tipo de oração que faz a pessoa dormir, cansar-se, distrair-se, perder a concentração, ficar devaneando. Mas se você deseja ardentemente alcançar aquilo por que está orando, você se concentra, põe energia espiritual e não se cansa. Para que a sua oração tenha força, é preciso que você deseje realmente alcançar o conteúdo das suas afirmações. O desejo é uma força poderosa. É a alavanca capaz de impulsionar a sua prece até Deus. Na verdade, você sempre tem desejos na vida. Faça, então, a sua oração baseada nesses desejos e dessa forma eles se realizarão. Assim, você estará dando uma razão para a sua prece.

O orante não é a Fonte, senão apenas canal ou veículo entre o mundo material e o mundo espiritual. Deus é a água e não a torneira. Você é a torneira. Se você não abre a torneira, a água divina não poderá jorrar para você. Lembre-se de que você está canalizando, não está irradiando, o que quer dizer que se liga ao campo de Energia Universal e deixa-a fluir, como se inserisse um fio elétrico numa tomada de parede. Se não for assim, ficará cansado rapidamente. A utilização desses fluidos dá-se por meio de pensamento.

De nada adianta a lamúria, queixar-se a Deus, expressar o seu desespero com palavras pesadas, tornar, na sua prece, o problema pior, para comover Deus. Isso não leva a nada. Deus sabe exatamente qual a sua situação. Firme o seu pensamento e a sua palavra na solução, pois você estará determinando que o Poder Divino execute a solução. Não precisa saber como. Se você soubesse como haveria de obter o que deseja, já teria procurado os meios e esses teriam levado você a alcançar o desejado. Nunca se preocupe com o modo como acontecerá. Nem diga a Deus os meios pelos quais Ele deverá ouvir e atender a sua prece. Esta é a parte de Deus. Ele sabe melhor do que você, porque Seu conhecimento é infinito.

"Quanto mais curta e sincera for sua oração,
tanto mais poderosa chegará a Deus."
Johnny De' Carli

A você cabe pedir e crer que já está atendido. A Deus pertence o dar e saber como vai dar. Na sua oração, procure não citar o problema e, sim, a solução.

Deus se comunica com facilidade com uma pessoa, se esta se mantiver num estado de calma. A tensão e a ansiedade dificultam a comunicação com o Divino.

Orar, para os grandes Mestres espirituais, é essencialmente uma atitude permanente e não apenas um ato transitório. A íntima essência da oração é uma atitude, isto é, um modo de ser, uma espécie de clima ou atmosfera interior, assim como a vida, a saúde, a alegria, o amor, que são estados ou atitudes do ser humano e não apenas atos externos. Longe de consistir-se numa simples recitação de fórmulas, a verdadeira oração representa um estado místico, no qual a consciência se sente como que absorvida por Deus. É necessário que as pessoas criem dentro de si essa atmosfera permanente de oração e viva nesse ambiente, como quem vive em plena luz do sol. A luz solar não impede ninguém de trabalhar. Pelo contrário, favorece o trabalho, a saúde, o bem-estar, a alegria, a felicidade e mata os miasmas que poderiam destruir a saúde. A oração permanente de que Jesus fala é, pois, uma espécie de constante luminosidade interior ou uma consciência espiritual que envolve e penetra todas as nossas ações diárias. Daí a grande necessidade da formação de atitudes ou hábitos positivos. É preciso agir corretamente, de acordo com suas orações.

Todo dia é um dia bom para rezar. Pode-se orar em toda parte: na rua, no automóvel, no ônibus, no trabalho, na escola, na oficina e no local em que trabalhamos com a energia Reiki. Entretanto, ora-se melhor nos campos, nas montanhas ou na solidão do quarto. Jesus, quando queria entregar-se a profundas orações e meditações, retirava-se a um monte ou buscava as margens do mar. Em Lourdes, os milagres são muito menos

"Abra-se para a fonte Divina que existe dentro de você. Somos instrumentos de Deus."

Johnny De' Carli

frequentes do que o era há quarenta ou cinquenta anos, por não encontrarem, hoje, aquela atmosfera de profundo recolhimento que reinava outrora. Os peregrinos tornaram-se turistas e as suas preces são ineficazes. Escolha, se possível, um ambiente adequado que acalmem a sua mente, os sentidos e relaxe o seu corpo.

Qualquer método, por meio do qual você possa fazer com que o poder de Deus flua para o seu espírito, é legítimo e proveitoso. Toda técnica de oração é boa, quando põe o ser humano em contato com Deus. Varia desde a curta elevação a Deus até à contemplação, desde as simples palavras pronunciadas pela pessoa que ajoelha diante de uma cruz até a magnificência do canto gregoriano sob as abóbadas de uma majestosa catedral. Qualquer oração pura e fervorosa libera uma cota de Luz interior que recebe do Alto a resposta benfeitora imediata. Procure encontrar uma maneira de contato que faça com que você se sinta mais próximo de Deus. Você pode até mesmo ler uma oração já existente, que expresse o seu desejo, mas sinta-a brotando da sua mente e do seu coração.

A oração é fácil e sua técnica simples. Sua grandeza está na simplicidade. Um reikiano analfabeto, destituído de qualquer técnica de oratória, humilde, mas confiante, puro e sincero, pode obter facilmente os benefícios da oração. A prece deve ser semelhante à conversa que uma criança tem com seu pai. A forma como você se expressa não importa. Importa o que você quer dizer. Quem deve escolher o conteúdo da oração é você e não Deus. Converse com Deus em sua própria linguagem. Diga tudo com suas próprias palavras, do seu jeito, Ele compreenderá. Cada um apresenta-se como é. Não há necessidade de se esforçar por convencer Deus. Você e Deus são uma Unidade, de tal modo que o seu pensamento é o pensamento de Deus. Jesus dizia que dentro de cada um está o Pai. Conte a Deus tudo que lhe vai pelo pensamento.

"Cresça pelo Caminho do seu coração, não pelo da sua mente. Você nunca encontrará Deus na sua mente."

Johnny De' Carli

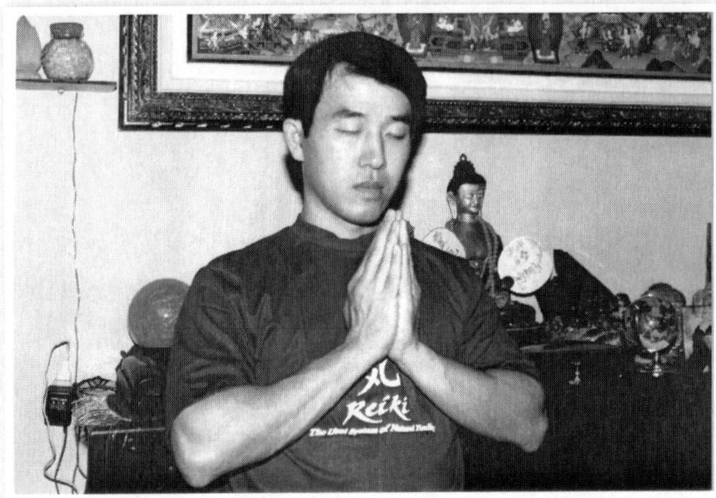

Na foto, o Mestre de Reiki Prumínio Yudi Sakane,
demonstra a postura ideal para as mãos, a fim de concentrar energia na oração.

A postura adequada ajuda a conservar muita energia. Assim como a Terra têm dois polos magnéticos, norte e sul, também nossos corpos têm *Yin* e *Yang*. A junção das mãos representa a união destas duas partes. Nossa energia flui para fora pelas extremidades (pés e mãos). Quando as extremidades se unem ou se dobram, pé sobre pé na posição de *lótus*, utilizada pelos budistas em meditação, sobre os joelhos como fazem os católicos, sobre os tornozelos na postura *seiza* japonesa e mão com a outra mão, com a energia de uma mão indo para a outra sem escapar, a energia passa a mover-se internamente. Aos poucos, nos tornamos um reservatório energético.

A força magnética do corpo já foi comprovada. Temos milhares de pequeninas estações emissoras e receptoras, as quais, ao serem ligadas pela oração, irradiam uma corrente poderosa que passa pelos seres humanos. Temos em nosso cérebro um verdadeiro acumulador que transmite a força

> *"Quando você reza, está falando com Deus.*
> *Quando você medita, está ouvindo Deus."*
> Johnny De' Carli

por meio do pensamento. A mente é o elo entre Deus e o ser humano. A prece é o método de pensamento que liga Deus às pessoas. A oração é uma forma de pensamento. Portanto oração é, antes de tudo, energia mental. Pensamento é energia. Existem até aparelhos para medir a energia irradiada pelo pensamento. A palavra é uma forma de pensamento. A palavra é o próprio Deus se manifestando em você. Acrescente, então, a palavra falada, pois ela é, muitas vezes, mais poderosa do que o pensamento.

Solenidade, grandeza e beleza não são qualidades necessárias para a eficácia da oração. Para Deus, não há necessidade de um cerimonial complexo, nem sacrifícios sangrentos. O resultado da oração não depende de longos discursos. Geralmente, as orações curtas produzem melhor efeito do que as longas e cansativas. Emmet Fox dizia: *"Na oração, quanto menos esforço você fizer, melhor. Ore suavemente, sem tensão. As orações curtas quase sempre são melhores que as longas"*. Certo dia, Jesus deu uma lição de como se devia orar: *"Não faleis muito quando orais como fazem os que cuidam ser atendidos por causa do muito palavreado. Não os imiteis"* (Mateus 6, 7-8). Recorra a pequeninas orações, fechando os olhos às coisas deste mundo e concentrando-se, como se Deus estivesse presente.

Só faça orações benéficas e positivas. Peça o que quiser, mas esteja pronto a receber o que Deus lhe der. Manifeste sempre sua aquiescência em aceitar a vontade de Deus. Talvez seja melhor do que aquilo que você pediu. Peça que lhe seja dada à capacidade de proceder sempre da melhor maneira e de deixar confiantemente a solução nas mãos de Deus. Não ore para ter riqueza. Ore unicamente para que Deus se revele como a verdade, para ter Luz, iluminação e mais sabedoria.

Um importante requisito para orar é saber o que quer. Quando você sabe o que quer, fica fácil pedir. Se você não sabe o que quer, nada acontecerá, pois não há nada para acontecer. Você deve saber o que está dizendo.

*"Deus atende aquilo em que você acredita,
e não, aquilo que você diz."*
Johnny De' Carli

Defina com clareza, na mente, o que você deseja expressar na sua oração. Manifeste a Deus o seu desejo, pedindo, declarando. Caso contrário, você ficará perdido em um emaranhado de palavras, que podem não ter sentido nenhum para você e que, portanto, nada acrescentarão a sua vida. Quando você sabe qual é o objetivo da sua oração, diga-a com simplicidade, clareza e de forma positiva.

Oração verdadeira não é mais do que o seu pensamento acreditado. Não é a oração, por si só, que é infalível, mas a oração feita com fé, num estado interior positivo e confiante. Esta, sim, é infalível. Disse o Mestre Jesus: *"De acordo com a tua fé é que receberás"* (Mateus 9, 29); *"Tudo o que pedirdes com fé, na oração, alcançá-lo-eis"* (Mateus 22, 21-22) e *"Tudo que pedirdes ao rezar, creia que recebereis e vos será dado"* (Marcos 11, 24). Quando bem feita, com fé, nenhuma prece deixa de ser atendida. Toda oração acreditada é atendida. Você deve apenas acreditar em Deus e ter a convicção de que para Deus tudo é possível. Quando você orar, acredite que, pelo simples fato de estar fazendo a oração, a graça já está alcançada. Realmente creia que já a está alcançando. Para criar esta realidade, nada melhor do que visualizar o seu pedido já atendido. Se uma pessoa pede ao Poder Infinito e depois continua achando que não vai conseguir, sua oração não tem valor.

O quadro mental tem uma força estupenda. O poder que você tem de criar na mente, tem a força da realização. Quando você faz a pintura mental do que deseja, quando você forma o quadro na sua mente, você está dando uma boa condição para a sua prece ser atendida. Durante a oração, use a imaginação.

A melhor oração nunca é de súplica e sim, de gratidão. Quando suplicamos, temos um pensamento, mas por trás do pensamento de súplica, da carência ou do problema. Somente ratificamos esta condição. Não faça sempre pedidos ao rezar. Reconheça que lhe estão sendo dadas

> *"A fé é o alento da vida."*
> Johnny De' Carli

as bênçãos de Deus e as agradeça. O agradecimento é o reconhecimento da realidade. Quando você ora, entra em contato com o Infinito, com o Princípio e o Fim, com o Absoluto. O tempo, o movimento e o espaço não existem. Assim sendo, o passado é presente, o presente é presente, o futuro é presente. Esta é a razão para agradecer a Deus já no momento que se está pedindo, pois o que está para ser já é. Não fique esperando os resultados da oração para agradecer. Quando uma oração acontece na mente, acontece materialmente. Como a sua oração já foi atendida, agradeça desde já. Agradeça com suas próprias palavras, ou através de um *mantra*, como o: Amém, que você diz no final da sua prece e que significa: "Assim seja" ou "Deus ouviu o meu pedido". Feita a sua oração, relaxe e aprofunde-se, pois assim você dá condições para que Deus lhe fale.

Persista! Perseverar na oração é manter a atitude mental de crença na realização da prece. Cuidado com o que pede nas suas orações, porque você acabará conseguindo.

A energia que flui em você, na oração, pode ser irradiada para outra pessoa, quando sua prece é dirigida a ela. Sua oração por alguém doente provoca uma grande projeção de Energia Superior nessa pessoa. Não há barreiras que impeçam o fluxo dessa energia. A oração feita por outrem é sempre mais fecunda do que a feita pela própria pessoa. Daí a importância de o reikiano ter esta consciência para ajudar seus receptores. Faça uma lista das pessoas por quem deva orar. Quanto mais orações fizerem por outras pessoas, especialmente por aquelas com quem não tenha relações, tanto mais resultados haverá de receber das orações.

Na sessão do Método Reiki, antes de o reikiano estabelecer contato físico com o receptor, é muito importante alinhar-se com as sempre presentes Energias Superiores. O tratamento deve começar com uma oração e uma invocação.

"Você torna real aquilo que acredita que é real."
Johnny De' Carli

Para utilizar a oração, você deve seguir os seguintes passos:

a) Deixe seus afazeres por alguns minutos. Isso fará com que se torne espiritualmente receptivo. Nesse período, em silêncio, faça uma Meditação *Gassho* por um minuto, em pé ou sentado se preferir, com as mãos em forma de prece, objetivando esvaziar sua mente. É no subconsciente que a nossa vida se encontra, em grande parte, governada. Se você deixar cair nele uma prece no momento em que está assim de repouso, ela produzirá um extraordinário efeito. Relaxe e aprofunde-se;

b) Peça a seu receptor que faça também uma oração. O Mestre Jesus dizia: *"Onde dois ou três se acharem reunidos em meu nome, ali estarei no meio deles"* (Mateus 18, 20);

c) Faça uma prece para o receptor, pedindo por sua recuperação. A oração deve ser simples, direta, espontânea, compreendida, acreditada, curta, consciente, inteligente, definida e positiva. Reze com a crença de que a sua oração sincera o envolverá com o amor e a proteção de Deus. Visualize você e o receptor envolto em Luz;

d) Quando sentir a conexão agradeça pela energia Reiki, pedindo que flua livremente através de você, como canal de aplicação. Coloque as mãos em frente e, em seguida, acima do chacra frontal. Faça uma invocação (*invocare* = chamar para dentro). Invoque a Sabedoria Infinita, para que o oriente na melhor maneira de usar a energia Reiki. Peça que o Poder Superior, através da energia Reiki, o utilize como canal, guie suas mãos aos locais mais debilitados;

e) Inicie a aplicação da energia Reiki no receptor, permanecendo o mais receptivo e relaxado possível. Fique atento às experiências e *insights*, tendo como finalidade aperfeiçoar sempre o tratamento. Faça oração!

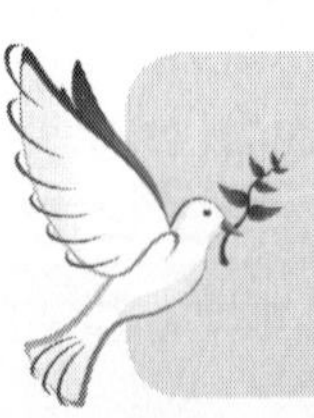

"Ajudar um ao outro ao longo do caminho
é o processo pelo qual ajudamos a nós mesmos."
Johnny De' Carli

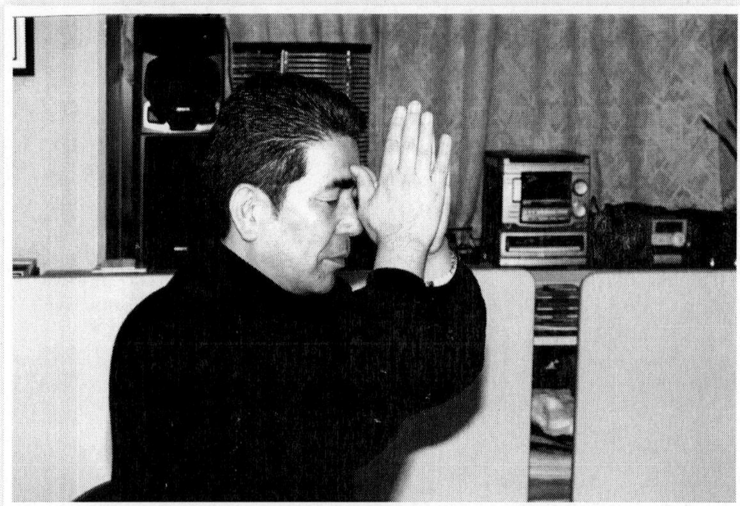

Nas fotos, o Mestre Fuminori Aoki (de Tóquio) demonstra a sequência da postura ideal para as mãos, ao final da oração, conforme fazia o Mestre Mikao Usui.

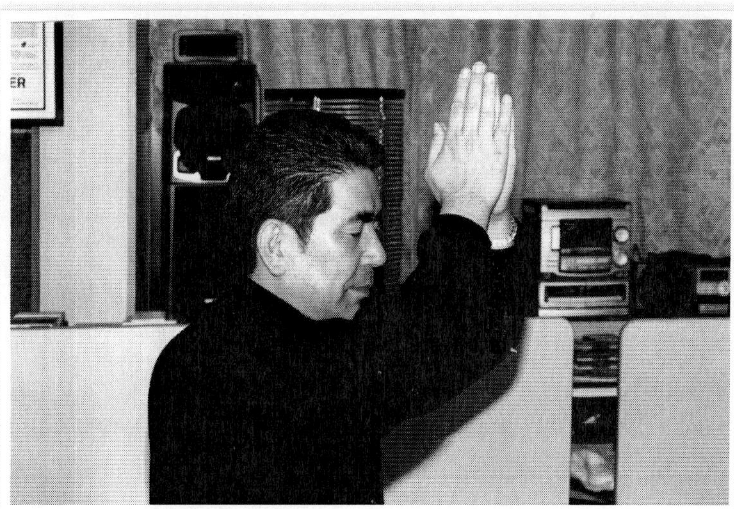

"Não viemos ao mundo para viver sem ajuda."
Johnny De' Carli

CAPÍTULO 11

Como e Onde Aplicar Reiki

11.1 A Sala Ideal para o Atendimento

Nem todas as pessoas que aprendem o Método Reiki tencionam praticá-lo profissionalmente, em tempo integral ou parcial. As recomendações a seguir são para as pessoas que desejam trabalhar com a energia Reiki profissionalmente ou praticando sessões do Reiki regularmente. Tenha cautela para decidir, lembrando a citação bíblica: *"Por falta de reflexão os projetos fracassam, mas se realizam quando há muitos conselheiros"* (Pr 15, 22).

Muitos reikianos começam a trabalhar indo à casa de seus clientes e, com o tempo, passam a recebê-los em um espaço específico para esse fim. Saber criar uma sala de Reiki segura e calma é quase tão importante quanto saber conduzir com competência uma sessão. É fundamental que as pessoas se sintam seguras para enfrentar seus medos, traumas ou outras questões bloqueadas.

Para realizar tratamentos de Reiki, o ideal é ter um ambiente reservado para essa finalidade, mantendo-o livre de vibrações desagradáveis. Se for possível, reserve um aposento especial, limitando as atividades no local escolhido, evitando odores e ruídos de televisão, fumaça de cigarro etc.

> *"Olhe as coisas ao seu redor com amor e renasça."*
> JOHNNY DE' CARLI

É lógico que isso não é obrigatório. Porém, o ambiente ideal, tranquilo, relaxa melhor o receptor e o reikiano, de maneira que entrem em melhor sintonia. Procure trabalhar num local privado, confortável, alimentado com energias naturais (terra, água, fogo, ar e éter), quieto, sem portas batendo, com a temperatura agradável. No entanto, muitas vezes isso é impossível. Você pode ajudar desligando o telefone, retirando do local crianças e animais que sejam barulhentos, trancando a porta e colocando avisos externos de "Não perturbe". Você deve evitar perturbações. A entrada inesperada de uma pessoa quebra o silêncio e a harmonia local. A energia Reiki promove uma amplitude na percepção de estímulos exteriores. É possível que a pessoa se assuste ou fique tensa, o que deve ser evitado.

Caso utilizemos sempre um mesmo espaço destinado ao Método Reiki, não devemos nos apegar, excessivamente, à atmosfera do local de trabalho, pois pode acontecer de sentirmos-nos perdidos se, em algum momento, não pudermos trabalhar ali. Conheci pessoas que chegaram a achar que só poderiam conseguir bons resultados com o Método Reiki em local específico, alegando assim entrarem melhor em harmonia com a Energia Universal. A energia Reiki pode ser canalizada em qualquer lugar, inclusive em locais públicos e movimentados como o corredor de um hospital, por exemplo. O Divino (energia *Rei*) permeia qualquer ambiente; de forma alguma se limita a determinados locais. Canalizar energia Reiki depende do reikiano, e não do ambiente externo. O local é importante, mas este não faz o reikiano. O reikiano é que faz o ambiente, pelo amor incondicional com que trabalha. A aceitação completa, independentemente de nível socioeconômico, raça, religião e formação cria um espaço sagrado para tratamentos.

Reiki é amor e harmonia. O trabalho com a energia Reiki é sagrado. Devemos ser organizados e cuidar bem do espaço criado com esta finalidade.

"Preste sempre muita atenção no que acontece a seu lado."
Johnny De' Carli

O local destinado à prática do Método Reiki deve ser bem limpo, bem arrumado e estar em boas condições de conservação. Cuido muito do espaço onde leciono e atendo.

Flores e plantas dão sempre um toque especial à sala. Animais de estimação deixam sempre odores desagradáveis para quem chega. Em geral, quem está acostumado não percebe (existem muitas pessoas alérgicas a animais). Meus alunos e clientes percebem isso com facilidade. Recomendo que seu espaço esteja sempre bem pintado, com tonalidades claras. A primeira dúvida que surge para todo terapeuta em relação ao espaço destinado ao Método Reiki, normalmente, está relacionada à cor que deve predominar no ambiente. Os reikianos têm características diferentes nesse sentido. Todos nós temos uma predileção por determinada cor. Somos mais atraídos e identificados por esta ou aquela cor, com as qualidades e com a influência psíquica de sua tonalidade. Às vezes, existe também a rejeição a algumas cores, ou seja, a aversão ao que elas transmitem.

Os raios luminosos geram as sete cores básicas do arco-íris, que são as mesmas de nossos sete principais chacras (vermelho, laranja, amarelo, verde, azul, índigo e violeta). Cada pessoa está mais ligada, pelo seu atual estágio evolutivo, a uma determinada cor, que seria mais vibrante em sua aura e atuaria de maneira distinta sobre o corpo pela geração de um tipo diferente de energia. Lembre-se de que você passará boa parte do dia em sua sala de Reiki. Daí a importância de relacionar a pintura de seu espaço com suas tendências pessoais, com seu temperamento e afinidades. Nenhum reikiano duvida que as cores exerçam, cada qual a seu modo, uma influência específica nas pessoas. Contudo, não é obrigatório que um reikiano use cores para obter bons resultados. Tal indicação visa somente a facilitar e agilizar resultados. Existem estudos que admitem que cada cor emita um tipo diferente de fluido energético, da mesma

> *"Aquele que se atreve a atender, jamais deveria cessar de aprender."*
>
> Johnny De' Carli

forma que os sons e os aromas. Isso explica o fato de a cor influenciar e modificar até mesmo receptores com os olhos fechados ou adormecidos, sem contato visual com o padrão das cores que os cercam. Prova-se, assim, a interferência prévia no campo energético sutil (aura) dos seres vivos. Já está comprovada a sensibilidade das plantas aos sons e às cores. Os vegetais crescem e vivem melhores em contato com músicas suaves e cores claras, ou levemente estimulantes. Da mesma forma, as plantas denotam sofrimento, crescimento retardado e até morrem com músicas agitadas, dissonantes, e com cores agressivas. O mesmo ocorre com as pessoas, reikianos e seus receptores. Cores escuras, sem brilho e indefinidas, que emitem vibrações inferiores, prejudicam ao invés de melhorar. Acarretam a diminuição da energia vital e enfraquecem a aura ao invés de energizá-la. Existem trabalhos muito interessantes sobre a recuperação de problemas orgânicos e emocionais pelo uso das cores (cromoterapia). A Rússia é pioneira nesse campo de pesquisa. Seus cientistas têm usado as cores em hospitais, universidades etc. No Brasil, os adeptos da medicina natural têm muita simpatia pela cromoterapia e a aplicam com sucesso. Alguns médicos já a consideram parte da medicina do futuro, por sua eficácia e facilidade de aplicação.

Já que será necessário dispor de iluminação, nada impede que você use lâmpadas coloridas, que favorecem o trabalho com o Método Reiki, como o verde-esmeralda, a rosa e o violeta. O verde-esmeralda é a cor que melhor reúne as qualidades da energia Reiki, por ser a cor do chacra cardíaco, responsável pelo sistema imunológico, fundamental para a boa saúde. Rosa é a cor do amor incondicional, a virtude que combate todas as emoções inferiores que nos adoecem. É um alimento para os receptores que precisam de muito amor ou para um reikiano com dificuldades em dar amor. Já o tom violeta representa a meditação espiritual,

"Se algo é incontestavelmente certo, faça-o."
Johnny De' Carli

estimula a percepção psíquica. Muito usado para equilibrar perturbações espirituais, é a cor predominante em pessoas que atingiram elevado avanço e crescimento espiritual. Representa também a transformação e a transmutação. Escolha uma ou mais combinações de cores para utilizar em sua sala destinada ao Método Reiki, lembrando, mais uma vez, que a colocação de lâmpadas coloridas é opcional e fica a critério de cada reikiano, de acordo com sua orientação interior.

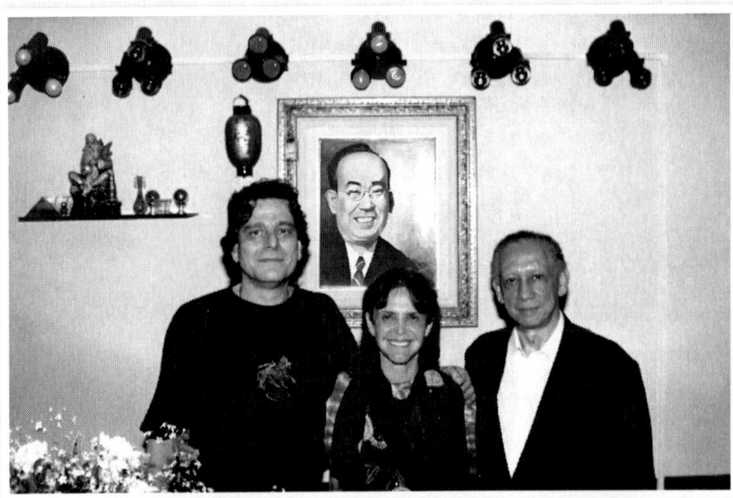

Sala de Reiki com lâmpadas cromoterápicas ao fundo.
Na foto, os médicos e Mestres de Reiki Dr. Ozéas Mainenti, Dra. Anand Chandra e Dr. Marcos de Castro.

É conveniente limitar a quantidade de quadros e enfeites nas paredes, evitando assim fontes de distração. Uma coisa que não pode faltar na parede é seu certificado do Reiki, devidamente emoldurado. Este, além de demonstrar sua qualificação, carrega a energia de seu Mestre, que o assinou e o selou com amor.

"Quem deseja estudar sobre a virtude de amar incondicionalmente, será um eterno estudante."
Johnny De' Carli

Pisos naturais, especialmente os de madeira, devem ser preferidos. Os sintéticos do tipo Eucatex, Paviflex e carpetes devem ser evitados, pois retém muita energia nociva. Pisos de cimento, granito, mármore, poderão ser usados, mas algumas vezes causam desconforto porque são muito frios. Nesse caso, você poderá utilizar tapetes de fibras naturais, como os de malva, juta, algodão etc.

Pessoas energeticamente sensíveis poderão entrar num ambiente e detectar se a energia é boa ou ruim, alegre ou triste, poderão sentir-se à vontade, relaxados ou não. Expressões como: "a energia aqui é ótima" ou "a vibração aqui não é boa" estão se tornando comuns em diálogos do dia-a-dia.

Uma sala não é muito diferente de uma pessoa. Da mesma forma que as pessoas guardam lembranças negativas (energia estagnada de seu passado), um ambiente tem marcas sutis de tudo o que aconteceu ali. Os ambientes arquivam energias, registram emoções e pensamentos (formas-pensamento ou larvas mentais) arquivados. Essas formas-pensamento plasmam-se. Podem manter-se vivas e em movimento por muito tempo, podendo inclusive ser vistas por pessoas com certa acuidade visual (sensitivas). O mesmo, logicamente, se aplica as experiências positivas como, por exemplo, uma iniciação do Reiki. Às vezes, poderá ter havido no ambiente brigas e discussões, cujas energias ficam retidas no local, prejudicando o trabalho com a energia Reiki. Os advogados, por exemplo, em geral têm seus escritórios impregnados negativamente por lixo emocional deixado por sua clientela, como casais em litígio, sociedades sendo dissolvidas, herdeiros em desavença, causas trabalhistas etc. O mesmo acontece nos consultórios de psicólogos, médicos, bancários e muitos outros profissionais. Ou seja, não acontece unicamente com os reikianos. Lembre-se de que, durante uma sessão do Reiki, os chacras do receptor se dilatam, ficando mais sensíveis às contaminações energéticas.

> *"Toda vez que você tem um pensamento, esse emite uma energia."*
> Johnny De' Carli

Todas as coisas têm um campo de energia à sua volta (aura), como se fosse a luz de uma vela. Não existe espaço vazio, sem campos de energia. Tudo e todos estão intimamente ligados. Estamos permanentemente mergulhados num mar energético. Todo objeto inanimado também tem sua aura, que se impregna com a energia pessoal do dono. Pelo simples fato de vivermos, trocamos energia constantemente com o ambiente no qual estamos, vivemos ou trabalhamos. Isso ocorre especialmente em salas de atendimento com o Método Reiki, onde trabalhamos exclusivamente com energia. A troca de energia é uma coisa espontânea, inevitável e ocorre, ininterruptamente, por todo o corpo, principalmente no nível de pensamentos. Logo, estamos sempre sendo influenciado pelo meio ambiente e sempre influenciamos a partir da energia de nossa aura e do que pensamos. Não tenhamos dúvidas de que a atmosfera em que vivemos nos afeta. Todos respiram o mesmo ar e somos energia. Costumo dizer em meus seminários que a nossa casa e o ambiente de trabalho são o nosso corpo mais largo, que também deve ser cuidado e trabalhado.

Quando montar uma sala de Reiki, tenha sempre à mão um cesto de lixo, um balde (o receptor poderá precisar vomitar), um ou mais travesseiros, uma manta e lenços de papel (muitos choram e se emocionam).

Quando movemos nossas mãos sobre o corpo de um receptor, removemos íons positivos. Um íon positivo se forma quando um átomo, por algum motivo, perde um elétron. Wilhelm Reich (físico alemão, falecido em 1928, que recebeu o Prêmio Nobel de Física em 1911) o chamava de orgone morto. Os íons positivos ou orgones mortos são altamente nocivos à nossa saúde. Geram irritabilidade, dores, sensações de letargia e muito mais. Nos locais próximos a quedas d'água, ou montanhosos, onde as pessoas dizem se sentir bem, existe uma predominância de íons negativos, usados no tratamento de queimaduras extensas no corpo.

"Preste atenção ao que ocorre a sua volta e busque fazer sempre a sua parte."

Johnny De' Carli

Às vezes, nossa sala fica enevoada, o que nada mais é do que o vapor supersaturado com íons. Todos começam a passar mal. Caso você trabalhe em ambientes fechados, sem ventilação ou iluminados por luzes fluorescentes, está sujeito a ficar doente. Começará a acumular a energia de orgone morto no corpo, suas vibrações irão reduzir e começarão a se enfraquecer. Terá até mesmo dificuldades em perceber isto, porque sua intuição diminuirá com a contaminação. Você acabará tendo que paralisar seu atendimento com o Método Reiki por um período, muitas vezes de vários dias, até seu sistema de energia voltar a estar limpo. Evite a luz fluorescente, que facilita a formação do orgone morto e gera uma frequência que interfere negativamente na aura.

Quando queremos saber como está a energia orgônica de um determinado ambiente, acrescentamos a um copo com água, que pode ficar no piso próximo à porta de entrada, três dentes de alho descascados. Se a energia estiver boa, os alhos flutuarão. Se houver muito orgone morto (energia negativa), os alhos a absorverão em parte e afundarão. O alho apodrece muito rapidamente e poderá começar a exalar um odor desagradável. Daí renove-o a cada dois ou três dias. Existem pessoas que usam água com carvão vegetal, que atrai para si essas energias. Mas o resultado final é inferior, pois o carvão, sendo matéria morta, é menos sensível. Isso pode servir de alerta ao reikiano, para que conserve sempre boas as energias de seus ambientes.

Há várias técnicas efetivas que podem ser usadas para limpar ou renovar o ambiente de trabalho ou o local onde se vive. Escolha a sua utilizando a intuição. O uso prévio dessas técnicas torna o seu trabalho com o Método Reiki mais fácil e seguro. Faça aquilo que julgar necessário para o conforto e a proteção sua e de seus clientes.

"Fazendo a coisa certa,
não se importe com o que os outros fiquem pensando."
Johnny De' Carli

A defumação (elemento ar) é um ótimo recurso. Você pode empregar a formulação utilizada pela Igreja Católica, pelos centros espíritas ou aquela recomendada por sua intuição. William Lee Rand (EUA), Fuminori Aoki (Japão), Anand Chandra (Índia), Michael Prgomet (Alemanha), Mestres com quem obtive treinamento do Reiki, têm um hábito em comum: o de defumar o ambiente e seus clientes com sálvia (alguns adicionam o cedro ou erva-doce) antes de começar a trabalhar.

Certifique-se de que uma janela ou porta esteja aberta antes de principiar a defumação para que a fumaça atraia a energia do orgone morto e a arraste para fora. Sempre que você sentir o ambiente carregado ou quando começarem a acontecer desentendimentos ou brigas sem qualquer motivo, é hora de parar de atender clientes e se dedicar à limpeza, queima ou transmutação das energias negativas em positivas. A frequência dessa necessidade será maior do que você imagina. Lembre-se das palavras que nosso maior Mestre nos deixou: "Orai e vigiai!".

É importante trabalhar numa sala livre de más vibrações, de onde tenham sido retiradas as energias baixas que sempre ficam após alguns atendimentos. É importantíssimo termos pelo menos uma janela para garantir a boa ventilação, a fim de reduzir os íons positivos pela renovação do ar após cada sessão (faça sempre isto, não esqueça!).

Para o Método Reiki, se possível, escolha uma sala que apanhe a luz solar direta. O sol é o mais forte transmutador que se conhece.

De acordo com o tamanho do ambiente, use plantas vivas que, além de embelezar, ajudam a manter energeticamente limpo o local. As flores devem estar sempre viçosas. Portanto, certifique-se de que não há flores murchas ou apresentando sinais de deterioração no aposento.

Você pode colocar sobre o piso um recipiente com sal grosso *(NaCl)*, aproximadamente 1 kg, que deve ser substituído periodicamente.

> *"Quanto mais para trás puxa o arqueiro, mais longe a flecha irá chegar. Faça sempre a sua parte, da melhor forma."*
>
> Johnny De' Carli

O cloreto de sódio (sal) transmuta vibrações negativas ou miasmas emocionais (emanações energéticas disformes, altamente negativas) que os clientes deixam no ambiente.

Cristais colocados ao redor da sala também ajudam a coletar energia morta do orgone. Esses cristais devem ser limpos semanalmente, colocados ao sol por oito horas ou em solução de água salgada por 24 horas. Aparelhos eletrônicos geradores de íons negativos também são muito recomendáveis, com a mesma finalidade.

Poucos Mestres de Reiki ensinam, mas um reikiano de Nível 1 já pode utilizar com sucesso o símbolo Choku Rei. Uma vez que o aluno já tenha sido iniciado com esse símbolo, o mesmo funcionará normalmente. Aliás, entre as várias utilizações deste símbolo está a limpeza de ambientes. Mas, se usado isoladamente para eliminar o orgone morto, será pouco eficiente. Logo, utilize técnicas complementares de limpeza.

Você pode acender velas, visualizando a queima e transmutação de toda energia nociva. Enquanto acende a vela, você poderá utilizar técnicas mentais (elemento éter) visualizando primeiro uma luz violeta banhando, fluindo e transmutando todo o ambiente. Imagine um aspirador gigante, vindo de Deus, que desce e limpa sua área de trabalho. Depois, imagine a chegada de uma luz branca para energizá-lo e, posteriormente, um anel de luz dourada ao redor da área para selar e proteger o cômodo contra vibrações inferiores vindas de fora.

Uma outra maneira é utilizar o poder de limpeza, purificação e renovação dos elementos água e fogo. Coloque-se de frente para a entrada principal de seu ambiente, segurando com a mão direita uma vela acesa e com a esquerda um copo transparente com água (se quiser use também o alho ou carvão para representar o elemento terra). Caminhe pelos cantos orando (elemento éter). Tenha em mente que pelo seu lado esquerdo será

"Muitas pessoas ouvem recomendações e conselhos, mas só os prudentes e coerentes se beneficiam deles."
Johnny De' Carli

captada a energia nociva que irá diretamente para a água do copo. O alho ou o carvão ajudarão a retê-la. Pelo seu lado direito sairá a energia gerada pelo fogo. Terminada a caminhada, apague a vela. Se quiser, guarde-a para ser reutilizada. Jogue a água fora, na pia ou vaso sanitário.

É importante assegurar-se de que não haverá interrupções nem pela chegada de outra pessoa nem por um chamado telefônico.

11.2 Como Proceder na Aplicação em Outras Pessoas

No tratamento, o reikiano é imprescindível para a transferência da energia Reiki. Um reikiano pode ser comparado a um carteiro que, embora seja peça de menor importância na comunicação entre duas pessoas que se correspondem, pode comprometer o contato, caso venha a se recusar a cumprir o papel de entregar as mensagens ao destinatário. A energia usada no Método Reiki é uma só. Vibra constantemente, move-se em ondas com velocidades diferentes, produzindo variados graus de densidade. O reikiano desacelera a energia, mudando sua oscilação ou vibração. Dependendo da combinação dos símbolos do Método Reiki, são produzidos efeitos específicos no mundo físico.

A matéria de toda vida é a mesma, tudo no planeta tem a mesma energia, combinada de múltiplos modos para criar formas e coisas diferenciadas. Uma árvore tem a mesma origem energética de um animal ou de um ser humano. Daí o porquê de a energia Reiki poder ser utilizada com sucesso em plantas, animais, alimentos etc.

Conforme nos conta a história original do Método Reiki, o Mestre Usui e o Dr. Hayashi atendiam em uma clínica. Não é aconselhável ou

"A melhor forma de receber amor é dá-lo."

Johnny De' Carli

conveniente abrir a residência para atendimento ao público, principalmente se nesta casa houver crianças. Elas são mais sensíveis aos fluidos deletérios, agressivos, repulsivos, doentios e mórbidos que as pessoas perturbadas disseminam nos ambientes. Estas energias permanecem estagnadas ou coaguladas e flutuando no local, mesmo após o trabalho com a energia Reiki. Devemos evitar a saturação fluídica nociva dos miasmas que podem adoecer os moradores. Essas energias permanecem até serem dissolvidas por uma frequência energética superior, como, por exemplo, uma defumação ou uma postura evangélica muito equilibrada, o que é ainda muito difícil para o ser humano atual. Ainda observamos muitos desentendimentos domésticos. Caso Francisco de Assis, Irmã Dulce, Gandhi, Chico Xavier ou Madre Tereza de Calcutá fizessem sessões do Método Reiki em suas residências, não haveria qualquer problema. Para nós, no entanto, ainda há.

Na residência do reikiano, recomendo a aplicação da energia Reiki em família, muito autotratamento e, no máximo, aplicações em pessoas muito próximas. Além disso, o estudo do Evangelho no lar, com orações, é um verdadeiro bálsamo confortador para uma residência. As preces e os ensinamentos de Jesus desintegram os miasmas psíquicos, que se alojam no ambiente, produzidos por desentendimentos comuns entre as pessoas.

Objetos parados em seu local de trabalho ou em sua casa agregam energias pesadas que emperrem as soluções para coisas práticas. Você nem imagina o quanto ganhará se der estas coisas que não utiliza para alguém necessitado.

Quando você aplica energia Reiki em alguém, você abre seus chacras e os do receptor. É importante, pois, que o ambiente esteja em harmonia e limpo energeticamente. É recomendável fazer uma limpeza energética no ambiente, antes e depois de uma sessão. Você deverá purificar ou

"Quando cultivamos a razão, diminuímos os males."
Johnny De' Carli

transmutar a energia residual indesejável. Da mesma forma que limpamos nossas casas, também devemos purificar o astral e, para isso, a defumação é o melhor remédio. Desde a Antiguidade, o ser humano tem usado a defumação em seus rituais, visando a purificação astral. No Oriente, é praticada por diversas crenças. O ambiente astral está cheio de energias negativas, que os olhos não podem ver e que podem ser eliminadas com a queima de determinadas ervas. Desde o momento em que as sementes das ervas principiam a germinar até a sua colheita, as plantas extraem da terra dezenas de micro e macro nutrientes e absorvem energia solar no mecanismo fotossintético e magnetismo lunar. Esses elementos passam a compor sua contextura energética. Seja num banho ou quando se produz a queima, libera-se todo esse potencial energético que passa a interagir, simultaneamente em nível físico e espiritual, respeitando a lei da correspondência vibratória. Queimar sálvia, por exemplo, deixa um aroma agradável no ambiente, além de ser excelente para transmutar energias nocivas.

Caso você atenda pessoas muito negativas ou com elas conviva, compre um defumador (turíbulo) ou utilize uma pequena lata usada, que deverá ser perfurada várias vezes com um prego para que a fumaça saia por cima e pelas laterais. Faça uma alça de arame para que você a segure como se fosse um balde. Coloque dentro alguns pedaços de carvão vegetal embebidos em álcool (tome muito cuidado!) e acenda o fogo. Espere até que se formem brasas para jogar sobre elas as ervas de sua preferência. Circule com o defumador por toda a casa ou local de aplicação, vindo dos fundos para frente. Abra as janelas para ventilar e trocar a energia. Todos os cantos devem ser defumados. Mantenha a intenção, em oração, de eliminar toda a negatividade. A intenção e a força do pensamento são os fatores que trazem resultados em qualquer ritual. Durante a defumação, você também pode utilizar uma música suave.

"A razão nos aponta o que se deve fazer ou evitar."
Johnny De' Carli

Recomendo que você sempre tome um banho após uma defumação, pois além do cheiro da fumaça, você poderá ter retido algumas energias inferiores em sua roupa e campo áurico.

Não só no Método Reiki, mas também em muitos movimentos esotéricos e espiritualistas como a Ordem Rosacruz, a yoga, a teosofia, os budistas, os essênios, os fraternistas, por exemplo, há o hábito de queimar incenso durante reuniões de estudo, meditações e irradiações. No ato de queimar incensos, ao contrário do que muitos pensam, não há qualquer magia, ritual ou intenção de neutralizar espíritos atrasados. Essa prática visa a criação de um clima espiritual graças à sensibilidade do olfato. Dessa forma, também, são eliminados odores e exalações desagradáveis do ambiente, substituídos pelo aroma agradável do incenso. Os perfumes são inspiradores. Em ambientes dedicados a orações e ao Método Reiki, muitas vezes eles se manifestam do nada. São presentes enviados pelos seres de Luz para incentivar a oração. Você pode escolher entre os aromas, na forma de incenso, aqueles que mais o agradem e acendê-los regularmente. Os mais recomendados para trabalhos diversos de energização, como os do Método Reiki e outros, são: canela, acácia, eucalipto, flor-de-lótus, sândalo, lavanda e jasmim. O perfume de jasmim faz ressonância com o amor incondicional, deixando no ar uma atmosfera de paz e contemplação espiritual, ideal para sessões do Método Reiki. De todos, o que mais utilizo é a canela, que além de antisséptico, melhora a saúde e proporciona a ativação da energia financeira. Faça uso de sua intuição para saber o que utilizar a cada momento. Entre uma e outra sessão, queime um incenso de limpeza. Os incensos canforados têm a função de limpar o ambiente. São menos eficientes do que uma defumação, mas sempre ajudam a diminuir negatividades, purificando o astral através da cânfora.

"Faça sempre o melhor que puder, dentro de suas possibilidades, onde quer que esteja."

Johnny De' Carli

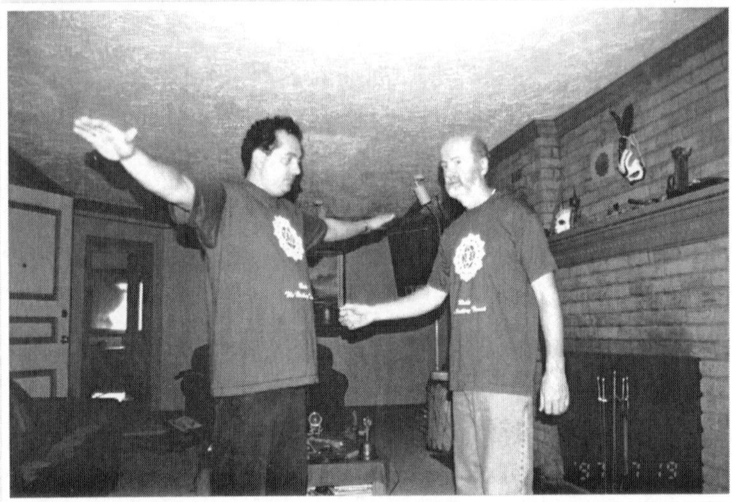

Mestre William Lee Rand, defumando com sálvia
Johnny De' Carli, em Michigan (USA),
antes de uma sessão de Reiki.
Foto do Curso Intensivo de Mestrado em Reiki, julho de 1997.

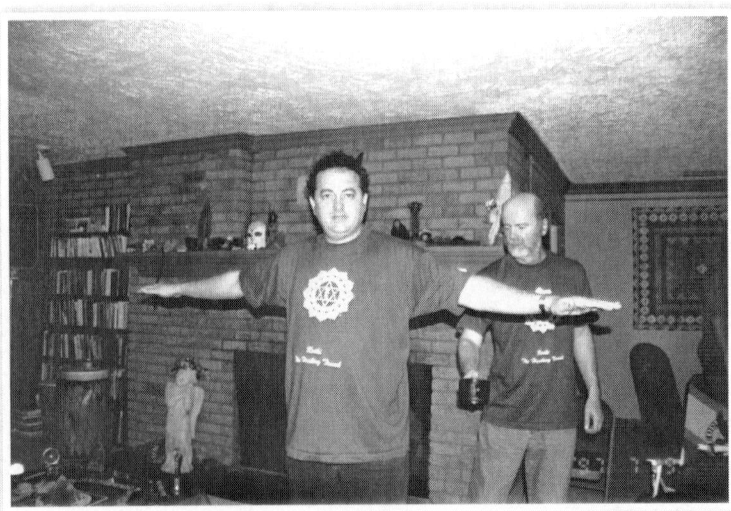

"A beleza de saber viver consiste unicamente na beleza de saber conviver."
Johnny De' Carli

Algumas pessoas consideram a fumaça da defumação e do incenso altamente irritante, por provocar alergias, tosse e espirros. Nesse caso, é melhor não utilizá-lo. Quem se irrita com o odor de uma defumação é geralmente quem mais necessita desta limpeza. Neste caso, uma alternativa muito eficaz é dissolver, em álcool, três ou quatro pedrinhas de cânfora, dentro de um borrifador de flores, cujo recipiente deverá ser completado com água. Devemos borrifar cômodo por cômodo, em oração, retirando a sujeira astral. As doenças proliferam na sujeira e na espiritualidade não poderia ser diferente. Quando você sentir realmente o ambiente muito negativo, poderá utilizar esta mistura para limpar o piso, as paredes, a mesa de Reiki (maca), a cadeira e outros móveis. Observe como este ritual lhe fará bem.

Não se esqueça de relaxar e descontrair bastante antes de qualquer atendimento. Procure tornar-se uno com a Energia Universal *(Rei)*.

Recebo muitas mensagens eletrônicas perguntando se podemos aplicar energia Reiki após a prática de sexo. Não há nada de indigno ou inferior no sexo. Deus criou o ser humano com esta natureza.

Use roupas largas e confortáveis de qualquer cor, o importante é que estejam limpas e cômodas. O Mestre Aoki, presidente do Instituto Reido-Reiki de Tóquio, a exemplo da Osho Commune International (Pune-India), usa roupas na cor preta durante as sessões do Método Reiki a fim de proteger energeticamente os chacras (fotografia seguinte). A cor preta também é muito utilizada pela Maçonaria, por cardeais, bispos e padres católicos, maestros, pessoas enlutadas, juízes, promotores e desembargadores, sempre visando a proteção energética.

Ter plantas vivas e flores frescas para enfeitar sua casa e o ambiente destinado ao Método Reiki sempre trará a você um toque de energia positiva. As pessoas se equilibram estando em contato com a natureza.

> *"Todas as pessoas que fizeram e fazem a diferença no mundo, cuidaram das minúcias. Se não dermos importância aos detalhes, também não teremos êxito nas grandes coisas."*
>
> Johnny De' Carli

Você muda sua vibração pelo simples fato de estar lidando com coisas bonitas e naturais.

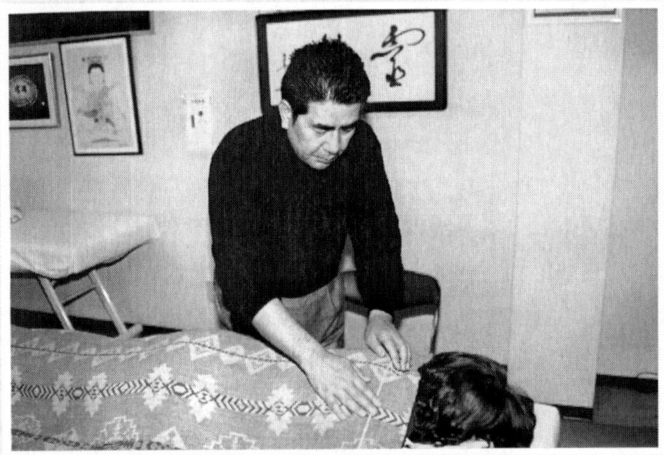

Mestre Aoki, com roupas pretas, utilizando um cobertor sobre o lençol, durante a aplicação por estar muito frio.

Atente para a temperatura da sala de aplicação da energia Reiki. Deve ser agradável, nem fria nem quente demais. A queda da circulação, provocada pelo relaxamento, faz com que alguns receptores sintam frio mesmo com boa temperatura ambiente. Além disso, o reikiano irradia calor. Quando mudamos as mãos de posição ocorre um choque térmico com o resfriamento. Evite corrente de ar sobre o receptor. Usar um lençol leve de algodão limpo para cobrir o receptor é importante, agradável e necessário para proteger principalmente os pés. É adequado trocar o lençol entre uma sessão e outra. Faça o receptor perceber que o lençol não é o mesmo utilizado pela pessoa anterior. Seja higiênico e limpo. Estando muito frio você pode utilizar, sobre o lençol, uma manta mais pesada, conforme hábito do Mestre Aoki (foto acima).

"As coisas grandiosas são compostas pelas pequeninas."

Johnny De' Carli

É aconselhável que você tenha pelo menos uma vela queimando na sala de atendimento. O fogo transmuta as energias mais densas, queimando a negatividade com suas chamas. É sempre bom manter, mesmo em casa, um ponto de luz. Onde existe luz, as trevas não se manifestam.

Numa sessão do Método Reiki, a música suave e meditativa em baixo volume é relaxante e importantíssima, tanto para criar uma atmosfera adequada, quanto para construir um complemento energético à sessão. A música contribui para o sucesso de um tratamento, auxiliando vibracionalmente o trabalho. A ciência, hoje, já afirma que não só a luz, a cor, o perfume, como, também, o som são apenas modificações vibratórias de um mesmo elemento fundamental que é a Energia Cósmica (Éter Cósmico). A música é a alma do Universo, é um incomparável tônico do espírito. Como arte é a mais esplêndida de todas. Embora o som repercuta na atmosfera e não, no éter, a música influencia e contribui para apurar e sintonizar as vibrações mentais entre o reikiano e o receptor, colocando ambos numa só frequência vibratória. Favorece, assim, o êxito de uma sessão e cria uma atmosfera de bem-estar. As ondas sonoras estimulam e combinam-se com as vibrações da aura do reikiano e dos mentores assistentes, auxiliando na intuição e *insights*, favorecendo inclusive a exudação do ectoplasma. A música é a linguagem universal da humanidade. Exerce profunda influência na alma dos seres. Depois do silêncio, aquilo que mais de perto exprime o inexplicável é a música. O famoso músico Beethoven escreveu suas sinfonias depois de ter ficado surdo, comprovando que a sonoridade vibrava acima dos ouvidos físicos, encontrando ressonância em corpos sutis. A música é energia pura. Na pesquisa realizada no Japão pelo Dr. Masaru Emoto, foram submetidas amostras de água a diferentes tipos de música. Ao congelar essas amostras, as estruturas formadas no processo de cristalização

> *"A boa música faz a conexão entre o mundo espiritual e o material."*
> Johnny De' Carli

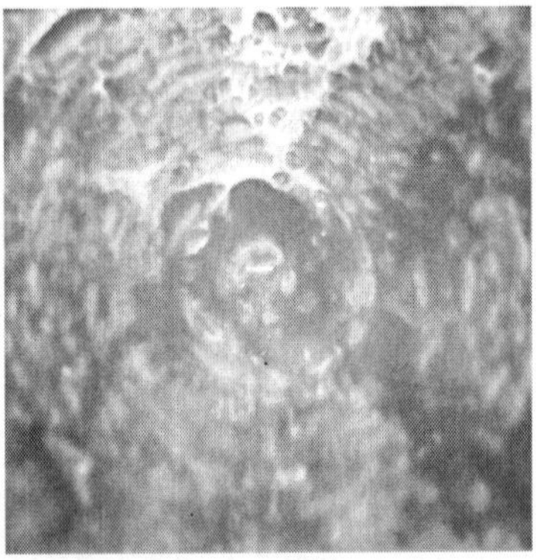

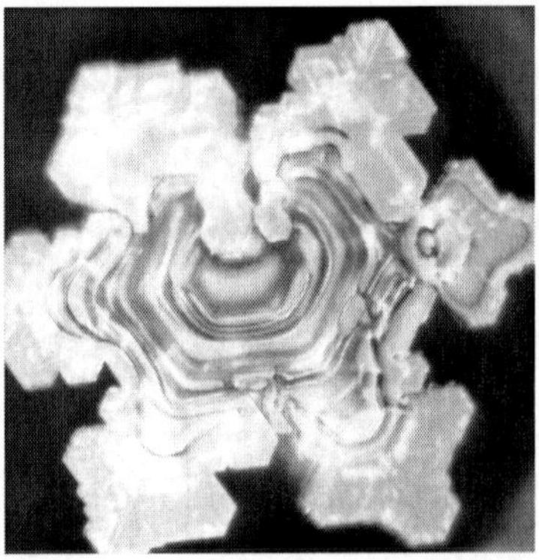

Acima, à esquerda, a cristalização de água submetida à música "heavy metal"; à direita, a uma música de Mozart. Abaixo, *à esquerda, o cristal formado em água congelada, após ser submetido a uma música de Bach; à direita, a uma música Hado, utilizada em sessões terapêuticas. (fotos do Dr. Masaru Emoto, Japão)*

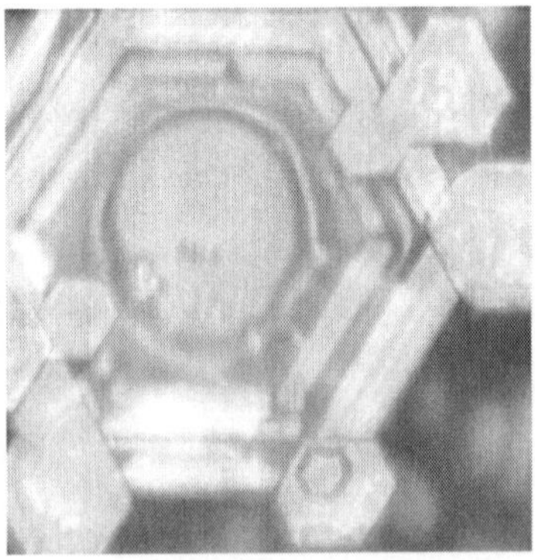

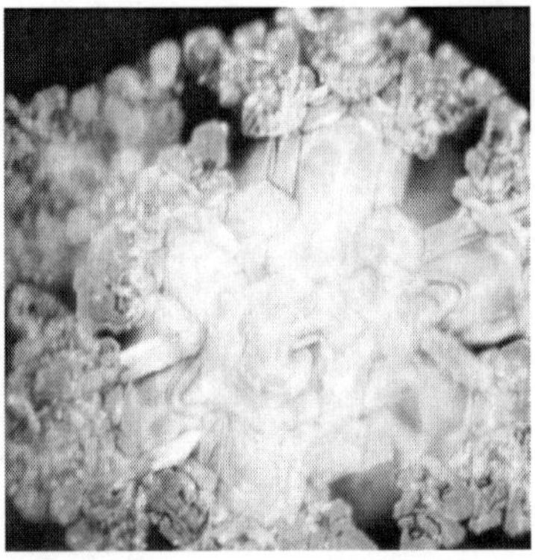

"A arte é o bálsamo dos olhos; a música, dos ouvidos."

Johnny De' Carli

mostraram-se diferentes, dependendo do tipo de melodia utilizada, conforme se observa nas fotos a seguir. Lembremos, mais uma vez, que temos um percentual de 70% de água na formação do organismo. Principalmente no sistema nervoso, há uma quantidade grande de água. Em certos estados de desequilíbrio energético, a música, por sua repercussão emotiva, tem o poder de agir em nosso campo áurico, provocando reações sobre o sistema nervoso, circulatório e glandular, que favorecem a recomposição sadia das células e a produção hormonal. Beneficia, assim, o funcionamento vital de todo o organismo. Existem casos de tratamento de dores de cabeça somente utilizando música suave. O psiquiatra Pontvick fundou, na cidade de Estocolmo, o Instituto de Musicoterapia que consegue ótimos resultados com seus pacientes. Diversos tipos de música podem contribuir para o êxito de uma sessão do Método Reiki. Entretanto, nem todas as músicas podem ser utilizadas. Elas devem ser escolhidas com cuidado. Devemos evitar músicas agitadas, como *rock*, samba ou músicas que excitam e agitam a mente. Não se recomendam, também, músicas sensuais, tristes, fúnebres e dramáticas, que geram a degradação emotiva dos envolvidos. As plantas denotam sofrimento, crescimento retardado e até morrem com músicas agitadas e tristes. Se você usar música para auxiliar no relaxamento, ela deve ser harmônica e sem mudança súbita de ritmo. Podemos usar músicas suaves e relaxantes específicas para o Método Reiki, sons de natureza, canções religiosas, hinos, peças clássicas, canções regionais alegres e inspiradoras. Relaxar a mente ajuda a recuperar o próprio corpo. Minha opinião é a de que o reikiano deve seguir sua simpatia pessoal e a do receptor, pois os gostos são muito variados. Gosto muito e utilizo, com sucesso, o CD "Mensagens" do cantor e reikiano de Nível 3-A Roberto Carlos, a quem tive a alegria de iniciar.

"A boa música é o pão da alma."
Johnny De' Carli

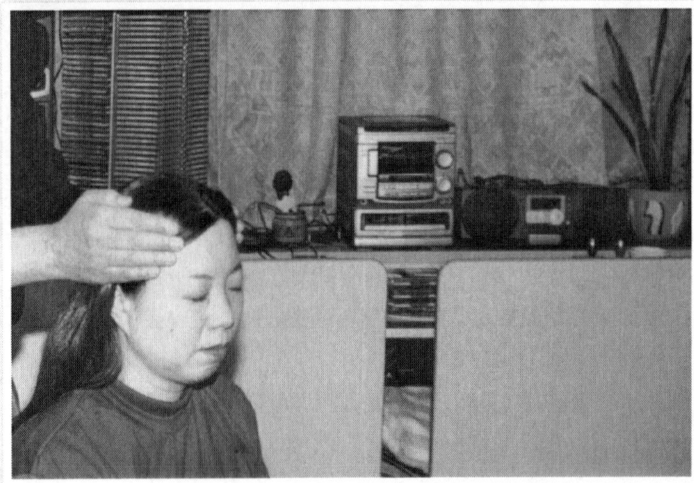

Acima, aparelho de som e coleção de CDs utilizados em sessões do Método Reiki pelo Mestre Fuminori Aoki. Abaixo, alguns dos CDs de Reiki de sua coleção.

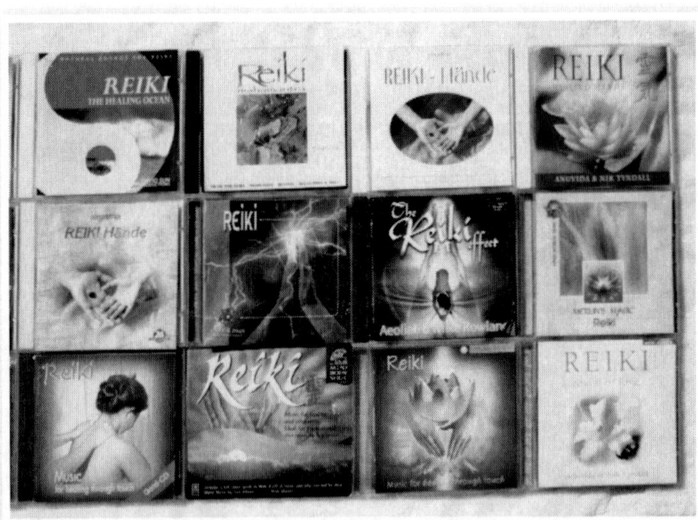

"Existem músicas que funcionam como autênticas máquinas do tempo."
Johnny De' Carli

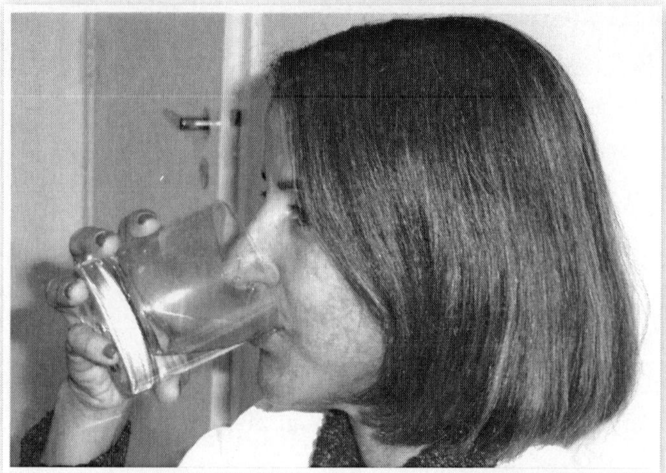

Na foto acima, a médica pneumologista e Mestre de Reiki, Dra. Angela Maria Nunes Mendonça, que oferece e bebe um copo d'água, antes e após cada sessão de Reiki.

A luminosidade não deve ser muito intensa. Se você não tiver como reduzi-la, por exemplo, no caso de trabalhar ao ar livre, poderá cobrir os olhos do receptor com um lenço leve e limpo.

Apesar de tudo o que foi dito não se apegue às coisas materiais para não se "escravizar".

Para evitar a impaciência, não trabalhe com fome ou sede. Os reikianos, quando estão trabalhando, desidratam-se numa velocidade maior porque se acentua a volatilização de fluidos orgânicos devido à perda de ectoplasma. Trabalhando com o Método Reiki sentimos muita sede e acabamos ingerindo uma maior quantidade de água, que deve estar sempre disponível para o reikiano e os receptores. Estômago muito cheio exige muita energia para a digestão, o que poderá tornar o reikiano sonolento e com a intuição reduzida. O ideal é alimentar-se pouco, antes da aplicação, para não prejudicar a intuição.

"O desafio não é encher-se de coisas, mas sim, esvaziar-se."
Johnny De' Carli

Consta no Memorial ao Mestre Usui, em Tóquio: "... *sua face* (de Usui) *estava sempre iluminada com um sorriso...*". O sorriso é o cartão de visita de pessoas saudáveis. Reikiano receba a todos amistosamente e com um sorriso nos lábios. Entretanto, não procure mostrar o que você não é. Seja você mesmo.

O receptor deve permanecer completamente vestido durante a sessão de recebimento da energia Reiki. Quando o receptor estiver usando roupas pesadas como um *blazer*, terno ou casaco de couro, por exemplo, pergunte-lhe se é possível tirá-lo. Lembre-se, no entanto, de que a energia penetra sem dificuldades através de qualquer roupa ou matéria, inclusive do gesso. A referência, nesse caso, visa somente à comodidade do receptor. Assim, sugerimos que solicite ao receptor afrouxar roupas, gravatas, sutiãs e cintos, se estiverem muito apertados. Recomenda-se também que tire sapatos, relógios, joias e enfeites, para facilitar a circulação da energia.

Muitas vezes surge a questão de como se colocar o receptor durante a sessão. De pé é a posição mais desaconselhável, porque cansa muito. Alguns reikianos fazem o receptor sentar-se, permanecendo também sentados. Não há dúvida de que se o receptor deitar, relaxará melhor e estará mais cômodo. A comodidade e o conforto do reikiano e do receptor são fundamentais. O espaço reservado ao Método Reiki precisa ser confortável, a não ser numa emergência, quando as necessidades do receptor deverão vir em primeiro lugar. A escolha deve levar em conta o problema do receptor, aquilo que lhe seja mais adequado na ocasião. Use sua criatividade para idealizar um procedimento conveniente para cada sessão. Se o receptor estiver doente, preso à cama, posicione-se de maneira a que você possa alcançá-lo da melhor forma, sem desconforto. Quando não for possível contar com instalações ideais, utilize um sofá, uma cama ou mesmo uma mesa coberta com um colchonete ou cobertor.

> *"Sorria muito; o sorriso é um alimento para a alma."*
>
> Johnny De' Carli

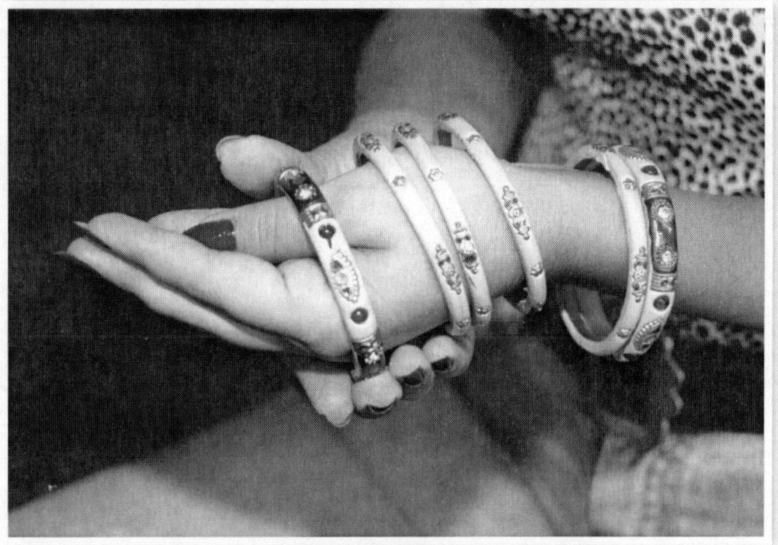

Acima, a retirada de adornos.
Abaixo, a lavagem fundamental das mãos.

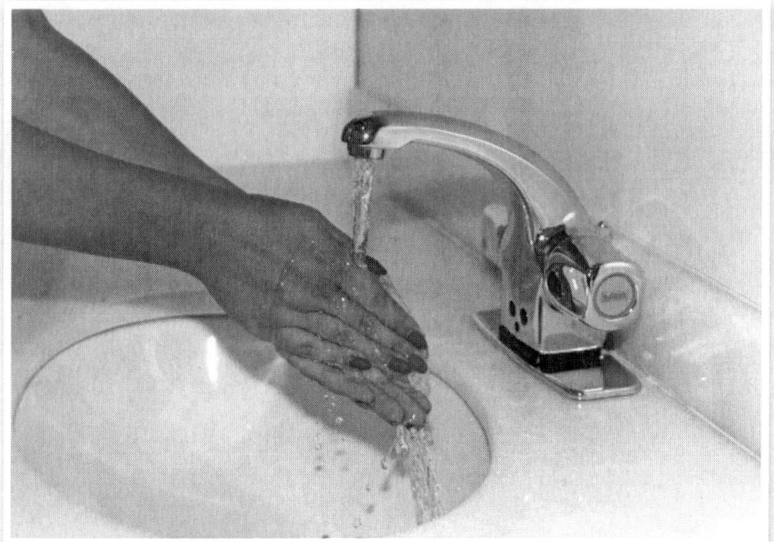

"Use com sabedoria seus dons."
Johnny De' Carli

Alguns reikianos preferem trabalhar no chão por se sentirem mais à vontade para andar ao redor do receptor. O chão é desconfortável para o receptor, mas se for o único disponível (principalmente numa emergência, a título de primeiros socorros), use-o. Lembre-se que pisos sintéticos do tipo Paviflex, Eucatex e carpetes ficam impregnados com muita energia telúrica. Prefira pisos naturais (madeira ou pedras cobertas com tapetes de fibras naturais) e se o uso do piso, para aplicação, for frequente, evite permitir sapatos no ambiente. Na época do Mestre Usui, as sessões eram conduzidas no chão sobre esteiras ou tatames de palha. Os reikianos ficavam de joelhos. Atualmente, os japoneses já não trabalham assim. Utilizam macas e cadeiras (fotos a seguir). Aplicar energia Reiki em uma maca (mesa) de massagem com a altura regulável, para que o reikiano possa sentar-se ou ficar em pé durante a sessão, constitui o meio mais confortável para a aplicação. A maca correta oferece conforto para ambos e isso é muito importante, especialmente porque a sessão talvez dure uma hora ou mais. Você poderá fazer todos os movimentos e posições, estando à vontade. Como você ficará sentado durante a maior parte do tempo em que estará canalizando energia, regule a altura de sua maca para que fique confortável para seus braços. Essas macas podem ser compradas em lojas que vendem artigos para massagem. Quando escolher sua maca certifique-se de que ela satisfaz todas as suas necessidades, de que é resistente e bem projetada. Os principais requisitos a serem observados são: altura regulável por parafusos, de 66 a 90 centímetros; largura satisfatória para que uma pessoa grande possa deitar sem que seus braços caiam para os lados; firmeza suficiente e pouco peso (máximo de 14 kg); superfície de vinil ou de outro material resistente e de fácil limpeza e, principalmente, que seja portátil (dobrável) para ser facilmente transportada. Macas portáteis são excelentes, pois você as pode levar consigo, quando necessário.

"Apresente-se sempre com boa disposição."

Johnny De' Carli

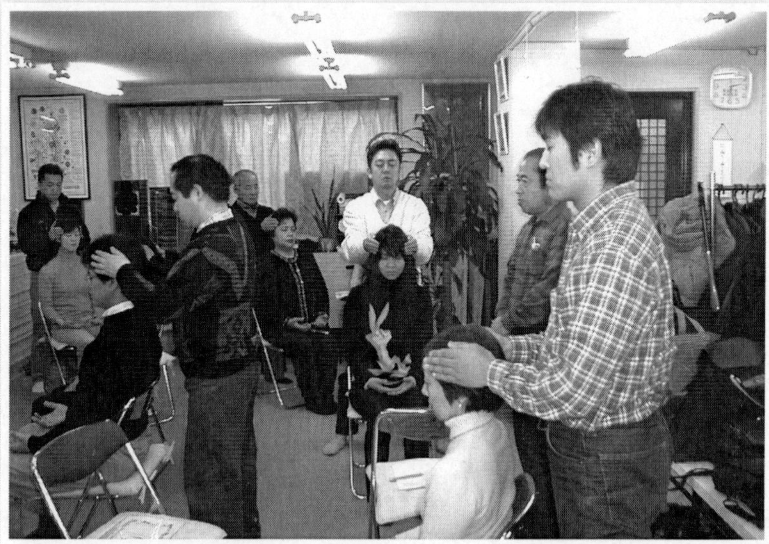

Acima, em Tóquio, aplicação da energia Reiki em cadeiras. Abaixo, visando ao maior conforto, utilização de macas. (fotos de Fuminori Aoki)

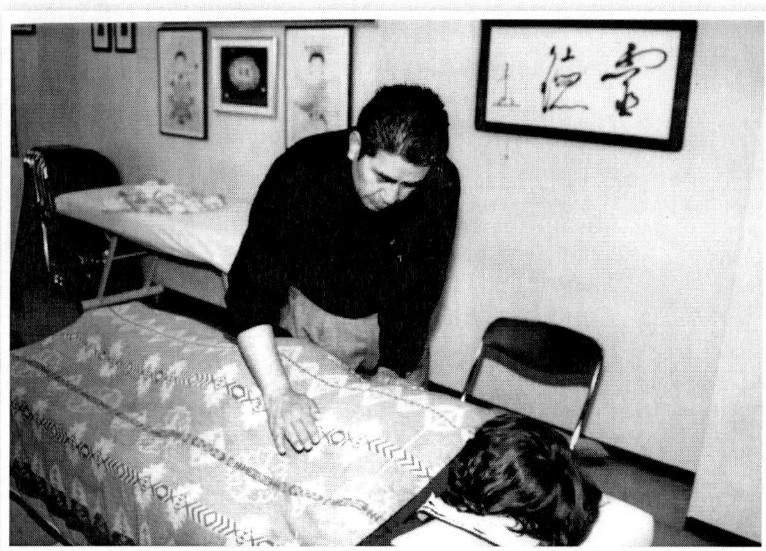

"Só estando no lugar do outro para compreendê-lo melhor."
Johnny De' Carli

Muitas vezes, você será solicitado a ir à casa das pessoas que tiverem limitações quanto ao deslocamento. Assim, o peso e as dimensões de uma maca de Reiki portátil precisam ser considerados antes da compra. Se você for de porte franzino, será mais difícil transportar uma maca pesada. Macas mais leves, em geral, são mais valorizadas. Se você tem carro, avalie também se a maca dobrada permite o transporte no bagageiro ou no banco de trás do mesmo. Uma boa maca é um excelente investimento, se você planeja fazer muitas sessões do Método Reiki. Caso você resida em uma cidade menor e tenha dificuldades em adquirir uma maca adequada, a preço de mercado, podemos colaborar, você pode ligar para o Instituto Brasileiro de Pesquisas e Difusão do Reiki (fones: (21) 2256-8267; (11) 3062-9941 ou ritadecarli@gmail.com).

Também é importante um armário, uma prateleira para lençóis limpos, fronhas, mantas, travesseiros extras e uma mesinha para água e para que o receptor tenha onde deixar objetos pessoais, como óculos, documentos, relógio, bolsas, celular, chaves etc.

Adquira uma pequena escada para que pessoas doentes ou idosas subam na maca com mais facilidade.

Alguns receptores sentem mais conforto com um travesseiro debaixo de suas pernas, diminuindo incômodos à coluna e outros o preferem sob a cabeça. Nesse caso, utilize fronhas descartáveis por questões higiênicas.

Cuide bem de sua coluna, tendo uma maca e uma cadeira apropriada para aplicação da energia Reiki. Uma cadeira comum ou um banquinho não oferecerão o conforto suficiente para uma sessão de uma hora ou mais, sem causar tensões nos ombros e nos músculos lombares do reikiano. Adquira uma cadeira com rodinhas, do tipo secretária. A cadeira dará apoio suficiente para suas costas e as rodinhas oferecerão liberdade de movimentos. Manter as costas eretas, além de ser menos cansativo para o reikiano,

> *"Nada pode ser possuído, e quanto mais cedo você perceber isso, mais sintonizado estará com o maravilhoso princípio da abundância."*
>
> Johnny De' Carli

permite que a energia flua melhor. Seja em pé ou sentado, se você não se sentir confortável, terá mais dificuldade para sintonizar-se com o receptor. Encontre a posição mais confortável para você. Apoie as costas, relaxe os ombros e, se possível, apoie levemente os braços.

Certos ruídos tais como os de televisões, rádios, crianças, pessoas conversando, causam incômodo. Certifique-se também de que telefones e celulares não poderão ser ouvidos. O ideal é mantê-los desligados durante as sessões. O som mais suave é o do silêncio ou o de uma boa música.

Nossas mãos entram em contato permanente com dezenas de objetos, pessoas doentes, animais, substâncias tóxicas, dinheiro, cigarro. Na hora da sessão de Reiki podem transformar-se em desagradável chuveiro de fluidos contaminados, que são transmitidos ao receptor. Sabemos que o Mestre Usui e o Mestre Jesus eram muito asseados. Suas mãos eram limpas. Não recomendamos uma profilaxia fanática e exagerada, mas não podemos concordar com reikianos que trabalham com suas mãos sujas, gordurosas ou emanando odores de temperos fortes, cigarro etc. Devemos sempre lavar as mãos antes de uma sessão do Reiki. O uso de um sabonete suavemente perfumado elimina o odor que pode desagradar o receptor. Depois de lavar as mãos, caso estejam geladas, evite a retirada de calor do corpo do receptor, friccionando-as para que fiquem aquecidas.

Sabemos hoje que o Mestre Usui, quando desenhava os símbolos do Reiki, utilizava seu dedo indicador (como na foto a seguir), pela ligação existente com o Elemento Ar e, consequentemente, com o chacra cardíaco (do amor incondicional). Michelangelo retrata isso ao representar o momento da criação: ele pinta a imagem de Deus com a mão estendida em direção a Adão. A dádiva da vida acontece no sugerido toque físico dos dedos indicadores. A imagem está imortalizada no teto da bonita Capela Sistina, no Vaticano.

> *"Sempre que possível, mantém em ti o silêncio e afasta de ti o barulho, pois é sabido que o bem não faz barulho e o barulho não faz bem."*
>
> Johnny De' Carli

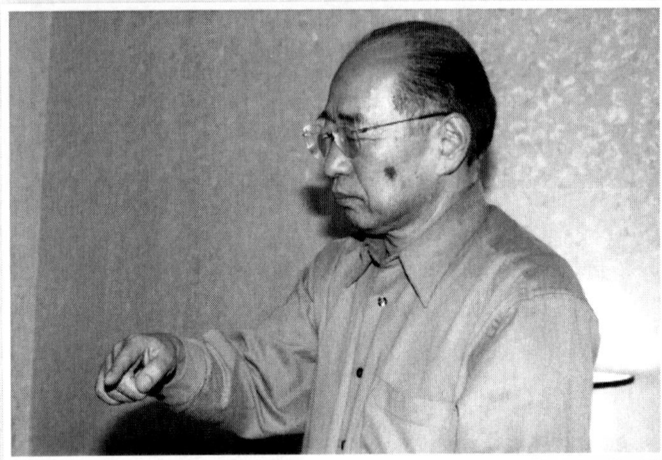

Acima, o Mestre Doi desenha os símbolos usando o dedo indicador (ligado ao Elemento Ar), como fazia o Mestre Usui.
Abaixo, detalhe da pintura de Michelangelo na Capela Sistina: Deus estendendo sua mão para Adão (dádiva da vida).

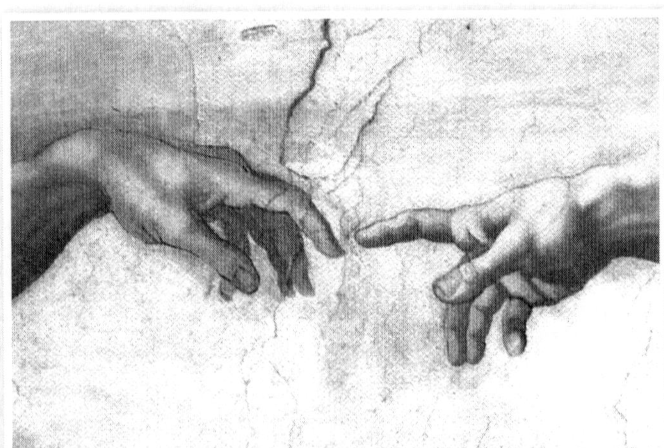

"Qualquer coisa que mereça ser feita, merece ser sempre muito bem feita."
Johnny De' Carli

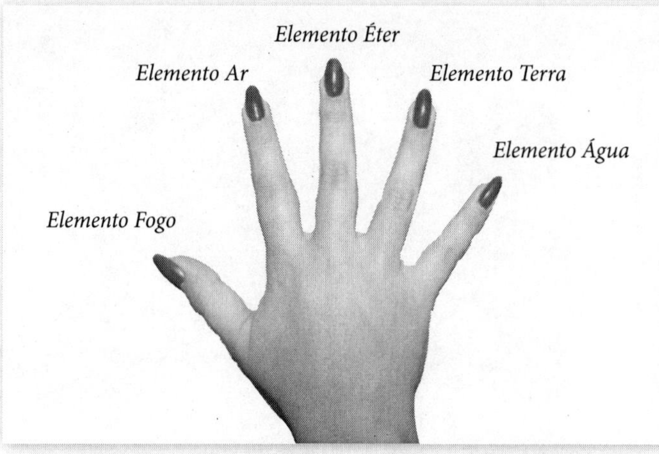

Acima, a correlação entre os cinco elementos e
os dedos das mãos explica os diferentes efeitos do mudras.

Você é um triplo, formado por corpo, mente e espírito. É a Santíssima Trindade. Daí a necessidade de pronunciar o mantra dos símbolos sempre três vezes. Quando o reikiano desenha um símbolo do Reiki, o mantra respectivo não precisa ser obrigatoriamente pronunciado em voz alta, pode ser imaginado.

Todas as coisas do planeta são profundamente afetadas pelos pensamentos das pessoas, que reagem entre si como verdadeiros prolongamentos vivos do emissor. O som vibra no ar e o pensamento vibra no éter. O mundo invisível não é ilusório, é muito mais real que o mundo físico. O mundo astral é demasiadamente sutil e reage às emissões dos pensamentos. Quando pensamos em algo, objetos e seres, nossos pensamentos criam a forma daquilo em que pensamos. Projetamos uma forma de pensamento-cópia. Os pensamentos são criativos, são ímãs que atraem os efeitos para o emissor. Nada ocorre sem ter sido antes pensamento. O que nos torna imediatamente felizes é a alegria dos pensamentos.

"Os pensamentos positivos o mantêm em harmonia com o Universo."
JOHNNY DE' CARLI

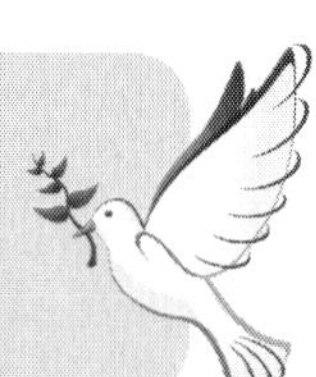

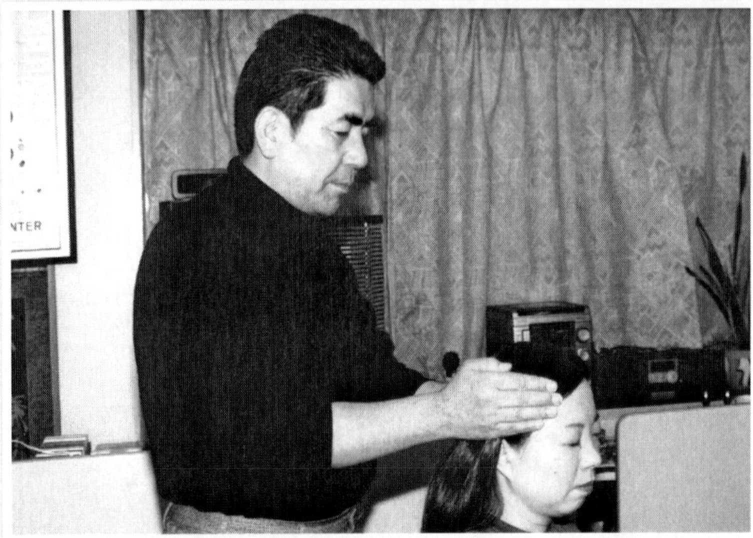

Acima, o Mestre Fuminori Aoki demonstra que o Mestre Usui recomendava os dedos unidos durante a aplicação.

As diferentes combinações dos símbolos do Reiki geram uma energia com ressonância específica, que atua no corpo e na aura através do processo *similia similibus curantur*, lei da medicina homeopática que significa que semelhante cura semelhante.

No Oriente, com os dedos fazem-se os *mudras*, gestos especiais utilizados para manipular Energia Cósmica. No momento da aplicação da energia Reiki, o Mestre Usui usava as mãos em concha, com as pontas dos dedos unidas, para fortalecer e não dispersar o fluxo de energia (foto acima). A posição dos dedos faz diferença. Mantenha os dedos levemente curvados, como se estivesse bebendo água, sem tencioná-los, deixando-os flexíveis e relaxados.

O contato físico de suas mãos com o corpo do receptor não é obrigatório, mas é recomendável por gerar uma sensação de aconchego em

"A confiança cresce, gradualmente, com a prática constante. No Caminho espiritual, confiança é a base para o verdadeiro desenvolvimento."

Johnny De' Carli

quem recebe e, também, para descansar os braços de quem aplica. Não se esforce se suas costas ou braços ficarem doloridos. Faça uma pausa e volte relaxado para continuar a sessão. Se você começar a sentir dores nos braços, ficará impaciente para a sessão acabar logo e a impaciência prejudica o fluir da energia Reiki.

Ao longo da sessão, adote o ritmo da natureza. O seu segredo é a paciência. Nem todos têm a paciência necessária para aplicar energia Reiki. A paciência requer muita prática. Procure trabalhar com calma. Dessa forma, o receptor ficará mais tranquilo, pois se ele se sentir apressado poderá fechar-se à recepção da energia.

As leis que governam o magnetismo do corpo humano são muito mais delicadas, avançadas e sensíveis do que as que regem a eletricidade. Existe uma polaridade que comanda o funcionamento do corpo humano, presente nos meridianos encontrados nos sentidos longitudinal, transversal e horizontal. Esta polaridade disciplina as correntes eletrobiológicas ou eletromagnéticas positivas *(yang)* e negativas *(yin)* que circulam através dos seres vivos. Os pés, as mãos e os cabelos funcionam como uma ponte por onde escoa nosso fluido ectoplasmático, desde que os braços e as pernas não estejam cruzados. Quando cruzamos as mãos, braços, pés ou pernas durante uma sessão do Método Reiki, isolamos ou fechamos o circuito e impedimos que a polarização etereomagnética das energias circule para atingir e alimentar as regiões do corpo que estão desvitalizadas. Pela falta de circulação da energia do receptor ocorre uma redução da absorção das energias canalizadas pelo reikiano. É muito importante também distribuir equitativamente a energia vitalizante Reiki em ambos os hemisférios do corpo. Reikiano, nunca cruze braços ou pernas durante uma sessão do Método Reiki e solicite o mesmo ao receptor.

> *"Mantenha sempre a calma, cultive esse hábito,*
> *é nos piores momentos que mais precisamos dela."*
> Johnny De' Carli

Existem poucas regras a serem observadas na forma japonesa de ministrar uma sessão do Método Reiki. Não existe nada obrigatório, rígido e inflexível. Cada reikiano deve definir seu próprio caminho através da identificação com suas escolhas pessoais. Cada um acaba definindo suas próprias normas, aprendendo com a orientação interior. Entretanto é inquestionável que todo reikiano deve ter uma base firme e de fácil compreensão para evoluir. Isso é o Método Reiki: aprende-se uma parte com o professor e outra, na prática. Lembre-se de que a sabedoria da prática só se adquire na "escola da experiência", coisa que ninguém consegue de graça.

O primeiro passo para uma sessão do Método Reiki é não querer fazer tudo ao mesmo tempo. Tempo bem organizado é sinal seguro de uma mente bem organizada. O tempo dura bastante para aqueles que sabem aproveitá-lo. Mesmo no Método Reiki, não podemos chegar às grandes realizações se não conquistamos as pequenas. O ideal é aplicar a energia Reiki *(Chiryo)* como o Mestre Usui o fazia: após meditar *(Gassho)* e orar *(Reiji-Ho)*.

Mesmo que o receptor chegue com um sintoma ou problema localizado, provavelmente todo o corpo estará fora de equilíbrio e um tratamento geral reduzirá sua queixa. É sempre preferível um tratamento mais abrangente em lugar do atendimento dirigido para o local a respeito do qual a pessoa reclama. Na impossibilidade de agir desta maneira, faça o que estiver ao seu alcance. Não há qualquer impedimento de fazermos um tempo menor de aplicação ou mesmo de não fazer tudo o que o corpo do receptor pede. Pouca energia Reiki é melhor do que nenhuma.

Devemos sempre lembrar que, no Método Reiki, tratamos a pessoa, não a doença. Isto faz, de cada receptor, único, pois as necessidades de cada um são diferentes. Cada indivíduo tem necessidades diferentes e

> *"Procure ser uma pessoa em busca do aperfeiçoamento diário."*
>
> Johnny De' Carli

atrai a energia Reiki em áreas distintas. Reikianos mais sensíveis percebem com facilidade que a energia Reiki flui mais em determinadas áreas que em outras. Sendo assim, nenhuma sessão do Reiki é conduzida por mim igualmente e o mesmo ocorrerá com você.

Qualquer que seja a queixa do receptor, uma boa maneira de começar é iniciar a sessão pela cabeça, antes mesmo de tratar a parte enferma.

As mãos devem ser colocadas suavemente no corpo do receptor. Tenha um toque sutil, porque muita força ou pressão excessiva causará desconforto ao receptor.

Quando pousamos nossas mãos numa determinada posição, a energia Reiki flui, a princípio devagar, depois o fluxo tende a aumentar, até atingir seu pico máximo. Após um período variável, vai diminuindo gradualmente ou cessa de todo, podendo também continuar num ritmo mais lento, sinal de que a área sob suas mãos absorveu a energia suficiente. Preste atenção ao fluxo de energia: é possível ouvir as mãos ligarem e desligarem, reduzirem de intensidade de forma gradual ou súbita.

O nível de atividade em suas mãos está direta e proporcionalmente ligado ao grau de saúde e à natureza da lesão, se aguda ou crônica. Um problema agudo, em geral, atrai um grande fluxo de energia, intenso, porém breve. Problemas crônicos causarão sensações em períodos relativamente maiores. As experiências são várias durante a transferência da energia. Nem sempre a sensação é de aquecimento nas mãos. Existem outras sensações comuns ao longo da sessão, como formigamento, calor, pressão, pulsações lentas e rítmicas, choques elétricos, frio, sensação das mãos estar cheias como se estivessem infladas, vibrando, coçando, sensação de alfinetadas, dormência, tremedeira, magnetismo, ondas, fluxo suave ou outras manifestações diferentes, que também podem acontecer. As sensações são percebidas, principalmente, nas cavidades das mãos e

"Os que leem sabem muito,
mas os que observam sabem muito mais."
JOHNNY DE' CARLI

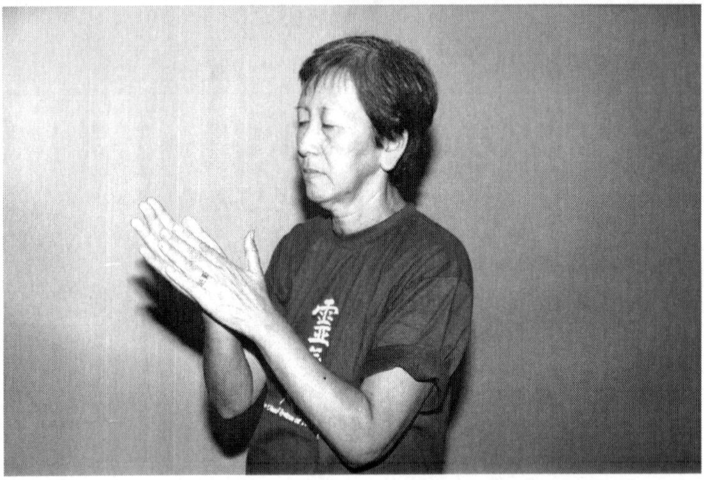

Acima, a reikiana Shigueko Nirasawa esfrega as mãos vigorosamente por alguns segundos. Abaixo, aperta a palma da mão direita com o polegar esquerdo e vice-versa, a fim de acelerar o processo de sensibilização.

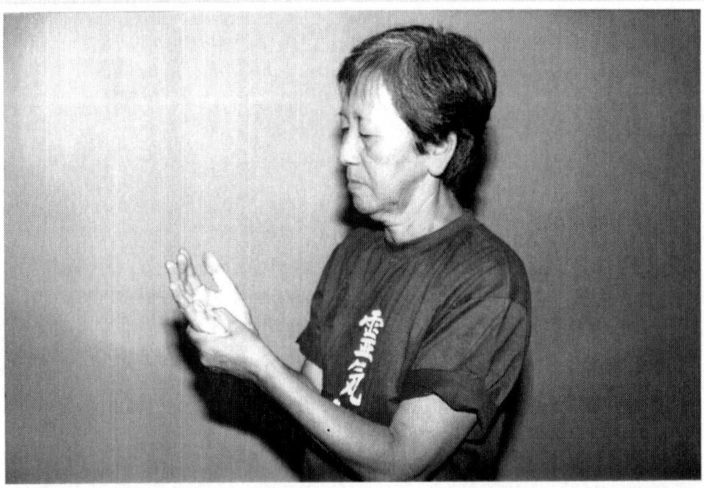

"Sempre devemos esperar o momento mais adequado para agir."
Johnny De' Carli

pontas dos dedos, onde temos os chacras emissores. A energia e as sensações não fluem sempre de maneira uniforme. É comum uma das mãos sentir mais que a outra. A principal explicação para este fato é a de que, quando aplicamos energia Reiki, pode ocorrer um ligeiro deslocamento do corpo etérico para a esquerda, à altura do baço físico ou chacra do plexo solar, alterando a sensibilidade dos dois lados do corpo. Muitas sensações continuam sem uma compreensão satisfatória ou permanecem desconhecidas. Outras podem ter um significado e indicar uma causa específica. Com o aumento de sua sensibilidade, as sensações se tornarão familiares, habituais e significativas, além de aprender a ouvir as mãos, que falarão numa expressão própria, você aprenderá a ler o corpo que está tocando, a exemplo do deficiente visual que lê *Braille*. Com a experiência, cada reikiano acaba definindo e desenvolvendo, intuitivamente, sua própria metodologia de sentir e interpretar cada sensação. Tudo o que aprendemos nos livros acaba se tornando insignificante perante nossas experiências pessoais. Confie em você, aprenda a sentir a energia a seu próprio modo, a confiar no seu processo pessoal.

Não fique desencorajado se você não experimenta qualquer sensação, pois nem sempre se sente alguma coisa ao realizar as primeiras aplicações, logo após a sintonização nos seminários de Reiki. É só reservar um período diário para relaxar e sua sensibilidade será ativada. Você pode, também, estar com a sensibilidade reduzida por estresse. Não são raros os casos de reikianos recém iniciados que nada sentiam nas mãos, mas alcançavam ótimos resultados e os receptores sentiam muito calor, formigamento etc. Noutras ocasiões, reikianos relataram que suas mãos pegaram fogo, mas os receptores nada sentiram. A sensibilidade vem com o tempo e com o treino. Você ficará mais consciente e sensível à medida que for utilizando a técnica e, com o tempo, as sensações começarão a

> *"Só um ser sensível pode perceber outro."*
> Johnny De' Carli

ocorrer espontaneamente. Entretanto, isso de forma alguma quer dizer que sua aplicação de energia Reiki se tornará mais eficaz, mas sim mais interessante pelo aumento de sua percepção. Toda sensação é um indicador que pode ajudar a identificar áreas que precisam de mais atenção.

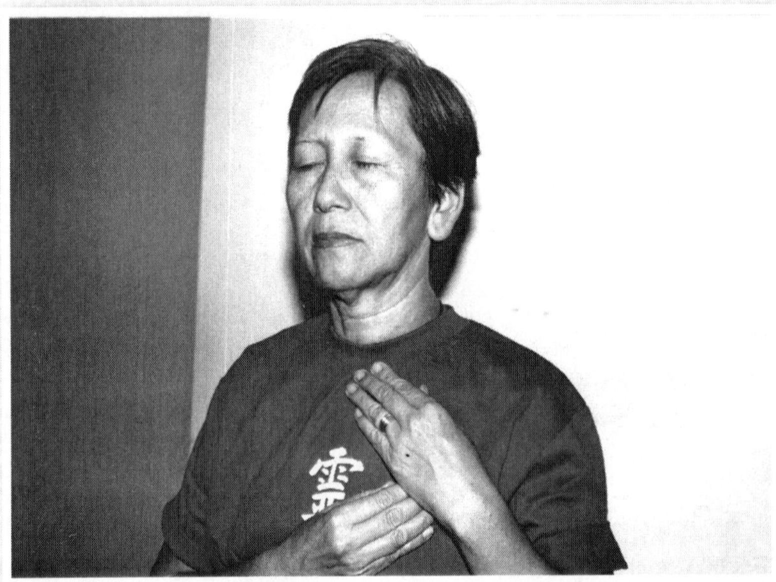

Acima, a reikiana Shigueko Nirasawa, em auto aplicação de Reiki, no chacra cardíaco, associado a exercícios respiratórios, a fim de melhorar sua sensibilidade.

Por ser a energia Reiki sempre puxada por quem a recebe, se este não deseja, conscientemente, for ajudado ou se não precisa da energia por estar muito bem, não haverá fluxo nem sensações.

Trabalhando com a energia Reiki, o fazemos dentro da aura do receptor, motivo pelo qual devemos nos mover de forma lenta e suave, sem movimentos bruscos, que poderão assustar o receptor. Lembre-se de que há casos de receptores que já passaram por situações de violência na vida e

> *"Não existe sensibilidade como a do coração."*
> Johnny De' Carli

estarão trabalhando esses bloqueios durante a sessão. Ao mudar a posição das mãos, é muito mais agradável para quem recebe que você retire primeira uma das mãos e depois mova a outra, sem deslocá-las ao mesmo tempo. Dessa forma, o receptor desfrutará de contato energético ininterrupto.

Permita que a bela energia compassiva e confortadora Reiki jorre de suas mãos sem a interferência da preocupação com o tempo. Muitas vezes, as mãos parecem emperrar em determinada posição específica, como se estivessem grudadas. Nesse caso, você deverá mantê-las na região por um período maior, podendo, às vezes, chegar à meia hora no mesmo ponto. Você deve permanecer com as mãos no local enquanto houver energia fluindo na região. Muitas vezes, é melhor manter as mãos mais tempo numa área necessitada de atenção do que fazer uma sessão apressada. O fato de uma posição deixar de exigir energia, não quer dizer que outra também não exigirá. Evite a aplicação mecânica, de olho no ponteiro de um relógio. Siga o chamado das mãos. Elas irão intuitivamente para o lugar que está necessitando de mais energia no corpo do receptor. Pode ser um local que você nem tenha cogitado. Na Bíblia, encontramos a seguinte citação, que fala sobre a intuição: *"Quando te desviares para a direita e quando te desviares para a esquerda, os teus ouvidos ouvirão atrás de ti uma palavra, dizendo: Este é o caminho, andai por ele"* (Isaias 30; 20-21). A verdade está dentro de si mesmo, não busque por ela em nenhum outro lugar. A mudança de posição é feita usando nossa percepção. Você perceberá que as mãos estão livres para moverem-se para outro local. Como orientação geral, qualquer que seja a sensação, na hora em que ocorre uma mudança ou diminuição naquilo que se está sentindo, é hora de mudarmos para uma próxima posição.

Quando oramos, nos dirigimos a Deus. Através da intuição, Deus se dirige a nós. A intuição é um poderoso instrumento de melhoria da

"A verdade está dentro de cada um, não a procure fora de si."
Johnny De' Carli

eficácia de uma sessão do Método Reiki e da qualidade de vida. Sabemos, hoje, que o Mestre Mikao Usui utilizava a energia Reiki de forma flexível e intuitiva. Segundo ele, devemos contar essencialmente com a intuição para orientar-nos e não com um conjunto de procedimentos, como estabeleceram Chujiro Hayashi e, posteriormente, Hawayo Takata, quando propuseram as posições básicas ensinadas no Nível 1 do método. Isto não quer dizer que um ou outro esteja errado. Não há certo ou errado na técnica Reiki. No Método Reiki, o certo e o errado, em geral, são produtos da nossa imaginação. Após a iniciação no Nível 1 do Método Reiki, o reikiano começa a aumentar sua intuição em todos os sentidos. Entretanto, antes que isso aconteça (esse despertar interior), uma alternativa é se ater a conceitos racionais, permanecendo de três a cinco minutos em cada posição, conforme se aprende nos seminários do Reiki ocidental. Com o passar do tempo, essa orientação se tornará supérflua, mas isso poderá demandar um bom período até suas mãos começarem a ouvir e falar sobre as necessidades de seu receptor. A confiança em si mesmo é o segredo do êxito. É preciso confiar em seus dons, confiar em suas habilidades. Elas foram dadas a você para serem usadas. Devemos usá-la. Confie em suas mãos para que elas assumam o controle. O primeiro passo para desenvolver a intuição é saber que todos a têm. Sua intuição sempre existiu, mas agora, com a energia Reiki, você deve prestar mais atenção a ela. Desenvolver a intuição é como desenvolver os músculos: você precisa exercitá-la, diariamente. Quanto mais você segue sua intuição, mais ela se fortalece. Mesmo no Método Reiki, as coisas são difíceis antes de se tornarem fáceis. Quanto mais praticamos, mais sentimos nossas mãos falando a respeito das necessidades energéticas do receptor. A energia Reiki realmente nos faz mais receptivos, sensíveis e intuitivos. Para aplicar energia Reiki, devemos deixar que nossas mãos

> *"Confie em seus dons. Confie em suas habilidades, elas foram dadas a você para serem usadas."*
>
> Johnny De' Carli

sejam orientadas por nossa intuição, permitindo que ela dirija a aplicação. Durante uma sessão de Reiki, suas mãos são seus olhos e seus ouvidos. É a própria sabedoria da energia Reiki que guia o tratamento, cuja energia é sempre atraída para centros energéticos desarmoniosos, nos quais então produz seu efeito. Cabe ao reikiano assistir à sessão passivamente. Tudo o que deve fazer é tornar-se disponível. O coração nunca é neutro. A energia vital é substancialmente mais inteligente que as nossas limitadas ideias sobre equilíbrio e saúde. É muito difícil compreender o infinito a partir de uma perspectiva finita. Siga sua intuição, harmonize-se com o campo de energia da outra pessoa e sentirá o que é mais adequado a cada situação. Procure abrir-se para a comunicação interior. Permita-se ser guiado pela intuição, onde não há a interferência da mente. A voz da intuição, tornando-se viva, resulta em uma maior sensação de totalidade, faz com que você, durante a sessão, continue a vasculhar o corpo do receptor na tentativa de encontrar áreas problemáticas, nas quais a energia esteja deficitária ou bloqueada. Durante uma sessão do Reiki, você poderá sentir a necessidade de voltar a tratar uma determinada área já tratada, canalizando mais energia para áreas especialmente necessitadas onde, em geral, o receptor reclama de dores ou estresse. Se ocorrer nova atividade energética, é sinal de que você voltou para o local certo.

Acontece, com muita frequência, de o reikiano receber *insights* durante uma sessão do Método Reiki, indicando as causas das desarmonias do receptor. Muitos reikianos ficam excessivamente interessados em contar ao receptor o que captam psiquicamente. O reikiano pode ou não contar ao receptor o que está vendo, dependendo ou não da conveniência de fazê-lo. Embora quase todos os receptores gostem de saber o que está errado com eles, nem sempre é conveniente e apropriado fazê-lo, principalmente se o receptor não estiver tendo os mesmos *insights*.

> *"Só a intuição nos diz com segurança o que realizar."*
> Johnny De' Carli

Pergunte, antes, se ele tem interesse em saber o que você está percebendo e, então, só quando você obtiver permissão, compartilhe o que está captando. Este compartilhar poderá, com certeza, aprofundar a consciência do receptor sobre o que está gerando seu desequilíbrio. Esteja alerta, pois muitas vezes o receptor pode estar em negação da situação ou não ter atentado para a mesma. No caso de falar sobre seus *insights*, deixe claro que não se trata de diagnóstico, mas de impressões. Quando falar algo, cuide para que suas palavras sejam melhores do que o seu silêncio, pois o receptor poderá ficar preocupado, confuso ou apreensivo. Todo reikiano deve pensar duas vezes antes de falar. Quando se fala muito, geralmente se diz alguma coisa que não convinha dizer. Como afirma o provérbio popular, "em boca fechada não entra mosca". É mais fácil arrepender-se de ter falado do que de ter silenciado. Temos dois ouvidos e apenas uma língua, para podermos ouvir mais e falar menos. Disse o Mestre Aoki: "*O reikiano que sabe não fala; o reikiano que fala muito, geralmente não sabe*".

Conta uma velha história budista que um jovem perguntou a um sábio ancião cego: "*Como você faz para ver as coisas?*" O monge respondeu: "*Por ser cego desenvolvi os outros sentidos*". O menino perguntou: "*O que você escuta neste momento?*" O sábio apurou os ouvidos e em alguns segundos respondeu: "*Estou ouvindo o barulho de uma carroça vazia*". O menino questionou: "*Como pode saber se a carroça está vazia, se não a vê?*" O monge respondeu: "*É muito fácil saber se uma carroça está vazia, por causa do barulho. "Quanto mais vazia a carroça, maior é o barulho que faz*". Assim são as pessoas. Quanto mais vazias, maior é o barulho que fazem. Como a energia Reiki não precisa de interpretações, rótulos ou definições para agir, às vezes, o melhor é ficar em silêncio e permitir que a recuperação siga seu próprio caminho. Reikiano, fale o suficiente (pouco).

> "*Nunca me arrependo do que não disse.*"
>
> Johnny De' Carli

Alguns reikianos conseguem ver espontaneamente a vida passada de um receptor ao aplicar energia Reiki no mesmo. Essas informações podem ser utilizadas de forma terapêutica. Fico à vontade para tocar num assunto tão polêmico, pois o Mestre Usui era budista e o Budismo é uma religião reencarnacionista. Este é um livro que aborda o Reiki Tradicional Japonês, que tem raízes no Budismo. Devemos respeitar a verdade de todos.

À medida que a saúde e a vitalidade aumentam, a duração da sessão diminui. Um corpo saudável não requer muita energia. Um receptor que requeira mais de uma hora nas primeiras sessões solicitará cada vez menos tempo com o decorrer do tratamento. A energia negativa acumulada irá dispersando-se automaticamente. A energia maior substitui a menor.

No caso de crianças pequenas, o tempo pode ser reduzido. Aproximadamente vinte minutos diários de aplicação de energia Reiki mantêm o nível de saúde e bem-estar.

Não há risco nenhum em se aplicar energia Reiki em excesso. Podemos fazer a comparação com a vitamina C, essencial à nossa saúde: se a consumimos em excesso, nossa sabedoria interior elimina o excedente. O corpo só absorve o que necessita.

Uma sessão do Reiki é um momento mágico, uma experiência agradável e prazerosa. Em geral, o reikiano se sente revigorado durante e após uma sessão, sensação que persiste, muitas vezes, até o final do dia, aguçando os sentidos e a percepção em diferentes níveis.

Não há dúvidas de que pelo menos 95% das pessoas que recebem a energia Reiki sentem algumas sensações físicas ou sutis. Cada receptor as sente de uma maneira diferente. A sabedoria interior de cada um cria a experiência necessária. Cada sessão do Método Reiki é única. Não existe uma sessão genérica, cujas sensações se repitam. Até um mesmo receptor é, a cada vez, uma pessoa diferente, pelo fato de a ação da energia ocorrer

"O primeiro passo para ser ajudado é,
com humildade, aceitar ser aconselhado."
Johnny De' Carli

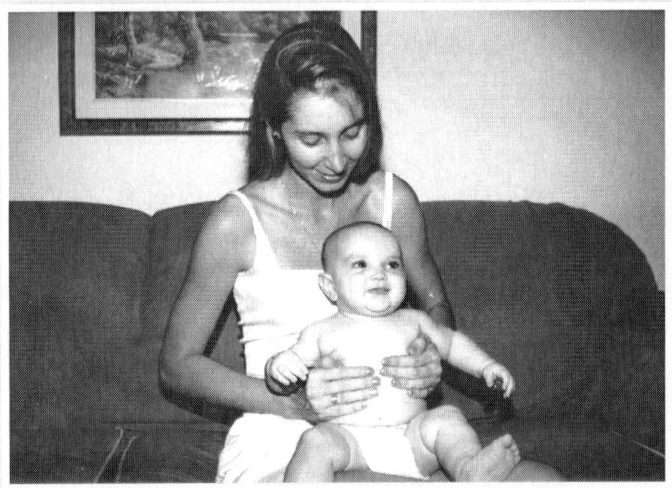

Na foto, a médica obstetra e reikiana (Nível 3-A) Dra. Marta Verônica, que aplica Reiki em bebês.

em diferentes níveis (físico, emocional, mental e espiritual). Como bem disse o parceiro do escritor Paulo Coelho, o cantor Raul Seixas: "*Somos uma metamorfose ambulante*". Os receptores sentem, na maioria das vezes, bem-estar, paz, um leve formigamento e calor pelo corpo. Alguns sentem sede, outros sentem a necessidade de adormecer por, pelo menos, meia hora, devido à modificação metabólica provocada pelo relaxamento. O receptor poderá sentir dor à medida que a energia Reiki penetra nas partes contraídas do corpo. As dores ocorrem quando as áreas tratadas estão entorpecidas ou adormecidas há já algum tempo. Explique aos receptores que as sensações são normais, positivas e causadas pelo fluxo da energia Reiki. Em geral essas dores não duram mais de 48 horas, sendo aconselhável recomendar o repouso. Pelo fato de a energia fluir pelo corpo, sintomas como espasmos e puxões podem também ser observados. De modo geral, sentem-se mais calmos e os olhos ficam mais brilhantes. Pessoas que têm

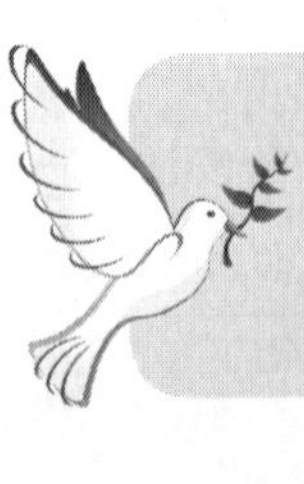

"A única dor fácil de suportar é a dor dos outros."
Johnny De' Carli

uma grande carência de energia vital podem experimentar uma sensação interna de frio. Nesse caso, cubra o receptor com uma manta limpa. Não é difícil escutarmos depoimentos de receptores que percebem que deixam seu corpo físico durante a sessão. Uma indicação clara de quando isso ocorre é a impressão de que o tempo se acelera, passando mais depressa. Houve receptores que atendi que relataram a nítida sensação de que outras mãos além das minhas os tocavam durante a sessão, em diferentes áreas do corpo que não toquei. O receptor pode deparar-se com experiências inesperadas, como visões de momentos de seu passado, cores, luzes, cintilações, símbolos, sons, aromas ou mesmo imagens de Mestres espirituais, que são os amparadores do reikiano e que estão lá para ajudar no processo de recuperação. Alguns receptores entram em estado de bênção e êxtase. Outros, ao longo de uma sessão do Método Reiki, entram em regressão espontânea, principiam a ter experiências transtemporais, mencionadas por alguns estudiosos do assunto como experiências de uma vida passada. Poderá lembrar-se de terem sido outra pessoa em outra era, revivendo um trauma como, por exemplo, o de cativeiro em uma outra existência que se manifesta como claustrofobia (medo de ambientes fechados). A lembrança, em geral, é trazida à consciência de modo natural e sem violência. É comum, a cada sessão, o receptor voltar cada vez mais no tempo. A psicometria ensina que os fatos, imantados na aura de pessoas e objetos, ocorrem de modo inverso, ou em sentido regressivo, assim percebemos que acontecimentos recentes se sobrepõem aos mais velhos. A energia Reiki transforma em conhecimento consciente e atual aquilo que está impregnado na memória etérica do indivíduo. Lembrar-se do passado é deter ou captar os fatos gravados na própria aura, transformando os registros em imagens conhecidas pelo cérebro físico. Seria um tipo de exame autopsicométrico.

"A consciência é uma espécie de janela que permite que você veja tudo."
Johnny De' Carli

A utilidade de reexperimentar vidas passadas é, evidentemente, a de libertar problemas que agora não deixam a pessoa atingir seu potencial para completar seu propósito nessa existência e resolver os problemas presentes. Recomendo que cada momento seja bem aproveitado.

Aquilo que o receptor experimenta ao longo de uma sessão do Método Reiki não é um indicador preciso do que esteja realmente ocorrendo. Entre a percepção e a realidade pode haver uma considerável distância. No nosso cotidiano, quando muitas pessoas observam um mesmo incidente, cada uma tem sua própria maneira de descrevê-lo, de acordo com suas convicções pessoais.

Receptores gripados, resfriados, com problemas respiratórios, enfisema, asma, bronquite ou pneumonia poderão passar a tossir e espirrar muito durante a sessão, como uma forma de o organismo expulsar o problema. Por isso, tenha sempre à mão uma caixa de lenços de papel descartáveis. É útil ter um balde perto, para que o receptor possa vomitar se for preciso, e manter o banheiro em boas condições, pois ele poderá precisar usá-lo.

Poucos receptores não sentem coisa alguma ao longo de uma sessão, apesar de terem recebido a revitalizante energia Reiki. Isso se deve principalmente ao estresse. Dores crônicas e tensões musculares também desviam a percepção dessas sensações sutis causadas pela energia Reiki, fazendo com que o receptor não as perceba. Nesses casos, sua atenção estará desviada para outras sensações desagradáveis e muito mais fortes. Nós tornamos real aquilo em que prestamos atenção. Independente de o receptor sentir ou não a energia, a transferência ocorre e a energia Reiki sempre age em quem a recebe. A eficiência de uma sessão não pode ter como parâmetro o que as pessoas sentem ou deixam de sentir na hora da aplicação. Muitos alegam não sentir nada porque não sentiram o que esperavam.

> *"É impossível uma grande conquista sem antes obter pequenas conquistas sobre si próprio."*
>
> Johnny De' Carli

O período em que o receptor fica na maca do Reiki não é apenas uma oportunidade de receber energia e recuperar a saúde. É um convite para libertar qualquer bloqueio anterior de traumas emocionais reprimidos, que vêm à tona para serem resolvidos. Pode dar-se um efeito catártico, uma descarga emocional de um conflito interno, trazendo à tona os conteúdos inconscientes dos conflitos. O receptor observará o trauma ou o reexperimentará plenamente, como se estivesse passando por ele outra vez. Muitas vezes, o trauma que se manifesta está na origem de problemas físicos do presente e, após o transbordamento emocional, a pessoa poderá se sentir melhor. Quando essas cenas são evocadas em estado de profundo relaxamento, contribuem para que determinados sintomas desapareçam. Essas recordações são muito desagradáveis, mas são exatamente o que o receptor precisa para se libertar. Com a liberação, o corpo se torna livre para a recuperação. Esse tipo de libertação ocorre, com mais frequência, quando aplicamos a energia Reiki nos chacras cardíaco e laríngeo. Estamos permanentemente em busca da felicidade, evitando de toda forma o sofrimento. Nossas vidas são feitas de experiências muitas vezes, doloridas, mas extremamente importantes. Não raro, encontramos numa dor profunda a chave para o nosso despertar espiritual. A dor e o sofrimento purificam as pessoas. Quando assumimos o sofrimento, ele nos transforma num ser melhor. Cada crise nos traz a oportunidade de renascer. Não tente resistir a ver o que vem à consciência para sua compreensão. Aquilo a que você resiste perdura. As coisas para as quais olha, aceita e observa, desaparecem. Aquilo que você nega declara. Aquilo que você declara cria. A negação de alguma coisa é sua recriação, o próprio ato de negá-lo o faz existir. A aceitação de alguma coisa permite o controle sobre ela. O que é negado não pode ser controlado. O melhor caminho para se sair de uma dificuldade é através dela. A fuga de um obstáculo é um sinal de nosso despreparo.

"Jamais se desespere em meio às mais sombrias aflições de sua vida, pois das nuvens mais negras cai água limpa e fecunda."

Johnny De' Carli

O receptor poderá ter a necessidade de gritar ou chorar. Nesses casos, não se deve interromper a aplicação, antes do término do processo. Caso ele precise gritar, você pode aumentar o volume do som, de maneira a preservar a privacidade do atendimento. Muitas vezes um travesseiro pode ser usado para ser apertado num momento de liberação. Durante o choro, quando os bloqueios emocionais começam a soltar-se, o receptor pode tentar reter a respiração, num esforço inconsciente para reprimir essas emoções. Você pode, então, pedir a ele que execute algumas respirações profundas. Lágrimas e soluços representam, no Método Reiki, que o receptor liberou velhas feridas. Um transbordamento emocional do receptor, caso ocorra, deve ser encorajado. A melhor postura, na maioria das vezes, é simplesmente estar com o receptor, que está expurgando bloqueios emocionais. Mantenha as mãos onde estiverem e espere até que as emoções tenham sido liberadas para fazer qualquer pergunta. Conversar sobre essas emoções pode ter um efeito inverso, inibindo o processo catártico. Agindo assim você estará interrompendo o processo do receptor de experimentar e liberar suas dores e traumas reprimidos. Poderão ficar mais difícil a reconexão com os mesmos bloqueios, perdendo o receptor uma grande oportunidade de se libertar e se recuperar. Quanto mais a pessoa puder sentir e confrontar a própria dor, mais fácil se tornará a recuperação.

Para muitos terapeutas, é difícil estar ao lado de alguém com fortes dores emocionais, pois eles acabam ativando bloqueios reprimidos, não resolvidos, do próprio reikiano. A tendência é a de que o reikiano use o próprio instinto para sabotar o processo, protegendo o trauma dele mesmo. Não é fácil lidarmos com a nossa própria dor. Antes de tratarmos de outras pessoas, é muito importante termos nossas questões pessoais resolvidas. Faça muito autotratamento. Muitos terapeutas podem querer

> *"Se sentir vontade chore, as lágrimas são o fio terra do coração."*
>
> Johnny De' Carli

confortar o cliente durante a catarse (expurgo de emoções reprimidas), querer abraçá-lo ou tocá-lo calorosamente. Isso não é aconselhável, na maioria dos casos. Não há dúvida que é maravilhoso confortar e abraçar alguém. Faça isso terminada a sessão, caso contrário, o efeito poderá ser negativo. Saiba que o que quer que aconteça é exatamente o que o receptor está precisando naquele momento para que as transformações necessárias ocorram. Permita à energia Reiki fazer o seu trabalho, permanecendo somente como uma testemunha de apoio e perceba o que a situação pode lhe ensinar. Muitas vezes, o reikiano sábio age pelo não agir e ensina sem falar.

Experiência não é o que aconteceu com você, mas o que você fez com o que lhe aconteceu. Mais uma vez, é necessário dar atenção especial à intuição. Confie na sua capacidade de discernir e você saberá como resolver até mesmo as questões mais difíceis.

Muitos receptores querem receber uma sessão do Método Reiki da mesma maneira que recebem uma sessão de massagem, ou seja, passivamente, esperando que o reikiano faça todo o trabalho sozinho. Isso não é bom. Conta um ensinamento budista, que um Mestre encarregou o seu discípulo de cuidar do campo de arroz. No primeiro ano, o discípulo vigiava para que nunca faltasse a água necessária. O arroz cresceu forte e a colheita foi boa. No segundo ano, ele teve a ideia de acrescentar um pouco de fertilizante. O arroz cresceu rápido, e a colheita foi maior. No terceiro ano, ele colocou mais fertilizante. A colheita foi maior ainda, mas o arroz nasceu pequeno e sem brilho. Então o Mestre advertiu-o: "*Se continuar aumentando a quantidade de adubo, não terá nada de valor no ano que vem*". Você fortalece alguém quando ajuda um pouco. Mas você enfraquece alguém e pode até estragá-lo se ajuda muito. A atitude de receber a energia Reiki passivamente não permite a

> *"O abraço fala a língua universal, sua linguagem nos ajuda a falar com o coração. Um abraço caloroso é a maior recompensa por um momento especial."*
>
> Johnny De' Carli

autorização máxima,o abrir de portas internas, a fim de liberar bloqueios que nem mesmo o receptor sabia que existiam. A melhor postura para o receptor é a de participação ativa. Quanto maior a responsabilidade ativa assumida por uma pessoa em seu processo de restabelecimento, mais rápido e fácil será esse processo. Na realidade, qualquer cura é autocura, daí a importância dessa participação. Estimule o receptor a participar ativamente e a assumir tanta responsabilidade quanto possível durante as sessões. Ao colocar o receptor frente a frente com suas doenças, dores e desafios, estes, quando confrontados, encarados e tratados, normalmente se recuperam mais rapidamente. É preciso enfrentar os medos, não fugir deles. Se você não encorajar o receptor, ativamente, em todo o quadro de seu próprio processo de recuperação, está negando a oportunidade valiosa de uma possível mudança de vida ou de comportamentos que resgatarão sua saúde plena. A participação ativa inclui perguntar. Os líderes espirituais de diversas culturas não ensinam dando respostas, mas fazendo perguntas. Fazer perguntas durante a sessão é uma das ferramentas mais poderosas que um reikiano pode empregar. Poderá ampliar imensamente os resultados da sessão do Método Reiki. Perguntas a respeito do que ele está experimentando contribuem para colocá-lo frente a frente com suas emoções reprimidas. Você fará o receptor dirigir a energia confortadora com sua voz e seu pensamento. A conversa tem de ser tranquila, com tom de voz suave e gentil. Dessa forma, a chance de o receptor se abrir para uma conscientização dos bloqueios profundos e reprimidos é maior. Faça perguntas como: "*O que você está sentindo?*", "*O que você está vendo?*", "*Você acha que uma mudança nos hábitos alimentares o ajudará a sentir-se melhor?*", "*Você acha que praticar esportes o ajudará a sentir-se bem?*", "*Você acha que mais lazer ou descanso ajudará?*", "*O que você mudaria na sua vida para*

> "*Mantenha-se envolvido com aquilo que seja realmente essencial.*"
> Johnny De' Carli

sentir-se melhor?". Encoraje a pessoa a achar suas próprias respostas. O reikiano está presente para encorajar e ajudar o receptor a abrir-se e a permitir que a recuperação aconteça. Se o receptor não está aberto para resgatar sua saúde, dificilmente isto vai acontecer. A tendência será o sintoma voltar alguns dias depois. Sabemos que uma lição será repetida até que seja aprendida.

Após a sessão, sempre é recomendável a troca de impressões entre o receptor e o reikiano, para que este possa confiar mais em suas sensações. Procure deixá-lo à vontade e mostrar-lhe que essas experiências são perfeitamente naturais e normais. Isto, é claro, se o receptor quiser falar sobre sua experiência. Muitas vezes, o receptor poderá não querer falar. Não force, não é necessário fazer investigações profundas das causas, se o receptor as desconhece.

Um grama de exemplos vale mais que uma tonelada de conselhos. Nunca dê conselho a quem não pediu. O conselho raramente é bem recebido e quem mais necessita dele é quem menos o aprecia. Dizer ao receptor o que você acha que ele deveria fazer seria impor suas próprias ideias, valores e julgamentos sobre a individualidade do receptor. Certa vez, em uma faculdade de medicina, um professor propôs à classe a seguinte situação: "*Baseados nas circunstâncias que vou enumerar, que conselho dariam vocês a certa senhora, grávida do quinto filho? O marido sofre de sífilis e ela de tuberculose; seu primeiro filho nasceu cego; o segundo morreu; o terceiro nasceu surdo; o quarto é tuberculoso; e ela está pensando seriamente em abortar a quinta gravidez. Que caminho a aconselharia a tomar?* A maioria dos alunos concordou que o aborto seria a melhor alternativa. O professor, então, disse aos alunos: "*Aos que disseram sim à ideia do aborto, saibam que acabaram de matar o grande compositor Ludwig Van Beethoven*".

> *"Evite aconselhar alguém que não tenha pedido o seu conselho, a não ser que perceba que haja risco de morte."*
>
> Johnny De' Carli

Procure também ficar isento em relação a críticas ou julgamentos referentes a respostas às suas perguntas. O silêncio é, muitas vezes, a melhor resposta.

No final da sessão, alguns receptores podem ter a sensação de estarem acabando de acordar depois de uma noite longa de sono. Muitos sentem que estão diferentes, principalmente pela observação da redução da tensão muscular, alteração de batimentos cardíacos, altura da voz mais baixa em vários decibéis e pela alteração do ritmo da respiração, que se torna mais lenta e profunda. O relaxamento é a sensação posterior mais gratificante. Observa-se a diminuição de dores, ficando os receptores mais cooperativos, podendo vir a dormir por períodos mais longos do que o normal e acordar muito descansados. A energia Reiki age através do sistema nervoso autônomo, diminuindo a pressão sanguínea. Os receptores podem ficar com a pele corada (pigmentação rosada), principalmente na face, pelo aumento da circulação e dilatação do sistema vascular periférico. Mãos e pés se aquecem. Existem casos de receptores vivenciarem mudanças imediatas e duradouras. Mas podem se passar dias para que os receptores, conscientemente, se deem conta da extensão das melhoras e das mudanças que ocorreram, inclusive nos relacionamentos e interações com a sociedade no dia-a-dia.

Familiares e acompanhantes dos receptores podem, na condição de espectadores, vivenciarem uma variedade de experiências. Observam, em geral, uma mudança na temperatura do ambiente, na atmosfera, após o início da sessão. Alguns enxergam cores em volta do receptor, outros dormem profundamente ou se emocionam.

De acordo com um dos Cinco Princípios do Reiki (gratidão), após o tratamento é aconselhável agradecer a Deus, numa prece, pela oportunidade de ter podido trabalhar como canal de energia divina.

"A alegria não se encontra fora,
mas dentro de nós mesmos."
Johnny De' Carli

Dependendo da ocasião, você poderá pedir ao receptor que também agradeça a Deus. A gratidão é a memória do coração.

Mesmo que você ache que não absorveu nada, depois de realizar uma aplicação de energia Reiki, lave as mãos. Algumas pessoas que não procedem assim acabam assimilando em seu sistema energético energias nocivas, ficando posteriormente mais difícil livrar-se delas. Uma boa recomendação é a utilização de um anel atlante, para proteção.

É comum vermos, no interior, benzedeiras com deformações (artrites) nas articulações dos dedos. Se, por algum motivo, você não dispuser de água, obtenha quase o mesmo efeito de limpeza energética expondo as mãos à chama de uma vela por alguns instantes, imaginando a queima das energias que não lhe pertencem. Outra alternativa, na ausência da água, simples porém menos eficaz, é esfregar e assoprar três vezes ou sacudir as mãos com força e vigorosamente, como se você estivesse secando as mãos molhadas, para remover energia estagnada.

Da mesma forma que um para-raios consegue atrair uma poderosa descarga elétrica, a ciência radiônica comprova que um anel atlante, moldado conforme as especificações originais do exemplar achado no Egito, pode gerar grande proteção ao reikiano por atrair e transmutar muitos tipos de energias nocivas (para adquirir ou saber mais, entre em contato conosco em ritadecarli@gmail.com; (11) 3062-9941 ou (21) 2256-8267).

Após um dia de trabalho com o Método Reiki ou outra atividade, ou quando for repousar, tome sempre um banho. O banho por si só é um ritual, um momento sagrado para cada um de nós, no qual limpamos corpo e alma. Sem dúvida, este hábito o ajudará a sentir-se mais leve. Procure recolher-se após o banho, pois nossa aura precisa de um tempo para se agregar. Algumas vezes, para limpar o corpo sutil, é preciso um pouco mais que um simples banho. No Japão, no meio reikiano,

> *"Devemos esperar o melhor,*
> *mas estarmos preparados para o pior."*
> Johnny De' Carli

é comum a prática do banho *ofurô*. Quando você não se sentir bem, com dores pelo corpo, sensação de peso ou sufocamento, procure banhar-se com sal grosso. Em uma vasilha com água quente, acrescente três punhados de sal grosso. Ao final de um banho normal, jogue a mistura do pescoço para baixo, em oração, pedindo por sua limpeza. Em casos de uma dor localizada muito forte, você pode esfregar um punhado de sal no local, fazendo simultaneamente uma prece. O cloro da composição do sal *(NaCl)* neutraliza os íons de hidrogênio *(H+)*, causadores da dor.

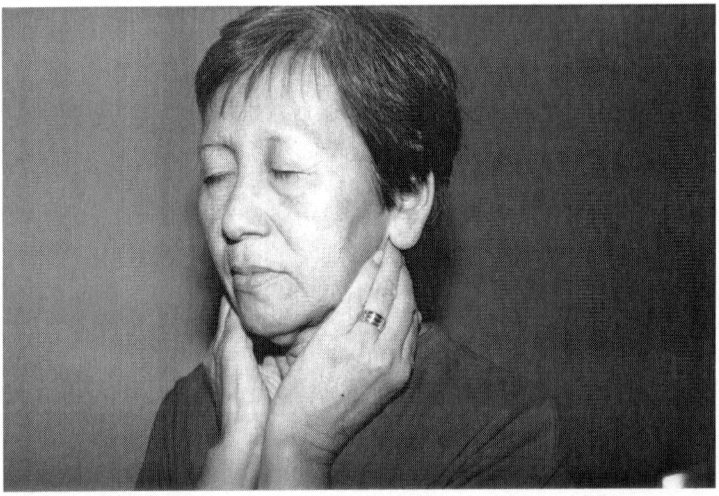

Acima, a reikiana Shigueko Nirasawa, em auto aplicação.
Ela usa um anel atlante, nos moldes originais, em ouro branco.
O Mestre Fuminori Aoki e a Mestre Noriko Ogawa o usam em ouro amarelo.
(maiores informações no Instituto)

Lembremos que sempre que retemos alguma energia negativa em nossa aura é porque ela encontrou alguma ressonância. Semelhante atrai semelhante. Observe mais os Cinco Princípios do Reiki.

"Trate sempre preventivamente muito bem de seu corpo físico, é sua única garagem onde, temporariamente, você estaciona, nesta rápida passagem de vida terrena."
Johnny De' Carli

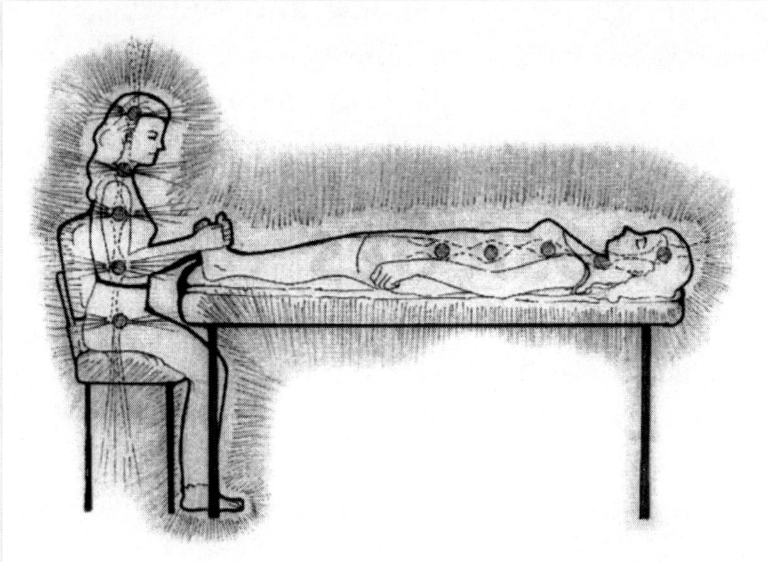

Acima, a interação áurica que ocorre ao longo de uma sessão de Reiki.

De acordo com os professores japoneses do Método Reiki, há circunstâncias em que a aplicação da energia Reiki deve ser evitada, por exemplo: quando a pessoa está sob efeito de anestesia. A explicação para não se aplicar energia Reiki em pessoas anestesiadas é a de que as substâncias anestésicas são ricas em venenos psíquicos que saturam o corpo etérico. Numa reação defensiva, o corpo etérico se afasta compulsoriamente do corpo físico a fim de não derramar estas toxinas psíquicas na válvula de escape que é o corpo físico, produzindo nas pessoas uma redução na temperatura e na vitalidade orgânica. O processo anestésico é um coma induzido. O corpo físico fica com reduzida cota de *Prana* para nutrir-se. Fenômeno semelhante ocorre durante o transe mediúnico, a projeção astral noturna, a hipnose e o estado de catalepsia. Quando aplicamos energia Reiki em pessoas anestesiadas, trazemos de volta o corpo etérico,

"Saber agir na hora certa é privilégio de poucos.
Nem sempre é hora de agir."
Johnny De' Carli

tirando a pessoa do processo. A Mestre de Reiki, de São Paulo-SP, Maria de Lourdes Gomes Scarpi *(lourdes.scarpi@ig.com.br)* aplicou energia Reiki no tornozelo fraturado de sua filha e a anestesia local literalmente não pegou. A reikiana de Nível 3-A, Tânia Mumic Braghini *(taniamumic@bol.com.br)*, de Resende – RJ, fisioterapeuta atuante, deu um depoimento por escrito no qual relata ter recebido energia Reiki durante uma cirurgia em sua mão e que o efeito da anestesia desapareceu cinco minutos após o início da operação. No Ocidente prega-se o contrário, mas ocorre como no dito popular: "quando todos estão errados, todos estão certos". Os japoneses pregam também que não se deve aplicar energia Reiki durante ataques epilépticos. No ataque epiléptico, o corpo etérico fica tão saturado de venenos psíquicos provenientes dos corpos superiores, que abandona ou é afastado súbita e violentamente pelo lado esquerdo do corpo, à altura do baço, seguindo para o solo, permanecendo à deriva a fim de escoar estes fluidos perniciosos no meio ambiente, fora do corpo físico. Este ataque na verdade é uma defesa de emergência, que não deve ser interrompido com a energia Reiki. A única técnica recomendada é a *Koki-Ho* (sopro).

Reikiano, se você pretende trabalhar profissionalmente com o Método Reiki, aprenda que no mundo dos negócios todos são pagos com duas moedas: dinheiro e experiência. No mundo do Método Reiki, agarre a experiência primeiro. O dinheiro virá, depois, como consequência de um trabalho de amor.

> *"Transforme toda situação desagradável*
> *em uma experiência agradável de aprendizado."*
> Johnny De' Carli

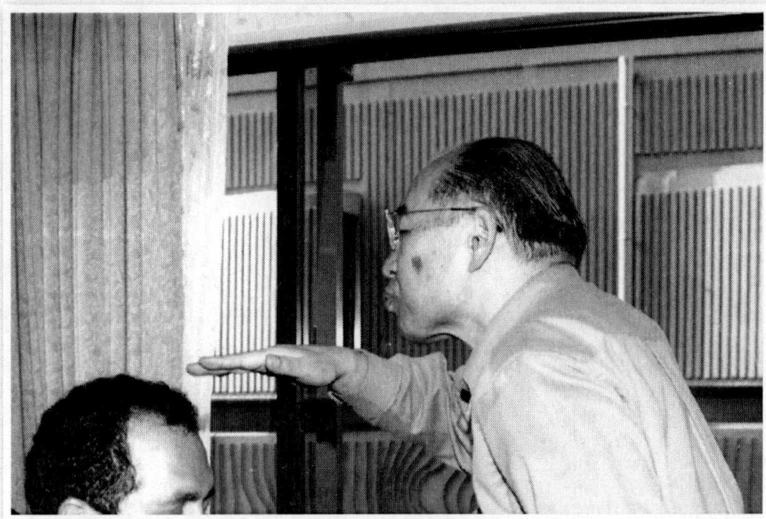

Acima, o Mestre Doi Hiroshi, de Kyoto.
Abaixo, a Mestre Noriko Ogawa, de Tóquio,
ambos aplicam Reiki através do sopro (Koki-Ho).

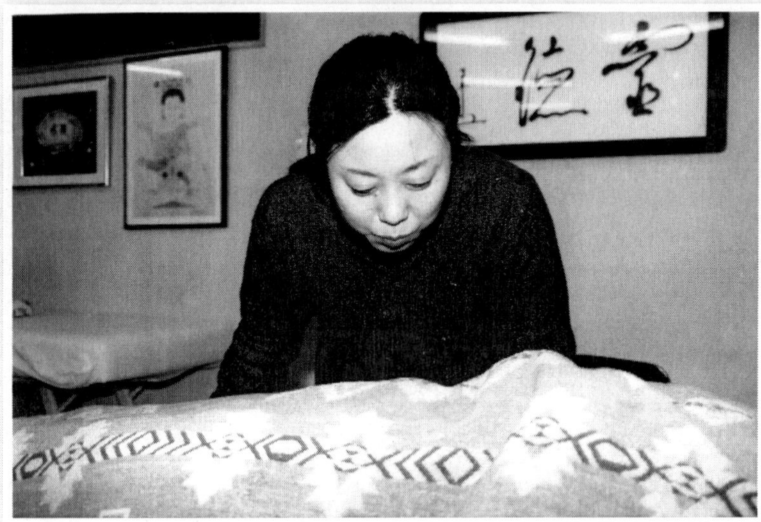

"Cada pessoa é um terapeuta em potencial."
Johnny De' Carli

CAPÍTULO 12

As Posições para Aplicação

O Método Reiki se adapta às habilidades e interesses daqueles que o praticam. Só em Tóquio existem, pelo menos, cinco diferentes correntes do Reiki, cada uma com seu próprio sabor e individualidade. Na capital japonesa, um grupo de monges budistas utiliza a energia Reiki associada a exercícios de respiração e de meditação; outro a combina com a macrobiótica; outro o associa ao Xintoísmo e por aí afora.

Há muitos sistemas do Reiki, todos derivados do vitorioso método descoberto pelo saudoso Mestre Usui. O Sistema Usui, criado pelo Mestre Hayashi e modificado pela Mestre Takata, é apenas um. Diríamos que é o mais popular no Ocidente. Os sistemas e os Mestres do Reiki agem de maneira diferente no tratamento completo, o que não torna um sistema menos eficaz que o outro. Muitos novos sistemas do Reiki estão emergindo e uma mesma quantidade de Mestres proclama o "verdadeiro caminho". Pode ser desconcertante para o leigo saber em quem confiar, quem está correto. Buda (620-543 a.C.) orientava seus seguidores para que não aceitassem nada do que Ele ou qualquer Mestre dissesse sem que antes vivenciassem e experimentassem, por si mesmos. Surgindo dúvidas a

> *"Nossas dúvidas são as sementes rumo à sabedoria."*
>
> Johnny De' Carli

respeito do Mestre e de seu método, é importante investigar e examinar cuidadosamente sua eficácia. Uma boa dica é ouvir a voz do coração, usando a intuição. Outra dica segura é verificar se existe uma tradição ou linhagem que o leve ao Mestre Usui. A linhagem nos mostra a corrente de transmissão dos ensinamentos, no decorrer do tempo, de um Mestre para outro. Nesse caso, saberemos que o método foi repetidamente testado e experimentado por diferentes praticantes, demonstrando vantagens adicionais, segurança, sua eficácia e validade. Não havendo uma história (tradição), não há qualquer garantia. O sistema funcionar com quem cria é muito fácil, o importante é funcionar com todos.

Quando estudei em Tóquio, a principal corrente do Método Reiki, a Usui Reiki Gakkai, com sede em Togo Jinga, local sagrado de Harajuko (Tóquio), era chefiada pela Sra. Kimiko Koyama, na época com 98 anos. Hoje a chefia está a cargo do Sr. Masaki Kondo, que é professor universitário. A Sra. Koyama dizia: *"A energia é sempre a mesma, em todo lugar, não importa de que país ou filosofia veio"*.

Para aplicar energia Reiki, da mesma forma que ninguém precisa conhecer anatomia, não é condição essencial entender tudo sobre os chacras ou corpos sutis energéticos (aura), já que a energia, em nosso sistema energético, tende a se mover naturalmente em direção ao equilíbrio. Entretanto, uma coisa importante que o reikiano não deve esquecer é que os chacras (cada um deles) estão ligados a camadas distintas da aura, sendo que cada camada nos toca de forma diferente. As posições, num tratamento básico, têm ações específicas. Se há tempo disponível, mesmo em pessoas saudáveis, é sempre sábio se fazer o tratamento básico completo de aproximadamente 70 minutos de duração. O tratamento básico completo ativa o sistema imunológico, equilibra todo o corpo e gera um efeito profilático que capacita o organismo, por si mesmo,

"A melhor escolha é aquela que seja melhor também para você."
Johnny De' Carli

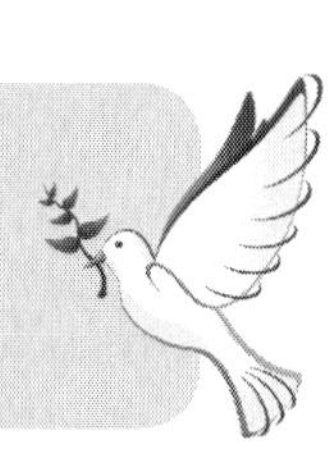

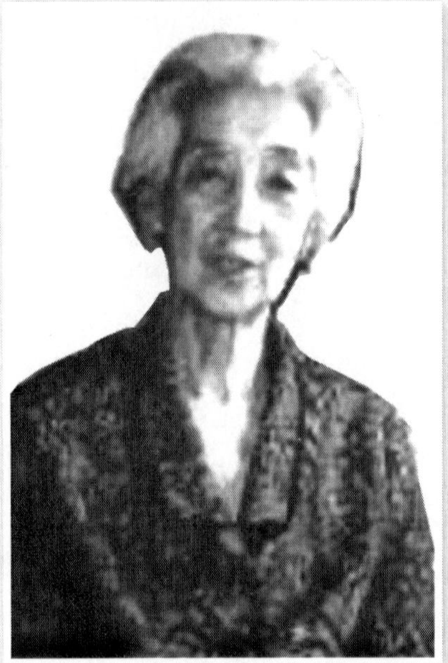

Na foto a Sra. Kimiko Koyama (1906-1999),
6ª Presidente da Usui Reiki Ryoho Gakkai.
(Foto do Reiki Master Richard R. Rivard)

a eliminar os agentes patogênicos. Mesmo que o receptor chegue mencionando um sintoma ou problema localizado, em geral, todo o corpo está fora de equilíbrio. O tratamento completo reduzirá sua queixa. Quando aplicado regularmente, possibilita que a pessoa enfrente os problemas e dificuldades sem estresse. Passamos a reagir apropriadamente em todos os níveis. Começamos a viver mais intensamente, aproveitando cada experiência de forma mais apropriada. O ideal é sempre o tratamento completo. Porém, na impossibilidade de aplicá-lo por inteiro, faça o que estiver ao seu alcance. Pouca energia Reiki é melhor do que nada, já dissemos. Não há qualquer impedimento de fazermos um tempo menor de aplicação, ou mesmo de não fazer todas as posições. Escolha algumas,

"Nenhum esforço que fazemos para o bem é desperdiçado."
Johnny De' Carli

siga sua intuição, sinta o campo de energia da outra pessoa e saberá o que é mais adequado a cada situação.

Sabemos hoje que Mikao Usui, após a descoberta do Método Reiki, utilizava a técnica de forma flexível e intuitiva. Não havia posições convencionais como existem hoje, conforme são ensinadas nos seminários no Ocidente. Após a sua morte (1926), o médico Chujiro Hayashi sistematizou o método, criando posições padronizadas para aplicação de energia Reiki em sua clínica de Tóquio. Essas posições visam a trabalhar todos os principais órgãos e glândulas do sistema endócrino que, por sua vez, estão ligados aos sete principais chacras. Com esses chacras devidamente equilibrados, todo o resto do organismo funcionará bem. A Mestre Hawayo Takata não seguiu uma linha tão rígida quanto a do Mestre Hayashi, seu Mestre. Ela diminuiu o número de posições para 12 e aumentou o tempo de permanência em cada uma delas para cinco minutos, dando sempre muita importância ao tratamento completo. Takata dizia: *"Coloque em equilíbrio os órgãos principais e energize-os, e a recuperação acontecerá"*.

Tive a oportunidade de estudar em diferentes escolas, com 11 diferentes professores do Método Reiki. Encontrei local que adotam de 12 a 24 posições básicas. Todos os sistemas são válidos. Aqui, no Instituto Brasileiro de Pesquisas e Difusão do Reiki, seguimos a orientação do Sistema Usui/Tibetano, ensinado pelo Mestre do Reiki norte-americano William Lee Rand. São 14 posições básicas: quatro na cabeça, quatro na frente, quatro nas costas e duas nos pés.

Você poderá ser solicitado a ministrar Reiki numa pessoa presa a uma cama de hospital, às vezes entubada, ou em pessoas com queimadura de terceiro grau ou feridas abertas (ocasiões em que o toque é desaconselhável pelo desconforto e risco de contaminação).

"Somente você pode decidir o que é bom para você.
Ouça sua voz interior e siga-a."
Johnny De' Carli

O receptor pode estar impossibilitado de se virar na cama. Nesses casos, trate apenas a parte do corpo a que você tem acesso e deixe de lado as posições de difícil acesso. Lembre-se de que cada célula está intimamente ligada a todas as demais. Nosso corpo físico não pode ser separado em partes, como se funcionassem independentemente das demais. Aqui entra a fantástica habilidade da energia Reiki se deslocar de célula para célula, possibilitando os efeitos de um tratamento completo com as mãos numa única posição. Muitas vezes, segurando somente um pé ou uma das mãos, num certo espaço de tempo o corpo inteiro se inundará com a energia necessária para que a recuperação aconteça. Essa particularidade da energia Reiki torna-se importante quando temos de energizar alguém em local público, como em uma reunião. Aí, por exemplo, podemos colocar nossa mão no ombro do receptor e permitir que a energia Reiki faça o resto. Procure conversar com as pessoas, tocando-as no ombro, e você perceberá isso. Reiki é uma força inteligente, o sistema de energia do receptor a capta e transfere, automaticamente, para a área do corpo onde seja mais necessária e não apenas onde as mãos estão pousadas. A energia caminha, inteligentemente, para onde esteja sendo mais solicitada. Trabalhando num único ponto, todo o sistema é beneficiado pelo fato de os chacras estarem interligados entre si. Entretanto, se tivermos que escolher uma posição somente, o ideal é posicionar as mãos onde o receptor reclama de dor ou desconforto. Considerando que a energia Reiki se desloca para onde ela é mais necessária, a maioria dos reikianos não perde tempo criando posições extras, a não ser que haja um bom motivo para isto. Por exemplo: uma pessoa informa estar com dores nos joelhos. Se você não aplicar um tempo extra na região, ela poderá sentir-se negligenciada, mesmo que você tenha dito que a energia se moveu automaticamente para lá. Posições extras dependerão dos sintomas físicos,

> *"Um toque amigo pode salvar uma vida."*
> Johnny De' Carli

local onde você concentrará mais tempo e energia (fratura, corte, lesão, dores, estiramentos, inflamações etc.).

Após a iniciação no Nível 1 do Reiki, o reikiano começa a aumentar sua intuição em todos os sentidos. Porém, antes que isso aconteça (esse despertar interior), você pode se ater a conceitos racionais, permanecendo cerca de cinco minutos em cada posição. Com o passar do tempo, essa orientação se tornará supérflua, mas isso poderá demandar um bom período até suas mãos começarem a ouvir sobre as necessidades de seu receptor e lhes falar sobre elas.

Nenhuma sessão do Reiki é conduzida por mim igualmente e o mesmo ocorrerá com você. Cada indivíduo tem necessidades diferentes e atrairá um volume de energia Reiki em áreas distintas. Existem poucas regras absolutas a serem observadas na prática. A Mestre Hawayo Takata, introdutora do Método Reiki no Ocidente, não seguia uma sequência rígida nas posições. Seus alunos diziam que havia vezes em que começava uma sessão pela cabeça, outras ocasiões iniciavam pelo abdômen. Ela dizia que o mais importante era que o receptor recebesse energia Reiki no corpo inteiro. Entretanto, existe consenso de que o melhor é começar pela cabeça. Inicie a sessão pelos olhos, na primeira posição da cabeça, prosseguindo pela frente. A seguir, o receptor deve se virar de barriga para baixo e ser tocado nas costas e, por último, nos pés (essa posição não é usada no Sistema Usui). Apesar de as posições das costas refletirem a posição correspondente da parte anterior do tronco, aplicar energia Reiki nas costas é muito importante porque os chacras (do segundo ao sexto) trabalham aos pares, com o vórtex anterior ligado ao posterior. Esse equilíbrio é muito importante, muitos têm tensões musculares nas costas por excesso de responsabilidade. Há pessoas que parece carregar o mundo nas costas, o que causa,

"Primeiro as pessoas fazem seus costumes,
depois seus costumes as fazem."
Johnny De' Carli

muitas vezes, dores crônicas. Tenha cuidado ao posicionar as mãos na região do pescoço e na área próxima às narinas, para não prejudicar a respiração do receptor, gerando-lhe desconforto. Mantenha certa distância da pele (cerca de dois centímetros) e faça o mesmo ao tratar as partes íntimas do receptor.

Não é minha intenção apresentar a maneira certa, melhor ou mais apropriada de um tratamento completo. Cada reikiano, com o tempo, acaba criando um repertório próprio, de acordo com sua orientação interior. Lembre-se de que não há nada certo nem errado na maneira de canalizar a energia. Reiki errado é aquele que não foi aplicado. Não existe uma forma errada de ministrá-lo pelo fato de a energia fluir justamente para onde é necessária. Apresentar uma sequência bem coordenada, que sirva de base ao reikiano, é o meu propósito neste capítulo. Uma observação válida é que o reikiano não precisa imitar as posições com exatidão. Em meus seminários costumo comparar a aplicação à colocação de óleo de cozinha numa frigideira: você pode derramá-lo em qualquer ponto e o resultado será o mesmo, o óleo se espalhará por toda a base da panela. Idêntico raciocínio pode usar no Método Reiki, no que diz respeito ao local de imposição das mãos. Não existe problema, também, se você cobre uma posição com a mão esquerda ou direita, uma vez que estamos trabalhando com uma energia sem polaridade.

Aplicando numa outra pessoa ou em si mesmo no autotratamento, as posições são as mesmas. A seguir, indico minha proposta de sequência para um tratamento básico completo.

"Não se deixe intimidar pela dúvida."

Johnny De' Carli

12.1 Região da Cabeça

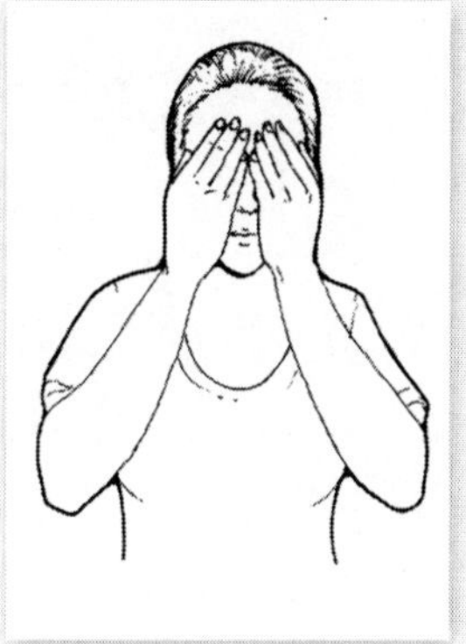

Primeira posição da cabeça

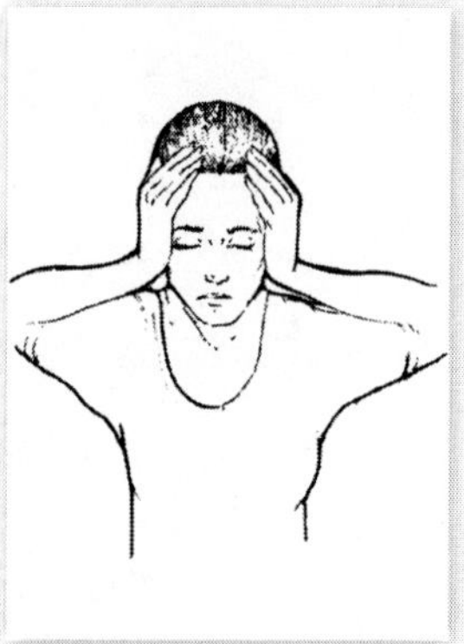

Segunda posição da cabeça

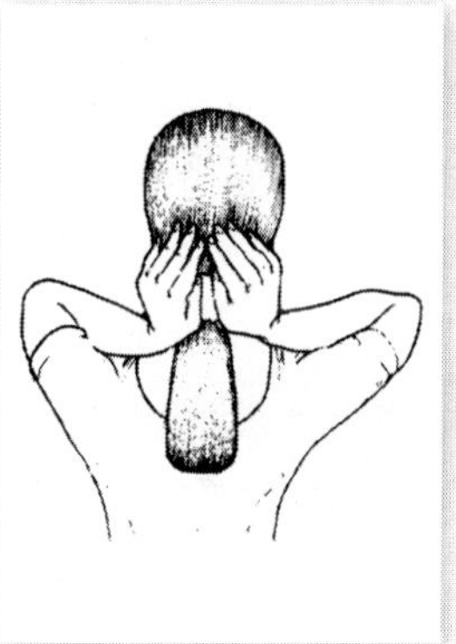

Terceira posição da cabeça

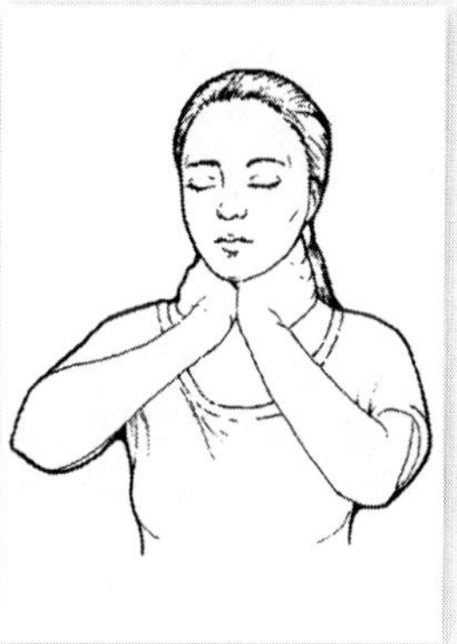

Quarta posição da cabeça

"A saúde do corpo é o bem mais valioso que o ser humano pode ter."
Johnny De' Carli

12.2 Região da Frente

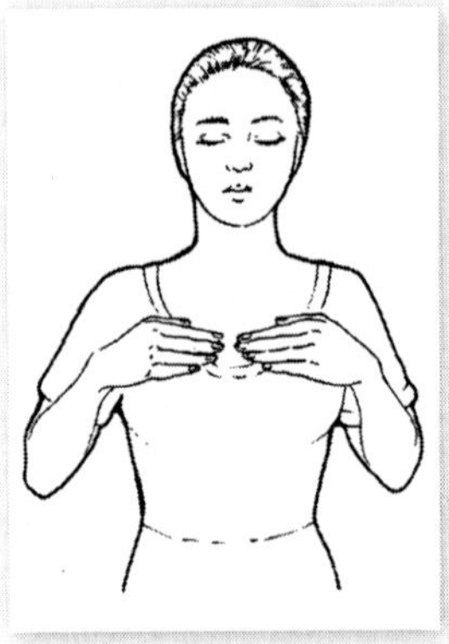

Primeira posição da frente

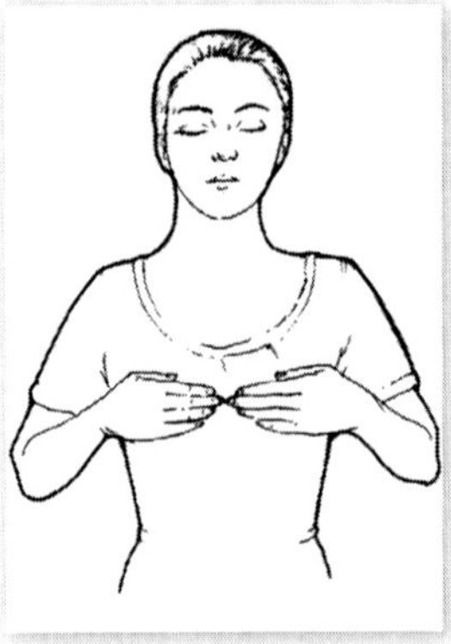

Segunda posição da frente

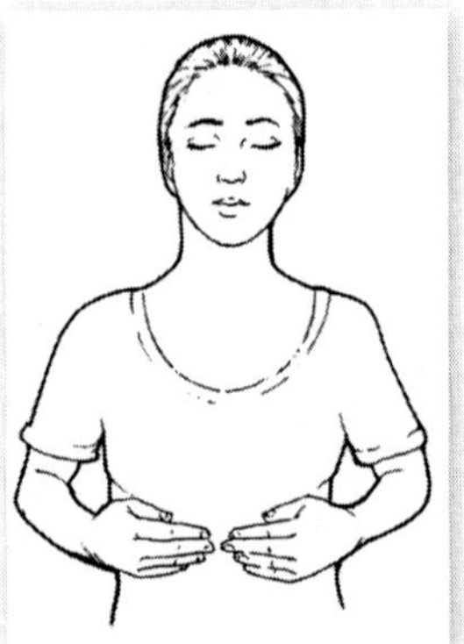

Terceira posição da frente

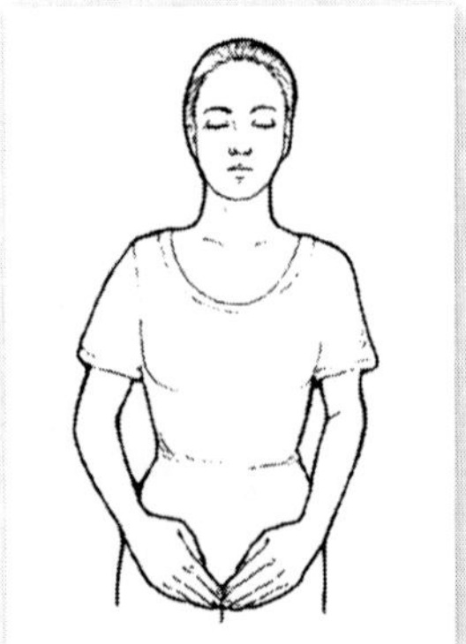

Quarta posição da frente

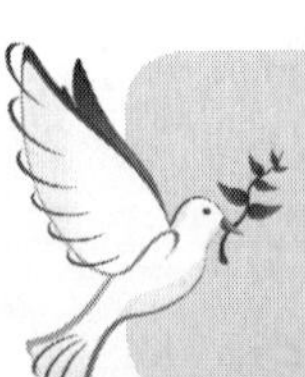

"Estamos tão preocupados com o tempo, com nossos afazeres, que raramente fazemos uma pausa para nos conectarmos conosco mesmos."

Johnny De' Carli

12.3 Região das Costas

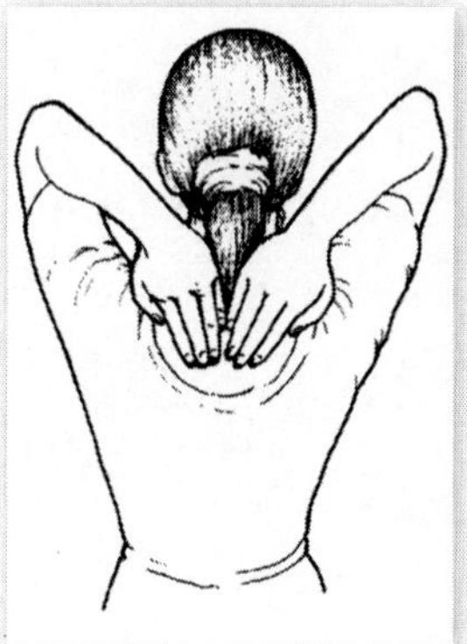

Primeira posição das costas

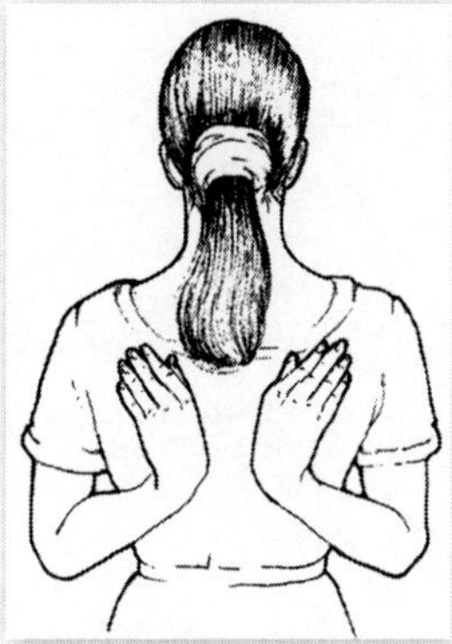

Segunda posição das costas

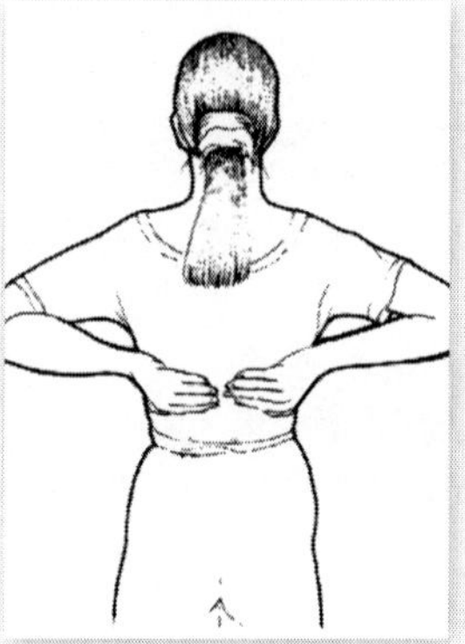

Terceira posição das costas

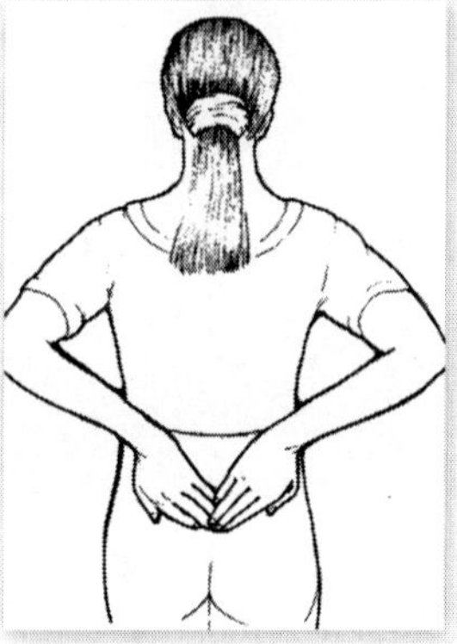

Quarta posição das costas

"Acredite em seu poder de vencer,
de prosperar e de modificar a sua realidade."
Johnny De' Carli

12.4 Região dos Pés

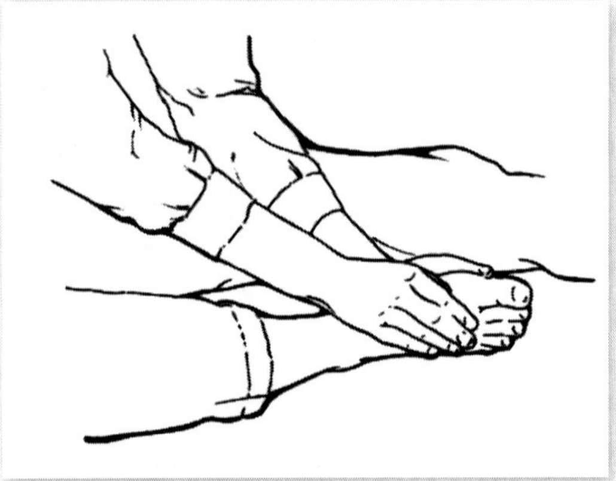

Primeira posição dos pés

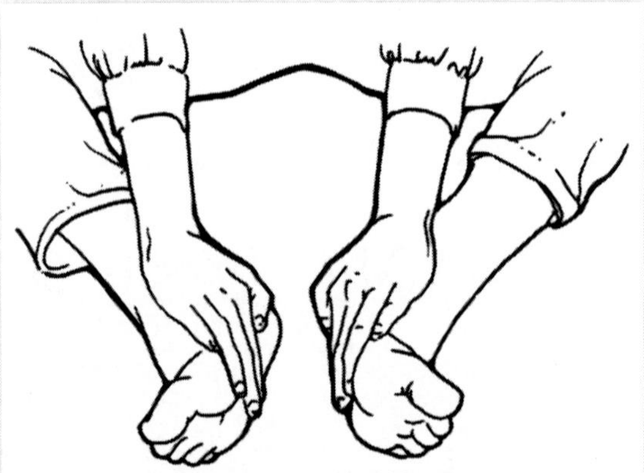

Segunda posição dos pés

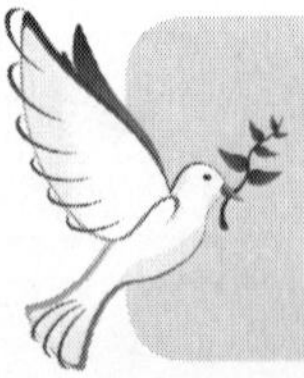

"Deveríamos começar cada manhã como se fosse o dia mais importante da nossa vida."
Johnny De' Carli

12.1 Região da Cabeça

12.1.1 Primeira Posição da Cabeça

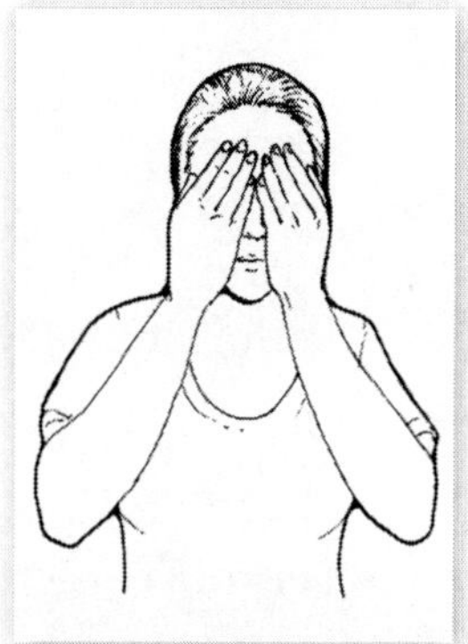

- Trabalha qualquer problema com os olhos, visão, claridade (fotofobia), glaucoma, catarata, lesões, irritações e pálpebras;
- Problemas no nariz, rinite alérgica, carne esponjosa, desvio do septo, congestão respiratória;
- Problemas com os maxilares, mandíbula, gengivas, dentes, pH das mucosas e da boca. Problemas na cavidade óssea (sinusite). Dor de cabeça, enxaqueca, derrames, alergia, resfriados e asma;
- Equilibra a glândula pituitária, também denominada hipófise. Ela se localiza no centro do crânio, sobre a sela turca e é considerada a principal entre todas as glândulas, pois tem como função o equilíbrio do sistema de todo o corpo, exercendo função de comando sobre as demais glândulas. A glândula pituitária é a glândula-mestra do sistema endócrino. Influi no crescimento, no desenvolvimento sexual, na fadiga, na gravidez, na lactação, no metabolismo, nas dosagens de açúcar e minerais do sangue, na retenção de fluidos e nos níveis de energia;
- Equilibra a glândula pineal, que também se denomina epífise. Essa glândula localiza-se na altura da base do crânio, é pequena, do tamanho de uma ervilha, responde aos níveis de luz que os olhos percebem, graças à secreção do hormônio melatonina. Tem um importante papel no estado de ânimo. Muitos fazem referência a essa glândula chamando-a de terceiro olho, glândula da intuição ou da paranormalidade;

"Não desperdice seus talentos,
lembre-se de que são dons de Deus."
Johnny De' Carli

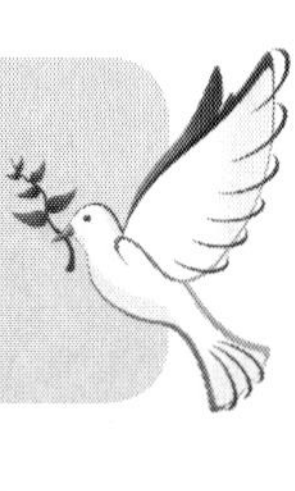

- Reduz o estresse;
- Alivia a ansiedade;
- Proporciona relaxamento, inclusive em nível neurológico;
- Alivia e diminui a confusão mental, gerando equilíbrio e claridade de pensamentos e ideias;
- Permite aumentar a capacidade de concentração e centralização do indivíduo;
- Equilibra o chacra frontal *(ajna)*;
- Permite que adentremos nosso eu interior e estejamos em contato com a nossa própria sabedoria;
- Abre-nos para Energias Superiores;
- Permite perder a sensação de dualidade e alcançar a sensação de unicidade com as leis divinas;
- Amplia e ajuda a purificar a consciência;
- Beneficia o plano da devoção espiritual, favorecendo a meditação e o estado de concentração.

12.1.2 Segunda Posição da Cabeça

- Trabalha diretamente com o cérebro, equilibrando o lado direito e esquerdo, incentivando a produção, criatividade, pensamentos e memória;
- Equilibra as glândulas hipófise e pineal;
- Trabalha a disritmia cerebral, convulsões e aneurismas;
- Alivia rapidamente dores de cabeça e enxaqueca;
- Auxilia na recuperação de pessoas que estejam drogadas ou alcoolizadas;
- Reduz preocupações, histeria e estresse;

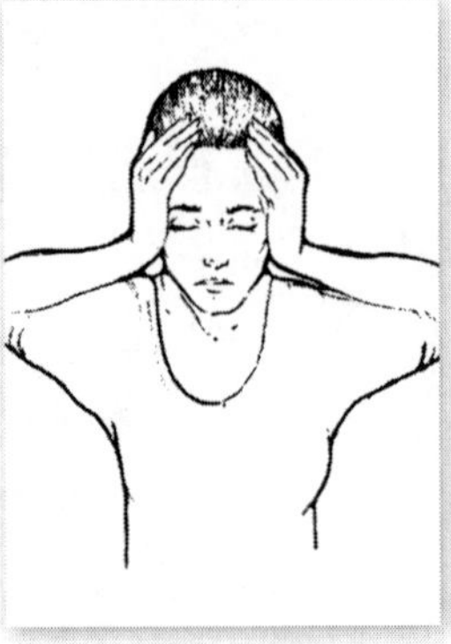

> *"O grande objetivo da educação não é apenas o conhecimento, mas a ação, com o conhecimento bem aplicado."*
> Johnny De' Carli

- Ajuda a aliviar depressão, angústia e medos (todos os estados patológicos de pânico);
- Promove relaxamento;
- Equilibra a pessoa nos casos em que predominam a emoção ou a razão;
- Trabalha doenças mentais (psicoses, neuroses, esquizofrenia);
- Desenvolve clareza de pensamentos, serenidade, estimula rapidez de respostas;
- Estimula uma visão mais clara da vida e dos problemas;
- Aumenta a capacidade de receber Energias Superiores;
- Expande a consciência e a interação com a sabedoria cósmica (registro *akásico*);
- Promove a lembrança de sonhos e vivências anteriores *(insights)*.

12.1.3 Terceira Posição da Cabeça

- Harmoniza o funcionamento da glândula pituitária ou hipófise;
- Trabalha com a medula e o cérebro;

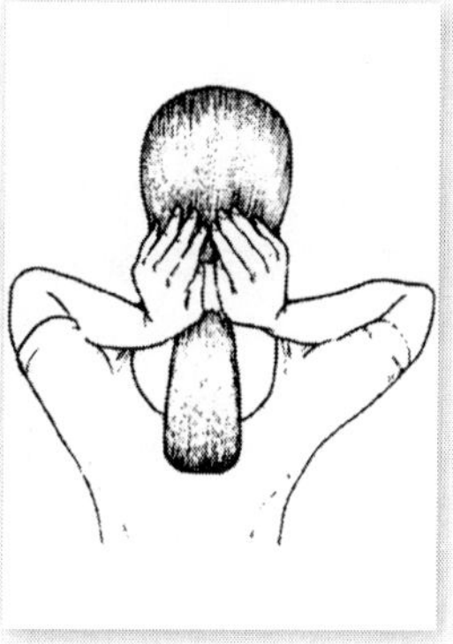

- Abrange a base do cérebro harmonizando as funções desempenhadas pelo cerebelo, que se encontra na parte posterior da cavidade craniana;
- Diminui a tensão do pescoço e descontrai a parte superior das vértebras cervicais;
- Regula o sono, ajuda a dormir ou a acordar;
- Trabalha o lobo occipital que se encontra na parte posterior do cérebro, onde se localizam os centros da visão;
- Regula o peso e a fome;
- Atua em problemas relacionados com a fala e gagueira;
- Alivia dores de cabeça na base do crânio;

> *"Quando você souber que tem alguma enfermidade física, poderá se preparar para sofrer ou para se recuperar."*
> Johnny De' Carli

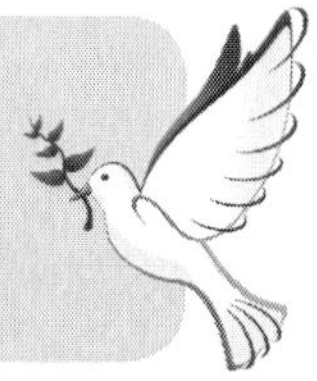

- Trabalha pessoas que estão em estado de choque por acidente, em coma ou desmaiadas;
- Trabalha qualquer vício, diminuindo a compulsão;
- Trabalha a coordenação e equilíbrio (labirintite);
- Desenvolve bem-estar, relaxamento e tranquiliza os pensamentos;
- Diminui estresse, depressão, irritações, preocupações, tremores e traumas;
- Clareza de expressão de pensamento e ideias;
- Promove serenidade, criatividade e produtividade;
- Trabalha o chacra frontal *(ajna)* em sua parte posterior;
- Expande o recebimento de Energias Superiores;
- Propicia a lembrança de sonhos e vidas passadas;
- Leva a aberturas do terceiro olho, desenvolvendo os instintos (olhos e ouvidos internos) e a paranormalidade (capacidade de entrar em estado alterado de consciência, projeção astral, clarividência, clariaudiência, telepatia, psicografia etc.).

12.1.4 Quarta Posição da Cabeça

- Trabalha com o metabolismo, as glândulas tireoide e paratireoides. A glândula tireoide está localizada no terço inferior do pescoço, à frente da traqueia. Regula o metabolismo e o crescimento. As glândulas paratireoides consistem em quatro diminutos corpúsculos ligados à tireoide. Controlam o metabolismo do cálcio, contribuindo para o controle do tônus muscular;

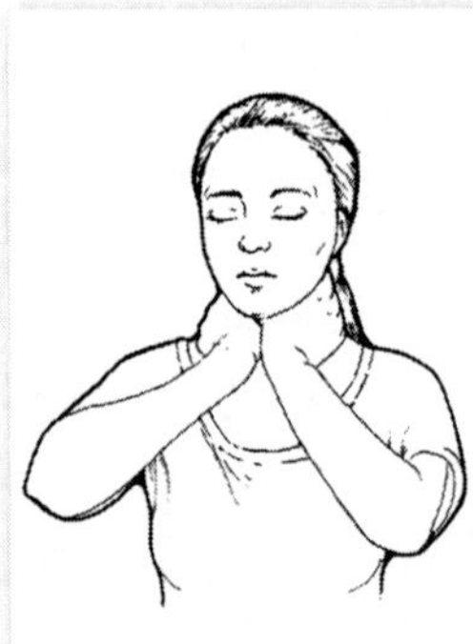

- Trabalha os maxilares, mandíbulas, amídalas, garganta e faringe;

> *"O que faz a diferença entre o sucesso e o fracasso é o entusiasmo."*
> Johnny De' Carli

- Trabalha as glândulas salivares;
- Trabalha a drenagem linfática e gânglios cervicais superiores;
- Equilibra a pressão sanguínea (alta e baixa);
- A garganta é um centro da expressão, criatividade e comunicação;
- Trabalha neutralizando emoções como raiva, hostilidade, ressentimentos, nervosismo e medos do fracasso;
- Desenvolve auto estima e autoconfiança;
- Desenvolve calma, relaxamento, diminuição do senso crítico, bem-estar, claridade, estabilidade mental, tranquilidade e prazer de viver;
- Trabalha o chacra laríngeo *(vishuda)*;
- Ajuda a manter uma sintonia com a espiritualidade de forma mais criativa e sincera.

12.2 Região da Frente

12.2.1 Primeira Posição da Frente

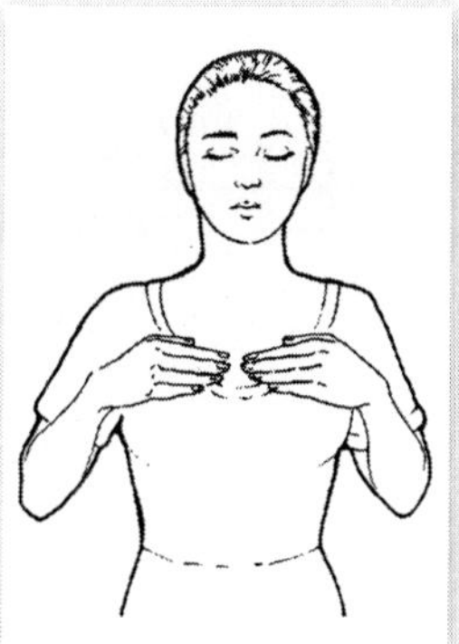

- Trabalha com o coração, circulação, veias e artérias que saem do coração;
- Harmoniza os pulmões na parte superior e as funções dos brônquios;
- Abrange parte da traqueia;
- Auxilia a drenagem linfática;
- Equilibra o timo que, na infância, desempenha importantes funções endócrinas e imunitárias. Embora regrida no adulto, sua influência sobre o organismo continua a ser sentida no que concerne à imunologia;

> *"Qualquer pessoa pode ser modificada para melhorar, se ela assim se propuser."*
> Johnny De' Carli

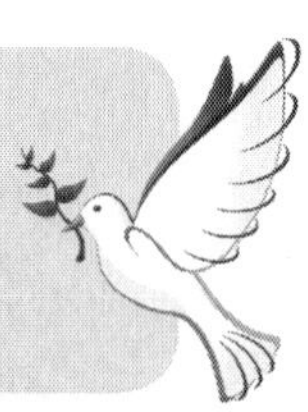

- Essa região é o centro energético emocional do corpo que, estando equilibrada, controla o envelhecimento, evitando o envelhecimento precoce;
- Trabalha a raiva, ressentimentos, ciúme, amargura e hostilidade;
- Reduz o estresse;
- Desenvolve felicidade, autoconfiança, prazer e harmonia;
- Desenvolve serenidade, centralização, tranquilidade, relaxamento e calma para que possamos enfrentar os problemas do cotidiano;
- Desenvolve o amor incondicional aos semelhantes e ao mundo.

12.2.2 Segunda Posição da Frente

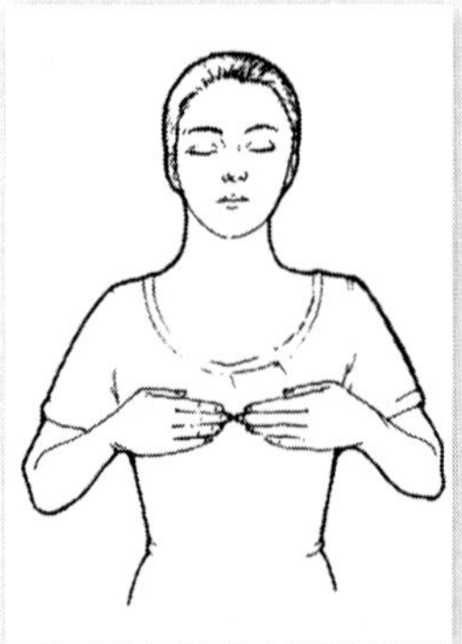

- Equilibra as funções do fígado, estômago, baço, vesícula biliar, pâncreas e diafragma;
- Alivia o estresse;
- Gera relaxamento, segurança e sentimento de satisfação;
- Posição importante para períodos de mudanças bruscas de vida, fazendo com que aceitemos ideias diferentes;
- Gera centralização, calma, serenidade, relaxamento e clareza de pensamento. Com a mente equilibrada, os órgãos envolvidos na digestão funcionam melhor;
- Equilibra o chacra do plexo solar *(manipura)*, aumentando nossa resignação, gratidão para o que é e o que se tem. Gera facilidade de partilhar nosso mundo físico com outras pessoas.

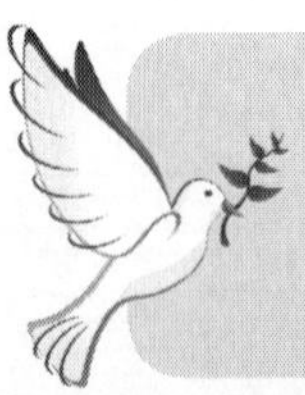

"Ser a cada dia um pouco melhor que o dia anterior, eis o grande objetivo da vida."
Johnny De' Carli

12.2.3 Terceira Posição da Frente

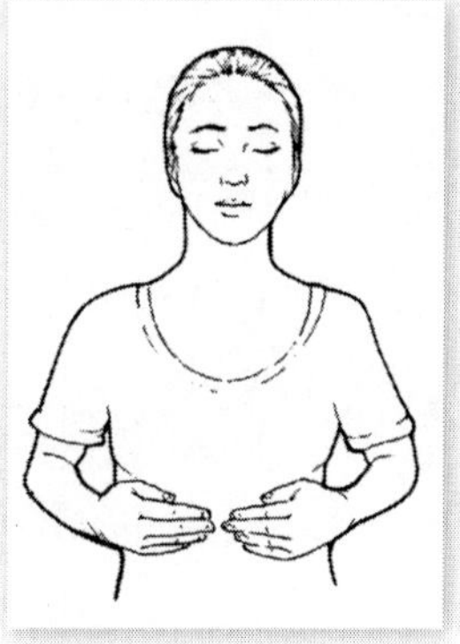

- Trabalha equilibrando as funções do pâncreas, bexiga, sistema reprodutor (ovário, útero, trompas), apêndice, intestino delgado, duodeno e cólon, parte inferior do fígado, baço e vesícula biliar;
- Reduz o estresse, histeria, frustrações, ansiedade, medos, depressão, amargura e repressão das emoções;
- Melhora a autoestima e a autoconfiança;
- Diminui a confusão mental e o desequilíbrio;
- Equilibra o chacra umbilical *(svadhishthana).*

12.2.4 Quarta Posição da Frente

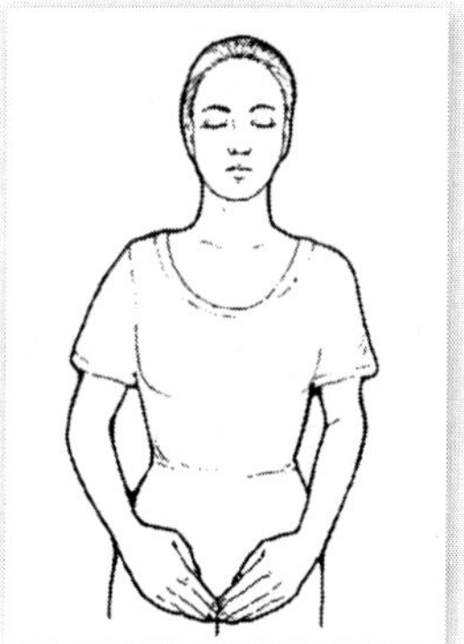

- Trabalha com a vesícula, intestinos, ovários, útero, próstata, vagina, energia sexual (orgasmo);
- Desenvolve respostas emocionais saudáveis para a vida sexual, quebrando padrões e pensamentos rígidos relacionados à sexualidade;
- Reduz ansiedade, nervosismo e pânico;
- Trabalha todo tipo de vício;
- Promove a criatividade, melhorando a flexibilidade e capacidade de adaptação;
- Equilibra o chacra básico *(muladhara).*

"As experiências de cada dia são o combustível para dias do futuro; aproveite, com sabedoria, essas vivências."
Johnny De' Carli

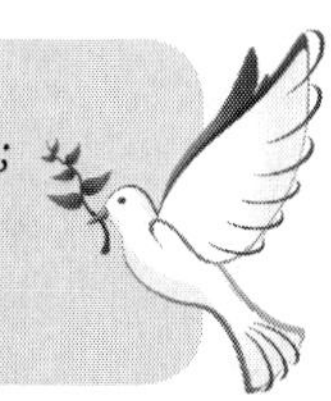

12.3 Região das Costas

12.3.1 Primeira Posição das Costas

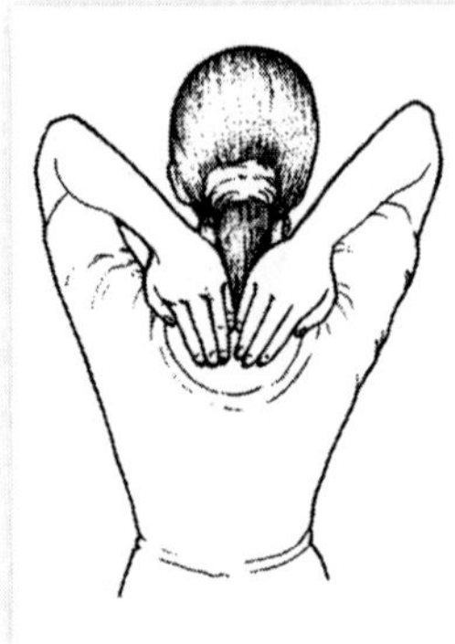

- Trabalha tensões e contraturas frequentes dos músculos trapézio e lombar;
- Trabalha a coluna vertebral, sistema nervoso, problemas nos pulmões e doenças alérgico--respiratórias;
- Promove redução do estresse, relaxamento, diminuição de tensões, gerando autoconfiança e tranquilidade;
- Desenvolve serenidade, centralização e estabilidade;
- Favorece a recepção de Energias Superiores.

12.3.2 Segunda Posição das Costas

- Trabalha o mesmo que a segunda posição da frente.

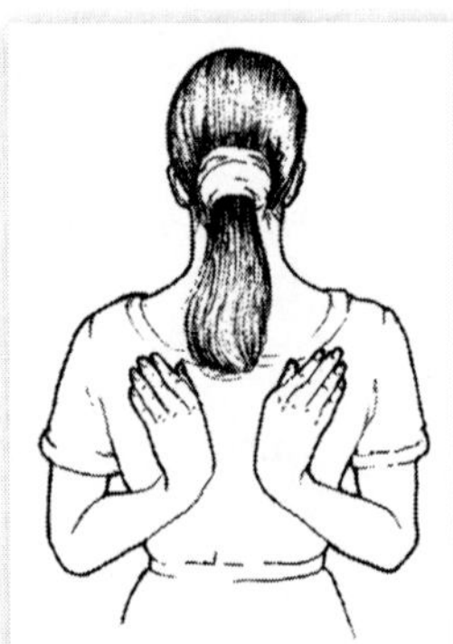

"Tentar e não conseguir é muito mais nobre que não tentar."
Johnny De' Carli

12.3.3 Terceira Posição das Costas

- Trabalha o mesmo que a terceira posição da frente, mais as glândulas suprarrenais e rins.

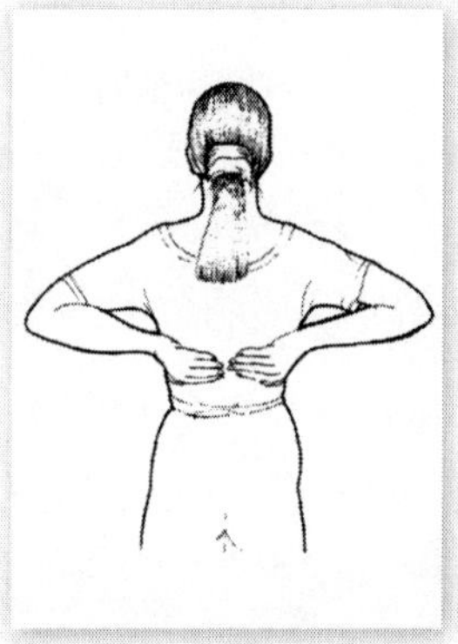

12.3.4 Quarta Posição das Costas

- Trabalha o mesmo que a quarta posição da frente, mais o cóccix e os nervos.

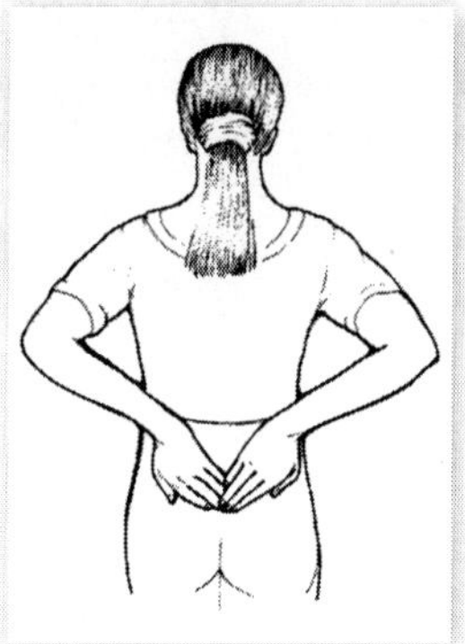

"Você só encontrará a felicidade exterior, se antes encontrá-la dentro de si próprio."
Johnny De' Carli

12.4 Região dos Pés

- Nos pés temos os pontos reflexos que estão ligados a todas as regiões e aos órgãos do corpo, que, ao serem tratadas com a energia Reiki, desbloqueiam os canais energéticos de ligação, facilitando o fluir da energia vital. O ideal é terminar a sessão de Reiki pelos pés, para que o receptor saia mais desperto ou aterrado.

12.4.1 Primeira Posição dos Pés

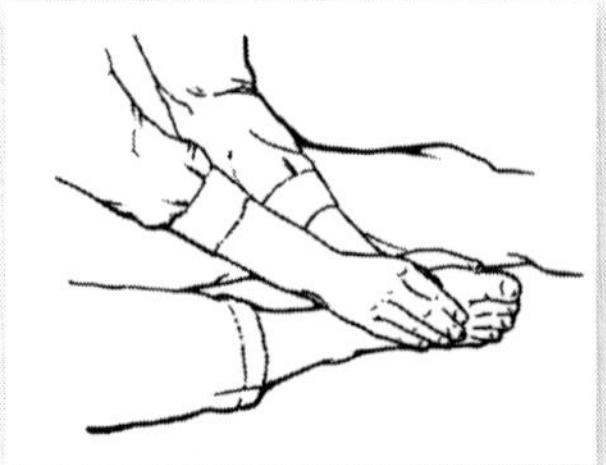

- Trabalha com o sangue, circulação, pressão sanguínea, diafragma, garganta, seios, ovários, bacia, ombros e praticamente todo o resto do corpo;
- Harmoniza o corpo áurico emocional, sendo uma posição-chave para momentos de dúvidas e decisões importantes;
- Harmoniza o corpo áurico mental gerando mais equilíbrio e centralização;
- Harmoniza o corpo áurico astral, equilibrando a velocidade normal dos sete principais chacras, estimulando e coordenando os movimentos dos *nadis (ida e pingala).*

12.4.2 Segunda Posição dos Pés

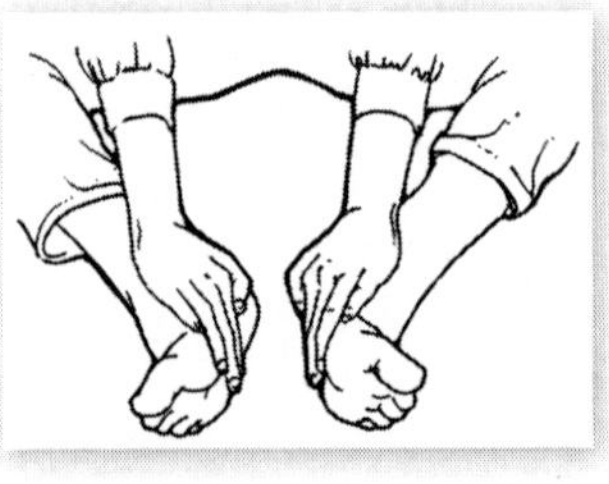

- Na planta dos pés trabalhamos praticamente todas as glândulas e órgãos do corpo;

"De nada adianta buscarmos a felicidade externamente, se não a semearmos internamente."
Johnny De' Carli

12.4.3 LOCALIZAÇÃO DOS PONTOS REFLEXOS

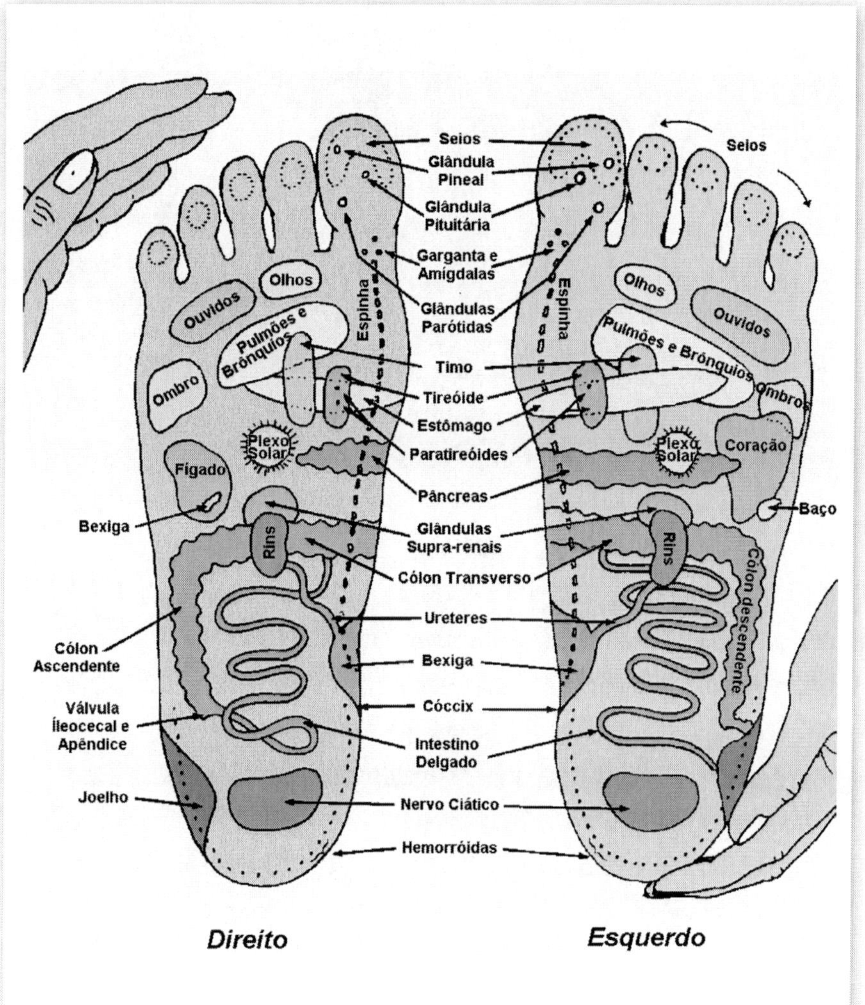

(in: BRENNAN, B., 1987, 276 – modificado)

> *"Procurei felicidade por este mundo sem fim, sem saber que, na verdade, ela estava dentro de mim."*
> JOHNNY DE' CARLI

CAPÍTULO 13

TRATAMENTOS ESPECÍFICOS

01. **Abscessos** – Colocar uma gaze ou lenço limpo sobre o local e aplicar Reiki de quinze a trinta minutos, duas vezes ao dia;
02. **Acne** – Cabeça 2 e 3, frente e costas 3 e 4;
03. **Água** – Aplicar energia Reiki no recipiente de dez a vinte minutos;
04. **AIDS** – Cabeça 2, 3 e 4, frente 1, 2 e 3 e costas 3 e 4;
05. **Alcoolismo** – Cabeça 2 e 3, frente 1, 2, 3 e 4 e costas 3;
06. **Alergia** – Tratamento completo duas vezes ao dia;
07. **Amídalas** – Cabeça 4, duas vezes ao dia. Também, no timo e no baço;
08. **Anestesia** – Nunca aplicar energia Reiki em pessoas anestesiadas;
09. **Angina** – Frente 1, costas 2 (prolongar o tempo);
10. **Anorexia** – Tratamento completo;
11. **Ansiedade** – Cabeça 1, 2 e 3, frente 2 e 3 e costas 3;
12. **Articulações** – De quinze a trinta minutos diretamente sobre a região;
13. **Artrite** – Tratamento completo;
14. **Asma** – Tratamento completo, com tempo adicional na frente 1 e 2;
15. **Azia** – Frente 1 e 2;
16. **Bexiga** – Frente 4 e costas 4;
17. **Bronquite** – Frente 1 e 2, costas 1, 2 e 3;

"Quem não encontra a felicidade em si mesmo, não a encontrará em outra parte."
Johnny De' Carli

18. **Bulimia** - Cabeça 2 e 3, frente 3 e costas 3;
19. **Bursite** - Uma mão no ombro outra no cotovelo de quinze a trinta minutos, duas vezes ao dia;
20. **Cãibras** - Direto no local quinze minutos;
21. **Calafrios** - Tratamento completo;
22. **Câncer** - Em complemento à quimioterapia, cabeça 3 e 4, frente 1 e 3 e costas 3;
23. **Cefaleia** - Cabeça 1, 2 e 3, frente 3 e 4;
24. **Cérebro** - Cabeça 1, 2 e 3;
25. **Cicatriz** - Diretamente no local de quinze a trinta minutos;
26. **Ciúmes** - Cabeça 1, 3 e 4, frente 1 e 3 e costas 3;
27. **Cólica** - Uma das mãos sobre o estômago e a outra logo abaixo;
28. **Coluna** - Uma das mãos na base, outra na região cervical. Percorrer a coluna com imposições sequenciais, até as duas se encontrarem no centro, cinco minutos em cada ponto;
29. **Coma** - Cabeça 1, 2 e 3, frente 1, 2 e 3 e costas 3;
30. **Coração** - Frente 1 e costas 2;
31. **Costas** - Frente 4, costas 4 e sobre as dores;
32. **Culpa (sentimento de)** - Cabeça 1 e 3 e frente 1 e 3;
33. **Decepção/desilusão** - Cabeça 1, 2 e 3 e frente 1 e 3;
34. **Dentes** - Direto sobre o problema;
35. **Depressão** - Cabeça 2 e 3, frente 1 e 3 e costas 1, 2 e 3;
36. **Desânimo** - Cabeça 2, 3 e 4, frente 1 e 3 e costas 3;
37. **Diabetes** - Tratamento completo;
38. **Diarreia** - Frente 4 e costas 4;
39. **Digestão** - Frente 2, 3 e 4 e costas 3 e 4;
40. **Diverticulite** - Frente 3 e 4 e costas 3 e 4;
41. **Doenças crônicas** - Tratamento completo diariamente;

"Todas as receitas para a felicidade baseiam-se sempre em um ideal superior."
Johnny De' Carli

42. **Dores** – Diretamente sobre a região;
43. **Drogas (vícios)** – Cabeça 2 e 3 e frente 1, 2 e 3;
44. **Eczema** – Cabeça 2 e 3, frente 2 e 3, costas 3 e sobre o local;
45. **Envelhecimento precoce** – Cabeça 1, 3 e 4 e frente 1;
46. **Enxaqueca** – Cabeça 1, 2 e 3 e frente 3 e 4;
47. **Esclerose (múltipla)** – Tratamento completo;
48. **Esquizofrenia** – Cabeça 1, 2 e 3, frente 1, 2 e 3 e costas 3;
49. **Fadiga** – Cabeça 1, 3 e 4, frente 1 e 3 e costas 3;
50. **Febre** – Cabeça 3 e 4 e costas 3;
51. **Feridas** – Diretamente no local (cobrir com uma gaze);
52. **Ferroadas/picadas** – Diretamente sobre a região;
53. **Fígado** – Frente 2 e 3 e costas 3;
54. **Fobias** – Cabeça 1, 2, 3 e 4, frente 1 e 3 e costas 3;
55. **Fraturas** – Diretamente no local após engessar;
56. **Fumar (vício)** – Tratamento completo;
57. **Garganta** – Cabeça 4. Também, no timo e no baço;
58. **Glândulas salivares** – Cabeça 4;
59. **Glaucoma** – Cabeça 1, 2 e 3;
60. **Gota** – Cabeça 2 e 3, frente 2 e 3 e costas 3;
61. **Gravidez** – Cabeça 2 e 3, frente 1, 2, 3 e 4 e costas 3 e 4;
62. **Gripe/resfriado** – Tratamento completo;
63. **Hemorroidas** – Frente 4 e costas 4;
64. **Hepatite** – Tratamento completo;
65. **Herpes** – Direto sobre a região afetada;
66. **Hipertensão** – Cabeça 2, 3 e 4, frente 2 e 3 e costas 3 e 4;
67. **Impaciência** – Cabeça 2 e 3 e frente 1;
68. **Impotência** – Cabeça 2 e 3, frente 3 e 4 e costas 3;
69. **Indigestão** – Frente 1, 2 e 3;

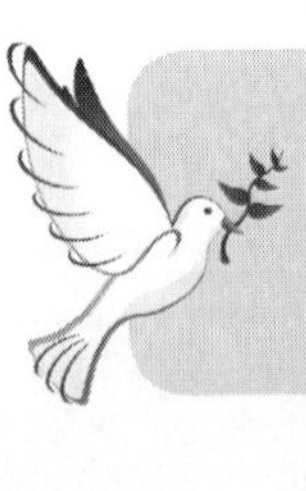

"Somente sendo feliz é que você pode tornar as pessoas felizes."

Johnny De' Carli

70. **Infecções** - Cabeça 2, frente 2 e 3, costas 3 mais imposição sobre a região afetada. Também, no timo e no baço;
71. **Insônia** - Cabeça 2 e 3;
72. **Joanetes** - Direto sobre o local;
73. **Joelhos** - Direto sobre a região;
74. **Laringe** - Cabeça 4;
75. **Leucemia** - Tratamento completo, duas vezes ao dia;
76. **Lúpus** - Tratamento completo, duas vezes ao dia;
77. **Mágoa** - Cabeça 4, frente 1 e 3 e costas 3;
78. **Mal de Alzheimer** - Cabeça 1, 2 e 3;
79. **Malária** - Tratamento completo, duas vezes ao dia;
80. **Mandíbula, maxilar, queixo** - Direto na área afetada;
81. **Memória** - Cabeça 1, 2 e 3;
82. **Músculos** - Direto sobre a região;
83. **Menopausa** - Tratamento completo para equilibrar o sistema endócrino;
84. **Nariz** - Direto sobre a região. Também, no timo e no baço;
85. **Náusea** - Cabeça 2 e 3, frente 1 e costas 3;
86. **Nervosismo** - Cabeça 2 e 3, frente 3 e costas 3;
87. **Nervo ciático** - Uma das mãos no glúteo parada, a outra percorrerá a perna da planta do pé até se encontrar com a outra, em posições sequenciais, mantendo cinco minutos em cada ponto. Fazer nas duas pernas;
88. **Neurose** - Cabeça 1, 2 e 3, frente 3 e costas 3;
89. **Obesidade** - Cabeça 1, 3 e 4, frente 2 e 3 e costas 3;
90. **Olhos** - Cabeça 1, 2 e 3;
91. **Ouvidos** - Direto sobre a região, colocar o dedo médio levemente no canal auditivo. Também, no timo e no baço;

"O futuro dependerá daquilo que plantarmos no presente."
Johnny De' Carli

92. **Ovários** – Frente 4;
93. **Pâncreas** – Cabeça 1, 2 e 3, frente 2 e 3 e costas 3 e 4;
94. **Pânico (síndrome.** – Cabeça 1, 2 e 3, frente 1 e 3 e costas 3;
95. **Paralisia** – Tratamento completo, duas vezes ao dia;
96. **Paralisia cerebral** – Tratamento completo;
97. **Paralisia facial** – Cabeça 4, maçã do rosto, queixo e atrás das orelhas;
98. **Paranoia** – Cabeça 4, frente 1 e 3 e costas 3;
99. **Parkinson (mal de)** – Tratamento completo, duas vezes ao dia;
100. **PMD (Psicótico maníaco depressivo)** – Cabeça 2 e 3, frente 3 e costas 3;
101. **Pneumonia** – Tratamento completo duas vezes ao dia;
102. **Pressão alta** – Cabeça 4 e frente 1;
103. **Pressão baixa** – Cabeça 4 e frente 1;
104. **Punhos** – Diretamente sobre a região;
105. **Raiva** – Cabeça 2, 3 e 4 e frente 1, 3;
106. **Rejeição (sentimento de)** – Cabeça 2 e 3, frente 1 e 3 e costas 3;
107. **Ressaca** – Cabeça 1, 2 e 3, frente 2 e 3 e costas 3;
108. **Rins (pedras)** – Costas 3;
109. **Sangramento** – Direto sobre a região;
110. **Sangramento nasal** – Polegar na parte inferior do nariz, o indicador na parte superior, a outra mão na base da cabeça;
111. **Seios** – Direto sobre a região;
112. **Síndrome de Down** – Tratamento completo;
113. **Sinusite** – Direto sobre a região, duas vezes ao dia;
114. **Surdez** – Cabeça 4 e sobre o ouvido;
115. **Testículos** – Direto sobre a região;
116. **Timo** – Frente 1;
117. **Tireoide** – Cabeça 4;

> *"Muitos males podem resultar da falta de harmonia interior.*
> *Os problemas são criados na mente.*
> *Mantenha-se em constante manutenção."*
> Johnny De' Carli

118. **Tontura** - Cabeça 2 e 3, frente 3 e 4 e costas 3;
119. **Tosse** - Cabeça 4, frente 1, 2 e 3 e costas 2 e 3. Também, no timo e no baço;
120. **Tumores** - Cabeça 1, 2 e 3, frente 3, costas 3 e sobre a região afetada;
121. **Úlcera** - Direto sobre a região, no mínimo duas vezes ao dia;
122. **Útero** - Frente 4 e costas 4;
123. **Vesícula biliar** - Frente 2 e 3;
124. **Vícios (drogas, álcool ou outro)** - Cabeça 2 e 3, frente 1, 2 e 3 e costas 1, 2 e 3;
125. **Vômitos** - Cabeça 3, frente 1 e 3 e costas 3;
126. **Voz** - Cabeça 4 e frente 1.

"Cada um de nós precisa de suas próprias lições."
Johnny De' Carli

ANEXO 1

Parábola do Camelo

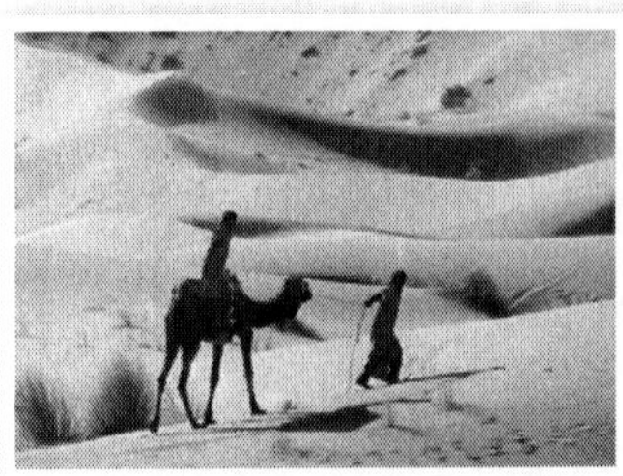

Um mestre estava viajando com um de seus discípulos. O discípulo estava encarregado de cuidar do camelo. Chegaram à noite, cansados, a uma pousada de caravanas. Era tarefa do discípulo amarrar o camelo, mas ele não se importou com isso e deixou-o solto do lado de fora. Simplesmente fez uma prece a Deus: "Cuide do camelo", e adormeceu.

Pela manhã, o camelo havia desaparecido, roubado ou desgarrado. O mestre perguntou: "Onde está o camelo?"

E o discípulo respondeu: "Eu não sei. Pergunte a Deus. Eu disse a Alá para tomar conta do camelo e eu estava tão cansado que não sei o que aconteceu. E tampouco sou responsável, porque disse a Alá, e bem claro! Você está sempre ensinando: confie em Alá, e eu confiei".

O mestre falou: "Confie em Alá, mas amarre seu camelo antes, porque Alá não tem outras mãos além das suas".

Obs.: Caro reikiano, ao trabalhar com o Método Reiki, lembre-se que suas mãos representam as mãos de Deus!

"As palavras nunca são capazes
de explicar totalmente o inexplicável."
Johnny De' Carli

PARTE II

NÍVEL 2
"A TRANSFORMAÇÃO"

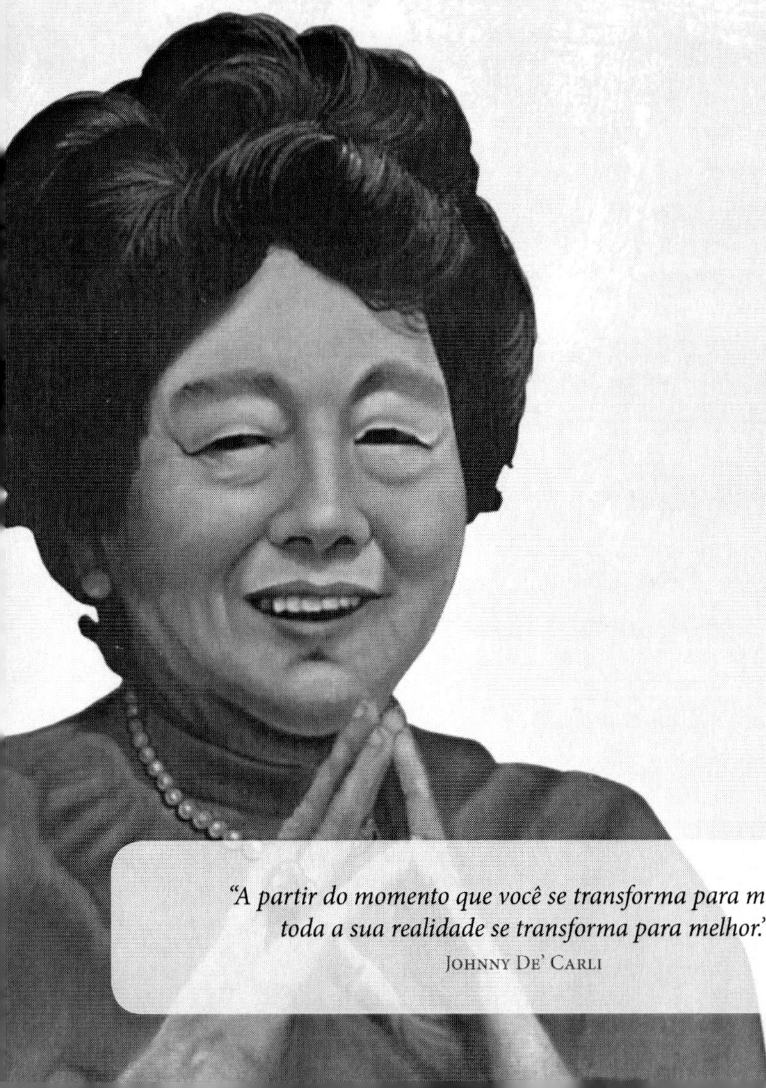

"A partir do momento que você se transforma para melhor,
toda a sua realidade se transforma para melhor."

JOHNNY DE' CARLI

CAPÍTULO 14

O NÍVEL 2 DO REIKI

O Nível 2 do Reiki está à disposição daqueles que já receberam o Nível 1 de um Mestre devidamente habilitado.

Compreende-se que a Energia Primordial do Universo não trabalha apenas sobre um plano, de uma maneira linear, mas busca a causa do problema, onde estiver, saneando o indivíduo de maneira irreversível. O processo inicial do "Despertar" evolui para o caminho da "Transformação", o reikiano passa a transformar o ego, resgatando sua condição de bem-estar e paz. Extrapola a condição de estar tratando apenas "esse corpo" ou "essa condição", passa a tratar todos os corpos e condições atuais. A atuação da energia passará a ocorrer primeiramente nos corpos sutis da pessoa envolvida. O Nível 2 opera, principalmente, nos corpos emocional e mental, enquanto a ação no primeiro módulo focava principalmente o corpo físico.

O Nível 2 é um degrau essencial para quem não somente se habilita a participar de tratamentos, mas também deseja resgatar suas habilidades divinas e obter a transcendência dos estados imperfeitos e limitantes. Adentramos numa nova dimensão de tratamento que vai permitir que você trate a si mesmo ou a outras pessoas, transformando antigas condutas negativas em novos comportamentos construtivos. Neste nível o aluno se exercita para ter acesso ao inconsciente do receptor. Depressões com origens emocionais,

> *"Molde com amor o que carrega dentro de você, realizando uma transformação, da qual o primeiro a beneficiar-se será você mesmo."*
>
> JOHNNY DE' CARLI

desordens mentais, desestruturações, fobias, vícios, esgotamentos nervosos, tendências adquiridas no ventre da mãe ou em vivências anteriores passam a ser transformadas. Aprendemos a influenciar nossos pensamentos de maneira positiva, a recriá-los e modificá-los para melhor.

A capacidade de interferir do reikiano fica muito ampliada e intensificada. Ele será capaz de purificar a energia de qualquer espaço e ambiente rapidamente.

Este módulo implica, obrigatoriamente, uma nova sintonização energética para que o aluno possa utilizar com sucesso novos conhecimentos. A experiência comprova que não existe inconveniente de receber, num período de tempo curto, os Níveis 1 e 2, ficando o aluno sujeito somente a um processo de limpeza mais intenso nos 21 dias subsequentes. Fica a critério do aluno a decisão sobre o tempo entre as duas sintonizações.

Com a nova iniciação, vastos horizontes abrem para o aluno e o espectro de suas faculdades psíquicas aumenta consideravelmente, conduzindo-o a novos patamares espirituais. O aluno é sintonizado na frequência de três símbolos sagrados do Método Reiki. Aprendendo a trabalhar com os mesmos, passará a direcionar a energia para além do plano físico. Adquirirá capacidade para conseguir dirigir a energia Reiki, ampliada, além de qualquer consideração de tempo e espaço. O elemento principal do Nível 2 é o envio de energia Reiki a distância, de pessoas ausentes, podendo o reikiano enviar a energia Reiki para qualquer lugar, independentemente do espaço e do tempo. A amorosa energia confortadora Reiki pode ser enviada, a partir deste módulo, como se fosse uma "ponte de Luz" ou uma "flecha energética" que atinge em cheio um ponto previamente determinado. O reikiano passa a ser uma ponte de interligação com todas as consciências vivas do planeta e do Cosmo. O Nível 2 é o mais interessante e surpreendente do sistema.

"Amplie seus horizontes; voe mais alto.
Veja mais do que pensa que há para ser visto."
Johnny De' Carli

CAPÍTULO 15

Os Símbolos do Reiki

Não se conhece a verdadeira história dos símbolos do Reiki. Conta à lenda, que Mikao Usui, pesquisando numa antiga biblioteca os *sutras* budistas Mahayana, das doutrinas reverenciadas pelos budistas tibetanos, encontrou os símbolos, registrados por um discípulo anônimo de Buda há mais ou menos 2.500 anos. De posse desses símbolos, após o jejum no Monte Kurama, ele descobriu as "chaves" para a canalização de energia. Os símbolos foram preservados durante milênios, mantidos inacessíveis ao homem ocidental. Estavam disponíveis e restritos à vida monástica, a grupos religiosos, a pessoas praticamente isoladas da sociedade e desimpedidas de funções materiais para a sobrevivência. Infelizmente, o Tibete foi tomado pela China comunista e seu acervo espiritual e sabedoria têm sido suprimidos e destruídos. As posições chinesas, contrárias às tradições tibetanas, são responsáveis pela perda de conhecimentos de valor inestimável.

Segundo algumas informações de pesquisadores, houve épocas em que eram conhecidos mais ou menos 300 símbolos cósmicos, sendo 22 assiduamente utilizados. Hoje, os Mestres do Japão conhecem apenas quatro símbolos. Outros, da versão tibetana do Reiki, reconhecem e pregam a utilização de seis símbolos. Os demais estão perdidos no Tibete.

"As dúvidas são as sementes das verdades."
Johnny De' Carli

Os símbolos são a essência do Método Reiki. São extremamente poderosos e sagrados, devendo, portanto, ser tratados com o mais profundo respeito. Compostos da união de *mantras* (sons energéticos) e *yantras* (desenhos energéticos), podem ser considerados como botões ou interruptores que, acionados, acarretam automaticamente resultados específicos. Os símbolos são uma porta, um acesso para diferentes níveis de energia. Funcionam como verdadeiros satélites que captam sinais e os retransmitem fortalecidos. São instrumentos vibracionais para a captação, intercessão e restauração da Energia Primordial Cósmica *(Rei)*. São poderosos recursos auxiliares para a condução e ampliação da energia, que passa a poder ser transmitida fora do tempo e do espaço desta dimensão. Limpam energeticamente pessoas, lugares e objetos, levando a importantes aberturas nos processos inconscientes. Permitem um maior vislumbre de nossas capacidades físicas e extrassensoriais.

As informações conhecidas sobre os símbolos estão incompletas. Ainda existem muitas outras possíveis utilizações que permanecem desconhecidas, havendo muito campo para pesquisas.

É muito comum, durante sintonizações energéticas de Nível 1, módulo no qual o aluno ainda não trabalha com símbolos, a visualização de "escrituras estranhas". Quando solicito, desenham um ou mais símbolos perfeitamente, apesar da complexidade de alguns. Houve casos de alunos desenharem todos corretamente. A experiência que mais me chamou a atenção aconteceu durante um ritual de sintonização do Nível 1, realizado em Brasília-DF, na sede da Procuradoria do Distrito Federal, uma aluna, na ocasião com somente sete anos, começou a desenhar os símbolos corretamente e a usar os *mantras*.

Durante os seminários, cada aluno, no ritual de sintonização, recebe sua iniciação que implanta firmemente os símbolos no seu íntimo.

> *"Sei apenas uma coisa, e esta é que muito pouco sabemos."*
> Johnny De' Carli

Sem a sintonização realizada por um Mestre habilitado, os símbolos não funcionam. Isso foi provado muitas vezes. É como um televisor ou um rádio fora de sintonia. A sintonização é fundamental para assegurar a confiabilidade da técnica. Esse preceito primordial garante a inalterabilidade do processo e consequentes resultados, dando ao aluno e ao receptor a certeza dos efeitos da técnica Reiki.

Os símbolos devem ser memorizados pelo aluno. Cada traço tem seu significado e deve ser feito na forma e ordem exatas. Deve ser desenhado o mais próximo possível do original. Para ativá-los, o ideal é que sejam desenhados com o dedo indicador ou com a mão em concha no ar, como se espalhássemos tinta numa parede imaginária, ou visualizados na mente. Eles funcionam automaticamente, não sendo preciso que a pessoa esteja em estado meditativo. A mente começa a operar em outras dimensões, ainda que o corpo físico permaneça aparentemente normal. Sempre que um símbolo for utilizado, seu *mantra* correspondente deve ser repetido três vezes.

Observamos alunos que passam bastante tempo aprendendo a desenhar corretamente os símbolos dos Níveis 2 e 3-A, mas não atentam para compreender a fundo o que são esses símbolos e para que servem. A maioria não conhece nem metade das diversas utilizações de cada um.

Não existe uma maneira única de desenhar os símbolos. Existem variações de Mestre para Mestre. A Mestre Takata não desenhou sempre os símbolos da mesma forma; houve variações entre os símbolos dos 22 Mestres que ela ensinou. É provável que ela tenha sido orientada pela espiritualidade maior para fazer variações nos símbolos para cada aluno, dependendo das vibrações daquele momento e de cada um. Os alunos devem seguir as orientações e a maneira ensinada pelo seu respectivo Mestre de Reiki.

"Que maravilhosa surpresa é entender algo que a gente havia decorado."
Johnny De' Carli

Se você já brincou de telefone sem fio, sabe que a mensagem que chega ao final da roda é bem diferente do que era no começo. O mesmo aconteceu com os símbolos. Pela tradição de não serem levados desenhados para casa, foram modificados e transformados pelas gerações de alunos. Cada novo Mestre os modificava um pouco mais. Em minha viagem ao Japão, recebi a forma exata utilizada por Mikao Usui, inclusive tive acesso a um manuscrito original com a própria letra do Mestre Usui. Vale registrar que da mesma forma que não existem duas pessoas com a mesma caligrafia, os símbolos nunca são desenhados como o Mestre Usui os fazia. Ao usar os símbolos, o importante é a intenção e a preservação do seu som *(mantra)* correspondente.

"A imaginação é mais importante que o conhecimento."

Albert Einstein
(14 de março de 1879 - 18 de abril de 1955)

"Não se encontra o que é correto com meios incorretos."
Johnny De' Carli

CAPÍTULO 16

O Polêmico Sigilo dos Símbolos

Apesar de os símbolos do Reiki serem patrimônio da humanidade, é tradição dos Mestres mais antigos pregarem que eles são secretos e que devem ser mantidos confidenciais. Não permitem aos alunos levarem cópias desenhadas dos símbolos. Nesse caso, os alunos devem estudá-los nos seminários e prometer que não levarão os símbolos no papel para casa. Pregam que os símbolos devem ser revelados em confiança, somente às pessoas que receberam as iniciações fundamentais, que os ativam. Cada pessoa assume o compromisso de mantê-los confidenciais. No final do seminário, os rascunhos são destruídos numa pequena fogueira.

Quando em casa, o aluno acaba esquecendo detalhes dos símbolos. A memória humana está longe de ser perfeita, e as pessoas acabam usando os símbolos deformados ou errados. Esse fato, particularmente, aconteceu comigo no princípio. Realizei meu seminário de Nível 2 com a Dra. Claudete França e não pude levar os símbolos para posterior estudo e memorização, pois foram todos queimados. O símbolo 3 apresenta 22 traços distintos. No dia seguinte, surgiram dúvidas e a Mestre já havia deixado a cidade. Fiquei desmotivado e durante seis meses não apliquei

> *"O que não queres que os outros saibam,*
> *não digas a ninguém."*
> Johnny De' Carli

energia Reiki a distância. Apesar de haver pagado pelo seminário, não usufruí dele na plenitude. Comecei então a questionar esse assunto e com bom senso notei que algo estava errado. Não era justo as pessoas desembolsarem um valor significativo para não usufruírem a plenitude da técnica. Numa reunião posterior, entre alunos de Nível 2, os símbolos estavam deformados, principalmente o que serve para enviar energia a distância. Cada um o usava como lembrava, não havia um consenso.

O principal argumento para manter o segredo dos ensinamentos dos Níveis 2 e 3-A é que poderiam causar dano se caíssem em mãos erradas. Como? Os símbolos não funcionam sem as devidas sintonizações energéticas. Seria o mesmo que tentar ligar uma televisão, rádio ou geladeira sem conectá-los a uma tomada.

Toda a simbologia utilizada pelo Método Reiki nada tem a ver com rituais mágicos. Por ser uma simbologia que opera somente na vibração positiva (amor e saúde) e construtiva (transformação), é impossível desviar a energia Reiki para fins perniciosos. Se alguém pretende usá-los com finalidade não positiva, não vai obter êxito, pois os símbolos não podem ser usados para o mal, nem para machucar uma pessoa, animal, planta ou qualquer ser vivo. Essa é uma das maravilhosas características da energia Reiki: nem mesmo um Mestre pode distorcer seu conhecimento e usar a energia para fins destrutivos. Afinal, é a Energia Universal ao nosso redor, é uma energia de muita Luz.

Outro argumento constantemente usado pelos praticantes do Reiki tradicional, para que até mesmo os nomes dos símbolos sejam mantidos secretos, é que eles são sagrados. Não conheço nada mais sagrado do que a Bíblia, que hoje não é secreta, apesar de já ter sido. Aliás, pregou Jesus: *"Não há nada encoberto que não venha a ser descoberto; e oculto que não venha a ser conhecido"*. (Lucas 12, 2)

"Evite empregar tempo e dinheiro em coisas que trazem arrependimento."
Johnny De' Carli

Temos que analisar uma coisa chamada momento histórico, o porquê de determinadas coisas serem mantidas confidenciais no passado. Até o século passado, no Japão, um cristão devia se manter no anonimato. A pena era de morte. Os cristãos eram degolados pelos samurais. O Budismo era a religião oficial e obrigatória. Na Europa, durante anos, milhares de pessoas que detinham faculdades paranormais, intuitivas, que fugissem à lógica e racionalização – como, por exemplo, membros da antiga cultura wicca (sábios), um povo curandeiro da cultura pré-cristã – eram torturadas e queimadas como bruxas pela Inquisição. Entende-se a manutenção de segredos nessa época. Os segredos justificavam-se por uma questão de sobrevivência.

Levei um grande susto quando, numa popular livraria esotérica fora do Brasil, deparei com os símbolos do Reiki publicados no livro *The Challenge to Teach Reiki*, de A. J. Mackenzie Clay (New Dimension, Austrália), que foi o primeiro (1992) a tornar públicos os símbolos. No mesmo dia vi os símbolos em outro livro, à disposição de qualquer cidadão comum, o *One Step Forward for Reiki*, de Byron Bay, também da New Dimension (1992), informando, inclusive, sobre a utilização deles. Poucos meses depois, a Mestre do Reiki norte-americana Diane Stein, em sua obra *Essential Reiki*, publicou todos os símbolos com suas devidas utilizações. Em 1998, esse livro foi também traduzido para o português e publicado em nosso país. No Brasil, tivemos a oportunidade de encontrar os símbolos publicados na revista *Amaluz*, nº 39, ano 4, abril de 1996, encontrada em qualquer banca de revistas. A fonte da matéria era a Mestre do Reiki norte-americana Lori George. Em 1998, navegando pela Internet, também encontrei todos os símbolos. No Japão, onde realizei um Curso de Mestrado na versão tradicional japonesa, tive acesso a um livro comercializado normalmente nas livrarias, contendo os símbolos do Reiki.

> *"A contrariedade é o primeiro passo para a verdade."*
> Johnny De' Carli

Foi quando comecei a questionar o sigilo e o segredo dos símbolos. Por que tanto mistério só no Brasil?

No Brasil, o Código Penal é claro: o charlatanismo é crime inafiançável. *"Charlatanismo é inculcar ou anunciar cura por meio* ***secreto*** (o grifo é nosso) *ou infalível."* Qualquer juiz, pautado na lei, poderia prender um reikiano de Nível 2 que resolvesse atuar como terapeuta nessas condições de sigilo.

Obtive treinamento em Reiki com vários Mestres, em diferentes versões, tanto nos métodos mais tradicionais como nos mais modernos, e cheguei à conclusão de que, num mundo em transformação, a metodologia de ensino do Reiki também tem que evoluir. Meus métodos de ensino são modernos. Tratam de sistematizar um método de terapia holística que funciona de maneira ótima, pondo fim ao segredo e colocando o sagrado à disposição de quem necessita e deseja tê-lo. Mais uma vez, não faltará quem discorde e diga que meus métodos não são Reiki. Nos meus seminários de Nível 2, os símbolos sempre foram entregues, fazendo parte integrante de minha apostila, facilitando muito o aprendizado do aluno. Desejo que o Método Reiki seja universal. Não há mais tempo nem espaço para o secreto. Afinal, entramos na Era de *Aquarius* no dia 29 de janeiro de 1998. Por essa razão e outras, consultando meus mentores, que me incentivaram, tomei a polêmica decisão de divulgar os símbolos no Brasil, pois no exterior já foram disseminados. Explicá-los corretamente neste livro evitará a desfiguração dos símbolos que vinha acontecendo até então. Os símbolos a seguir são os utilizados no Japão, desde a época do Mestre Mikao Usui. Não sofreram as deformações e a interferência do Ocidente.

"Desenvolva a audácia e a coragem. Ao final de sua jornada, lamentará mais pelas coisas que deixou de fazer do que das que fez."
Johnny De' Carli

CAPÍTULO 17

Os Símbolos do Nível 2

17.1 *Choku Rei*

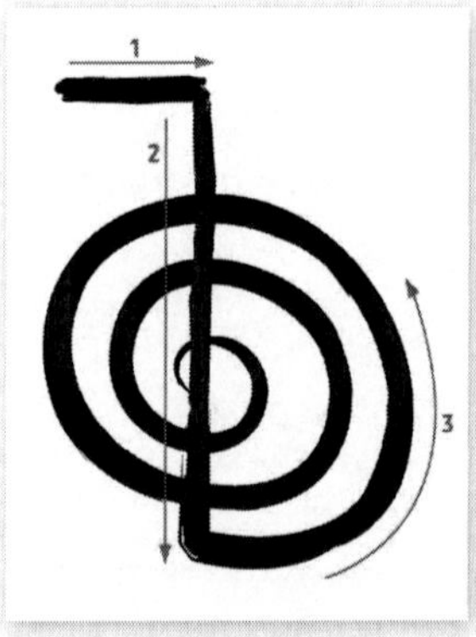

De origem taoísta, o Choku Rei é o primeiro símbolo do Reiki. Recebe vários apelidos, principalmente o "interruptor da Luz", pois funciona como tal. Recebe outros significados, como: "imediatamente", "alinhar-se com o Cosmo", "Deus está aqui" ou, como prefiro chamar, "Energia Cósmica Universal aqui e agora".

A Mestre Beth Gray, pesquisando na Universidade de Stanford, Califórnia, EUA, demonstrou que a energia captada para a aplicação de Reiki flui na direção inversa da dos ponteiros do relógio, em espiral. Daí o Choku Rei tradicional ser desenhado no sentido anti-horário. Porém, há outros Mestres que o utilizam no sentido inverso com sucesso. O fator determinante, na verdade, é a intenção. Os resultados ocorrerão. Minha orientação nos seminários é para que se utilize o sentindo contrário ao giro dos ponteiros do relógio. Na figura explicativa, os traços finos indicam o sentido no qual devemos desenhá-lo. É fundamental memorizá-lo e traçá-lo o melhor possível.

> *"Se você só acredita no que vê,*
> *está limitado ao que se encontra na superfície."*
> Johnny De' Carli

O símbolo pode ser desenhado no ar, com o dedo indicador ou com a mão em concha. Se houver outras pessoas no ambiente e quisermos discrição, poderemos desenhá-lo mentalmente e o *mantra* entoado de forma não verbal, com a "voz da mente", o que já cria a conexão. Sempre que um símbolo do Reiki for desenhado, para que funcione, seu *mantra* (som) correspondente deve ser acionado três vezes.

O Choku Rei é o estágio inicial, o primeiro passo ao longo do "Caminho". Com certeza, é o símbolo que você usará com mais frequência que os outros, visto ser de uso universal. É independente e funciona por si mesmo, não requerendo outro símbolo de apoio para funcionar. Será também empregado quando necessitarmos da utilização de outros símbolos. É o símbolo mais poderoso do grupo. É um amplificador de energia usado para tudo. Sua utilidade consiste em ampliar a capacidade, a força ou potência da energia usada no Nível 1. É como se trocássemos uma lâmpada de 100 por outra de 200 watts. Esse aumento faz com que a energia Reiki permaneça atuando por muitas horas mais no receptor e no ambiente, mesmo após o término da aplicação. O Choku Rei aumenta o fluxo da energia Reiki canalizada, consequentemente, diminui o tempo mínimo de aplicação em cada posição, de cinco para dois minutos e meio. Logo, devemos usá-lo em qualquer ocasião.

Esse símbolo traz Luz para o local. No Reiki, ele é o "interruptor da Luz", que permite a conexão imediata com a Energia Primordial Cósmica. É o símbolo do poder que traz a energia de outros planos dimensionais para o mundo físico, que se concentra e focaliza em um ponto físico, como se fosse uma lente. Liga-nos ao magnetismo do planeta e ao elemento terra. Daí a possibilidade de trabalharmos tratando nossos corpos mais densos. O Choku Rei atua equilibrando primordialmente o corpo físico e o duplo etérico.

"Nada que você imagina é impossível."
Johnny De' Carli

Esse símbolo é o único que pode ser utilizado por reikianos sintonizados apenas no Nível 1.

17.1.1 Utilização do *Choku Rei*

No atendimento a outras pessoas, antes da aplicação, visualizamos, preferencialmente, o símbolo no chacra coronário do receptor, no sentido da testa para a nuca. Assim, os canais energéticos do corpo do receptor serão desbloqueados e limpos mais rapidamente.

Só é necessário desenhar o símbolo uma vez para cada tratamento; se o tratamento tiver que ser interrompido, recomece com o Choku Rei na mesma posição em que se parou.

Ele pode ser usado para proteger a aura e os chacras antes de realizarmos um tratamento. Traçamos o Choku Rei nas palmas das mãos e em frente ao corpo. Em seguida desenhamos novamente o símbolo, trazendo a mão para cada chacra (de baixo para cima) e repetindo o *mantra*, sempre três vezes. Você estará selando seu corpo contra possíveis energias maléficas. Se por acaso desejarmos utilizar esse símbolo numa área de nosso corpo de difícil acesso, como as costas, por exemplo, ele poderá ser desenhado à nossa frente. Devemos então "pegá-lo" com a mão e colocá-lo sobre a área desejada, que o resultado será o mesmo.

A energia Reiki funciona em todos os níveis, logo a proteção é geral, inclusive contra agressões e ataques psíquicos. Pode-se usar o símbolo para autoproteção, proteção da família, casa, portas, janelas, carro etc. Você pode envolver um ladrão que deseja assaltá-lo ou quaisquer pessoas mal intencionadas, com um grande Choku Rei.

Às vezes, casas e escritórios antigos mantêm energias nocivas de antigos moradores, como se fossem verdadeiros arquivos. O Choku Rei

> *"A experiência nos ensina que*
> *nem tudo que é inacreditável é falso."*
> Johnny De' Carli

pode ser usado para purificarem ambientes e promover uma imediata limpeza de resíduos negativos, emanações na forma etérica de doenças físicas, mentais e energias psíquicas negativas (formas-pensamento) provenientes de emoções como raiva, ódio, mágoa etc., que saturam determinados locais. Um ambiente tem seu campo áurico saneado com o Choku Rei, pois ele transmuta a energia de níveis inferiores para um padrão mais elevado. Deve-se traçar o símbolo nos cantos dos ambientes (principalmente), pois a energia move-se em círculos e tem tendência a se concentrar nos cantos. Quanto mais você usa o Choku Rei, mais energia benéfica cria dentro de casa.

Antes de se sentar numa cadeira, recomenda-se desenhar o Choku Rei sobre ela para transmutar a energia. O mesmo pode ser feito numa cama de hotel ou qualquer objeto, como toalha, roupa etc.

Podemos usá-lo em alimentos, água, que ficam mais saudáveis e terapêuticos. Num restaurante, onde a comida, por ser preparada com finalidade comercial, detém outra energia quando comparada com a comida caseira, principalmente restaurante por quilo, onde a comida é manipulada por muita gente e acaba arquivando energias nocivas, sempre, antes de consumi-la, desenhe o símbolo Choku Rei para transmutar o padrão energético.

Utilizamos o Choku Rei para medicamentos, visando a potencializar seus efeitos positivos e minimizar possíveis efeitos secundários indesejáveis.

Quando se tem um pensamento negativo, deve-se traçar imediatamente o Choku Rei, assim o pensamento se transmuta, mandando a energia para níveis mais elevados.

Recomenda-se a visualização de qualquer símbolo do Reiki na cor violeta. Porém, a prática demonstra que com qualquer cor o efeito é positivo.

"É muito importante ter uma atmosfera amorosa em sua casa. Faça tudo que puder para ter um lar tranquilo e harmonioso."

Johnny De' Carli

17.2 *Sei He Ki*

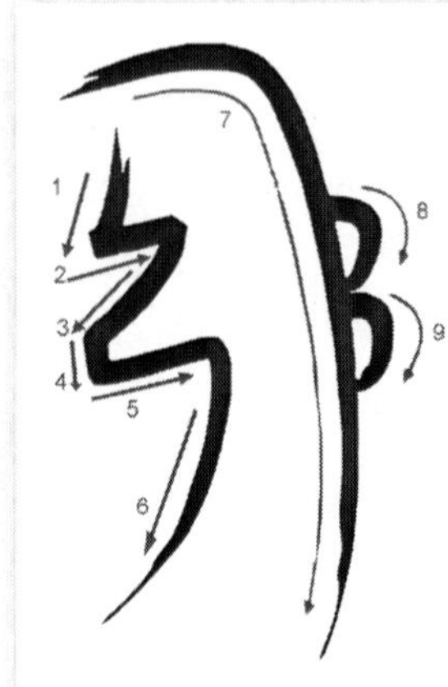

O símbolo Sei He Ki é o segundo do grupo. Sei He Ki quer dizer "harmonia". Existem várias outras definições para esse símbolo, como: "purificação" ou, como prefiro, "emocional". Dizem ser o mais antigo dos símbolos do Reiki. Sua origem é budista, conforme os símbolos originais nas figuras abaixo. Esse símbolo desenhado parece um dragão. Na simbologia antiga, o dragão é proteção e cospe o fogo da transmutação. Quando olhamos a cultura primitiva, vemos várias simbologias semelhantes, sempre relacionadas à proteção. Os moais (estátuas) da Ilha de Páscoa, no Oceano Pacífico, é um exemplo. No Brasil, usam-se carrancas (esculturas em madeira utilizadas para proteção) na frente de muitas casas. Na antiga Escandinávia, os vikings utilizavam dragões nas proas dos navios, visando à proteção. O símbolo Sei He Ki encontra-se desenhado na base da estátua do Amida Buda Japonês, no templo Budista do Monte Kurama, onde o Método Reiki foi descoberto pelo Mestre Usui. Tenho encontrado poucas variações ou deformações desse símbolo. Recebi a maneira apresentada como sendo a utilizada pelo Mestre Usui até sua morte, em 1926.

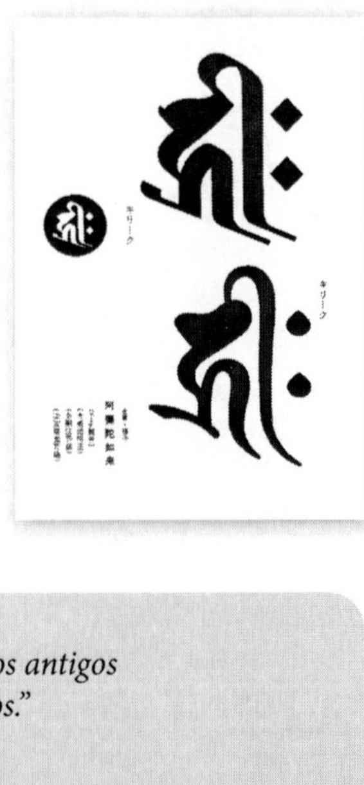

Somos um todo interligado: corpo, emoção, mente e espírito. Quanto mais praticamos atividades terapêuticas, mais temos certeza de que a grande maioria dos problemas físicos tem origem emocional.

"Estamos nos voltando aos métodos antigos a fim de nos modernizarmos."
Johnny De' Carli

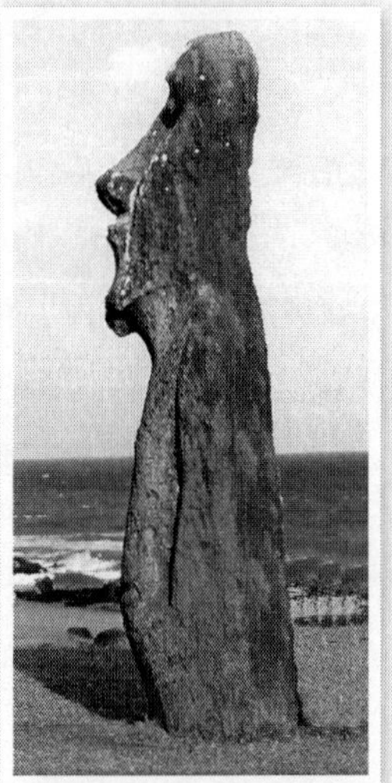

*Moal da Ilha da Páscoa no Oceano Pacífico. Simbolismo do **Sei He Ki**.*

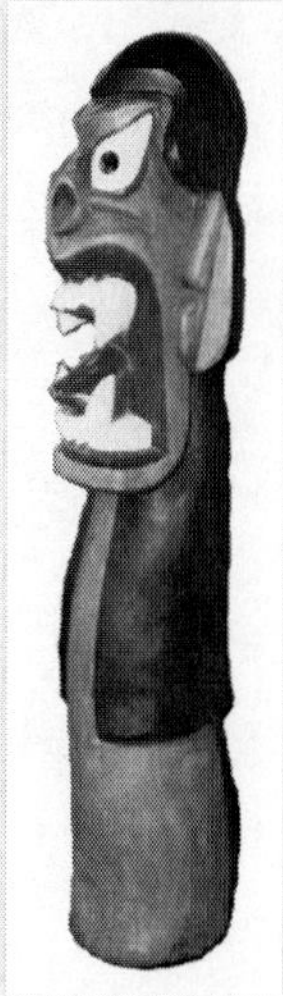

*Carranca utilizada na região Nordeste do Brasil, visando proteção. Simbolismo do **Sei He Ki**.*

As carrancas são utilizadas nas proas dos barcos no Rio São Francisco, nas portas de entrada de casas comerciais e residências. Seu uso não é recomendável em cômodos internos da casa.

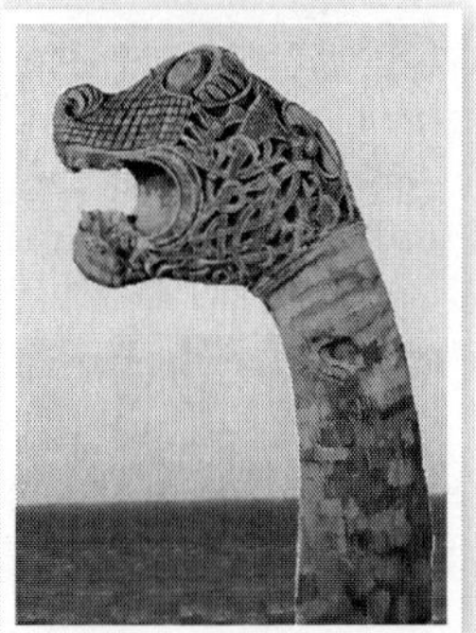

*Dragão esculpido na proa de um navio viking. Simbolismo do **Sei He Ki**.*

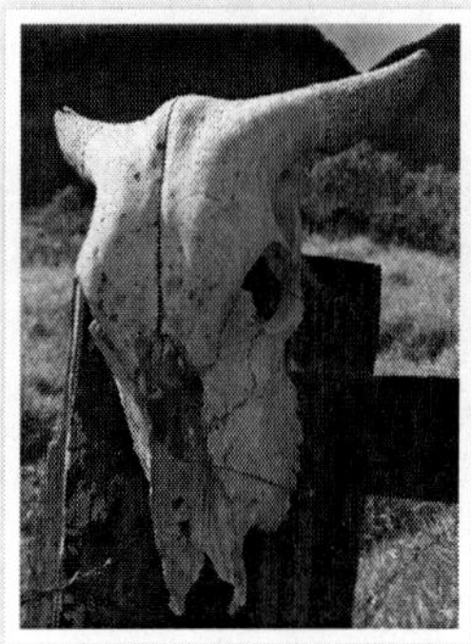

*Crânio bovino destinado à proteção de propriedades rurais. Simbolismo do **Sei He Ki**.*

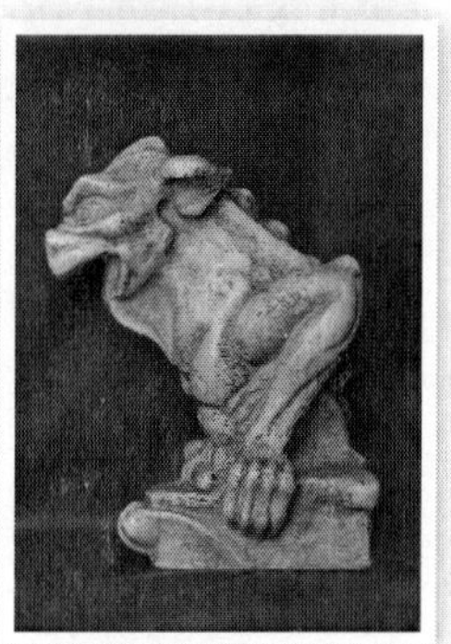

*Gárgula encontrada na Catedral de Notre Dame - Paris. Simbolismo do **Sei He Ki**.*

"Frequentemente, as coisas que consideramos más são as que tornam boas as coisas boas."

Johnny De' Carli

Emoções como medo, insegurança, ira, ódio, mágoa, frustrações, pena, culpa, solidão, depressão, crises nervosas são as causas das doenças humanas. No Método Reiki, o Sei He Ki é o símbolo da harmonia das emoções, da transformação de emoções negativas em positivas, tornando a vida mais fácil para nós e para os outros. Quando utilizamos o Sei He Ki, concentramos a energia no corpo emocional, que na maioria dos casos é a chave do sucesso da recuperação. Este fato se deve ao símbolo Sei He Ki nos ligar ao magnetismo da lua e ao elemento água. O símbolo Sei He Ki atua principalmente no chacra umbilical, que recebe mais diretamente a energia do nosso corpo áurico emocional. Logo, recomendamos a utilização desse símbolo na maioria dos tratamentos. Esse símbolo dilui os padrões negativos advindos de qualquer conflito sensorial (emoções, lembranças etc.), ajudando-nos a descobrir as causas escondidas do nosso consciente dentro de nós. O Sei He Ki é uma chave de acesso ao nosso inconsciente. Fica mais fácil tratar hábitos indesejáveis. A pessoa receptora volta a se conectar com aspectos emocionais nocivos, o suficiente para processá-los e livrar-se deles.

Os animais domésticos, que mantêm laços de carinho muito intensos com seus donos, estão propensos a participar do mal-estar dos mesmos, trazendo sacrifícios, tais como, medos, depressões, frustrações etc. Os animais podem absorver cargas de seus donos e de suas casas, vindo a falecer. Eles assumem o papel de purificar o ambiente onde vivem. O Sei He Ki é tão eficiente para aliviar os seres humanos como os animais.

17.2.1 Utilização do *Sei He Ki*

O Sei He Ki atua sobre o corpo emocional e no subconsciente. O Sei He Ki desabrocha emoções internas escondidas, liberando energias

> *"Procure viver em harmonia com tudo e com todos."*
>
> Johnny De' Carli

negativas de raiva, tristeza, depressão, medo, nervosismo etc. Ele equilibra ambas as partes do cérebro, trazendo harmonia e tranquilidade. Este símbolo tem numerosas aplicações, muitas inclusive que não são ensinadas em seminários convencionais. Ele pode ser usado para mudar ou erradicar vícios, hábitos e costumes indesejáveis, como, por exemplo, consumo de drogas, álcool, cigarro, compulsões como comer demais por gula, roer unhas, roubar, fobias etc. Pode também ser usado para melhorar a memória e tratar a causa da obesidade. O ideal é tratarmos um assunto por vez, com afirmações, sempre na terceira posição da cabeça modificada (uma mão na testa, outra na nuca). Para fazer um tratamento, deve-se seguir a seguinte sequência:

a) Colocar a mão não dominante sobre a cabeça do receptor e com a mão dominante traçar o Choku Rei e repetir o *mantra* três vezes;
b) Começar o tratamento na primeira posição da cabeça;
c) Espere até haver uma conexão energética e a energia Reiki começar a fluir. Aguarde mais ou menos dois minutos e meio;
d) Impor as mãos por dois minutos e meio na segunda posição da cabeça;
e) Colocar a mão não dominante na nuca (base do crânio) e a outra na testa;
f) Retirar a mão da testa e desenhar o Sei He Ki no chacra coronário do receptor e repetir três vezes o *mantra*;
g) Desenhar o Choku Rei uma vez e repetir três vezes o *mantra*;
h) Recolocar a mão dominante no chacra frontal;
i) Utilizar afirmações, mentalizações e visualizações (três vezes).

"O conflito enfraquece, a harmonia fortalece."
Johnny De' Carli

Nesta técnica se produz uma ligação profunda com o nível psicológico, com a mente inconsciente (subconsciente) do receptor. Você terá resultados melhores se utilizar afirmações positivas, mentalizações ou visualizações da recuperação, que serão absorvidas diretamente pelo subconsciente do receptor. Seu subconsciente é como um computador que pode ser reprogramado. A afirmação tem que ser repetida três vezes, aí ela se torna realidade. Este exercício pode fazer com que a pessoa se lembre de vivências anteriores.

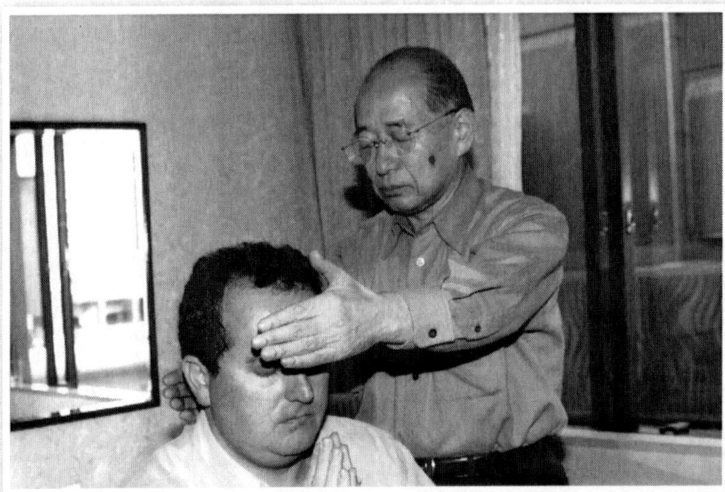

Acima, o Mestre Doi Hiroshi demonstra a técnica em Johnny De' Carli. Esta técnica visa melhorar a personalidade, hábitos e costumes.

"Onde existe amor existem sempre possibilidades e até milagres."
JOHNNY DE' CARLI

17.2.2 Exemplos de Afirmações

- "Sua (minha) saúde é perfeita e todo seu (meu) corpo e seus (meus) órgãos funcionam muito bem";
- "A partir de agora você começa a sentir seu corpo perfeitamente bem";
- "Você tem saúde em seu corpo físico e equilíbrio em sua mente";
- "Você é feliz, saudável, alegre e calmo";
- "Seu corpo, sua mente e sua vida material estão em perfeita harmonia";
- "Você tem o comando positivo de sua mente";
- "Você consegue manter a cabeça sempre ocupada com pensamentos positivos";
- "Tudo o que você pensa de bom acontece e a cada dia que passa você se sente cada vez mais feliz";
- "Você está em paz consigo mesmo e se aceita como é";
- "Você é uma pessoa inteligente e capaz";
- "A sua inteligência é maravilhosa, você sempre tem pensamentos e ideias maravilhosas";
- "O seu raciocínio é rápido, e a sua memória é excelente, eles só trabalham com ideias e pensamentos positivos";
- "A partir de hoje você dormirá em paz, terá o sono tranquilo e ao acordar, sentirá alegria, disposição e terá um dia perfeito e feliz";
- "Você tem o peso ideal, sem dietas, tem uma imagem de saúde, beleza e harmonia";
- "No plano sexual da vida, seu desempenho é satisfatório e compensador, aconteça o que acontecer";

> *"Aquele que se acomoda é um fraco, a triste realidade de muitos."*
> Johnny De' Carli

- “Você está em harmonia consigo, com todas as pessoas e com todo o Universo”;
- “Você resolve todos os problemas, os vê com naturalidade e tem sempre boas soluções”;
- “Você tem sorte a cada instante, em todos os dias, porque Deus está com você”;
- “Você é cada vez mais ousado, vê sempre no horizonte a chama da vitória brilhando intensamente”;
- “Você tem um futuro maravilhoso”;
- “A partir de hoje, e para toda a eternidade, você mesmo faz a sua felicidade”;
- “Tudo o que você deseja de bom, vem a você com muita facilidade”;
- “Você sempre consegue tudo o que quer de bom, todas as riquezas do Universo estão à sua disposição”;
- “A cada dia, sob todos os aspectos, você está se tornando cada vez melhor”;
- “Você está evoluindo cada vez mais”;
- “Você tem uma casa limpa, confortável e bonita, morando nela a paz, a prosperidade e o amor”.

“Em vez de ser contra o mal, seja a favor do amor.”
Johnny De' Carli

17.3 *Hon Sha Ze Sho Nen*

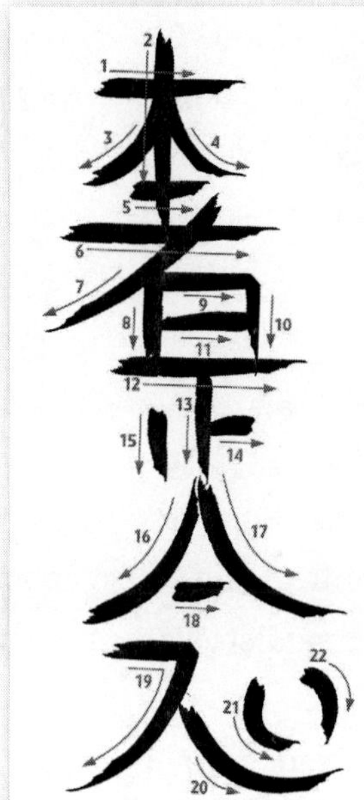

O símbolo Hon Sha Ze Sho Nen é o terceiro do grupo e tem origem nos *kanjis* do Japão. Ele é formado por cinco *kanjis*, conforme a tabela a seguir.

A tradução do *mantra* Hon Sha Ze Sho Nen como "nem passado, nem presente, nem futuro" nos proporciona uma indicação de seus múltiplos usos. Pode ser traduzido também como o cumprimento budista *namastê*: "o Deus que existe em mim saúda o Deus que existe em você" ou, como prefiro usar nos meus seminários, "a casa da Luz brilhante (casa de Deus) venha a mim neste momento".

A maior parte das pessoas precisa de algum tempo para memorizá-lo e poder desenhá-lo corretamente. Devemos praticar seguindo a ordem correta demonstrada pelos traços mais finos, para que fique o mais parecido possível com a ilustração. A sequência dos traços é fundamental e deve ser respeitada, pois cada um tem seu significado (veja a tabela demonstrativa a seguir) como parte integrante de uma verdadeira fórmula de captação de energia. Conta à história da humanidade, de Gênesis ao Apocalipse (traços de 19 a 22). Tenho observado uma grande variação de traçados para esse símbolo e oriento meus alunos a utilizarem qualquer versão que estejam acostumados a empregar. Todas elas funcionam. Após minha viagem ao Japão, adotei a forma, apresentada neste livro, como a utilizada pelo Mestre Mikao Usui.

> *"Viva este momento; Desde sempre, só existe o momento presente.*
> *O agora é a unidade produtiva da sua vida."*
> Johnny De' Carli

Esse símbolo, além de outras utilizações, dirige a energia para atuar sobre a mente consciente, o corpo mental. Esta conexão se deve ao símbolo Hon Sha Ze Sho Nen nos ligar à energia do Sol e ao elemento fogo. Difere do Sei He Ki, que enfoca o subconsciente e o corpo emocional. Logo, tem grande utilidade também nas práticas (posições) do Nível 1, quando ocorre o toque físico (imposição de mãos).

Considero esse símbolo o mais impressionante do grupo. Ele vai além dos limites da nossa compreensão lógica. É usado para enviar energia Reiki a distância, para pessoas ausentes, superando os limites físicos (não precisa haver o toque físico das mãos). A barreira da distância entre o praticante e o receptor deixa de existir. Se, no Nível 1, tínhamos dificuldades para aplicar energia Reiki em animais ou em uma criança irrequieta, agora podemos fazê-lo sem a necessidade do toque. A energia Reiki pode ser enviada ao outro lado de uma sala, a outro bairro, outra cidade ou país, com a mesma eficiência. A física quântica chama esse fenômeno de *continuum* de tempo-espaço. A onda quântica é uma onda que se move mais depressa que a velocidade da luz (300.000 km/s). Não havendo o conceito de espaço, grandes estruturas como um prédio, um hospital, um país e até o planeta podem ser acessadas com esse símbolo. Quando acionamos o símbolo Hon Sha Ze Sho Nen, provocamos, literalmente, a abertura de um portal interdimensional, imperceptível aos nossos limitados cinco sentidos físicos, o qual nos abre a possibilidade de aplicar a energia Reiki a distância. Esse símbolo é uma ponte para outros seres, mundos ou níveis de percepção. A foto na página 521 nos mostra que, em algumas situações, esses portais se abrem a ponto de poderem ser captados por uma câmera fotográfica. Acredita-se que no Triângulo das Bermudas o fenômeno do desaparecimento de dezenas de embarcações e aviões se dava quando os mesmos acessavam um desses portais.

> *"Devemos permitir que as pessoas a nossa volta tenham suas próprias experiências."*
>
> Johnny De' Carli

O tempo linear é uma ilusão, que pode ser transformada. Dentro da experiência mística do Método Reiki, o conceito de tempo comum deixa de existir. O Hon Sha Ze Sho Nen é um instrumento de intervenção nas ondas quânticas, levando a um *continuum* de tempo, onde são rompidas ligações de tempo passado, presente e futuro. Podemos tratar algo que já aconteceu ou irá acontecer. É incrível! Mandando energia para um trauma do passado, pelo "efeito dominó" nosso presente e futuro também se alteram. Esse símbolo é de grande benefício. Não podemos desfazer aquilo que já ocorreu, mas podemos trazer luz, compreensão e amor para esse fato do passado no presente. O trauma será suavizado ou harmonizado, transformando os efeitos e resultados percebidos na nossa atualidade. Quando entendemos que nossa noção de tempo é equivocada, passamos a viver melhor, com mais harmonia.

Quando enviada ao futuro, a energia Reiki pode ser armazenada ou acumulada, como se fosse uma pilha ou bateria, que será recebida na hora previamente determinada. O efeito será o mesmo de uma aplicação feita naquele exato momento. Isso é muito útil para qualquer ocasião prevista, que precise de energia amorosa. Podemos usá-lo para uma situação futura, como uma entrevista de emprego, uma audiência na justiça, uma consulta odontológica, uma viagem aérea ou de barco, uma reunião qualquer, uma prova de vestibular, concurso ou qualquer situação de estresse. Se você quiser, pode até trabalhar o momento de seu desencarne. Seu corpo receberá a energia Reiki na hora planejada. A energia pode ser programada para se repetir quantas vezes quisermos: uma vez por hora, duas vezes por dia etc. Logicamente, devemos impor um limite, para que a repetição ocorra até que o objetivo seja alcançado, caso contrário a energia continuará sendo transmitida desnecessariamente.

> *"Um bilionésimo de segundo pode ter a duração de uma vida em outro nível de percepção."*
>
> Johnny De' Carli

O Hon Sha Ze Sho Nen é uma via de acesso aos registros *akásicos*, ou seja, uma de suas utilizações é tratar o carma.

17.3.1 Significado dos *Kanjis* do *Hon Sha Ze Sho Nen*

Significado de cada um dos cinco *kanjis* componentes do símbolo 3

本	Hon	fonte, origem, livro
者	Sha	pessoa
是	Ze	direito, somente
正	Sho	correto
念	Nen	pensamento, ideia, desejo

"Estudar sem refletir é tempo perdido."
Johnny De' Carli

17.3.2 Significado de cada traço do *Hon Sha Ze Sho Nen*

1	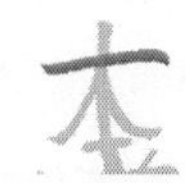	O Céu
2	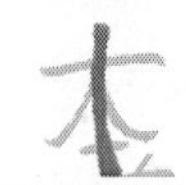	desce à Terra
3	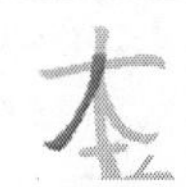	e cria
4	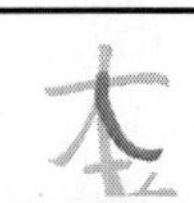	o ser humano
5	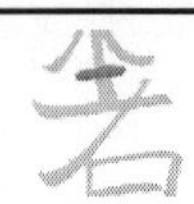	o Céu (a Consciência Divina) está dentro do homem
6	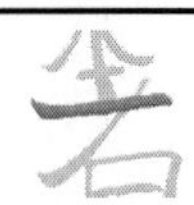	o homem tenta construir o Céu na Terra (viver com Deus na Terra)
7	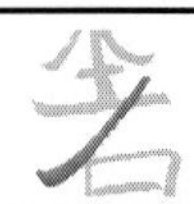	o Céu desce à Terra através dos atos dos homens
8	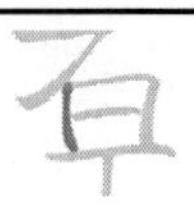	
9	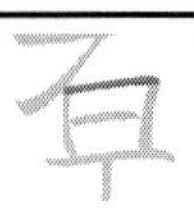	e o homem cria a casa de Deus
10	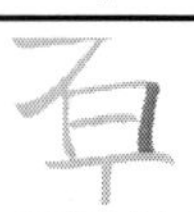	
11	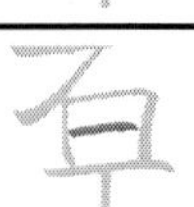	o Céu só está dentro da casa de Deus

"Quanto mais você estudar, menos você temerá."
Johnny De' Carli

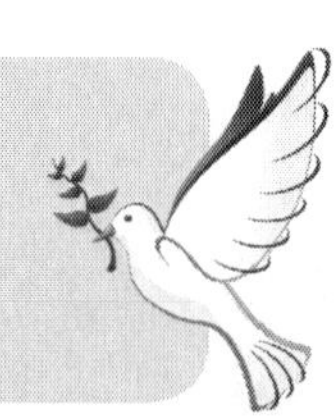

12	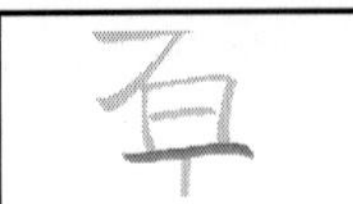	o Céu só existe por causa da casa de Deus
13	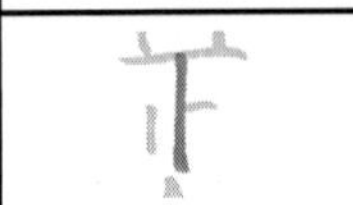	o Céu só se manifesta na casa de Deus
14	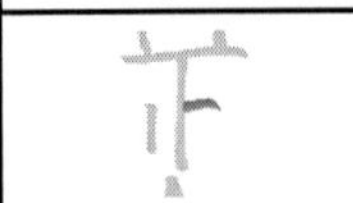	só os homens de Deus merecem o Céu (êxodo)
15	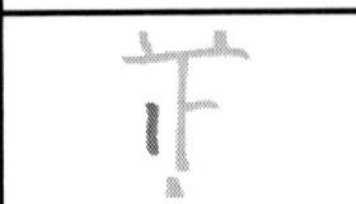	Deus manda alguém lembrar que estamos errados (o Céu desce à Terra fora da casa de Deus)
16	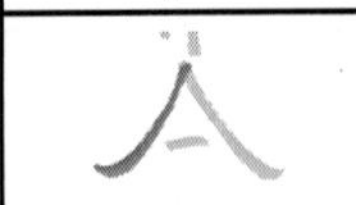	o homem impuro
17	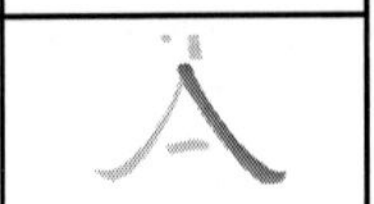	
18	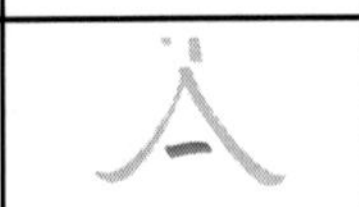	os homens impuros ganham o Céu
19	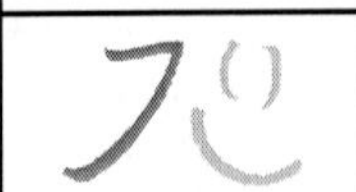	o homem impuro traz o Céu à Terra
20	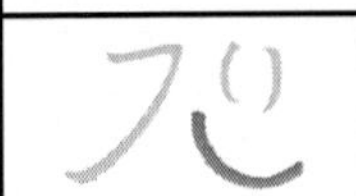	a morte ou fim de tudo
21	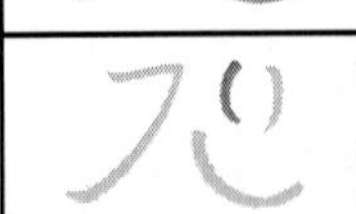	nascimento
22	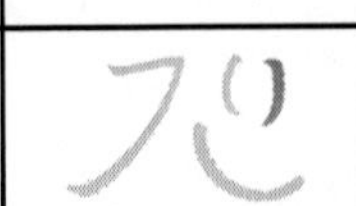	salvação aos filhos dos seus filhos

"Estudar e aprender são os empreendimentos mais sensatos a se fazer nesta vida."
Johnny De' Carli

Os registros *akásicos* descrevem a dívida cármica, as obrigações, compromissos, destino, débitos, contratos e propósitos de cada um. As pendências cármicas poderão ser amenizadas quando, pela expansão da nossa consciência, compreendermos que agimos de forma errada em determinada ocasião. Se você atingir a compreensão dos seus atos irregulares, que vão contra as leis da divindade, poderá minimizar o seu aprendizado por meio da dor. Carma não é castigo.

Esse símbolo pode ser utilizado também para o tratamento de algo não palpável, como uma relação entre duas pessoas, que experimentará mais compreensão, tolerância, relaxamento e harmonia. Podemos tratar uma depressão ou qualquer outra situação abstrata. Podemos usar esse tratamento até em desencarnados.

17.3.3 Utilização do *Hon Sha Ze Sho Nen*

Considerando que os chacras pelos quais flui a energia Reiki se localizam principalmente nas mãos, o melhor é desenhar o símbolo no ar usando o dedo indicador ou a mão inteira em concha, a exemplo dos outros símbolos.

Enquanto o Choku Rei é energeticamente independente, o Hon Sha Ze Sho Nen e o Sei He Ki são dependentes da energia do símbolo Choku Rei, para ativar e iniciar suas prerrogativas específicas.

Em um tratamento, na dúvida de qual símbolo usar, utilize os três. Dessa maneira, você evitará fazer julgamentos e diagnósticos. Sem dúvida não fará mal usar os três símbolos sempre.

Os símbolos do Reiki, sempre e em qualquer ocasião, devem ser usados em ordem decrescente, ou seja, primeiro o Hon Sha Ze Sho Nen, depois o Sei He Ki (quando o receptor apresenta também problemas emocionais) e por último o Choku Rei.

> *"Carma não é vingança; a vingança não espera a vítima crescer, nem se preocupa com sua melhoria."*
>
> Johnny De' Carli

Quando percebemos claramente que o fator desencadeante do desequilíbrio está num evento passado, ou quisermos programar a energia para o futuro, devemos colocar as duas mãos no topo da cabeça (chacra coronário) e visualizar o símbolo Hon Sha Ze Sho Nen e, em seguida, o símbolo Sei He Ki, então fazemos uma afirmação três vezes para o momento no qual a energia deverá agir. Em seguida, visualizamos o símbolo Choku Rei. Não devemos nos esquecer de repetir os *mantras* correspondentes três vezes. Podemos ajudar a tratar traumas de vivências anteriores ou de infância. Podemos usar uma fotografia da época do trauma. Se você não dispuser de foto e não souber a data em que o trauma aconteceu, apenas pense no problema e faça afirmações (sempre três vezes) no sentido de que a energia Reiki vá à causa do problema e o sane.

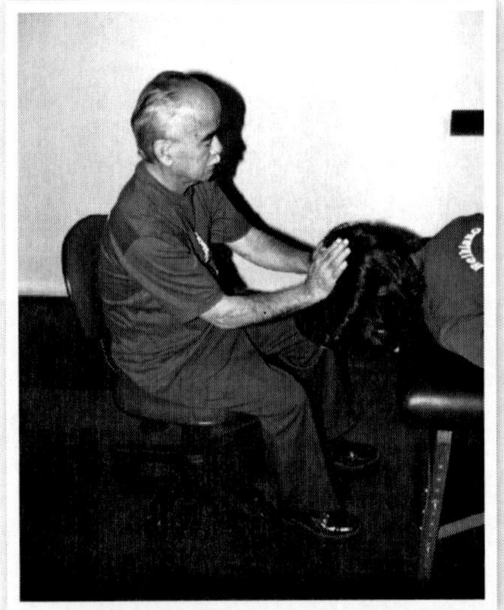

O Mestre de Reiki Paulo Tibana, trata um evento passado
com as duas mãos no topo da cabeça (chacra coronário).
Pode-se ajudar a tratar traumas de vivências anteriores ou de infância.
A energia Reiki irá para a causa do problema.

"Executar algo é mais importante que planejar."
Johnny De' Carli

CAPÍTULO 18

AUTO APLICAÇÃO NO NÍVEL 2

Podemos utilizar a técnica padrão de auto aplicação com as 14 posições básicas do Nível 1, precedida pelo acionamento dos símbolos 3, 2, e 1, nesta sequência obrigatoriamente. O tempo mínimo por posição cairá de cinco para dois minutos e meio, totalizando 35 minutos para um tratamento completo. A terceira posição da cabeça, para alcançar melhores resultados, será usada modificada: agora colocamos uma das mãos na testa (sexto chacra) e a outra sobre a nuca.

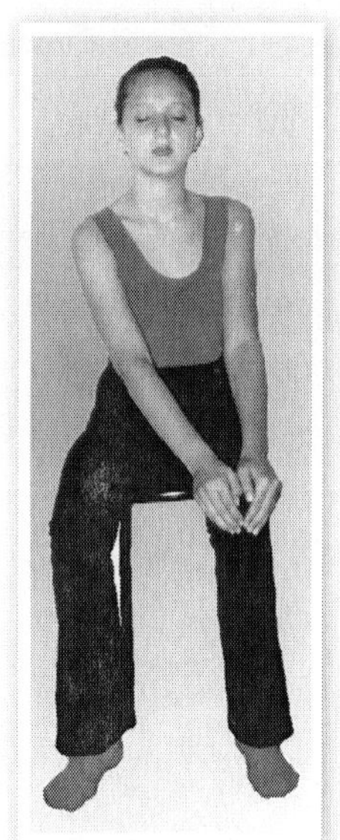

Podemos também usar uma eficiente técnica de correspondência que proporcionará um tempo de auto aplicação de apenas sete minutos e meio, da seguinte forma:

a) Trace com a mão dominante o símbolo 3 (Hon Sha Ze Sho Nen). Fale o respectivo *mantra* três vezes;
b) Trace com a mão dominante o símbolo 2 (Sei He Ki). Fale o respectivo *mantra* três vezes;

"As escolhas são nossas e devemos responsabilizar-nos por elas."
JOHNNY DE' CARLI

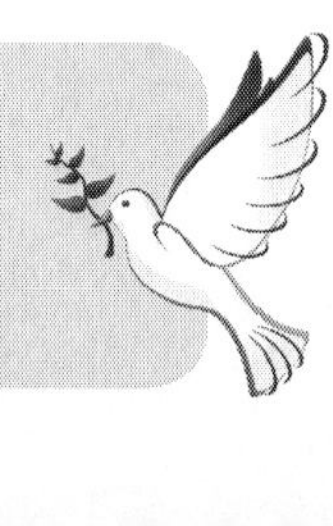

c) Escolha um de seus joelhos e afirme, três vezes, que ele corresponderá às quatro posições básicas da cabeça;
d) Trace com a mão dominante o símbolo 1 (Choku Rei). Coloque as duas mãos sobre o joelho, uma ao lado da outra, em concha. Fale o respectivo *mantra* três vezes, mantendo as mãos nesta posição por dois minutos e meio;
e) Escorregue as mãos, trazendo-as sem levantá-las, para a coxa da mesma perna. Afirme três vezes que esta posição corresponderá às quatro posições básicas da frente de nosso corpo. Mantenha as mãos nesta posição por mais dois minutos e meio;
f) Traga as mãos, uma de cada vez, para a outra coxa. Afirme três vezes que ela corresponderá às quatro posições básicas das costas, mais às duas posições dos pés. Mantenha a energia fluindo nesta posição por mais dois minutos e meio, totalizando sete minutos e meio para a auto aplicação em todo o corpo.

Estas técnicas podem ser usadas quando aplicamos energia numa outra pessoa presente e desejamos reduzir o tempo de aplicação para sete minutos e meio no segundo caso, e 35 minutos no primeiro caso.

Podemos trabalhar no autotratamento de forma intemporal, enviando energia para determinadas épocas do passado, de forma que entre em maior harmonia com o presente e modifique nosso futuro. Lembre-se de que a energia Reiki funciona além do tempo e do espaço, que são dimensões contínuas, sendo uma função da outra. Podemos trabalhar rejeições no útero materno, situações traumáticas próximas ao nascimento, traumas de infância, adolescência, um acidente, separação conjugal, assalto, estupro etc. Uma maneira é traçar os símbolos fazendo afirmações. Para que a energia atue em determinada época, aplicamos energia numa foto tirada nessa época. Outra forma é aplicar a energia sobre o chacra coronário, afirmando que ela segue para o passado, atuando numa época pré-estabelecida.

> *"A verdadeira caridade é praticada em segredo,*
> *é impalpável e invisível."*
> Johnny De' Carli

CAPÍTULO 19

REIKI A DISTÂNCIA

A aplicação de energia Reiki a distância é de grande valia quando o contato direto for doloroso (no caso de uma queimadura, por exemplo), ou quando existe o risco de infecção para o receptor ou o contágio para o reikiano. Enviar a energia Reiki para uma pessoa que está no mesmo ambiente, porém do outro lado da sala, já é considerada uma aplicação a distância por estarmos fora do campo áurico do receptor. Podemos usar o tratamento a distância para enviar energia a certas áreas de nosso próprio corpo que são de difícil acesso, como a coluna, por exemplo: é só visualizá-la entre nossas mãos.

Existem Mestres que pregam que podemos mandar energia Reiki a distância para quem quisermos, alegando ser Reiki uma energia de amor e que não precisamos de autorização para amar alguém. Particularmente, não discordo dessa tese, porém observei intensas contaminações energéticas no campo áurico de reikianos que assim o fizeram. No envio de Reiki a distância cria-se um elo com a pessoa a quem se faz a aplicação da energia. Ocorre uma conexão ou alinhamento com todos os níveis, inclusive os superiores. Assim, é sempre indicado obter a permissão e o consentimento da pessoa para quem você pretende enviar energia Reiki a distância,

"Tentar fazer alguma coisa não é a mesma coisa que fazê-la."
JOHNNY DE' CARLI

mesmo quando temos uma vinculação maior com a pessoa a ser tratada, como, por exemplo, parentes próximos ou amigos íntimos. A energia Reiki a distância não solicitada é uma invasão de privacidade. Devemos respeitar a vontade alheia e o livre-arbítrio da pessoa receptora. Impor a alguém uma recuperação não desejada é totalmente contrário à ética terapêutica. A pessoa tem o direito de manter o seu mal-estar, se assim o preferir. O pedido de autorização em alguns casos pode ser feito mentalmente, pela conexão com o Eu Superior da pessoa que irá receber a energia. Agindo assim, podemos usar Reiki a distância para ajudar as pessoas em coma, desacordadas, que aparecerem na televisão, rádio ou jornais, que tenham se envolvido em acidentes ou que, por outro motivo, necessitem de auxílio. Em alguns casos, é importante combinar a hora mais adequada para a energização. Algumas pessoas costumam ficar sonolentas e até dormir, terem certa perda de reflexos e coordenação motora, sentirem calor, calafrios e pressão na cabeça, isto, momentaneamente; dependendo da atividade que a pessoa estiver exercendo naquele momento, esses fatores poderão apresentar riscos, como no caso de estar dirigindo um carro, pilotando um avião ou mesmo se for um médico cirurgião atuando.

Um grupo de reikianos irradiando energia ao mesmo tempo, faz com que a energia Reiki se eleve ao quadrado. Por exemplo: cinco pessoas irradiando simultaneamente equivalem a 25 se trabalharem em grupo. Logo, procurem participar de grupos de trabalho que os resultados serão melhores.

Podemos relatar a experiência de termos enviado energia Reiki a distância para pessoas que estavam passando pelo processo de desencarne. Constatamos que qualquer situação não ou mal resolvida entre nós e essa pessoa se soluciona ou se abranda.

"Devemos nos abrir às mudanças. O ser humano é dotado do livre-arbítrio ou da capacidade de tomar decisões por sua própria conta e risco. As escolhas são nossas."

Johnny De' Carli

Qualquer que seja a técnica de Reiki a distância aplicada, o ideal é procurar um ambiente tranquilo onde ninguém possa nos interromper. Feche a porta, desconecte o telefone, atenue a luz. Uma boa opção é acender uma vela (elemento fogo) para se ter claridade suave. Devemos sentar confortavelmente, com pernas e braços descruzados.

Caso você não conheça pessoalmente a pessoa para quem está direcionando a energia Reiki, tenha o cuidado de utilizar uma foto com o nome completo da mesma, ou nome completo e o endereço. Mesmo que o receptor não se encontre em seu endereço naquele instante, lembre-se de que trabalhamos fora do tempo presente; logo, este receberá a energia Reiki no ontem ou amanhã.

Recordemos que o Hon Sha Ze Sho Nen é o símbolo que possibilita o envio de energia Reiki através do espaço e do tempo; portanto, deve ser usado em todo tratamento a distância. E, conforme já dissemos, os símbolos são sempre traçados ou imaginados no ar e na ordem inversa, ou seja, primeiro o Hon Sha Ze Sho Nen, seguido do Sei He Ki e por último o Choku Rei. Para cada símbolo repetimos o *mantra* correspondente três vezes.

No Método Reiki existem muitas maneiras de tratamento a distância. Quatro técnicas são mais conhecidas: técnica da redução, técnica do substituto, técnica da foto e técnica do joelho.

"O tempo e o espaço são modos pelos quais pensamos e não condições nas quais vivemos."

Albert Einstein
(14 de março de 1879 – 18 de abril de 1955)

"Qualquer esforço feito da forma errada é em vão."
Johnny De' Carli

19.1 Técnica da Redução

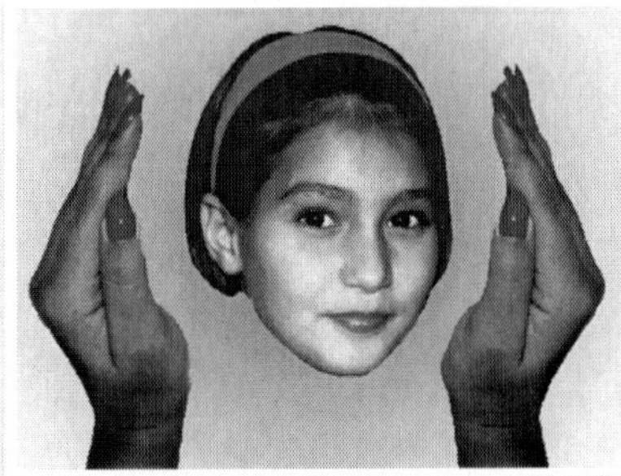

Trace o símbolo 3, em seguida o símbolo 2, afirme três vezes que a pessoa se encontra entre suas mãos. Reduza, imaginariamente, o tamanho do receptor, visualizando a pessoa entre suas mãos. Em seguida, trace o símbolo 1. O tempo de aplicação é de aproximadamente 10 minutos. Você realmente terá a pessoa entre as mãos. Procure desenvolver a sensibilidade para sentir isto.

19.2 Técnica do Substituto

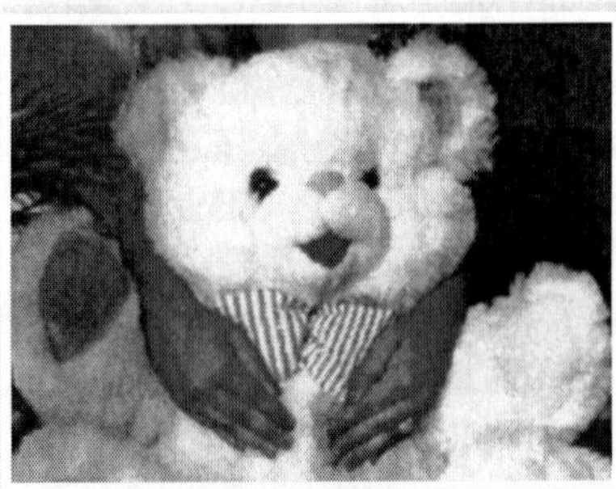

A técnica do substituto dá ênfase ao corpo físico, aos órgãos, glândulas, ossos etc. É utilizada para tratar problemas específicos. Nas outras técnicas o tratamento ocorre primeiro na aura para depois ocorrer no corpo físico. Neste caso usamos uma boneca, um ursinho de pelúcia ou algo similar, um travesseiro, ou até nós mesmos como substituto da pessoa receptora. A energia atingirá ao mesmo tempo e com igual intensidade a pessoa a que estiver substituindo naquele momento. O tempo de aplicação é de aproximadamente 10 minutos.

Primeiramente desenhe o símbolo 3 (*mantra* três vezes), visualizamos e imaginamos a pessoa e seu nome três vezes, em seguida traçamos o

> *"A cada experiência você aprende coisas novas. Aproveite cada lição e vá em frente."*
> Johnny De' Carli

símbolo 1 (*mantra* três vezes). Fazemos a aplicação de maneira tradicional no molde, direcionada ao órgão específico afetado da pessoa que está recebendo o tratamento. Já que o objetivo, nesta técnica, é o tratamento do corpo físico, não utilizamos o símbolo 2.

19.3 Técnica da Foto

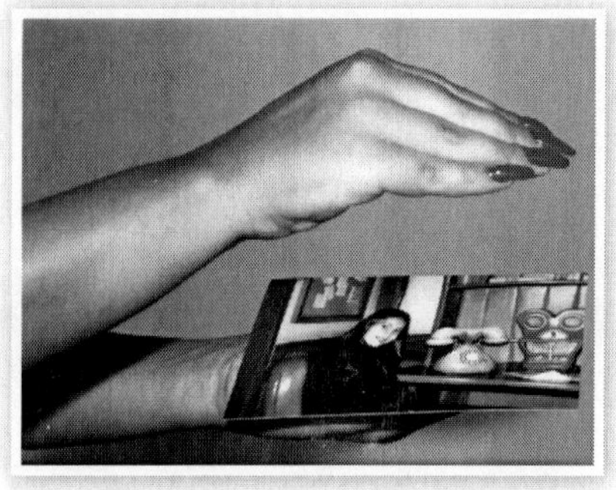

Outra maneira de se enviar um tratamento à distância é por meio de uma foto da pessoa receptora.

Primeiramente desenhe o símbolo 3 (*mantra* três vezes), seguido do símbolo 2 (*mantra* três vezes), olhe a foto e fale o nome do receptor três vezes; em seguida, trace o símbolo 1 (*mantra* três vezes). A seguir coloque a foto à sua frente, então irradie energia Reiki dirigindo-a ao receptor por meios da foto. O tempo de aplicação é de aproximadamente 10 minutos. É possível irradiar segurando a foto entre as mãos, se preferir.

Na falta de uma foto, escreva o nome e o endereço da pessoa e tente imaginar o rosto da pessoa na sua mente. O procedimento seguinte é o mesmo do descrito anteriormente.

Vários reikianos poderão formar um círculo e colocar a foto ou o papel no centro do local onde todos irradiarão. Lembre-se de que a emissão da energia Reiki é multiplicada ao quadrado do número de reikianos.

> *"Os pequenos feitos que se concretizam são muito mais relevantes que os gigantescos que somente se projetam."*
>
> Johnny De' Carli

19.4 Técnica do Joelho

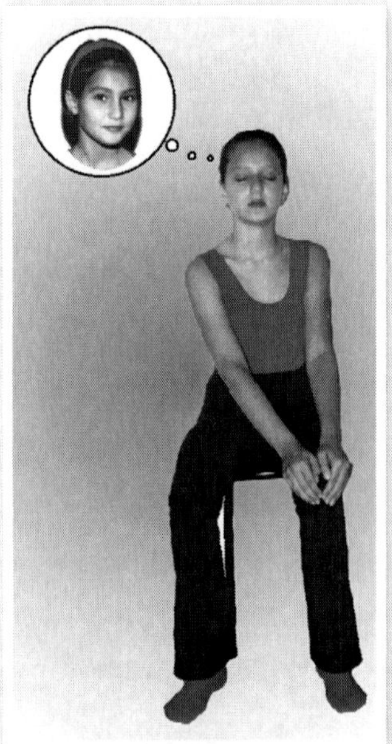

Na técnica do joelho temos obtido excelentes resultados.

Escolha uma perna para iniciar a aplicação à distância, esta deverá ser sempre a mesma para que exista correspondência vibracional. Recomendo começar pela esquerda para pessoas destras e perna direita para canhotas. Na perna escolhida o joelho corresponderá às quatro posições da cabeça, a coxa da mesma perna corresponderá às quatro posições da frente do corpo e a coxa da perna oposta corresponderá às quatro posições das costas mais às duas posições dos pés. Todas as 14 posições tradicionais receberão energia pela correspondência em somente três pontos.

Devemos seguir a seguinte sequência:

a) Coloque a mão não dominante em concha sobre o joelho escolhido. A outra mão deve permanecer livre para traçar os símbolos;

b) Trace o símbolo 3 (mantra três vezes) seguido do símbolo 2 (mantra três vezes). Nesse momento, afirme três vezes o nome da pessoa que irá receber a energia, imaginando seu rosto. Feito isso, trace o símbolo 1 e coloque a mão dominante ao lado da outra mão, sobre o joelho que estará correspondendo às posições da cabeça. Devemos permanecer irradiando por cinco minutos;

"Dê bastante atenção a sua família, ela é a base de tudo."
Johnny De' Carli

c) Deslize suavemente as duas mãos para a coxa da mesma perna, permaneça aí por mais cinco minutos. Dessa forma, você atingirá todas as posições da frente da pessoa receptora;

d) Transfira uma mão de cada vez para a coxa da perna oposta, permanecendo assim por mais cinco minutos. Dessa forma, atingirá todas as posições das costas e dos pés da pessoa receptora.

Com isso, podemos enviar a distância um tratamento completo de Reiki, em apenas 15 minutos.

Após a aplicação desconecte do campo áurico da pessoa lavando as mãos.

Podemos estabelecer outros pontos de correspondências, por exemplo: cotovelo com a cabeça, antebraço com a frente e o outro antebraço para as costas e os pés.

A técnica do joelho também pode ser utilizada, como já vimos, no autotratamento, com tempo reduzido para dois minutos e meio por posição.

"Quando um homem é capaz de guiar
o automóvel em perfeita segurança
enquanto beija uma mulher bonita,
simplesmente deixa de dar ao beijo
a atenção que merece."

Albert Einstein
(14 de março de 1879 – 18 de abril de 1955)

"Onde quer que estejamos, são a nossa família
e os nossos amigos que constituem o nosso mundo."
Johnny De' Carli

CAPÍTULO 20

TÉCNICAS DE TRANSFORMAÇÃO

Vale lembrar o que foi dito por Jesus conforme o Capítulo 16, versículos 23 e 24 do Evangelho de São João: "*Naquele dia já não me perguntareis coisa alguma. Em verdade, em verdade vos digo, se pedirdes ao Pai alguma coisa em Meu nome, Ele vo-lo dará. Até agora nada pedistes em Meu nome. Pedi e recebereis, para que seja completa a vossa alegria*". É preciso pedir! Dificilmente não encontramos essa frase em uma das dezenas de obras escritas pelo padre Lauro Trevisan. Se você não solicita um aumento de salário, dificilmente o patrão o concederá. "A criança que não chora não mama" é uma verdade popular conhecida. Existem pessoas que pedem ao Cosmo por meio de orações, pela fé religiosa fazendo promessas, oferendas e alcançam seus objetivos. No Método Reiki ensinamos a pessoa a intervir positivamente em pelo menos 80% de seus problemas. Aqui colhemos o que plantamos, a maior parte dos acontecimentos não é cármico e pode ser alterado. Aprenda a pedir para viver melhor.

> *"Cada um é criador do seu próprio destino.*
> *Antes cautela que arrependimento."*
> JOHNNY DE' CARLI

20.1 Técnica do Caderno

Para fazer uso desta técnica, iremos escrever em um caderno tudo que desejamos tratar, alterar, obter, fazer, concluir, conseguir, saber, compreender, libertar-nos. Colocaremos também fotos, nomes e endereços de pessoas que amamos, a quem vamos dirigir a energia Reiki a distância. O caderno é pessoal, sua ênfase é sobre a interação de campos de energia à nossa volta, em casa, no trabalho, no clube etc. Age, também, sobre nossos corpos emocional e mental. Utilize a técnica da caixa, explicada a seguir, para pedir por pessoas com quem você não tenha uma vinculação maior.

Em matéria de pedidos, muitos reikianos entram no terreno de assuntos amorosos. Às vezes queremos o amor de outra pessoa, mas esta por sua vez, tem uma relação com uma terceira. Não seria lícito solicitar o rompimento de tal relação para nos atender. Pedir o amor de outra pessoa sem a permissão dela não seria correto, estaríamos forçando a vontade alheia, interferindo em seu livre-arbítrio, trazendo consequências cármicas, além de estas caírem sobre a própria relação. O correto é solicitar a melhor relação para nós, sem citar ninguém.

20.1.1 Ativação do Caderno:

a) Primeiro devemos escolher um caderno que seja prático, ou seja, pequeno, de capa dura e com pelo menos 50 folhas;

b) Para facilitar o manuseio do caderno, sugiro a divisão em tomos, cada qual destinado a um assunto específico (saúde, família, relacionamentos, finanças, assuntos profissionais, lazer, espiritualidade etc.);

c) No verso da capa devemos desenhar, sempre a lápis, os símbolos 3, 2, e 1, sempre nessa ordem. Ao lado de cada símbolo escrevemos três

> *"Deus prometeu nos dar o que pedíssemos.*
> *Nossa tarefa é pedir."*
> Johnny De' Carli

vezes o *mantra* respectivo. Repetimos o mesmo processo na contracapa, em seguida colocamos uma folha ou foto sobre os mesmos para que não sejam vistos por uma eventual pessoa não habilitada;

d) Escreva (sempre a lápis), desenhe, cole, peça o que quiser sobre cada um dos assuntos. Faça aquilo que Jesus disse que deveríamos fazer, Ele não impôs limitações. Podemos colar fotos de pessoas, animais, objetos etc. para os quais desejamos direcionar a energia Reiki. Podemos escrever em qualquer idioma e termos erros ortográficos, pois o que importa são as ondas mentais impregnadas no momento em que escrevemos;

e) Para ativação do caderno, coloque-o sobre a mão não dominante, em forma de concha e com os dedos unidos. Com a outra mão desenhe os símbolos na sequência 3, 2 e 1 sobre a capa. Aplique cinco minutos de energia no caderno entre as mãos. O caderno estará ativado e energizado por um dia, ou seja, deverá ser reenergizado a cada 24 horas, aproximadamente. Os símbolos ativarão o direcionamento da energia Reiki a todos os pedidos que estiverem contidos no caderno;

f) A energização diária deverá ser feita em cinco minutos, sobre qualquer um dos lados;

g) Agradeça sobre o pedido, escrevendo a lápis "muito obrigado", quando este for alcançado.

Obs.: Se você não consegue realizar alguns de seus desejos, usualmente, significa que alguma coisa tem de ser mudada ou tratada antes, para depois esse desejo poder se tornar realidade. A realização de um desejo será facilitada quando todos os aspectos envolvidos estiverem em harmonia com a energia do amor.

> *"O receber depende do pedir.*
> *Se você não pede não recebe."*
> Johnny De' Carli

20.2 Técnica da Caixa

A mais poderosa maneira de abrir, ativar, energizar e equilibrar todos os seus chacras e manter seu corpo e mente numa condição saudável é amar. Isso pode não parecer uma técnica muito científica, mas é. O amor é a maior força terapêutica que existe, o maior instrumento para a evolução e purificação. Quando amamos a nós mesmos e estamos aptos a oferecer esse amor aos outros, sem julgar se merecem ou não, mantemos nossos corpos recarregados e vitalizados com a energia da vida. Isso pode parecer uma coisa difícil de conseguir, mas, na verdade, isso pode ser tão simples quanto você acredita que é. Devemos assumir inteira responsabilidade com o nosso despertar e o despertar da humanidade.

Observamos que os reikianos que utilizam a técnica da caixa obtêm mais rapidamente resultados em seu caderno pessoal. Perante as leis da espiritualidade, ajudando aos outros estamos ajudando a nós mesmos. A técnica da caixa é a maneira que temos de auxiliar um grande número de pessoas com as quais não temos uma ligação maior. É usada também quando não temos dados suficientes sobre a pessoa a quem estamos direcionando a energia Reiki, ou seja, quando temos endereços incompletos, nomes incompletos, apelidos, indicações como "o amigo do porteiro" etc. Sua ênfase é sobre os corpos superiores de aura.

"Não seja indiferente às situações alheias difíceis.
Seja solidário, tenha amor ao próximo."
Johnny De' Carli

20.2.1 Ativação da Caixa

a) Escolha uma caixa média de algum material que no futuro possa ser queimada facilmente (papelão, madeira etc.). Uma boa opção é uma caixa de sapatos;

b) No fundo da caixa, internamente, colocamos os símbolos 3, 2, e 1, desenhados a lápis, nesta ordem, cada qual com seu respectivo *mantra* três vezes. Colocamos sobre os mesmos uma folha para que não sejam visualizados por pessoas não iniciadas no Nível 2. Na tampa não há necessidade de colocarmos os símbolos;

c) Dentro da caixa, colocamos pedidos de diversas pessoas, simultaneamente, a quem desejamos direcionar a energia Reiki. Podemos colocar fotos, bilhetes, pedaços de tecidos etc.;

d) A ativação é feita após cinco minutos de aplicação de energia Reiki. A cada vinte e quatro horas é necessária a reativação da energia por mais cinco minutos.

"Existem apenas duas maneiras de ver a vida.
Uma é pensar que não existem milagres
e a outra é que tudo é um milagre."

Albert Einstein
(14 de março de 1879 – 18 de abril de 1955)

"Trabalhar para o bem do próximo não é só tarefa dos religiosos e, sim, de todos nós".
Johnny De' Carli

CAPÍTULO 21

Respiração dos Chacras, Vitalização e Equilíbrio

Devemos nos conscientizar de que, pela respiração, estamos ligados a tudo o que nos envolve. Todas as pessoas, animais e plantas respiram o mesmo ar. Você inala aquilo que eles exalam e vice-versa. Mas não é somente no ambiente externo que o ar nos liga com tudo. Também no nosso interior ele estabelece um contato, um intercâmbio, permanente. Até na menor das células penetram partes da nossa respiração, suprindo o nosso corpo com força vital.

Da Índia conhecemos a palavra *prana*, que significa alento vital. Estamos ligados, pela respiração, com a força vital que a tudo penetra e sem a qual não poderia haver criação. Assim tomamos consciência das dimensões da importância de nossa respiração, que representa algo tão universalmente grande, embora tão comum.

Ao dirigir a consciência para a nossa respiração, podemos dar origem a muitas coisas positivas, influenciando os chacras.

> *"Preste atenção em sua respiração; ela é um indicativo do tipo de vida que você está levando."*
>
> Johnny De' Carli

21.1 Técnica da Respiração Usando o Símbolo 1

a) Sente-se confortavelmente, sem sapatos, com as costas eretas, mantenha os olhos fechados e permaneça alguns minutos em silêncio, sentindo o ritmo normal da sua respiração. Lentamente, desça as mãos ao colo, pousando-as relaxadamente com as palmas viradas para cima, como se estivessem segurando ovos. Procure trazer bons pensamentos à mente;

b) Após alguns minutos em que você somente prestou atenção na sua respiração automática, vamos dirigir a respiração. Inale o ar calma e uniformemente pelo nariz, três vezes (dessa maneira simples);

c) Agora visualize o símbolo Choku Rei à sua frente, na altura do chacra básico e, ao inspirar, sinta que o chacra está participando do processo (você está respirando também pelo chacra), e que o símbolo é absorvido pela inspiração do seu chacra. Sinta por alguns minutos o símbolo Choku Rei pulsando no chacra básico. Sinta como toda a energia do local, do chacra, se expande;

d) Ao expirar, agora pela boca, visualize todas as emoções negativas sendo expelidas do seu corpo e do chacra (você pode usar a imagem de uma fumaça escura). Agora visualize o símbolo Choku Rei pulsando no local, como um grande coração dourado (ou outra cor de sua preferência);

e) Repita a mesma operação com todos os outros chacras e, ao chegar ao chacra coronário (no topo da cabeça), depois da expiração e de sentir o símbolo pulsando no local, visualize o símbolo Choku Rei sobre a sua cabeça. Sinta-o apenas por alguns minutos e depois o visualize

"Apresente-se sempre com boa energia."
Johnny De' Carli

entrando pelo topo da cabeça e indo até a planta dos pés. Ao chegar a esse local do seu corpo, ele sairá e será absorvido pela terra.

Obs.: Na hora em que estiver visualizando o símbolo Choku Rei, você pode fazer afirmações, como "Eu me permito estar em harmonia com o Cosmo! Eu sou Luz!" ou outra frase/ideia de sua preferência (contanto que a temática seja um processo de abertura e harmonização), três vezes, e assim estará intensificando o processo de limpeza. Não se esqueça de que o símbolo é a união do *mantra* e do *yantra* (sons e formas); então, ao visualizar a forma do símbolo, repita seu som três vezes.

"O que um peixe sabe sobre a água da qual nada a vida inteira?"

Albert Einstein
(14 de março de 1879 – 18 de abril de 1955)

"A nossa energia vai para onde está a nossa atenção. Devemos focar a energia nos objetivos, na vida e nunca nos problemas e dificuldades que surgem no nosso Caminho."
Johnny De' Carli

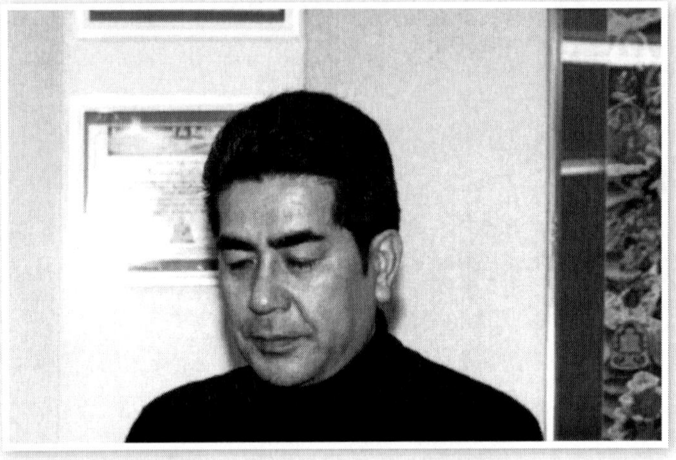

Acima, o Mestre Fuminori Aoki,
inspira calma e profundamente, pelas narinas.
Abaixo, expira pela boca.

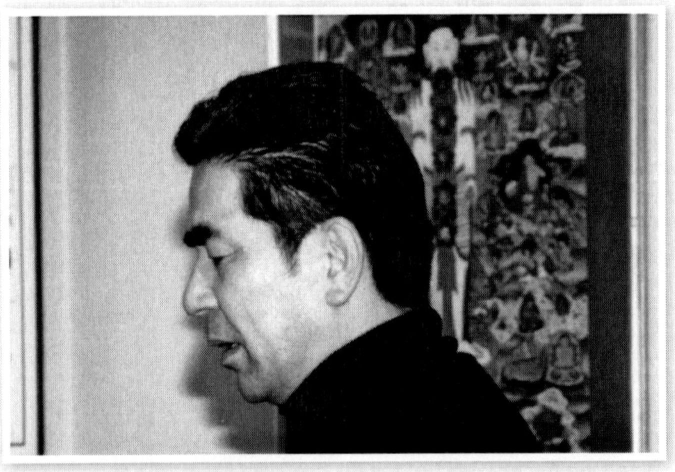

"É possível desenvolver um bom hábito de vida, incorporando-o, sempre que possível, à sua rotina."
Johnny De' Carli

ANEXO 2

PARÁBOLA DO SAMURAI

Um samurai grande e forte, de índole violenta, foi procurar um pequenino monge.

– *Monge, ensina-me sobre o Céu e o inferno!* – *disse numa voz acostumada à obediência imediata.*

O monge miudinho olhou para o terrível guerreiro e respondeu com o mais absoluto desprezo:

– *Ensinar a você sobre o Céu e o inferno? Eu não poderia ensinar-lhe coisa alguma. Você está imundo. Seu fedor é insuportável. A lâmina da sua espada está enferrujada. Você é uma vergonha, uma humilhação para a classe dos samurais. Suma da minha vista! Não consigo suportar sua presença execrável.*

O samurai enfureceu-se. Estremecendo de ódio, o sangue subiu-lhe ao rosto e ele mal conseguia balbuciar uma palavra de tanta raiva. Empunhou a espada, ergueu-a sobre a cabeça e se preparou para decapitar o monge.

– *Isto é o inferno – disse o monge mansamente.*

O samurai ficou pasmo. A compaixão e a absoluta dedicação daquele pequeno homem, oferecendo a própria vida para ensinar-lhe sobre o inferno! O guerreiro foi lentamente baixando a espada, cheio de gratidão, subitamente pacificado.

– *E isto é o Céu – completou o monge com serenidade.*

História zen budista

"Não desperdice energia em coisas banais."
JOHNNY DE' CARLI

Parte III

Nível 3-A
"A Realização"

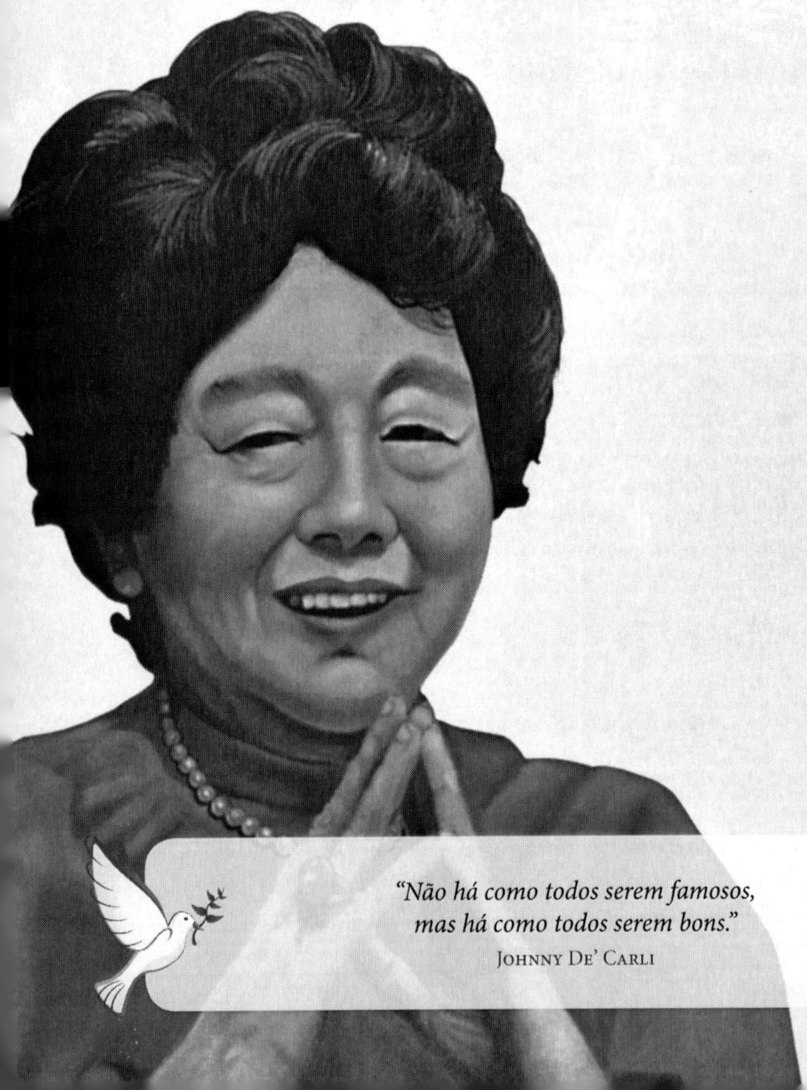

"Não há como todos serem famosos,
mas há como todos serem bons."
Johnny De' Carli

CAPÍTULO 22

CONSIDERAÇÕES INICIAIS

No Nível 1 recebemos o "Despertar" e percebemos que não havia a necessidade de conviver com tantos problemas que resultavam em sofrimentos, doenças psicossomáticas, dores, desequilíbrios que se manifestavam em nosso corpo físico, no nosso "eu menor".

Recebemos no Nível 2 a "Transformação", quando passamos a interferir, literalmente, naquilo que até então era considerado intocável, como nosso destino ou nosso carma. Tomamos conhecimento que podemos e devemos, pelo nosso livre-arbítrio, fazer e refazer nossa vida pessoal, no que tange a todos os aspectos da vida. O Nível 2 é centrado nos processos mentais e emocionais, nos resíduos energéticos da nossa emoção, do nosso sentir, inclusive de outras vivências.

No Nível 3-A atingimos a "Realização". Percebemos que temos um poder imenso, podemos realizar muito mais do que imaginávamos. Adquirimos a consciência de que não somos únicos em nós mesmos e que estamos em intrínseco movimento com o Universo, nossos corpos sutis se interpenetram, nossos "eus" participam igualmente do processo de viver. Pode parecer que o processo da "Realização" seja algo complexo, destinado somente a pessoas especiais, evoluídas, o que não é verdade. Estamos há milênios

"Não tente realizar, realize."
JOHNNY DE' CARLI

no processo da "Realização", inconscientemente, procurando saber quem realmente somos, o que representamos, o que fazemos aqui, para onde vamos. Essas são as premissas principais para a "Realização". Toda "Realização" envolve a necessidade da nossa expansão, que percamos um pouco de nossas raízes terrenas, imediatistas e nos projetemos no Cosmo, a Fonte de nossa vida. Conheceremos a verdadeira face da divindade e nos tornaremos Luz. A "não Realização" é o mesmo que fazer uma tentativa de esconder Deus numa gaveta. Entenderemos que todas as nossas imperfeições, nosso lado ruim, do qual por enquanto ainda não nos libertamos, são etapas dessa humanidade rumo à "Realização". Permitiremos que o Universo esteja em nosso coração apesar dos nossos conflitos.

22.1 Reiki e a Evolução da Consciência

A grande busca de todas as pessoas é a felicidade. Com este objetivo nos envolvemos numa série de situações, como o rompimento de relacionamentos afetivos, mudanças de emprego, de casa, de cidade, de país etc. Entretanto, muitas vezes ainda continuamos com dificuldades em obter "essa tal felicidade" (Tim Maia). Buscamos fora o que deveria ser buscado internamente. Toda a felicidade está no nosso âmago, mas muitos tentam transferir a condição de felicidade para o exterior, o que não nos liberta. Apegamo-nos às coisas, pessoas, poder, *status,* mas nada disso garante a nossa felicidade. Agimos tentando resolver um problema e deparamo-nos com outro ainda maior. Custamos a compreender a simplicidade da vida. Cada um dos acontecimentos a que denominamos como obstáculos, traumas, dificuldades, nos dá uma chave para descobrirmos o milagre de nossa existência e para entendermos o segredo e a magia da vida. Essas "oportunidades" são os verdadeiros desafios que fornecem energia e alavancam o desenvolvimento de nossa consciência.

> *"Não existe um caminho para a felicidade.*
> *A felicidade é o caminho."*
> Johnny De' Carli

Do ponto de vista espiritual, a vida é uma viagem em direção a nós mesmos. Há uma infinidade de caminhos. Cada um deve escolher o seu. Precisamos, na maior parte das vezes, fazer mudanças profundas no modo de viver, aprender a andar com as próprias pernas, abrir os portais para nossa sabedoria interior. Somos muito mais do que pensamos ser. Precisamos esvaziar-nos interiormente de preconceitos, emoções e pensamentos, para que assim nos tornemos disponíveis para uma nova realidade. O Método Reiki pode ser um caminho seguro de autodescoberta, mas nem sempre é cômodo, já que toda mudança exige um período de adaptação. Reiki é uma prática que leva a pessoa a uma profunda transformação e à expansão da consciência, mas esse é um processo vagaroso, que requer paciência, persistência e uma grande vontade de realizar mudanças profundas de comportamento, visando a melhorar e a evoluir. Para que as mudanças ocorram harmoniosamente, precisamos de tempo para nos estabilizar. Não existe iluminação instantânea. Crescer demanda tempo, comprometimento pessoal e vontade de aprender. Podemos comparar as escalas da evolução espiritual com degraus. Quando atingimos um degrau mais elevado de nossa consciência, as exigências tornam-se maiores. A vida é uma eterna mudança e transformação. Em vez de resistirmos a ela, podemos aprender a acompanhá-la.

Um grau de Reiki não se reflete na maturidade e na espiritualidade do iniciado. O nível de Reiki apenas cria a possibilidade de canalizar a energia Reiki. Encontramos energia e coragem para afastar os obstáculos passo a passo, tirando uma a uma as pedras que estão no caminho, logicamente, iniciando com as pequenas dificuldades. No Japão, o caminho percorrido pelo iniciado é chamado de *Reiki-Do* (*Do* = caminho). Qualquer caminho espiritual pode enriquecer o do Reiki e o Método Reiki pode enriquecer qualquer caminho espiritual. O uso da energia Reiki

> *"A cada passo dado no seu Caminho,*
> *você estará um passo mais próximo de seu destino."*
> Johnny De' Carli

proporcionará às pessoas a oportunidade de despertar. O importante é que o uso do Método Reiki seja feito regularmente e de forma prazerosa, sem se tornar uma obrigação, o que obstruiria o processo.

A harmonização ocorre de baixo para cima. Isso significa que para construir nosso "templo" devemos, inicialmente, aprender a assentar os tijolos.

A primeira grande transformação ocorre no nível físico (primeiro chacra), logo após a iniciação no Nível 1 do Reiki, desde que a pessoa faça auto-aplicação diariamente. A energia Reiki age diretamente sobre o cérebro, os chacras e as glândulas do sistema endócrino, produzindo funcionalidade e imunidade. O organismo restabelece seu funcionamento normal, os olhos ficam mais cintilantes e a pele, mais sedosa. O intestino começa a funcionar bem, as toxinas se soltam de suas paredes, o sono natural é restabelecido etc. Observaremos um verdadeiro rejuvenescimento de cinco até dez anos em alguns casos. Gradativamente, as dificuldades relacionadas ao primeiro chacra, ligadas à nossa sobrevivência, são esclarecidas. Notamos que não precisávamos de tanto para viver em paz e bem.

Em seguida, o segundo chacra, da alegria e das emoções, começa a se equilibrar, principalmente após a iniciação do Nível 2. Desfazem-se nossos medos, ansiedades, preocupações, ira, frustrações e outros estados perturbadores. De forma descomplicada, criamos e vivenciamos a paz. Eliminamos, assim, a necessidade de repetir os velhos padrões.

A harmonização continua no nível do terceiro chacra, aumentando nossa capacidade (poder) de vida e relacionamento.

A energia Reiki penetra pelo chacra coronário e passa pelo chacra cardíaco. Quanto mais a usamos, mais desenvolvemos o chacra do amor incondicional, da compaixão, que nos leva em direção à Unidade e à harmonia. O amor e a compaixão são forças espirituais capazes de transformar

> *"Se deseja atingir o topo da montanha,*
> *comece desde já a subir pela base."*
>
> Johnny De' Carli

o mundo à nossa volta. Presenciei o quanto a energia Reiki mudou a mim e a várias pessoas. Essas mudanças nos tornam um novo ser. As pessoas de nosso convívio precisarão de um tempo para se acostumar.

A partir do quinto chacra passamos a alterar a nossa percepção. Pelo aprimoramento de nossa percepção, somos levados a notar coisas até então despercebidas. Às vezes, a poluição ou ruídos absorvidos como normais, que nos passavam despercebidos, começam a nos incomodar. Passamos a prestar mais atenção em nós mesmos, se estamos cansados, tensos, preocupados, com dores. As energias reprimidas se tornam perceptíveis. Aprendemos mais a respeito de nós mesmos: nossos defeitos, nossas fraquezas e limitações. Somos conduzidos ao âmago do nosso eu, que se esconde embaixo de todas essas camadas. Quando os portais da percepção se abrem, passamos a perceber situações em sua globalidade. Constatamos que nada é novo, apenas nossa percepção e sensibilidade é que se expandiram. Estamos mais despertos e vemos com mais clareza e discernimento o que acontece ao nosso redor. Principalmente após a iniciação do Nível 2 do Reiki, nossa intuição também é reforçada. Com nossa intuição ativada, passamos a recordar melhor nossos sonhos e até a sentir mais facilidade para desvendar mensagens neles contidas. Passamos a receber sinalizações sobre qual direção seguir, que decisões tomar em nossa vida cotidiana. A energia Reiki passa a ser para nós um verdadeiro guia. Somos conduzidos com naturalidade para um novo patamar que ultrapassa os limites do degrau que o racional nos impõe.

Com o Método Reiki, aumentamos nosso campo áurico de energia, tendo como consequência final a expansão de nossa consciência, um verdadeiro aprofundamento de nossa sabedoria interior. Alargamos nossos horizontes, sentimo-nos mais vivos e conectados com o Todo, reorientando nossa vida dentro do plano cósmico (crescimento espiritual).

"A intuição é o ouvido da consciência."
Johnny De' Carli

A energia Reiki tem uma amplitude que escapa à nossa compreensão e controle. Vivemos num mundo multidimensional. A vida abriga muito mais dimensões do que imaginamos. Percebemos apenas um pequeno fragmento da realidade cósmica. Nossa consciência pode se expandir em todas as direções se quisermos, a nossa percepção não é a única. As outras também estão acessíveis, precisamos apenas alargar nossos horizontes. As regras básicas para a expansão da consciência estão em harmonia com o Método Reiki: amor, humildade e tolerância.

Somos projetados por meio da Fonte, uma centelha divina numa viagem de aprendizado, descendo até o plano físico. Estamos no caminho de retorno, o caminho da evolução, num processo de espiritualização e compreensão do Universo. Essa evolução é possível pela expansão da nossa consciência. Valorize o Método Reiki: uma ótima ferramenta para nosso crescimento. Reikiano faça o Nível 3-A!

"A mente que se abre a uma nova ideia jamais volta ao seu tamanho original."

Albert Einstein
(14 de março de 1879 – 18 de abril de 1955)

"O Reiki existe, assim como Deus existe! Está presente em toda parte, à nossa disposição, sempre pronto a nos orientar e auxiliar em direção à felicidade."

Johnny De' Carli

CAPÍTULO 23

NÍVEL 3-A

O Nível 3-A do Reiki é também conhecido como o Nível de Mestre Interior ou Nível de Consciência. A princípio, a técnica Reiki envolve somente três níveis. O Nível 3-A foi desmembrado do último módulo, por alguns Mestres, para que alguns alunos, que não desejassem lecionar o Método Reiki (um curso mais caro e demorado), pudessem, num rápido seminário, vir trabalhar com a energia fortalecida dos Mestres do Reiki. O Nível 3-A está disponível para aqueles reikianos que receberam os dois primeiros níveis e já estão preparados para expandir o seu potencial para a canalização da energia. Essa graduação envolve uma nova ativação energética, fundamental. Essa iniciação não qualifica ainda o aluno a ensinar o método, ficando sua utilização limitada ao uso pessoal. Este nível facilita ao aluno encontrar sua verdade mais real, tocar seu próprio carma, um aprendizado consciente e constante. No Nível 3-A recebemos, por meio do quarto símbolo, um poderoso instrumento de impulsão para a harmonização do Todo. Esse símbolo serve para amplificar ou intensificar os efeitos dos símbolos recebidos no Nível 2, capacitando o aluno a harmonizar e tratar um grande número de pessoas (multidões), estados e até países. Podemos ser agentes da regeneração planetária.

"O Reiki é um caminho seguro de evolução espiritual,
funciona como um farol que nos leva de volta à Grande Luz."

JOHNNY DE' CARLI

O novo símbolo nos leva ao âmago das emoções das outras pessoas, permitindo-nos conectar suas partes mais puras, suas porções divinas. O Nível 3-A requer habilidade, pois o volume de energia envolvido no processo de recuperação é muito grande, promovendo rápidas eliminações de bloqueios energéticos, impregnados em nossos corpos.

Neste nível, ensino técnicas complementares, não reconhecidas pelas escolas mais tradicionais do Reiki. Não podemos negar o mérito das escolas tradicionais do Reiki por haver introduzido o Método Reiki no Ocidente, bem como, de haver preservado, dentro do possível, a pureza do sistema. Contudo, métodos modernos de ensinamentos também funcionam de forma eficaz, logo, devem ter seu lugar e mérito.

É comum ouvirmos afirmações de Mestres tradicionais, dizendo que os outros não têm o verdadeiro Reiki, que receberam ensinamentos errôneos, que não funcionam, porém tais atitudes são contrárias à ética terapêutica e antagônicas à energia Reiki, que é a mesma, seja qual for o sistema.

"É mais fácil explodir um átomo que um preconceito."

Albert Einstein
(14 de março de 1879 – 18 de abril de 1955)

"No verdadeiro Caminho do Reiki, reter conhecimento é perecer."
Johnny De' Carli

CAPÍTULO 24

SÍMBOLO DO NÍVEL 3-A

O Dai Koo Myo é o quarto símbolo do Reiki. É conhecido como símbolo Mestre, Mestre dos símbolos ou o símbolo da Realização. Esse símbolo significa "aumento de poder" e pode ser traduzido também como "nos levando de volta a Deus" ou, como prefiro em meus seminários, "Deus (Grande Ser do Universo), brilhe sobre mim e seja meu amigo". Esse símbolo tem sua origem nos kanjis japoneses, conforme tabela demonstrativa à página 384.

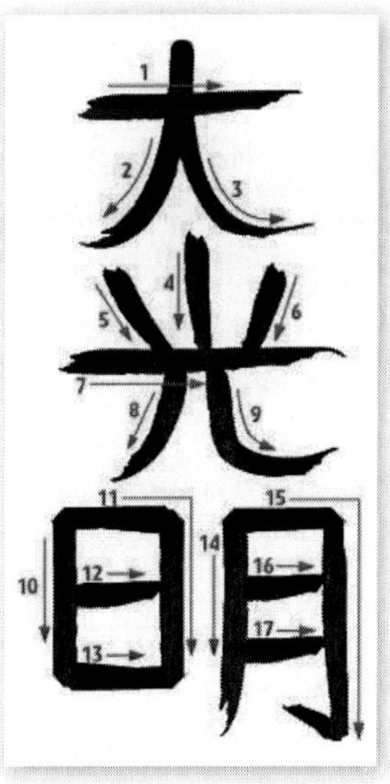

"Há apenas um caminho para se sair bem numa discussão: evitá-la."
JOHNNY DE' CARLI

Existem, atualmente, maneiras distintas de desenhar os símbolos do Reiki, ensinadas por diferentes Mestres. Todas as versões funcionam bem, não sendo fundamental que todos o tracem da mesma forma. O importante na aplicação dos símbolos do Reiki é a intenção. Aconselho todos os alunos que o utilizem da forma como estão acostumados. A maneira apresentada neste livro me foi ensinada no Japão como aquela habitualmente utilizada pelo Mestre Mikao Usui.

Cada símbolo do Reiki concentra-se num dos corpos vibracionais. O símbolo Choku Rei (símbolo 1) apresenta ressonância com o corpo físico; o símbolo Sei He Ki (símbolo 2), com o corpo emocional; o símbolo Hon Sha Ze Sho Nen (símbolo 3), com o corpo mental; e o símbolo Dai Koo Myo (símbolo 4) trabalha o corpo espiritual. O Dai Koo Myo é o símbolo de tratamento e resgate da alma (corpo espiritual), visando à sua liberação dos ciclos reencarnatórios, conforme prega o Budismo. Torna a sessão muito poderosa, a ponto de sanar o mal que está na fonte superior, a causa primeira. Opera transformações profundas no receptor. Chegamos a presenciar verdadeiros milagres durante e após as sessões de Reiki. Segundo minha percepção, é uma das energias terapêuticas mais potentes de que dispomos no planeta Terra e, sem dúvida alguma, uma das mais positivas.

Nosso corpo espiritual tem uma sabedoria que ultrapassa em muito o intelecto médio. Esse corpo retém todo o conhecimento desde o início de sua criação e carrega a infinita sabedoria da Divindade. O Dai Koo Myo vai direto à energia Fonte, ligando a pessoa receptora a essa energia. Traz sabedoria ilimitada por meio da manifestação da Divindade sobre o plano físico. Sua utilização permite uma conexão imediata entre o "eu físico" (finito) e o "Eu Superior" (Infinito). Logo, seu uso é indispensável durante os rituais de sintonização de novos reikianos. Coloca-nos em contato com energias de alta frequência, acelerando as partículas energéticas do nosso

"Foi preciso percorrer cada curva do Caminho para chegarmos até aqui."
Johnny De' Carli

corpo e do campo vibracional a nossa volta, limpando de imediato todos os canais sutis que servem de condução à energia Reiki.

A seguir, o símbolo Dai Koo Myo gentilmente cedido pelo Mestre de Reiki japonês Fuminori Aoki.

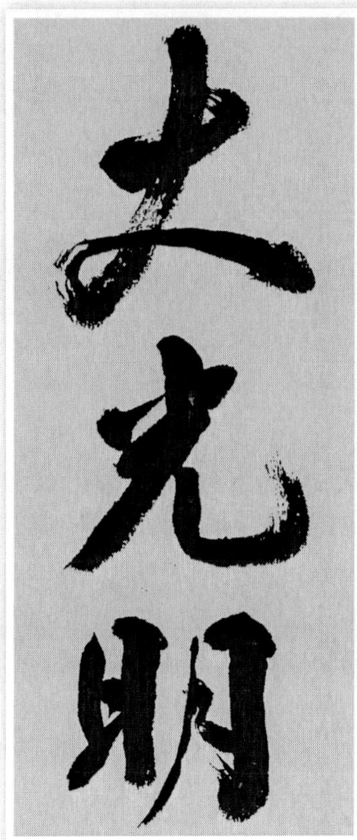

Acima, o símbolo Dai Koo Myo,
como era desenhado à época do Mestre Mikao Usui.

"O que é mais elevado não pode existir sem o que é menos elevado. Um não existe sem o outro."
Johnny De' Carli

24.1 Significado dos *Kanjis* do "Dai Koo Myo"

Significado de cada um dos três kanjis que compõe o símbolo Dai Koo Myo		
大	Dai	Divindade Sabedoria da Cabeça Luz radiante de um Iluminado
光	Koo	Brilho ou luz do Sol
明	Myo	Sol (à esquerda) e Lua (à direita) Eterna luz

"A coisa mais bela que podemos experimentar é o mistério. Essa é a fonte de toda a arte e ciências verdadeiras".

Albert Einstein
(14 de março de 1879 – 18 de abril de 1955)

"O estudo é o inimigo da superstição."
Johnny De' Carli

24.2 Outras versões do "Dai Koo Myo"

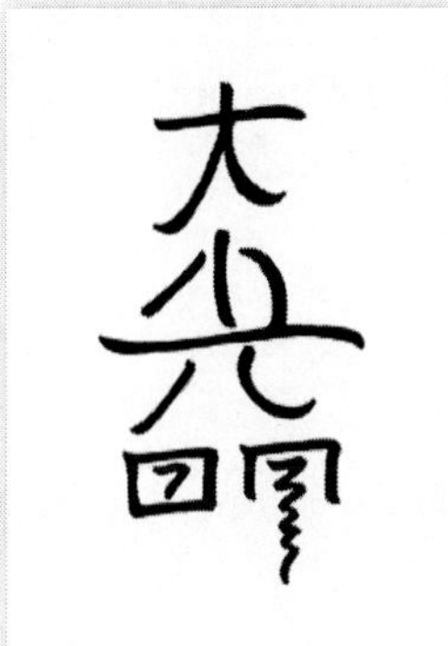

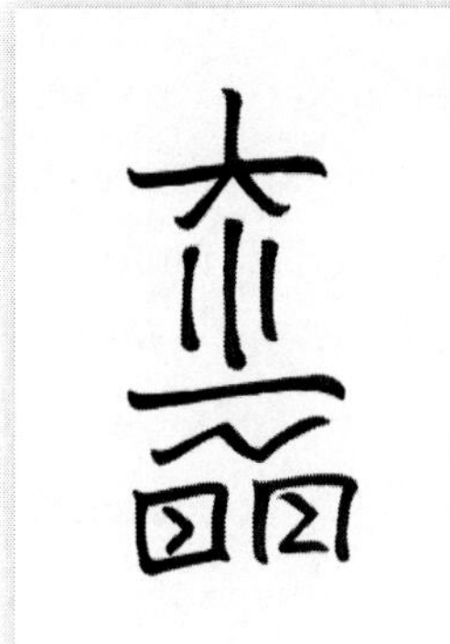

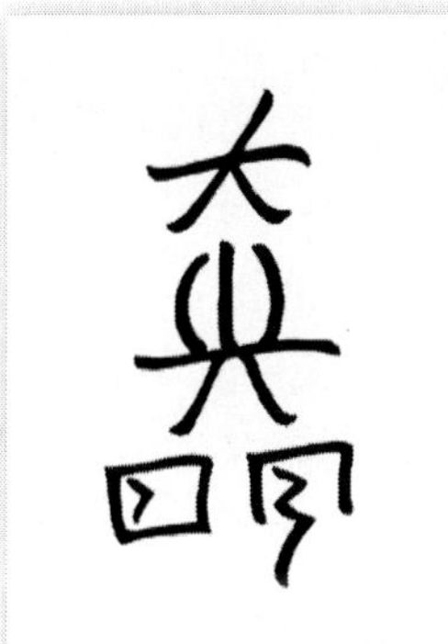

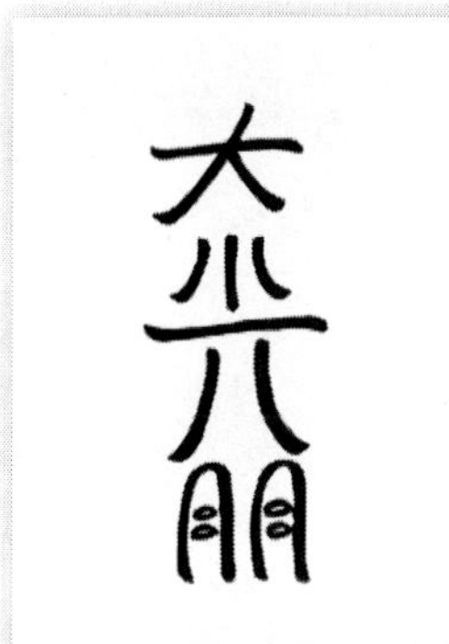

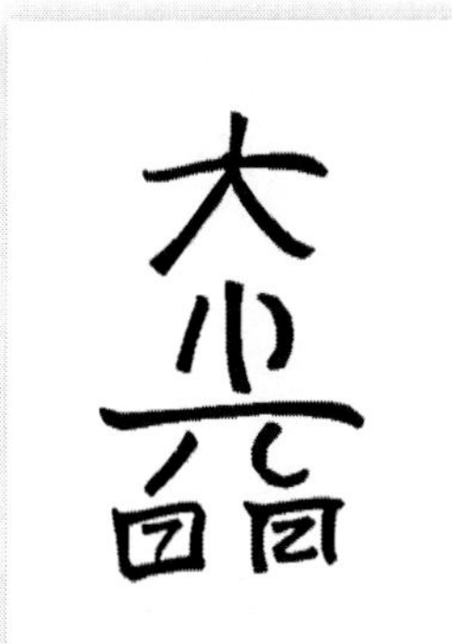

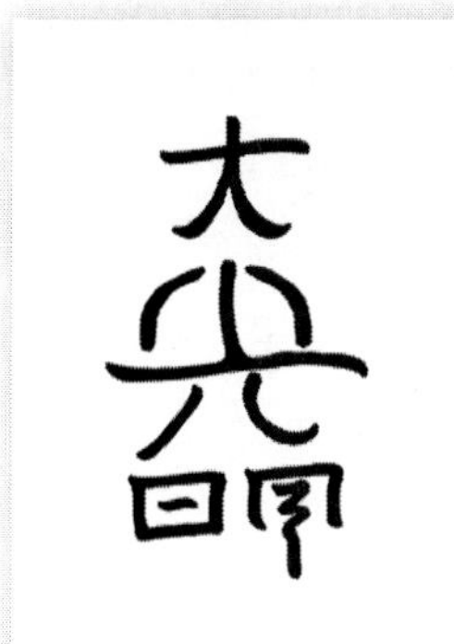

> *"Sem informação ou alternativa não há opção."*
>
> Johnny De' Carli

24.3 Utilização do "Dai Koo Myo"

O reikiano pode usar esse símbolo visando a proteção. Desenhamos um grande Dai Koo Myo no ar e "vestimos etericamente" o símbolo, como se ele fosse um grande manto de proteção e poder. Em seguida, selamos os chacras com o símbolo 1.

O símbolo Dai Koo Myo pode ser usado como potencializador (ampliador) em qualquer espécie de trabalho do Reiki, em qualquer lugar e hora. A energia Reiki começará a fluir em nossas mãos independentemente do que estivermos fazendo com elas. Deve ser sempre usado antes dos demais para que possa amplificá-los. Faz com que ocorra uma intensificação da captação da energia Reiki, ampliando e acelerando os efeitos dos símbolos Choku Rei, Sei He Ki e Hon Sha Ze Sho Nen.

No autotratamento, antes de começarmos a aplicação, para problemas físicos, usamos o símbolo 4 e depois o símbolo 1. Para trabalhar problemas emocionais, usamos, na sequência, os símbolos 4, 2 e 1. Para processos mentais e tratamentos de eventos passados/futuros, usamos a sequência 4, 3, 2 e 1. Não devemos esquecer que o *mantra* deve ser falado ou pensado sempre três vezes.

No envio de energia Reiki a distância, as técnicas são as mesmas do Nível 2, incluindo-se o novo símbolo. A sequência ficará 4, 3, 2 e 1. Essa nova modalidade permitirá a irradiação de energia para um número ilimitado de pessoas, simultaneamente.

No início de um tratamento em outra pessoa, não se recomenda a utilização desse símbolo, pois nas três primeiras sessões a energia Reiki estará agindo mais em nível de limpeza. Inicie sempre com as técnicas do Nível 2.

As técnicas de transformação, do caderno e da caixa deverão receber a inclusão do símbolo 4, passando a sequência a ser 4, 3, 2 e 1.

> *"O processo de iluminação deve ser lento e gradual, uma iluminação repentina poderia ofuscar a visão."*
> Johnny De' Carli

O símbolo Dai Koo Myo é recomendada, com grande eficácia, em receptores que indevidamente incorporem ou tenham alguma manifestação mediúnica durante uma sessão do Método Reiki e demorem a sair do estado de torpor em que muitos ficam após tal ocorrência. Nestes casos, devemos levantar os braços, afastar ligeiramente as pernas e vestir o ideograma central *(Koo)* do símbolo Dai Koo Myo, que significa *Hikari* ou Luz. Visualizamos os ideogramas do sol e da lua *(Myo)*, cada um sob um dos pés e o ideograma superior *(Dai)*, que significa Deus, sobre nossa cabeça. Neste momento, inspiramos e retemos o ar rapidamente nos pulmões. O sopro é direcionado, com bastante vivacidade, ao chacra frontal do receptor, entre os olhos, ou a um dos ouvidos, onde há um chacra que leva à glândula pineal (espiritual). Devemos tomar cuidado para que o receptor não venha a desequilibrar-se e cair. A importância de nos posicionarmos corretamente, conforme a foto anterior está registrada na seguinte passagem bíblica: *"E, quando Moisés tinha as mãos levantadas, Israel vencia, mas logo que as abaixava, Amalec triunfava. Como se fatigassem os braços de Moisés, puseram-lhe uma pedra por baixo e ele assentou-se nela, enquanto que Aarão e Hur lhe sustentavam as mãos de cada lado. Suas mãos puderam assim conservar-se levantadas até o por do sol, e Josué derrotou Amalec e o seu povo ao fio da espada"* (Êxodo 17, 11-13).

Com o "sopro" retiramos provisoriamente o obsessor. Na sequência, deve-se fazer um tratamento duplo. Tanto o obsessor como o obsediado necessitam ser tratados (doutrinados). É preciso desacostumar o obsessor de aproximar-se de sua vítima. Muitas vezes, tratamos com espíritos profundamente enfermos, que também necessitam de um amparo para que possam trilhar o caminho da Luz e da verdade. Não é do dia para a noite que um espírito é doutrinado completamente. A eficácia da doutrinação

"Devemos permanentemente procurar evoluir e melhorar."
Johnny De' Carli

vai depender muito do estado físico-moral do doutrinador, que deverá trabalhar emitindo mentalmente bons pensamentos para o obsessor, explicando que ele não deve agir dessa forma.

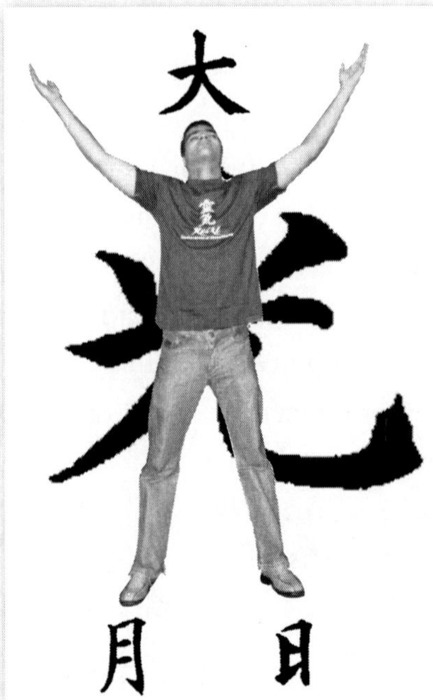

Ao lado, a utilização do símbolo ***Dai Koo Myo***,
recomendada para receptores que tenham alguma manifestação
mediúnica durante uma sessão do Método Reiki
ou demorarem a sair do estado de torpor.

"A mediunidade independe da religião."
Johnny De' Carli

CAPÍTULO 25

Ativação dos Canais de Força

O chacra coronário *(sarashara)* é o mais complexo de todos, apresenta 972 pétalas (segmentos). É o elo entre nosso corpo físico e a Realidade Cósmica ou Energias Superiores. A abertura desse chacra implica na abertura da consciência e a perfeição do ser. Gera a visão global do Universo. É nosso caminho de crescimento, fazendo com que possamos alcançar a serenidade espiritual, a completa consciência universal, o sentido de totalidade, de paz e fé, dando-nos um sentido próprio para nossa existência.

A energia aplicada, durante uma sessão de Reiki, é captada pelo chacra coronário. A técnica de ativação dos canais de força permite que você ative e equilibre esse chacra, fazendo com que a energia Reiki possa ser captada e flua em grandes quantidades, proporcionado a condição do tratamento de multidões, estados, países, planeta etc.

Faça a seguinte sequência, desde que esteja sintonizado energeticamente no Nível 3-A; caso contrário, não o tente:

a) Junte os dedos anelares, médios e polegares de cada mão. Os dedos indicadores e mínimos devem permanecer esticados;

"Quanto mais você ousar, mais você conseguirá."
Johnny De' Carli

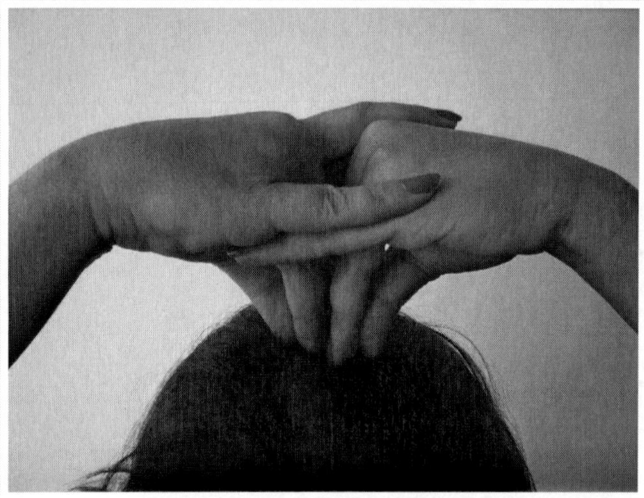

Vista frontal

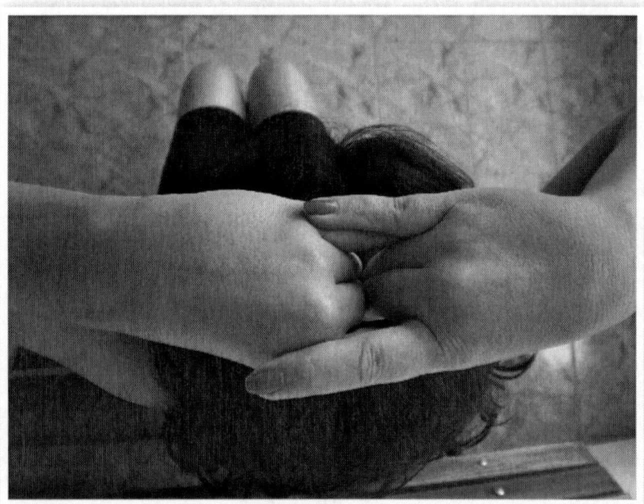

Vista superior

"Esteja sempre melhor preparado do que acha que vai precisar."
Johnny De' Carli

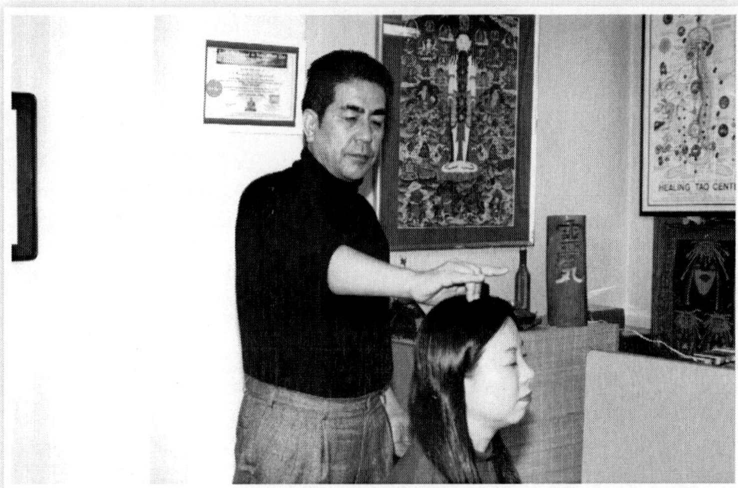

Na foto o Mestre Fuminori Aoki, de Tóquio, demonstra a posição correta do mudra.

b) Encoste as mãos, de maneira que o dorso dos dedos médios e anelares permaneçam juntos, e o dedo mínimo e indicador da mão direita fiquem sobre o dedo mínimo e indicador da mão esquerda;

c) Leve as mãos para o alto da cabeça, como se fosse uma antena, tocando o chacra coronário com as pontas dos dedos que estão unidos (médio, anelar e polegar);

d) Desenhe mentalmente no topo da cabeça os símbolos 4, 1, 3 e 2, exclusivamente nessa sequência, pois é como se fosse uma senha. Os mesmos deverão ser imaginados entrando pelo chacra coronário;

e) Permaneça nessa posição por três minutos e seu chacra coronário estará ativado para captar energia em grande quantidade.

"Para realmente servir, é preciso começar consigo mesmo e com o lugar onde se vive."
Johnny De' Carli

CAPÍTULO 26

REIKI NO PLANETA

Os distúrbios climáticos causados por fenômenos como *El Niño*, *La Niña* e outros, nada mais são do que a resposta do planeta aos maus tratos que tem recebido da humanidade, com a emissão de poluentes na atmosfera, lixo atômico, testes nucleares, desmatamentos etc. Cada um de nós tem sua parcela de culpa nas agressões que tem sido sofrida pelo planeta.

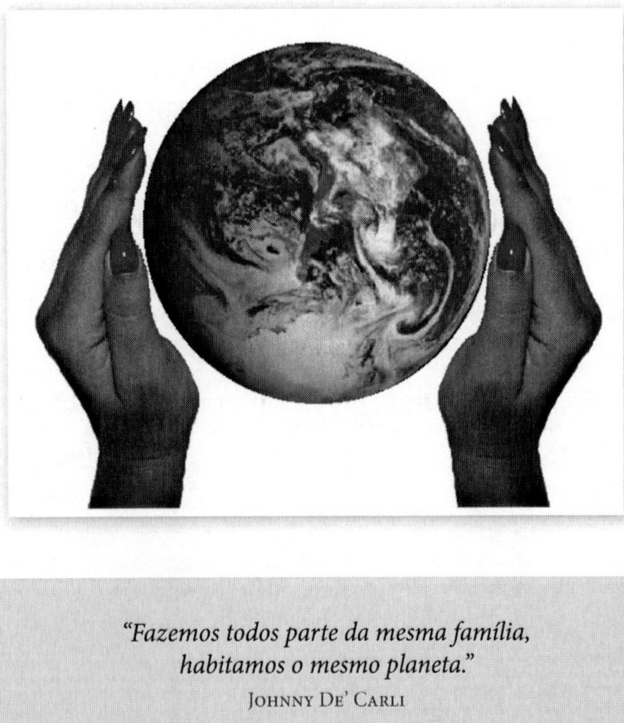

"Fazemos todos parte da mesma família, habitamos o mesmo planeta."
JOHNNY DE' CARLI

Conforme comprovou Albert Einstein em sua teoria da relatividade, massa e matéria de nosso planeta nada mais são que energia condensada, que se apresenta na forma de montanhas, rios, oceanos etc. Sendo energia, o planeta também pode receber interferência e ser tratado com a energia Reiki.

O reikiano de Nível 3-A, pelo volume de energia que passa a canalizar, poderá funcionar como um agente da regeneração planetária. Podemos nos envolver com a proteção ambiental, conseguir ajudar mais eficazmente a Terra e tudo o que nela vive. O tratamento consiste em reativar os chacras e meridianos, para todo o planeta ou na parte dele que esteja sendo devastada.

O Mestre de Reiki norte-americano William Lee Rand participou, na ex clínica do Reiki da Mestre Hawayo Takata, em Hilo, Havaí, no mês de abril de 1996, de uma reunião de Mestres do Reiki. Durante a cerimônia foi pregado e pedido que todos os praticantes e Mestres do Reiki trabalhassem em harmonia para tratar o planeta.

Harmonize-se com a vibração da Era de *Aquarius*. Você pode ajudar o planeta! A orientação é que seja feita aos domingos, às 18 horas, no local onde estivermos. Um grande número de reikianos irradiando ao mesmo tempo potencializará (ficará mais forte) a energia. Daí trabalharmos com dedicação para difundir o Método Reiki. Somente contribua se estiver devidamente sintonizado no Nível 3-A ou 3-B.

Trace os símbolos 4, 3 e 2; imagine o planeta entre suas mãos; faça três vezes a afirmação de que está enviando a energia Reiki para a Terra; trace o símbolo Choku Rei e permaneça assim de quinze a trinta minutos. Lembre-se sempre de pronunciar os respectivos *mantras* três vezes, após desenhar os símbolos.

> *"Só realmente poderemos chamar a Deus de Pai, quando entendermos e tratarmos todos os seres humanos como irmãos."*
>
> Johnny De' Carli

CAPÍTULO 27

MEDITAÇÃO COM OS SÍMBOLOS

Meditação é o estado mental em que se consegue atingir o ritmo *alfa*. O ritmo do cérebro baixa para uma média de oito ciclos por segundo e a pessoa estará tocando na Sabedoria, no Poder e nas Forças Superiores. Através da meditação, do relaxamento, da calma profunda, da paz de espírito, da contemplação, da oração, poderemos alcançar a interiorização que nos coloca em comunhão com o Universo e com Deus. A meditação é a via direta de ligação com o Poder e a Sabedoria Infinita. Em outras palavras, com Deus. É chegar à Luz, ao Pai, à Fonte.

A meditação com os símbolos é extremamente harmonizante, pois combina os resultados usuais da meditação com o poder transformador e terapêutico dos símbolos do Método Reiki. Promove um profundo relaxamento neurológico e expansão da consciência.

Siga a sequência:

a) Sente-se ou deite-se confortavelmente, com os olhos fechados, deixe mãos e pernas estendidas, sem cruzá-las;
b) Visualize o símbolo 4, na cor branca, acima de sua cabeça, repita o nome mentalmente e vagarosamente (três vezes). Sinta-o entrando

> *"Saber viver bem é uma arte conhecida por poucos. Grande parte da humanidade simplesmente existe."*
> JOHNNY DE' CARLI

através do seu chacra coronário como se fosse uma bola luminosa de tênis, descendo pela coluna até o chacra básico;

c) Visualize que todos os chacras se tornam mais luminosos à medida que o símbolo 4 desce pela sua coluna. Sinta que sua energia se expande;

d) Repita a mesma operação com o símbolo 3 (na cor azul), com o símbolo 2 (na cor verde) e com o símbolo 1 (na cor violeta);

e) Ao final visualize que você está envolvido por uma grande esfera de luz violeta.

Obs.: Você obterá melhores resultados se usar luz indireta, música *new age* e incensos. Durante o processo procure não ser interrompido.

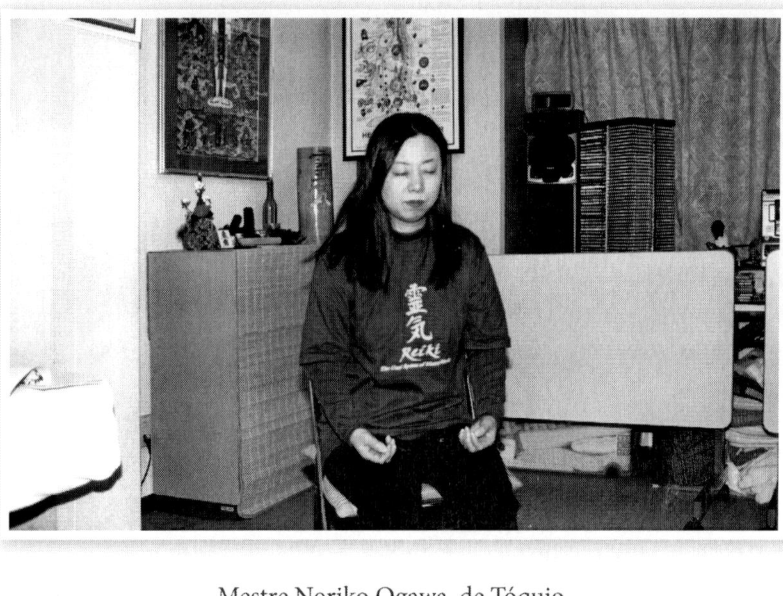

Mestre Noriko Ogawa, de Tóquio, meditando, sentada confortavelmente.

"As coisas naturais são simples e maravilhosas. O fenômeno é você. A magia é a própria vida."
Johnny De' Carli

CAPÍTULO 28

MANDALA DE CRISTAIS

28.1 CRISTAIS

Cristais são a manifestação mais pura da energia e da luz no plano físico. Os átomos que os compõem estão em perfeita harmonia e permitem, assim, a manifestação da luz em forma sólida. Cientificamente, através da física moderna, já está provado e comprovado que os cristais são os melhores condutores e amplificadores de energia que se conhece, sendo utilizados na composição de fibras óticas, *chips* de computador, fabricação de relógios (quartzo) etc. Da mesma forma podem ser usados para ampliar os efeitos da energia Reiki, promovendo resultados melhores e mais rápidos.

28.2 CRISTAIS E REIKI

Os cristais de quartzo têm a propriedade de serem capazes de absorver e manter pensamentos e intenções, sendo possível também programá-los para emitir a energia Reiki, que poderá ser canalizada para pessoas ou qualquer outro objeto ou situação. As bênçãos e resultados são verdadeiramente incríveis.

> *"A velocidade só faz sentido se você estiver na direção certa."*
> JOHNNY DE' CARLI

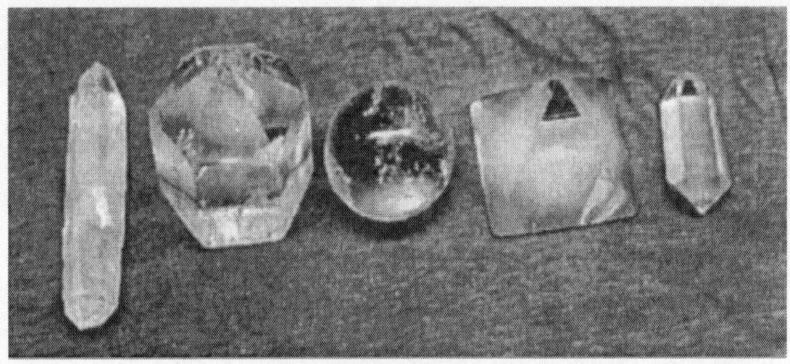

Tipos de cristais para a mandala.

28.3 Escolha dos Cristais e Preparação

Cada cristal tem sua própria vibração e haverá alguns que são mais apropriados para a utilização com a energia Reiki que outros. A escolha deve ocorrer usando a intuição ou qualquer outro método alternativo como o uso do pêndulo, por exemplo. Os místicos afirmam que o cristal é que nos escolhe e não nós a eles, abuse de sua intuição. Devemos adquirir oito cristais. Você irá precisar de seis cristais parecidos para a parte externa de sua mandala, um para o centro e outro para usar como cristal Mestre. O do centro pode ser lapidado, tipo gerador, como prefiro, ou até uma pirâmide, bola ou biterminado. Os demais, é fundamental que sejam biterminados, para funcionarem como receptores e emissores de energia.

Devemos limpar os cristais de possíveis energias impróprias que eles possam conter. Todas as vibrações deverão ser removidas, para que todos fiquem totalmente neutros. Existem vários métodos para limpeza dos cristais, tais como:

- colocá-los sob a água corrente;

> *"Um dos maiores erros das pessoas é o hábito de ignorar os assuntos sobre os quais nada sabem."*
> Johnny De' Carli

- você pode também deixá-los no sol por oito horas, deixá-los ao ar livre durante a lua cheia, enterrados parcialmente no solo, com as pontas para cima, para sintonizá-los com a energia da Terra/sol/lua;
- colocá-los imersos em água salgada por vinte e quatro horas, em água do mar ou com sal grosso;
- defumá-los;
- encobri-los com sal marinho;
- aplicar energia Reiki com a intenção de limpá-los (com o símbolo Choku Rei).

Use o método que achar melhor para que os cristais fiquem prontos para o uso.

28.4 Mandalas

As mandalas são desenhos geométricos que geram energia, como a cruz, a suástica de Hitler e tantos outros conhecidos. Estas linhas, desenhadas em papel, criam um efeito psíquico no espaço ao redor do desenho e influenciarão a aura humana e os chacras de várias formas.

28.5 Hexagrama

Esta mandala tem origem na mais remota Antiguidade, tendo sido usado, inclusive, pelo Rei Davi (estrela de Davi), grupos esotéricos antigos, seitas e ocultistas do passado. Isto não significa que seja um símbolo ultrapassado, pois manterá sempre suas características. Na radiônica é considerado um gráfico altamente harmonizador, como também unificador. O hexagrama pode representar o chacra cardíaco, unificando os três chacras inferiores, elevando-os aos três superiores.

> *"O Universo é um reservatório ilimitado de possibilidades."*
> Johnny De' Carli

Ao separarmos as figuras do gráfico podemos perceber dois triângulos, um voltado para cima e outro para baixo. O triângulo pode significar a Santíssima Trindade (Pai, Filho e Espírito Santo) e o plano tridimensional (físico). Então poderíamos dizer que o triângulo voltado para baixo representa a graça divina voltada para a Terra, e o outro, o ser humano em busca de sua Realização Espiritual. Os triângulos entrelaçados manifestam o potencial unificador.

Podemos utilizá-lo para elevar a consciência, harmonizar os chacras, unificar os corpos sutis, harmonizar um ambiente que esteja espiritualmente conturbado, manifestar no plano físico a vontade do Plano Superior (e não a nossa), auxiliar em estudos profundos, aguçar a nossa intuição, buscar contato com nosso Eu Superior, envolver-nos em proteção espiritual, limpeza de ambiente destinados ao relaxamento e meditação, fazendo com que fiquemos mais receptivos. Existem ainda muitas outras aplicações.

28.6 Antahkarana

É uma palavra sânscrita (*antar* significa meio, dentro ou interior e *karana* significa causa, instrumento ou órgão do sentido).

Esta mandala é um antigo símbolo de meditação e terapêutico, que vem sendo usado na China e no Tibete por milhares de anos. Tem sido guardado por muito tempo, sendo conhecido e usado por poucos. Seu uso não é amplamente conhecido porque era restrito aos poucos monges tibetanos que o guardavam para si próprios. Agora é hora de todos, na Era de *Aquárius*, terem acesso a este símbolo sagrado. Diz Michelle Griffith que este símbolo foi criado pelo conselho dos Mestres superiores, que cuidam da evolução da galáxia. Foi trazido à Terra no período lemuriano,

"A sorte caminha com os audaciosos."
Johnny De' Carli

há cerca de cem mil anos atrás, isto, em função dos problemas do povo da Terra na época, que precisaram de ajuda para restabelecer sua ligação com o Eu Superior. Alice Bailey e vários outros autores de filosofia tibetana tem algum conhecimento do antahkarana o qual você pode também encontrar em grande número de livros. Eles descrevem o antahkarana como parte da anatomia espiritual. Este símbolo é multidimensional, atua em diferentes planos, sendo feito de três números sete numa superfície plana. O número sete representa os sete chacras, as sete cores do arco-íris e os sete tons da escala musical. O número sete é mencionado no *Livro de Revelações* (Apocalipse) como as sete velas, as sete trombetas e os sete selos.

O antahkarana é usado tecnicamente para representar a ponte entre a mente superior e inferior. É também o instrumento operacional entre elas (*The Theosophical Glossary*, H.P. Blavatsky). Ele é a ligação entre o cérebro físico e o Eu Superior. É a ligação que deve crescer se quisermos crescer espiritualmente. O símbolo antahkarana aqui descrito representa esta conexão, que é ativada em sua presença, onde quer que se esteja. Ele é um símbolo poderoso e apenas sua presença criará um efeito positivo na aura e nos chacras. Cria o que os taoístas chamam de a grande órbita microcósmica, no ponto em que as energias psíquicas, que normalmente entram pelo chacra coronário, entram pelos pés e viajam subindo por trás do corpo até o topo da cabeça e daí descem pela frente até os pés novamente, ligando, assim, a pessoa à Terra e criando um contínuo fluxo de energia através dos chacras. Sua energia move-se e sobe, através das dimensões invisíveis, até a dimensão do Eu Superior. Qualquer um que usá-lo terá reforçada a ligação entre o cérebro físico e o Eu Superior. Por ser dirigido pelo Eu Superior, o antahkarana sempre tem um efeito benéfico e nunca pode ser mal usado ou usado para causar o mal. É um símbolo especial que tem sua própria consciência.

> *"A iluminação exige que você assuma maior responsabilidade pelo seu estilo de vida."*
>
> Johnny De' Carli

O antahkarana intensifica os trabalhos terapêuticos em diversas técnicas: Reiki, Johrei, Mahikari, Jin Shin, terapia de polaridade, quiroprática, hipnoseterapia, regressão à vidas passadas etc. Estes efeitos positivos têm se confirmado nos centros terapêuticos. O símbolo pode ser colocado sob uma mesa de aplicação de Reiki, sob o assento de uma cadeira e nas paredes que, no ambiente, neutralizará a energia negativa que foi absorvida por objetos como: joias, relógios, pedras etc.

28.7 MANDALA DE CRISTAIS

É possível criar uma mandala de cristais usando um símbolo terapêutico, como, por exemplo, o hexagrama e o antahkarana (existem outros) e oito cristais, o que servirá para enviar energia Reiki visando à recuperação da saúde, proteção e atingir metas. O uso de cristais dispostos em mandala, associados ao Reiki, permite que a emanação da energia continue a ser transmitida por setenta e duas horas com a mesma intensidade, enviada enquanto você estiver desenvolvendo suas atividades cotidianas e rotineiras. A mandala pode ser usada para enviar energia para muitas pessoas e situações ao mesmo tempo. Ela será útil não somente para tratar ou resolver situações pessoais, mas também, para sanear e guiar nossas vidas, fazendo com que nos torne parte integrante da grande transformação que está ocorrendo no planeta, nos primórdios da Era de *Aquárius*.

28.8 CONSTRUINDO SUA MANDALA

a) Prepare um local especial, de preferência que só você tenha acesso, para montar sua mandala. Esse lugar pode ser um altar ou qualquer outro lugar que passará a ficar sagrado em sua casa;

> *"Quando você ajuda alguém, na verdade está ajudando a si mesmo.*
> *De certa maneira, esse processo funciona como um espelho:*
> *tudo que faz aos outros se reflete em seu caminho."*
> JOHNNY DE' CARLI

b) Você pode escolher um pano ou cartolina para forrar o local onde será montada a mandala. Caso deseje optar por cores, uma boa opção é o azul escuro, que representa o Infinito, o Cosmo;

c) Desenhe, pinte ou coloque o hexagrama ou o antahkarana sobre o pano ou cartolina;

d) Escolha oito cristais, usando a intuição, que deverão ser purificados antes de serem usados;

e) Após a limpeza devemos aplicar energia Reiki em cada um dos oito cristais, programando-os com o propósito de proporcionarem amor, saúde e transformação. Trace o símbolo 4, 3 e 2 sobre o cristal, coloque-o entre as mãos e afirme três vezes: "Este cristal está sendo programado para trazer amor, saúde e transformação". Trace o símbolo 1 e aplique energia, colocando-o entre as mãos por um período mínimo de dez minutos. Você pode se quiser, nesse momento, fazer preces, pedindo que os anjos e arcanjos o ajudem a energizar e programar os cristais;

f) Escolha, dentre os oito cristais, um biterminado que pareça mais masculino *(yang)*. Esse será seu cristal Mestre para energizar os outros cristais, fazendo a interligação entre os seis cristais que ficarão nas pontas com o cristal do centro, mantendo a mandala ativada;

g) Coloque cada um dos seis cristais biterminados em cada ponta do hexagrama ou antahkarana, com suas pontas direcionadas para o centro da figura. O cristal Mestre é colocado do lado de fora da mandala. A distância entre os cristais pode variar de vinte a trinta centímetros, dependendo do tamanho da mandala;

h) Colocamos o oitavo cristal no centro. Este poderá ser uma pirâmide, uma bola de cristal ou, como prefiro, um cristal tipo gerador.

> *"Não há tormenta capaz de arrancar uma árvore cujas raízes fincam fundo na terra."*
> Johnny De' Carli

O cristal do centro servirá de base para a colocação dos pedidos. Não os mova mais para não enfraquecer a conexão energética;

i) Prepare envelopes, um para cada pessoa, onde serão colocadas fotos e cartões com pedidos. No verso da foto e/ou cartões de pedidos devemos desenhar os símbolos 4, 3, 2 e 1, com seus respectivos *mantras* três vezes. Nos cartões, devemos colocar os dados pessoais (nomes, endereços), os pedidos e afirmações. Tudo escrito sempre a lápis. Use afirmações escritas tais como:

- "Eu me permito recuperar e transformar toda vida ao meu redor";
- "Eu sou pleno de paz, saúde, felicidade e harmonia";
- "As energias que fluem através de mim se tornam cada vez mais fortes".

Use sua intuição criativa para gerar novas afirmações.

j) Os envelopes serão colocados debaixo do cristal do centro. As fotos e pedidos receberão energia Reiki da mandala sem interrupção. Não se esqueça de colocar sua foto também. Após a colocação dos envelopes, aplique no cristal central, sem encostar no mesmo, usando os símbolos 4, 3, 2 e 1, mais dez minutos de energia Reiki;

k) Segure o cristal Mestre com a mão dominante, leve-o ao centro, aponte-o e gire-o sobre o cristal do meio e mova-o para um dos cristais externos, indo de um cristal ao outro, sempre voltando ao centro e retornando ao mesmo cristal, como se estivesse cortando os pedaços de uma torta. Este processo é feito um pouco acima da mandala, imaginando a energia saindo do cristal Mestre e energizando a mandala. Costumamos girar no sentido horário, em função da Energia Cósmica girar em espiral neste sentido;

"Quando iniciar uma tarefa importante, termine-a."
Johnny De' Carli

l) Gire o cristal Mestre ao redor da mandala pelos menos três vezes. Enquanto energiza sua mandala com o cristal Mestre, pronuncie ou imagine uma série de afirmações tais como:
   - "Eu energizo esta mandala com Luz para saúde e paz";
   - "Eu energizo esta mandala com amor para transformar, recuperar, melhorar, etc...".

m) Repita a mesma operação a cada setenta e duas horas para manter a mandala ativa e energizada. Se houver disponibilidade de tempo, você, se preferir, pode ativá-la diariamente;

n) Você deverá proceder nova limpeza de cristais somente quando mudar ou introduzir um novo pedido debaixo do cristal central.

Obs.: Se você viajar e quiser manter sua mandala energizada da mesma forma, tire uma foto dela e leve-a com você, juntamente com o cristal Mestre. Usando o símbolo Hon Sha Ze Sho Nen você conectará com a mandala e a energizará com o cristal Mestre em sua mão. A foto inclusive manterá à sua volta uma energia muito efetiva e protetora.

"A vida é como andar de bicicleta.
Para manter seu equilíbrio você deve
continuar em movimento."

Albert Einstein
(14 de março de 1879 – 18 de abril de 1955)

"Dizer que não tem tempo não é desculpa. Todos dispõem do mesmo tempo que dispuseram todas as grandes personalidades que fizeram história neste planeta."
Johnny De' Carli

28.9 Exemplos de Mandalas Formadas

28.9.1 Exemplo com o Antahkarana

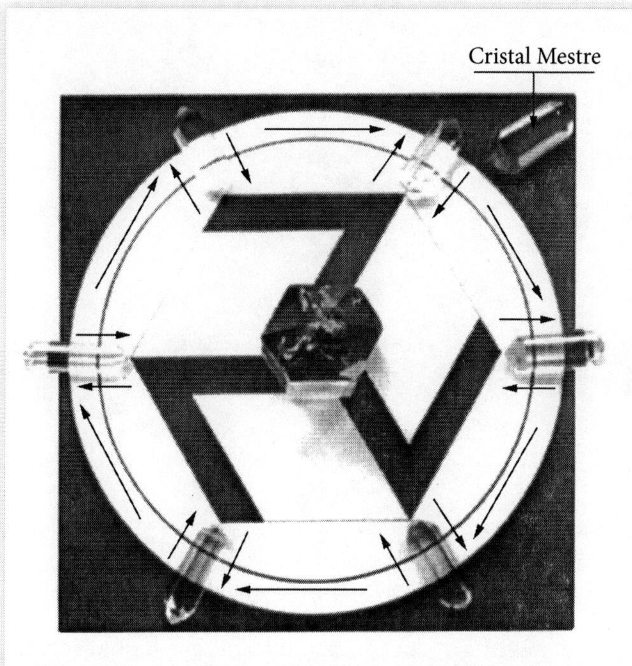

Esta é uma mandala de cristais, biterminados lapidados, disposta sobre o gráfico antahkarana. Note que os cristais estão apontando para o centro. O cristal mestre está do lado de fora. No centro temos um cristal gerador lapidado. As setas indicam a direção para apontar e mover o cristal mestre quando energizar a mandala a cada setenta e duas horas.

> *"Muitas vezes, não conseguir o que se quer é um acontecimento de pura sorte. Nem todos têm esta percepção."*
> Johnny De' Carli

28.9.2 EXEMPLO COM O HEXAGRAMA

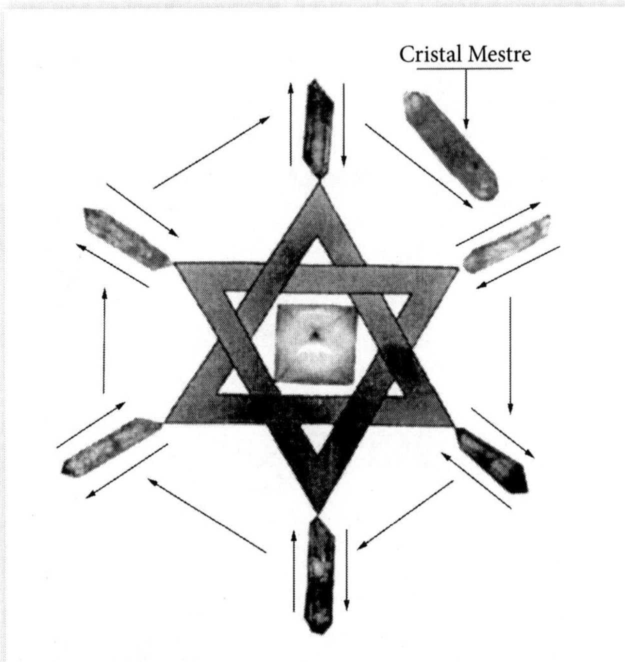

Esta é uma mandala de cristais, biterminados naturais, disposta sobre o gráfico hexagrama. Note que os cristais estão apontando para o centro. O cristal mestre está do lado de fora. No centro temos uma pirâmide de cristal. As setas indicam a direção para apontar e mover o cristal mestre quando energizar a mandala a cada setenta e duas horas.

"Procure trabalhar para o bem do próximo, você só tem a ganhar."
JOHNNY DE' CARLI

28.10 Antahkarana

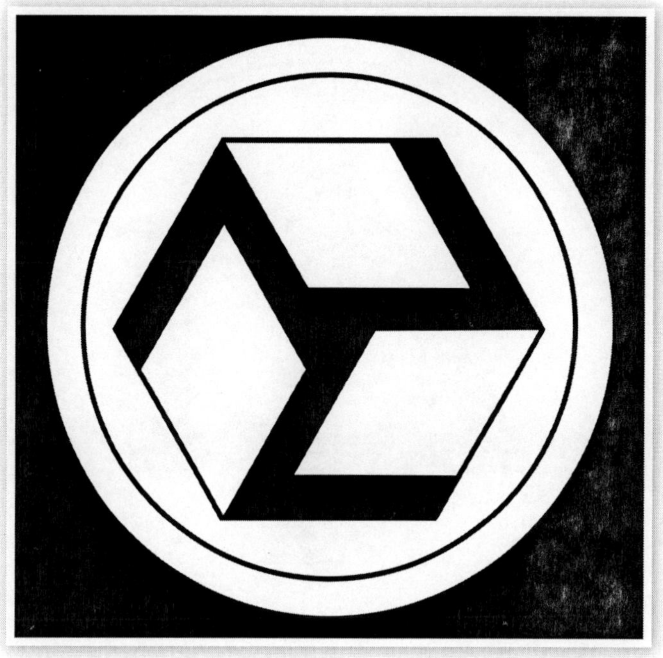

Obs.: Fotocopie o gráfico acima e, posteriormente, recorte e plastifique. Aumente de acordo com o tamanho de sua mandala.

"Não desista de se elevar espiritualmente; podemos escolher qualquer Caminho."
Johnny De' Carli

28.11 Hexagrama

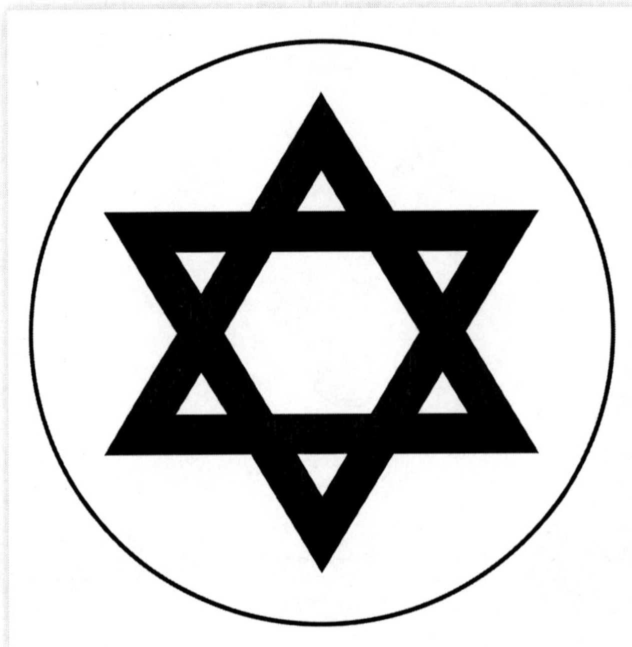

Obs.: Fotocopie o gráfico acima e, posteriormente, recorte e plastifique. Aumente de acordo com o tamanho de sua mandala.

"O Universo não está contido em coisa alguma, ele contém a si próprio."

Johnny De' Carli

CAPÍTULO 29

CIRURGIA ENERGÉTICA OU KAHUNA

As conhecidas cirurgias psíquicas receberão, neste capítulo, a denominação de cirurgia energética ou cirurgia kahuna, por entendermos que estes nomes são mais apropriados. O Mestre do Reiki William Lee Rand desenvolveu esta técnica quando conviveu com os kahunas no Havaí.

Muitas vezes recorremos aos médicos que, não raro, se esforçam para sanar o mal o que, entretanto, nem sempre conseguem, pois a origem de muitas enfermidades é, geralmente, psicossomática, estando no corpo sutil e não no físico. As doenças, em geral, são criadas por barreiras energéticas ao fluxo normal de energia vital. Os bloqueios são criados por emoções inferiores oriundas de alguma desarmonia. Esses bloqueios, frequentemente, adquirem forma definida e se alojam nos órgãos, em volta destes, nos chacras ou na aura. Os mesmos bloqueios podem causar problemas de saúde, bem como outras dificuldades na vida. Uma vez removidos, a energia vital retoma o seu fluxo normal e a saúde da pessoa é restituída, fisicamente e emocionalmente. São comprovadas as recuperações por radiografias, ressonâncias magnéticas e exames laboratoriais.

"Se uma situação fosse de fácil solução não seria um problema."
JOHNNY DE' CARLI

Os reikianos de Nível 3-A, pelo volume de energia que manipulam, fornecem a matéria-prima para que, com a ajuda da espiritualidade, realizem tratamentos admiráveis, por meio do ectoplasma. Este tipo de cirurgia atua no primeiro corpo da aura (duplo etérico) da pessoa, não remove tecidos físicos, como é feito em cirurgias espirituais realizadas nas Filipinas ou pelo espírito do Dr. Fritz, antigamente, no Brasil. Não há corte, nem sangue, nem anestesia. Esta técnica pode ser usada em si próprio ou aplicada em outras pessoas.

A Cirurgia Kahuna atua no corpo áurico duplo etérico. É oportuno, portanto, entender o funcionamento do duplo etérico, corpo etérico ou corpo bioplasmático. Trata-se de um corpo energético intermediário, um veículo provisório, transitório, uma espécie de mediador entre o corpo físico e o corpo emocional. Este corpo interpenetra e envolve nosso corpo físico como se fosse um cartucho de gás vaporoso, invisível ao ser humano comum e ainda não reconhecido pela medicina convencional. Sua emanação ultrapassa a pele em todas as direções, em aproximadamente um centímetro, em média. O corpo físico visível é a parte do corpo que vemos no espelho, tocamos e com a qual estamos familiarizados. Encontra-se intimamente relacionado com o duplo etérico (primeiro corpo de nossa aura). De acordo com os Mestres orientais, o corpo físico é realmente composto por dois corpos: o corpo físico visível e o corpo etérico invisível, grosseiro, denso, quase físico. Este é composto por substâncias mais sutis, denominadas de matéria etérica ou bioplasma, emanadas da própria Terra. A palavra bioplasma é composta por bio, que significa vida, e plasma, que é o quarto estado da matéria. Os outros três são: o sólido, o líquido e o gasoso. O duplo etérico também é a fonte do ectoplasma, usado em algumas técnicas de Reiki não convencionais, como os conhecidos trabalhos de materialização, levitação, voz direta e outros. A expressão duplo etérico

"Para que uma comunicação com o Alto aconteça é preciso merecê-la."
Johnny De' Carli

existe em função de esse corpo áurico apresentar tudo o que nosso corpo físico apresenta, mas na forma etérica. Aquilo que afeta um, também afeta o outro. Pessoas cujos membros foram amputados queixam-se, algumas vezes, de que ainda sentem o membro que não mais está lá. É que o equivalente etérico ou molde etérico desse membro ainda se encontra intacto. A mínima desarmonia em qualquer órgão do corpo físico modifica a luminosidade, a cor, a densidade, o magnetismo ou a temperatura de sua contraparte no duplo etérico. De acordo com observações clarividentes, em pessoas perversas de baixa espiritualidade, o duplo etérico tem cor escura e oleosa. Em seres evoluídos, apresenta-se límpido e claríssimo, com atraente luminosidade. O corpo etérico não tem consciência própria, pois não pensa nem age voluntariamente. A função mais importante do corpo etérico é a de transmitir para a tela do cérebro físico todas as vibrações das emoções e impulsos dos corpos superiores. Faz o papel de um fio elétrico que conecta a lâmpada à usina de força, ligando nosso corpo físico à nossa aura. O corpo etérico funciona também como um centro de absorvência (pelos chacras) e distribuição equitativa de energia vital, sopro de vida ou Prana do meio ambiente, distribuindo estas energias pelo sistema nervoso e demais partes do organismo humano. Os chacras ou centros de força estão localizados no duplo etérico. Durante a noite, quando ocorre o fenômeno da projeção astral, deixamos o corpo físico no leito e conduzimos o nosso duplo etérico. Dois ou três dias após a morte do corpo físico, o duplo etérico dissolve-se e desintegra-se gradualmente até extinguir-se por completo. Nas noites quentes de verão, nos cemitérios, o corpo etérico em dissolvência chega a entrar em combustão, resultando nos chamados fogos fátuos ou no boi tatá da crendice popular.

O presente tratamento, muitas vezes, não substitui o tratamento médico, o ideal é que haja um tratamento em conjunto com a medicina convencional.

"Algumas pessoas pensam que são o que sua aparência física revela. O corpo nada mais é que a garagem onde temporariamente estacionamos a alma."

Johnny De' Carli

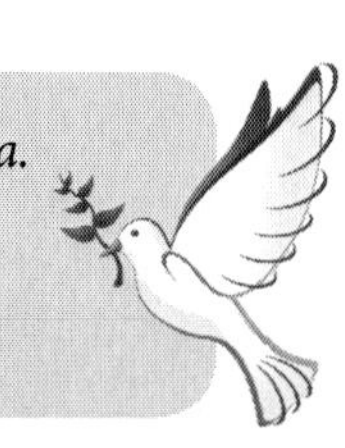

29.1 Sequência da Cirurgia

a) Devemos perguntar ao receptor se ele deseja se recuperar, respeitando a divina lei do livre-arbítrio. O receptor poderá estar de pé, sentado ou deitado;

b) O primeiro passo é identificar o motivo da cirurgia, em que parte do corpo está o problema, tentando localizar o bloqueio. O receptor em geral sente tensão, ou dor no local, quando pensa no assunto;

c) Peça ao receptor para tentar dar uma forma e, possivelmente, uma cor ao bloqueio de energia negativa que será removido (cubo, esfera, pirâmide, espinhos, cacos de vidro, ovo etc.);

d) Faça uma oração, seja em voz alta ou mentalmente. Peça a Deus, aos anjos e arcanjos, aos Mestres do Reiki e da Luz confortadora, para auxiliarem no processo e que a recuperação ocorra com amor e sabedoria divina;

e) Desenhe o símbolo Dai Koo Myo em ambas as mãos e bata palmas três vezes, repetindo verbal ou mentalmente seu *mantra*, também três vezes. Faça o mesmo com o símbolo Choku Rei;

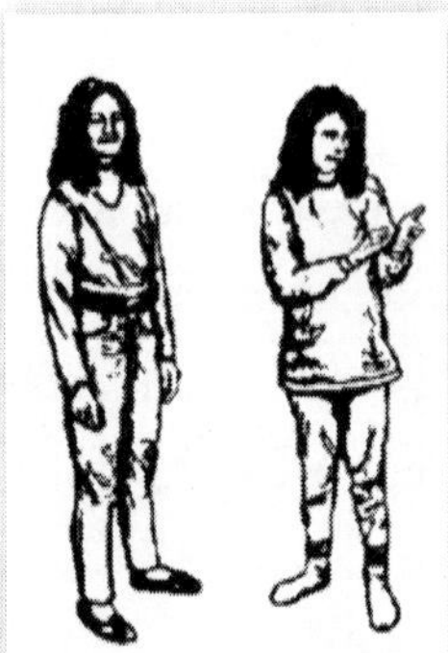

f) Trace o símbolo Choku Rei em frente de seu corpo. Depois, novamente, para cada um dos sete chacras, de baixo para cima, para gerar defesa e proteção energética. Não esquecer o *mantra* três vezes, para cada um;

g) Alongue o ectoplasma que envolve seus dedos. Isso é feito agarrando-se os dedos com uma das mãos, um de cada vez, imaginando que

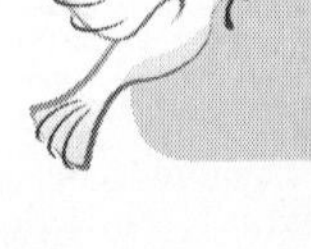

"Todo o Universo flui como a água; para senti-lo, não o retenha, simplesmente abra as suas mãos."
Johnny De' Carli

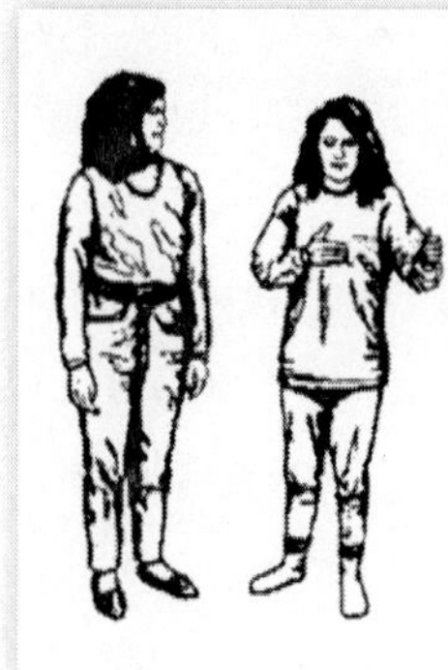

eles são compostos de uma substância maleável. Eles serão esticados a uma distância de aproximadamente 25 a 30 centímetros. Ao esticá-los, expire pela boca, fazendo ruído audível. Faça isso em ambas as mãos. Mexa suas mãos de modo a sentir os dedos esticados e a força que eles contêm. Serão seus "bisturis energéticos";

h) Peça ao receptor para imaginar o problema e o local a ser tratado. Trace o símbolo Choku Rei sobre a área onde se encontra o bloqueio;

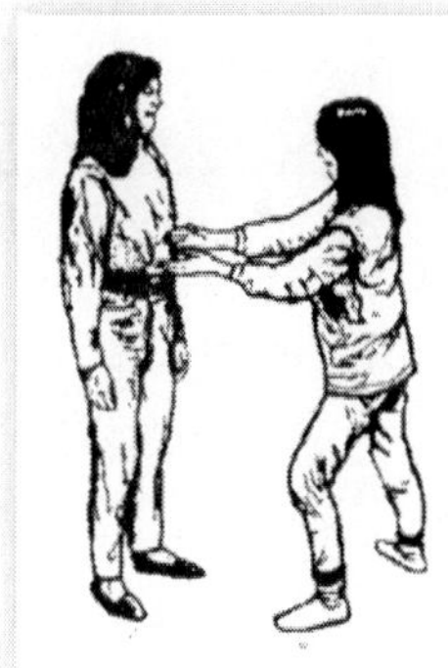

i) De pé, numa posição de vigor e determinação, utilizando seus dedos energéticos, que foram alongados (bisturis energéticos), encontre, "agarre" o bloqueio, puxando-o para fora do corpo áurico do receptor e remetendo "em pedaços", para um recipiente com água e sal grosso ou para o Cosmo. Mantenha a intenção de ajudar, uma postura otimista, confiante, definida e clara;

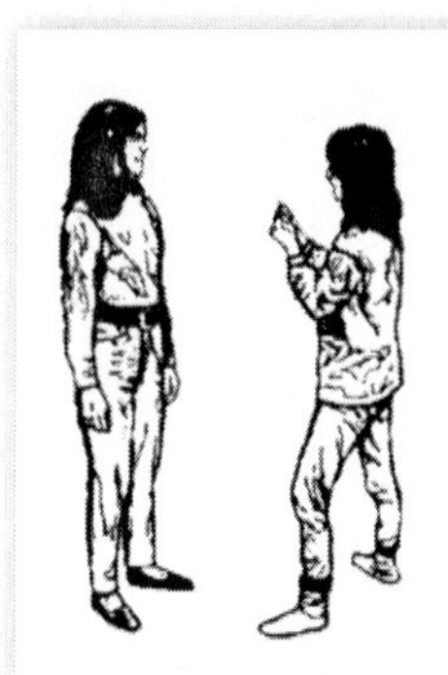

j) Quando você retirar a energia negativa, inspire vigorosamente, com sons audíveis. Quando você liberar a energia negativa, expire vigorosamente (pela boca), também, com sons audíveis. Para prevenir contaminações, imagine que você está inspirando a energia negativa até as mãos e não para os pulmões. A energia negativa deve ficar restrita aos dedos energéticos alongados e não ao nosso corpo;

"A força capaz de ser emanada por nossas mãos não se explica, usa-se."

Johnny De' Carli

k) Faça isso pelo menos cinco vezes, durante um a três minutos, retirando o bloqueio por ângulos diferentes. Use sua intuição, tente sentir e participar do que está acontecendo;

l) Pergunte ao receptor se ele sente alguma alteração. Caso ainda sinta, repita o processo acima até que o receptor perceba que a sensação (bloqueio) se foi completamente. Nesse momento, você terá atingido sua meta;

m) Terminado o processo, aplique energia Reiki sobre o local, para "cauterizar" a aura onde estava o bloqueio, enchendo-a com Luz;

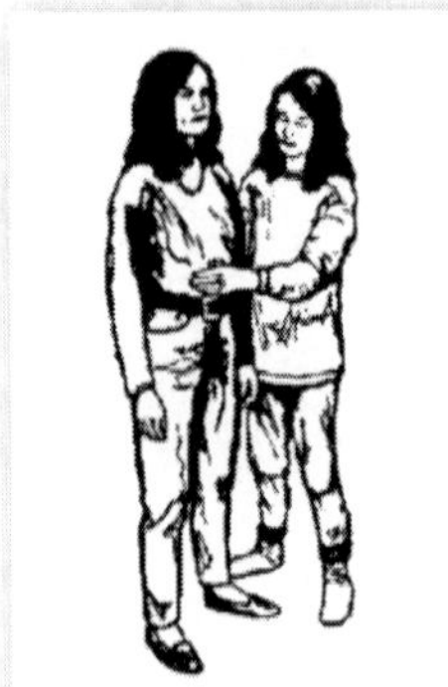

n) Afaste-se, rompa a interação áurica entre você e o receptor com um gesto de corte, tipo golpe de karatê.

o) Retraia os dedos energéticos alongados, um por vez, fazendo sopros audíveis;

p) Agradeça em oração e lave as mãos. Faça outras sessões de cirurgia, se o sintoma não tiver desaparecido totalmente;

29.2 Considerações

Muitas vezes o bloqueio pode estar sendo alimentado por alguma emoção negativa do receptor, como raiva de algum parente ou conhecido, sentimento de culpa, ciúme crônico de alguém, inveja do sucesso ou prosperidade de outra pessoa, mágoa permanente etc. Oriente o receptor a mudar ou tratar a forma de agir e pensar (Reiki, florais, terapias, etc.). Peça ao receptor para imaginar a emoção causadora do bloqueio e trate-o com a energia Reiki, usando os símbolos 4, 3, 2 e 1.

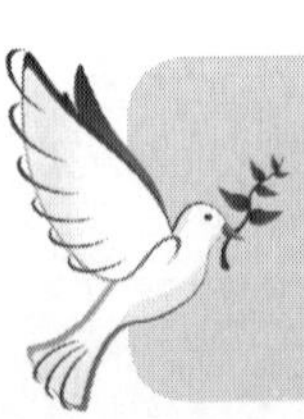

"Um mesmo tratamento pode não ser tão bom para diferentes doentes."

Johnny De' Carli

É importante saber que, durante o tratamento, o receptor poderá sentir fraqueza, enjoo, dores de cabeça, vômitos, diarreia, febre, coriza, ou outro sintoma, devido aos ajustes do corpo ao processo de limpeza. Recomende ao receptor que beba muita água, coma frutas e verduras, repouse mais e, se possível, use alimentos laxativos (mamão, laranja, ameixa, etc.) que facilitem a limpeza interna.

Esta técnica é poderosa e funciona, mas o ideal é receber de outra pessoa.

29.3 Depoimento Médico sobre a Técnica

Dra. Vânia Mendes, médica cardiologista

A influência do Reiki em minha vida profissional

Quando o mestre Johnny De' Carli me pediu que escrevesse alguma coisa sobre a minha experiência com o Reiki, fiquei pensativa a respeito do que seria mais importante dizer. Então, comecei a me dar conta de que havia duas fases em minha vida: a primeira, antes do Reiki. A segunda fase se iniciou quando vim para Cuiabá, em 1995, e fiz o seminário do Reiki 1. A partir daí, tudo ficou claro para mim. Pude entender que o que eu tinha era uma enorme compaixão, e uma energia de amor (Reiki) que realmente ajudava muito meus pacientes. Quando fiz, em 1996, o seminário do Reiki 2, foi ficando cada vez mais claro para mim que esta energia é muito poderosa e cheia de vida, podendo realmente transformar a vida. Em 1999, fiz o seminário do Reiki 3-A e, posteriormente, fui iniciada mestre. Então realmente tive uma nova dimensão em minha vida. Digo isto porque não sei mais viver, não sei mais sair de casa, sem estar conectada com a energia Reiki.

> *"A vida é uma escola onde são mestras as vivências."*
> Johnny De' Carli

Tenho que agradecer muito ao mestre Johnny pelo conhecimento do Reiki. Posso dizer que hoje estou mais inteira e cônscia de mim mesma, encarando melhor minha vida.

O que posso dizer mais? Posso dizer sobre casos clínicos que modificaram sua evolução após a aplicação de Reiki e que são inúmeros.

Um deles foi de um paciente que chegou ao hospital com uma falta de ar imensa, com um pneumotórax. Eu precisaria fazer uma drenagem de tórax. Como sou clínica, para este procedimento necessitava chamar o cirurgião de tórax. Fiz alguns medicamentos para acalmá-lo e melhorar suas condições clínicas e iniciei a aplicação de Reiki. Após 10 minutos, o paciente começou a referir melhora da falta de ar e, realmente, ele não estava mais fazendo esforço para respirar. Então, resolvi fazer novo RX de tórax e qual não foi minha surpresa quando verifiquei que não seria mais necessário drenar. Havia agora uma pequena quantidade de ar que seria absorvida pelo próprio corpo sem maiores danos. Liguei, imediatamente, para o cirurgião suspendendo o procedimento. O paciente ficou bom.

Há também alguns casos de pacientes com taquicardia supraventricular paroxística que chegavam ao hospital com intenso mal-estar, palpitações e falta de ar. Enquanto estava preparando a medicação já iniciava a aplicação de Reiki e, quando o medicamento chegava, a arritmia já havia retornado ao ritmo sinusal (normal).

Um caso recente foi o de uma paciente que chegou ao pronto atendimento com dor abdominal de forte intensidade, tipo cólica. O exame físico mostrava sinais de irritação peritoneal (necessidade de cirurgia). Iniciei medicação para dor e todos os exames para fazer o diagnóstico, bem como o Reiki. Após alguns minutos ela, que estava desesperada de dor, referiu melhora. Com os exames, concluímos que havia uma peritonite grave com possível ruptura de vísceras ocas.

"Procure ver em cada situação um motivo de aprendizado.
A vida sempre será a melhor escola."

Johnny De' Carli

A cirurgia transcorreu muito bem apesar de a paciente ter uma ruptura de útero e do sigmoide. Sua recuperação foi surpreendente sem qualquer complicação ou infecção secundária.

Outro caso muito interessante foi o de um paciente com doença de chagas, com miocardiopatia dilatada, que estava vivendo mal, com falta de ar, cansaço aos menores esforços, dificuldade para dormir etc. Reunimos nosso grupo de Reiki e fizemos nele uma cirurgia energética Kahuna, em duas etapas. Após a primeira ele já conseguia dormir melhor e a falta de ar melhorara muito. Na segunda, ele conseguia fazer todo trabalho em seu sítio sem cansaço, continuava usando também seus medicamentos. Permanece assim, até hoje, passados oito meses.

Sem contar as modificações em meu ambiente de trabalho tornando-o mais calmo, alegre e próspero.

Bem, acho que já dei uma ideia da importância do Reiki e da quantidade de situações em que ele pode ser usado.

"Nenhum problema pode ser resolvido
pelo mesmo grau de consciência que o gerou."

Albert Einstein
(14 de março de 1879 – 18 de abril de 1955)

"O que identifica o caráter de uma pessoa é a maneira como ela trata os mais fracos e humildes."
Johnny De' Carli

29.4 Localização das Principais Glândulas e Órgãos do Corpo Humano (Frente)

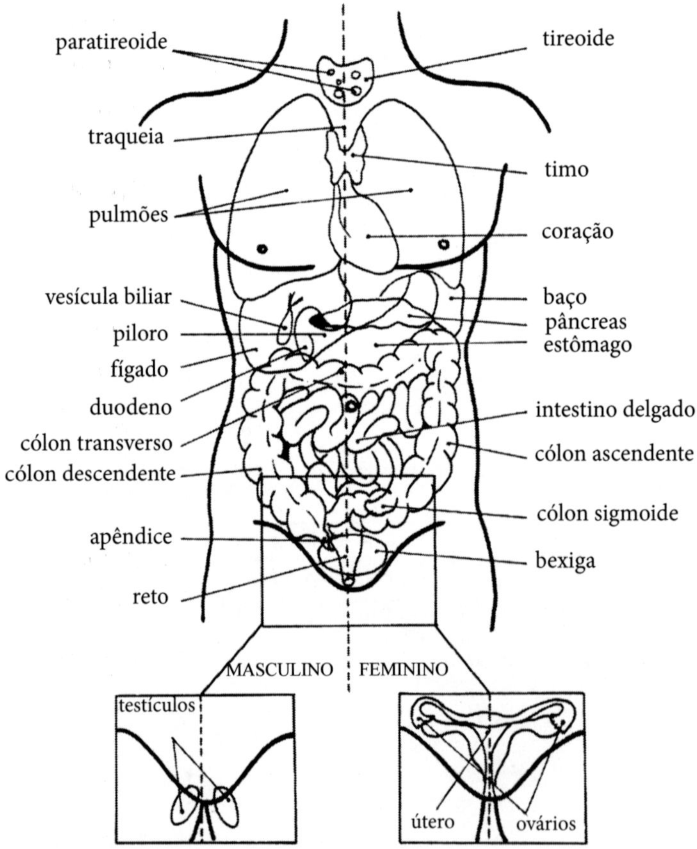

"A vida é mais do que nossos olhos podem ver."
Johnny De' Carli

29.5 Localização das Principais Glândulas e Órgãos do Corpo Humano (costas)

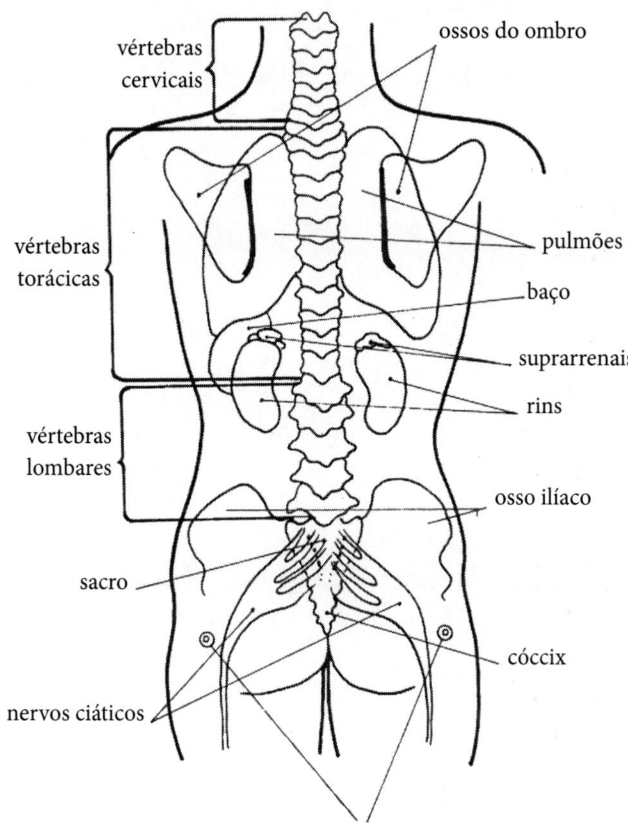

"Ver apenas o óbvio é sinal de pouca visão."
Johnny De' Carli

CAPÍTULO 30

Técnica Complementar de Interpretação dos Sonhos

A utilização dos símbolos não está restrita somente ao que se conhece no Ocidente, existe muito campo para descobertas pessoais, o que ocorrerá com o progresso das pesquisas sobre a física quântica e as técnicas vibracionais.

Há muitos milhares de anos existem intérpretes profissionais de sonhos. A começar pela Bíblia, quase todos os documentos da Antiguidade aludem aos sonhos e à sua compreensão por meio da linguagem simbólica. Entre os povos antigos da Babilônia, Caldeia e Judéia, a interpretação dos sonhos era conhecida como arte consumada. O mais antigo documento que temos de uma obra publicada sobre o assunto foi compilado por Artemedoro Dalidarius, no segundo século após Cristo. Essa obra foi traduzida para o inglês e publicada em Londres, durante o século XVII. Desde então foi reimpressa e traduzida para várias línguas. Desde a época de Dalidarius, o interesse pelo estudo dos sonhos não diminuiu. Cícero, Platão, Aristóteles, Sócrates e Plutarco estudaram os sonhos.

> *"Quando você não souber como agir, deixe que uma boa noite de sono o acalme e dê clareza aos seus pensamentos."*
>
> Johnny De' Carli

Alguns psicólogos, tais como Freud, Jung, Rhine, McDougall e Zener, dedicaram-se ao assunto.

Em 10 de janeiro de 1937, o jornal *Sunday Mirror*, de Nova York, publicou um artigo em sua seção de revista, intitulado "Sonhou a tragédia e ela aconteceu". Relatava as palavras de um homem que, a bordo de um navio no oceano, sonhou ter visto o filho morrer em acidente de automóvel. No dia seguinte, recebeu um telegrama falando da morte do filho, em circunstâncias precisamente iguais às que tinham sido reveladas em sonho, na véspera. Na verdade, viu o acidente nesse sonho. O mesmo aconteceu com um dos membros da Banda Mamonas Assassinas, um dia antes do trágico acidente de avião, quando retornavam a São Paulo.

Você pode utilizar a energia Reiki em conjunto com um bom dicionário de sonhos, como um poderoso instrumento de arte divinatória e premonitória. Eu, particularmente, utilizo o livro de interpretação de sonhos de autoria do astrólogo Zolar.

Desenhe, a lápis, os símbolos 4, 3, 2 e 1 em cada uma das capas de seu dicionário de sonhos, não se esqueça de escrever o *mantra* respectivo, três vezes para cada um. Escreva uma afirmação pedindo que o livro funcione como canal de ligação, por meio dos sonhos, entre você e seu anjo guardião ou seus mentores. Aplique cinco minutos de energia Reiki no dicionário, todas as noites, antes de adormecer.

Caso você tenha dificuldades em sonhar, ou lembrar-se dos sonhos, recomendo a essência floral, de Minas Gerais, *ageratum* (cinco gotas, quatro vezes ao dia).

"A visão de uma pessoa não empresta suas asas a outra."
Johnny De' Carli

CAPÍTULO 31

Reiki e o Dinheiro

Muitas vezes é questionada a razão dos seminários do Reiki serem caros, ou mesmo cobrados. Alguns entendem que, sendo a energia divina gratuita, não deveria haver cobrança. Frequentemente sou questionado sobre o assunto. Os alunos querem saber se é ético cobrar, o quanto se deve cobrar, se o ensino é valorizado e válido sem o pagamento.

O Mestre Usui descobriu dois fatores importantes para que o tratamento com a energia Reiki logre êxito. Primeiro que o tratamento seja solicitado, respeitando-se o livre-arbítrio das pessoas. Segundo, que haja uma troca de energia pelo tempo do terapeuta e não pela energia Reiki, que é ilimitada e gratuita. Havendo uma troca energética, não obrigatoriamente em dinheiro, o receptor deixa de carregar o pesado fardo de sentir-se endividado, além do fato de algumas pessoas não darem mesmo valor às coisas gratuitas.

As palavras de Jesus, *"não lance pérolas aos porcos"*, mostra-nos claramente o que foi dito acima. Não devemos desperdiçar tempo valioso e esforço pessoal com aqueles que não dão o devido valor ou não se encontram preparados para receber os benefícios.

A matéria representa a base da vida. Uma pessoa que não se alimenta, desaparece deste plano de existência, fica impedida até de amar.

> *"Pense duas vezes antes de resolver não cobrar pelo seu trabalho, mesmo que seja algo simbólico. As pessoas geralmente não dão valor àquilo que não é pago."*
>
> Johnny De' Carli

Todos precisam viver, alimentar-se, vestir-se, ir ao dentista, ao barbeiro, sustentar a família e tudo o mais. Como aplicar ou ensinar Reiki com dor de dente, fome, sem vestuário ou local apropriado?

O reikiano e/ou o professor do Reiki tem o direito de viver dignamente e com qualidade. Um terapeuta Reiki ou um professor do Reiki não é diferente de um professor de línguas, natação, um fisioterapeuta, acupuntor, advogado, engenheiro, etc. O tempo de dedicação do profissional do Reiki tem valor de troca equivalente ao serviço prestado. A troca energética pode ser na forma de dinheiro ou de serviços entre as partes. A troca elimina o fardo da pendência e da obrigação, rompe esse laço energético. O dar e o receber de forma justa e equilibrada contribuem para o giro energético e o crescimento de todos. Numa família, a troca energética pode ocorrer na forma de carinho e afeto, ou seja, a troca não tem que ser obrigatoriamente material.

Cada um deve decidir livremente sobre a questão de quanto deve cobrar. Pense quanto valem seu tempo, atenção e esforço pessoal, quais são suas necessidades e a sua realidade regional. Se quiserem, têm opção por meio do livre-arbítrio de trabalhar gratuitamente. É lógico que comprometem a si próprios e à família. Uma boa dica seria cobrar por uma sessão do Reiki o mesmo cobrado por uma sessão de Massoterapia, Shiatsu ou Acupuntura em sua cidade.

Não só deve haver uma troca de energia pelos tratamentos, como também uma troca pelas aulas do Reiki. No seminário, o aluno, em vez de "receber um peixe, aprende a pescar".

O Mestre que se dedica tem o direito de cobrar o que acha justo. Cabe ao aluno avaliar e aceitar. Ninguém é obrigado a se submeter a valores que consideram injustos. Ninguém é obrigado a receber ou aprender Reiki. As pessoas podem ser saudáveis e felizes sem Reiki. A técnica não

"Não procure lucros indevidos.
Um mau ganho equivale a uma perda."
Johnny De' Carli

é absolutamente necessária para todos. Existem outros caminhos muito bons de crescimento, equilíbrio e iluminação. Decida o que é mais importante no momento.

O valor cobrado pelo seminário serve para pagar os esforços de quem o ministra, uma contrapartida do aluno por um serviço de valor incalculável. O Mestre fará tudo o que estiver ao seu alcance para que você receba todos os benefícios e efeitos do contato com a Energia Universal. Em geral, ele o receberá para o esclarecimento de posteriores dúvidas e reciclagens.

Um seminário de Nível 1, geralmente tem um valor equivalente a um aparelho de som portátil. Muitas pessoas estão envolvidas na confecção desse aparelho. Muitas famílias dependem dessa circulação e venda para adquirirem outras mercadorias vitais. Não costumamos avaliar o porquê desse aparelho custar aproximadamente cem dólares. A comparação fica difícil. Um nível do Reiki não deveria ser nunca algo que você apenas adquire. Quanto vale a sua saúde, o seu equilíbrio, o contato pelo resto da vida com a Energia Cósmica Universal? Quanto vale o esforço e o equilíbrio de seu Mestre? Avalie.

Uma obra de arte pode ter um valor material de 50 dólares, mas é vendida em leilões por milhões de dólares, sendo muitas vezes disputada por vários pretendentes e não é vista como cara por quem a adquire. Num seminário do Reiki ocorre o mesmo. Não se pode avaliar apenas pelo material envolvido (apostila, certificado, lanches, espaço físico etc.). O valor é cobrado pela energia criativa do Mestre (daí a grande diferença de preços), viagens de aprofundamento, dedicação na confecção de apostilas e traduções.

A Mestre Takata pagou, ao Mestre Hayashi, um ano de serviços sem remuneração pelo Nível 1 e, posteriormente, ficou devendo US$ 500,00

> *"Não perca seu tempo respondendo a quem o critica."*
>
> Johnny De' Carli

pelo Nível 2. Takata em seguida estabeleceu preços no Ocidente para cada nível. O Nível de Mestrado foi estipulado em US$ 10.000,00, o preço de um carro popular. Uma forte alegação usada é que os seres humanos só dão valor ao que é caro. Que, portanto, o Método Reiki, para receber o merecido valor, deveria ser caro. O alto custo significava compromisso. Ninguém era obrigado a realizar o Mestrado. Hoje, existem ofertas mais acessíveis. Particularmente, cobro muito menos que o estabelecido pela Mestre Takata.

Quando só se trabalha por dinheiro, a energia do chacra cardíaco (amor incondicional) fica comprometida e o avanço espiritual é prejudicado. Devemos trabalhar com o dinheiro e não pelo dinheiro. O desejo de ganhar dinheiro deve ser a última coisa para um Mestre do Reiki. O dinheiro honesto e digno deve ser uma consequência de um trabalho feito com amor.

O bom Mestre do Reiki deve ter bom senso e discernimento para saber a hora de nada cobrar, oferecer descontos, parcelamentos, ou mesmo presentear uma pessoa necessitada e com poucos recursos, desde que ela aprecie o presente.

31.1 Preços dos Seminários

Os preços dos seminários sofrem variações de Mestre para Mestre, principalmente em função da experiência adquirida e do material didático empregado. Informamos a seguir alguns preços, de respeitados Mestres do Reiki brasileiros e estrangeiros, em moeda norte-americana, para o aluno orientar-se, devendo tomar cuidado com seminários muito abaixo desses valores, principalmente no que concerne ao Curso de Mestrado (Nível 3-B). Existem, no Brasil, Mestres cobrando preços irrisórios pelo

"Só se retém o que se conquista com honestidade."
Johnny De' Carli

Mestrado e passando o conhecimento desse nível num período de pouco mais de duas horas, quando o curso deveria ocorrer num período de sete meses. Caso o aluno encontre valores fora da faixa abaixo, deve observar o que diz a sua intuição.

Níveis	Mínimo (US$)	Máximo (US$)
1	100,00	200,00
2	150,00	300,00
3-A	200,00	400,00
3-B	2.000,00	10.000,00

"Conserve os seus valores, apesar das críticas que o cercam."
Johnny De' Carli

CAPÍTULO 32

Reiki e as Leis

O Ministério do Trabalho reconheceu o Reiki como profissão isolada. Ele foi enquadrado dentro das atividades de práticas integrativas e complementares em saúde humana, recebendo o código 8690-9/01 da CONCLA (Comissão Nacional de Classificação), órgão responsável pela classificação de profissões e ligado ao Ministério do Trabalho e ao IBGE. Esta é uma grande conquista para todos os terapeutas em Reiki no Brasil, já que sua profissão começa a ser reconhecida oficialmente (para fins de pagamento de impostos). Para maiores informações, deve-se acessar: www.cnae.ibge.gov.br e digitar o código 8690-9/01 no campo de busca.

Todo reikiano que estabelece um espaço de atendimento, mesmo que seja em sua residência, necessita de inscrição como autônomo, empresa e/ou firma individual, conforme seja o caso. Isto é essencial para uma qualificação profissional segura do reikiano. A Prefeitura do Rio de Janeiro, cidade onde atuo, dispensa de inscrições somente os autônomos não estabelecidos, ou seja, quem atende de casa em casa, no domicílio dos clientes. Diz a Bíblia Sagrada: *"Quem caminha na integridade caminha seguro, quem segue um caminho torto é descoberto"* (Pr. 10, 9). Quem trabalha sem alvará é tido como clandestino e, como tal, fica sem defesa perante qualquer tipo de fiscalização.

"As leis e as normas nos obrigam a agir responsavelmente."
Johnny De' Carli

Além disso, desperdiça a oportunidade de ter um documento oficial que ateste sua atividade profissional, fator que conta muito – se tiver, um dia, algum tipo de problema judicial – para defender seus direitos na condição de terapeuta holístico. Essa palavra, que vem do grego *holos* – totalidade – torna muito ampla a gama de possibilidades de atuação profissional. Municípios de todo o Brasil, de forma majoritária, acatam a categoria de terapeuta holístico para inscrição como profissional autônomo, pois, afinal, serviços formalmente registrados representam, entre outras coisas, mais impostos entrando nos cofres públicos. No Rio de Janeiro, a Prefeitura inscreve os reikianos no código de atividade 229822 (terapeuta holístico). Algumas cidades ainda não possuem esse código e é impossível obrigar uma prefeitura para criar um código específico para terapeuta holístico, é preciso contar com o bom senso da administração pública.

Para facilitar, anexo a seguir, a título ilustrativo e para que sirva como modelo, cópia de minhas inscrições como terapeuta holístico (porque aplico Reiki) e do Instituto Brasileiro de Pesquisas e Difusão do Reiki (onde leciono Reiki). Nas cidades que ainda não aderiram, a melhor e mais rápida alternativa é a abertura de firma individual, uma saída eficiente e barata. Como as condições de abertura variam em cada cidade, será fundamental encontrar um contador experiente em sua própria região. Ao preencher a Declaração de Firma Individual, tome cuidado para escolher um nome comercial que não pareça com nome de farmácia ou de consultório médico. Use, por exemplo: "FULANO DE TAL- Terapia Holística M.E.". No campo objeto/atividade econômica, preencha com o máximo de detalhes. Por exemplo: "PRESTAÇÃO DE SERVIÇOS E ORIENTAÇÃO EM TERAPIA HOLÍSTICA, TAIS COMO: REIKI, SHIATSU, FLORAIS, MASSOTERAPIA E SIMILARES".

"A grande vantagem dos hábitos sobre as leis e as regras é que não precisamos segui-los."
Johnny De' Carli

32.1 Alvará de Inscrição de Firma por Quota de Responsabilidade

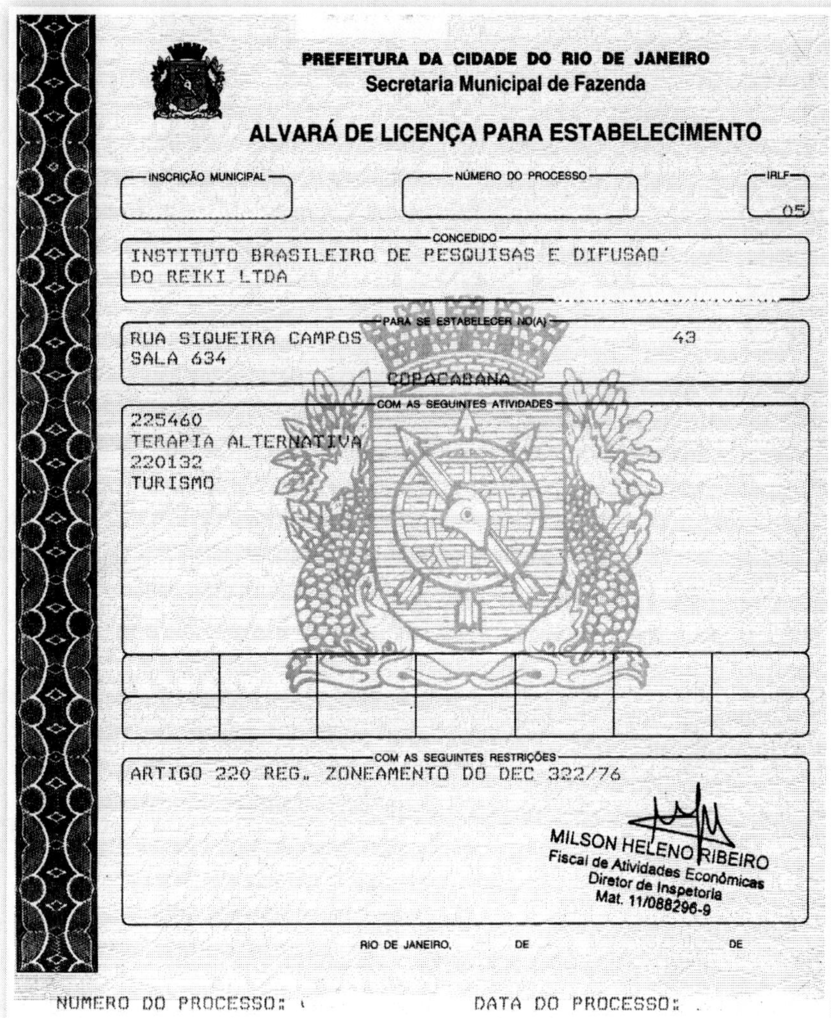

PREFEITURA DA CIDADE DO RIO DE JANEIRO
Secretaria Municipal de Fazenda

ALVARÁ DE LICENÇA PARA ESTABELECIMENTO

INSCRIÇÃO MUNICIPAL

NÚMERO DO PROCESSO

IRLF
05

CONCEDIDO
INSTITUTO BRASILEIRO DE PESQUISAS E DIFUSAO DO REIKI LTDA

PARA SE ESTABELECER NO(A)
RUA SIQUEIRA CAMPOS 43
SALA 634
COPACABANA

COM AS SEGUINTES ATIVIDADES
225460
TERAPIA ALTERNATIVA
220132
TURISMO

COM AS SEGUINTES RESTRIÇÕES
ARTIGO 220 REG. ZONEAMENTO DO DEC 322/76

MILSON HELENO RIBEIRO
Fiscal de Atividades Econômicas
Diretor de Inspetoria
Mat. 11/088296-9

RIO DE JANEIRO, DE DE

NUMERO DO PROCESSO:

DATA DO PROCESSO:

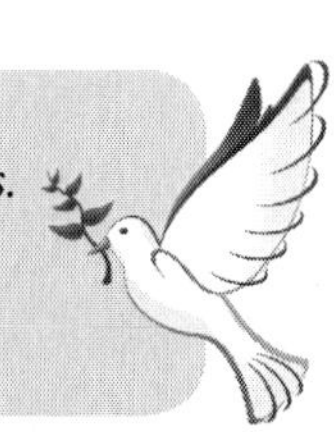

"Seja uma pessoa atenta. Os perigos aumentam quando desprezados. Não existem inimigos inofensivos."

Johnny De' Carli

32.2 Alvará de Inscrição como Terapeuta Holístico

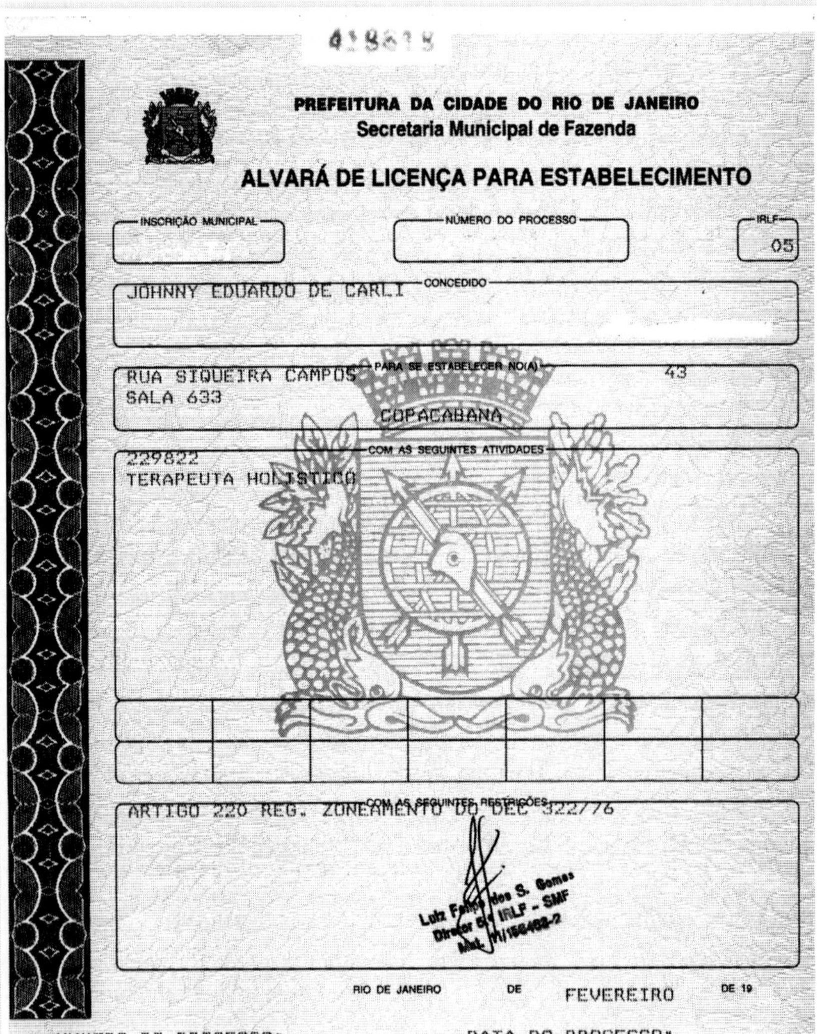

PREFEITURA DA CIDADE DO RIO DE JANEIRO
Secretaria Municipal de Fazenda

ALVARÁ DE LICENÇA PARA ESTABELECIMENTO

INSCRIÇÃO MUNICIPAL

NÚMERO DO PROCESSO

IRLF 05

CONCEDIDO: JOHNNY EDUARDO DE CARLI

PARA SE ESTABELECER NO(A): RUA SIQUEIRA CAMPOS 43 SALA 633 COPACABANA

COM AS SEGUINTES ATIVIDADES: 229822 TERAPEUTA HOLISTICO

COM AS SEGUINTES RESTRIÇÕES: ARTIGO 220 REG. ZONEAMENTO DO DEC 322/76

Luiz Felipe ... dos S. Gomes
Diretor ... IRLF - SMF
Mat. 11/156482-2

RIO DE JANEIRO DE FEVEREIRO DE 19

NUMERO DO PROCESSO: DATA DO PROCESSO:

"Antes de partires em busca dos teus direitos, deves examinar até onde cumpriste os teus deveres."
Johnny De' Carli

As técnicas citadas são meramente ilustrativas. Cada um pode adaptar essa lista atendo-se às técnicas que realmente use ou pretenda vir a usar. Se a empresa pretende crescer, talvez o ideal seja abrir uma sociedade civil com fins lucrativos. Nesse caso, é preciso ter pelo menos um sócio, registrar o contrato social e tirar o CNPJ junto à Receita Federal e o DIF-Documento de Identificação Fiscal junto à Secretaria de Fazenda e Planejamento. A razão social seria, por exemplo: "Centro de Atendimento de Terapia Reiki FULANO DE TAL S/C Ltda". Tipo de Contribuinte: Sociedade por Quota de Responsabilidade Limitada. O alvará de funcionamento deverá ser obtido junto à Divisão Regional de Licenciamento/ Serviço de Licenciamento de Atividades Econômicas. Não se preocupe! Para um contador experiente, isto será fácil.

Muitos terapeutas holísticos, orientados erroneamente por contadores inexperientes, são registrados como terapeutas ocupacionais. Ignorando ser essa expressão definida e limitada por lei federal, acabam utilizando códigos privativos dessas profissões na hora de abrirem suas inscrições como autônomos. Colocam-se, assim, em situação de serem acusados de exercício ilegal de profissão, pois tais expressões são prerrogativas de quem estiver devidamente inscrito junto ao CREFITO (Conselho Regional de Fisioterapia e Terapia Ocupacional).

O reikiano não precisa de alvará da Vigilância Sanitária para trabalhar. A Vigilância Sanitária é extremamente rigorosa em todo o país. Portanto, se estiver pretendendo trabalhar utilizando também a Fitoterapia e, por exemplo, vender os produtos que vier a recomendar, não convém fazê-lo. A Vigilância Sanitária considera antiético este tipo de atitude e tudo fará para fechar o local. Por este mesmo motivo um médico, para não ser tentado a receitar cada vez mais medicamentos, não pode ser dono de farmácia, já que teria lucros na venda dos mesmos. É claro que

"É bem melhor viver norteado por hábitos que por regras.
Os hábitos não são impostos para você segui-los;
você não precisa conservá-los, eles conservam você."
Johnny De' Carli

algumas pessoas poderão fazer uso de artifícios do tipo: o médico tem seu consultório montado num local e a esposa tem uma farmácia montada em outro e ele recomenda aos seus pacientes que comprem lá. Convenhamos, é um assunto muito polêmico, razão pela qual não recomendo a ninguém que monte seu espaço de atendimento junto a um ponto de produtos naturalistas.

A atividade profissional de reikiano requer uma série de cuidados. Se um bacharel em Direito ou um médico, que não tenham feito o doutorado, são chamados de doutor, ninguém se sente lesado. Se um reikiano aceitar ser tratado como doutor, em pouco tempo, é acusado de falsidade ideológica. Caso a pessoa atendida pelo reikiano esteja tomando algum medicamento, a decisão de suspender ou de continuar a usá-lo compete, exclusivamente, ao médico que o receitou, e não ao reikiano. Este, no máximo, poderá recomendar o acréscimo de algum produto natural como um floral, por exemplo, complementando seu trabalho. É vedado ao reikiano, por lei, intervir nos tratamentos de saúde de outros profissionais. Tais tratamentos não devem ser interrompidos. Lembre-se de que o Reiki não tem contraindicações e é compatível com qualquer outra forma de tratamento. Outro aspecto importante a abordar é o perigo de usar expressões definidas por lei, tanto por escrito quanto verbalmente, como, por exemplo, as palavras: paciente, tratamento, clínica, Medicina e médico. Um reikiano jamais receita, mas recomenda. Nunca diagnostica, mas avalia, analisa. Jamais fala em doenças, mas sim em disfunções, em desequilíbrios energéticos, em predisposições. Da mesma forma, jamais usa medicamentos (o que pressupõe, pela própria gênese da palavra, a existência de um médico), mas pode recomendar florais, essências, extratos. Muitos reikianos estudaram especialidades técnicas em outros países, e de forma ingênua fazem uso das expressões utilizadas em outras línguas, tais como: médico naturista,

> *"Nessa vida, podemos plantar livremente, criando, porém, a inevitável consequência da colheita obrigatória."*
>
> Johnny De' Carli

Medicina Tradicional Chinesa, ignorando que essas expressões são definidas e limitadas no Brasil por lei federal, podendo o reikiano vir a ser acusado de exercício ilegal da Medicina. Muitos reikianos trabalham com florais. Mesmo nesse caso, você não pode prescrever ou receitar, apenas recomendar ou indicar, para harmonizar ou equilibrar. Nunca diagnostique doenças, isso é prerrogativa médica. Jamais o reikiano deve alegar ter prescrito qualquer coisa para tratar alguma doença (esta conduta é prerrogativa da classe médica). Deve, sim, afirmar que fez uma recomendação para harmonizar e equilibrar desequilíbrios energéticos, disfunções. O reikiano não abre uma clínica de Reiki e sim um centro, núcleo ou espaço de Reiki. Dessa forma, você não corre o risco de ser enquadrado pelas Promotorias Públicas de Justiça em crime de charlatanismo ou curandeirismo, passível de prisão. As leis brasileiras são claras quando tratam de charlatanismo..." *inculcar ou anunciar cura por meio secreto* (o grifo é nosso) *ou infalível*"**.** Um reikiano que ainda insista em trabalhar com os símbolos, que pertencem a toda a humanidade, como secretos sujeitar-se-ia a ser enquadrado em crime de charlatanismo, caso fosse denunciado por um cliente com más intenções. Nesse sentido, devemos aproveitar para alertar aos profissionais que, no Brasil, não devemos usar a expressão Cura Prânica (técnica desenvolvida pelo competente Mestre filipino Choa Kok Sui, parecida com o Nível 1 do Reiki), pois a palavra cura indevidamente empregada é considerada, por muitos juristas, crime, ou seja: se uma pessoa mal intencionada quiser prejudicar aqueles que trabalham com Cura Prânica, bastará ir à delegacia de polícia mais próxima registrar queixa. Deve-se usar o termo Terapia Prânica, para evitarmos problemas. Se o reikiano faz uso complementar de técnicas corporais, jamais deverá chamar este trabalho de massagem, não só pelo sentido pejorativo que a confusão com a prostituição trouxe à palavra,

"A liberdade é algo valioso, não abra mão dela.
Viva intensamente."
Johnny De' Carli

como também pelo fato de que estaria sendo enquadrado dentro de alguns requisitos impossíveis de serem cumpridos, pois estaria sujeito às diretrizes do DECRETO-LEI 4.113 de 14/02/42. A utilização de medidores de pressão arterial é uma prerrogativa exclusiva do médico, pois as informações a respeito da pressão, se está alta ou baixa, são utilizadas, comumente, para diagnósticos de doenças. Até mesmo farmacêuticos já foram processados por exercício ilegal da Medicina pelo simples fato de terem medido a pressão de seus clientes. Quem atua em atendimento com Reiki deve ter todo o cuidado. Daí a inconveniência de realizar medições de pressão, pois este simples ato, durante o atendimento com o Reiki, pode ser usado contra você.

Não existe qualquer impedimento legal ao uso de equipamentos como máquina Kirlian, equipamentos radiestésicos, radiônicos e iridológicos em complemento ao trabalho com o Reiki. Desde que, é claro, jamais sejam utilizados para diagnóstico ou tratamento de doenças. Só os utilize para avaliar e tratar desequilíbrios energéticos.

Reikianos são terapeutas holísticos que, registrados nas prefeituras como autônomos, podem emitir recibos, com texto do tipo: "*Recebi de Fulano de Tal, R$ xx,xx, referentes a serviços prestados em atendimento com a técnica Reiki de terapia holística*". Os mesmos podem ser feitos em recibos de autônomo, chamados de RPA, e vendidos nas boas papelarias. Quando o profissional opta por abrir uma empresa, aí ela emite notas fiscais de prestação de serviços. O reikiano pode fazer uso, também, de um documento visando atestar o comparecimento de seu cliente ao tratamento, com o texto do tipo: "*Atesto, para os devidos fins, que Fulana de Tal esteve sob atendimento com a técnica Reiki de terapia holística, no dia xx/xx/xx, das xx às xx horas*". É terminantemente vetado ao reikiano, por lei, emitir atestado relativo à doenças.

"A fonte da honestidade é a verdade."
Johnny De' Carli

Vale registrar que inexiste lei que obrigue a empresa onde o cliente trabalha a abonar a falta ou a restituir despesas. Aliás, nem mesmo se fosse o caso de atendimento feito por psicólogos ou médicos, se particulares, tal obrigatoriedade existiria. Muitas organizações aceitam fazê-lo por consideração aos seus funcionários, mas, repito, nenhuma lei as obriga.

O pagamento de imposto de renda para reikianos segue os mesmos requisitos das demais profissões, ou seja: a renda deve ser declarada quando ultrapassar o limite de isenção, cuja tabela é amplamente divulgada todos os anos pela Receita Federal.

Com relação à Previdência Social, a maioria dos pareceres jurídicos afirmam que inexiste obrigatoriedade de contribuir para a Previdência, a não ser que se deseje receber aposentadoria por tempo de serviço.

Inexiste qualquer lei que proíba o reikiano de usar roupas brancas, ou que torne as mesmas exclusivas de uma só profissão. Açougueiros, vendedores de sorvetes, pais e mães de santo as usam. Muitos médicos já estão deixando, inclusive, de usar o branco por sujar muito. Lembre-se de que na Índia e no Japão os reikianos usam preto, que é a cor que oferece maior proteção aos chacras.

Reikiano trabalhe com cautela!

"A tarefa que você mais deseja adiar
é a que deve ser feita primeiro."
Johnny De' Carli

CAPÍTULO 33

ÚNICA ENTREVISTA DO MESTRE MIKAO USUI

O manual com o título de *Reiki Ryoho Hikkei* era entregue aos alunos do Mestre Usui, quando lecionava. Foi escrito, portanto, quando ele ainda estava vivo, antes de 1926, em *kanji* arcaico (utilizado no Japão antes da Segunda Guerra Mundial). É um documento que comprova que o Método Reiki não teve apenas uma tradição oral, como foi preliminarmente divulgado no Ocidente. O manual contém uma entrevista com o próprio Mestre Usui.

Quando estive no Japão pela segunda vez, em janeiro de 2002, recebi das mãos do Mestre Fuminori Aoki cópia do manual original, bem como uma tradução bastante precisa para o inglês deste importante material. Vale registrar a dificuldade em traduzir textos escritos em *kanji* arcaico. A última parte do manual contém 125 poemas (*Gyosei*) escritos pelo Imperador Meiji e selecionados pelo Mestre Usui, para utilização no Método Reiki.

As perguntas sobre o Método Reiki, a seguir, foram respondidas pelo próprio Mestre Usui. Não há registro da data exata da entrevista nem do nome do entrevistador.

> *"Os erros e os equívocos são passageiros, a verdade é definitiva."*
> JOHNNY DE' CARLI

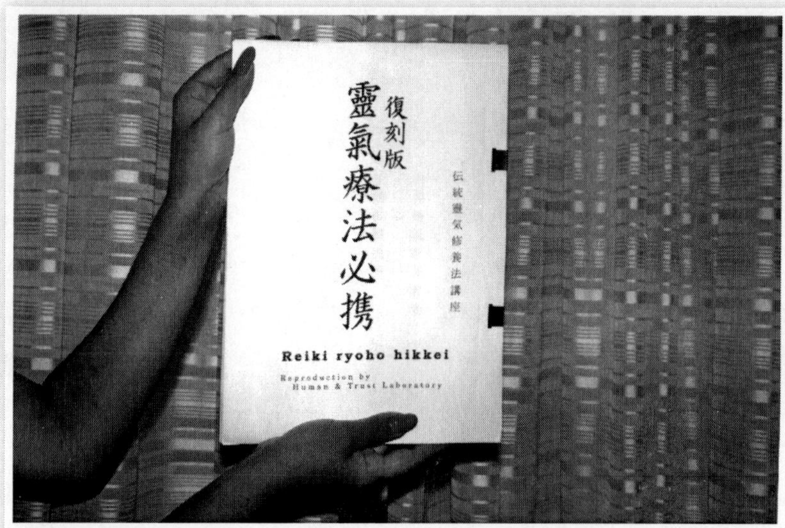

Reprodução da capa da apostila original com o título de Reiki Ryoho Hikkei.

Entrevistador: "*Por que ensinar o Método Reiki ao público?*"

Mikao Usui: "*Desde a antiguidade, as técnicas secretas são transmitidas somente para os descendentes de seus descobridores como se fossem um tesouro da família. Acredito que a prática de manter técnicas em segredo é hábito do passado. Não poderei admitir tal comportamento no mundo moderno, no qual a felicidade e o progresso social são fundamentados na coexistência da humanidade. Nossa técnica terapêutica Reiki é desconhecida e não há similar no mundo. Seu uso objetiva a liberação para o conhecimento do público, a fim de que todos recebam seus benefícios, obtendo bem-estar oferecido pelo Céu. Nossa técnica terapêutica Reiki é original, baseada na capacidade do Espírito (Rei) do Universo, que fortalece as pessoas e promove moderação de ideias e prazer de viver. Nossa técnica será aberta e transmitida para o público com o objetivo de salvar as pessoas de*

"Não basta ler, é necessário compreender o que se lê."
Johnny De' Carli

disfunções na saúde e angústias do mundo atual, onde há necessidade de melhorias e reformulações."

Entrevistador: "*O que é* ***Usui Reiki Ryoho*** *(técnica terapêutica Reiki Usui)?*"

Mikao Usui: "*A técnica tem por objetivo, primeiramente, a saúde da mente e, secundariamente, a saúde física. Fortalece a mente e o físico. Serve também para direcionar um caminho correto de vida, observando as palavras deixadas pelo Imperador Meiji (Cinco Princípios). Se a mente estiver no caminho correto e saudável, o corpo físico será fortalecido naturalmente. Sendo assim, será missão da* ***Usui Reiki Ryoho*** *completar física e psicologicamente uma vida com paz e prazer, ajudando no tratamento de problemas de saúde de outros e promovendo, assim, a felicidade de si próprio e de terceiros*".

Entrevistador: "***Usui Reiki Ryoho*** *(técnica terapêutica Reiki Usui) seria semelhante às técnicas que utilizam hipnose, técnica kiai ou crenças religiosas?*"

Mikao Usui: "*Não, nossa técnica não se assemelha a nenhuma dessas técnicas. Trata-se de um segredo espiritual que salva espírito e corpo. Consegui obtê-la, espiritualmente, após árduo treinamento durante muito tempo*".

Entrevistador: "*Seria uma técnica terapêutica espiritual?*"

Mikao Usui: "*Pode ser considerada uma terapia espiritual, mas também uma técnica terapêutica física.*

Todas as partes do corpo, principalmente olhos, boca e mãos, emitem energia e luz. Assim, fixando o olhar corretamente dois ou três minutos, soprando ou passando a mão na região enferma, as dores cessarão e desaparecerá a tumefação oriunda de dor de dente, estômago, intestino,

> "*Ler sem reflexionar é o mesmo que comer sem mastigar.*"
> Johnny De' Carli

nervos, traumas, cortes e queimaduras. Nos casos de doenças crônicas, a recuperação não é muito fácil. Esses casos exigem algumas sessões de tratamento, mas, mesmo assim, já no início, o receptor sentirá alívio. Não sei como explicar este fenômeno através da medicina moderna, mas existem fatos que não são ficção. Se alguém vivenciar um tratamento, conseguirá compreendê-lo. Ninguém pode ignorar os fatos".

Entrevistador: *"Mesmo quem não acredita na **Usui Reiki Ryoho** (técnica terapêutica Reiki Usui), obterá efeitos para recuperação de problemas de saúde?"*

Mikao Usui: *"Sim, diferentemente das técnicas terapêuticas psicológicas e hipnóticas, nossa técnica não utiliza nenhuma sugestão. Sendo assim, não é necessário acreditar. Pode-se duvidar ou até mesmo não acreditar no tratamento. Normalmente, não chega a uma entre dez pessoas que procuram pela primeira vez nosso tratamento já acreditando no resultado. A maioria começa a ter confiança depois de conhecer seus efeitos, após a primeira sessão".*

Entrevistador: *"Quais problemas de saúde são tratados através da **Usui Reiki Ryoho** (técnica terapêutica Reiki Usui)?"*

Mikao Usui: *"A técnica pode tratar problemas de saúde tanto psicológicos como orgânicos".*

Entrevistador: *"A **Usui Reiki Ryoho** (técnica terapêutica Reiki Usui) trata somente problemas de saúde?"*

Mikao Usui: *"Não somente problemas de saúde. Pode também corrigir maus hábitos, tais como angústias, debilidades, timidez, indecisões e nervosismo. Com a energia do Método Reiki, o coração se torna semelhante a Deus ou Buda, trazendo felicidade para si mesmo e para terceiros".*

> *"Não é preciso que você acredite que a energia Reiki vá funcionar.*
> *A fim de experimentá-la profundamente,*
> *no entanto, você precisa usá-la."*
> JOHNNY DE' CARLI

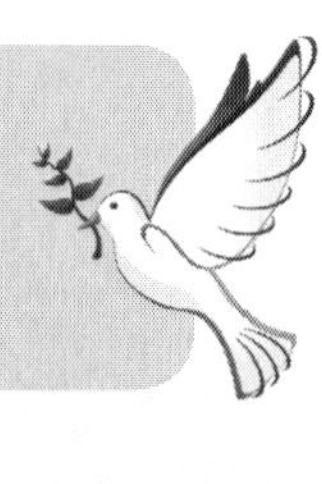

Entrevistador: *"Como a* ***Usui Reiki Ryoho*** *(técnica terapêutica Reiki Usui) funciona?"*

Mikao Usui: *"Esta técnica não me foi transmitida por ninguém, nem a pesquisei para obter a capacidade de trabalhar com o Espírito Universal (Rei). Durante a prática do jejum, tive contato com a Atmosfera Universal e recebi uma sensação espiritual, descobrindo, assim, uma capacidade espiritual terapêutica. Deste modo, eu mesmo sinto dificuldade para explicar claramente o fenômeno. Atualmente, cientistas e estudiosos estão pesquisando sobre o assunto, embora, no momento, não haja uma definição científica. Virá, sem dúvida, o dia em que o assunto será esclarecido cientificamente".*

Entrevistador: *"A* ***Usui Reiki Ryoho*** *(técnica terapêutica Reiki Usui) utiliza medicamentos? Há efeitos colaterais?"*

Mikao Usui: *"Nunca utilizamos medicamentos nem aparelhos médicos. O tratamento é feito através de fixação do olhar, sopro, carícia, toque e batidas leves com as mãos".*

Entrevistador: *"Para praticar* ***Usui Reiki Ryoho*** *(técnica terapêutica Reiki Usui) a pessoa precisa ter conhecimentos de medicina?"*

Mikao Usui: *"Utilizamos a Energia Espiritual (Rei) que ultrapassa a ciência moderna. Assim, a técnica não está baseada na medicina. Simplesmente se faz o tratamento através da fixação do olhar, sopro, toque e carícia com a mão na parte enferma como, por exemplo, na cabeça, estômago ou olhos. Não há necessidade de tomar medicamentos desagradáveis nem de suportar dores, conseguindo a recuperação da saúde em pouco tempo, o que constitui a originalidade desta técnica que se utiliza da Energia Espiritual (Rei)".*

> *"O Reiki é um tipo de óleo que lubrifica as engrenagens da vida."*
>
> Johnny De' Carli

Entrevistador: *"Qual a opinião dos médicos renomados da atualidade sobre esta técnica?"*

Mikao Usui: *"Os estudiosos geralmente mantêm neutralidade sobre o assunto, exceto alguns médicos conhecidos do Ocidente que fazem críticas severas, sustentando o uso de medicamentos convencionais. O Dr. Nagai da Faculdade Imperial de Medicina, no entanto, disse: "Os médicos diagnosticam, descrevem e compreendem as doenças, mas não sabem como curá-las". O Dr. Kondo disse: "Será um engano pensar que a medicina teve grande avanço. A medicina moderna apresenta o grave defeito de não basear seus tratamentos na parte espiritual e mental". O Dr. Sakae Hara disse: "É um absurdo que a medicina moderna ignore pessoas que possuem inteligência, igualando-os a animais comuns. Acredito que virá, em futuro próximo, uma revolução no mundo das terapias". O Dr. Rokuro Hisaga disse: "É uma técnica que apresenta surpreendentes efeitos que nem médicos conseguem obter. Os tratamentos são efetuados por pessoas que não são médicos, adequando o tratamento de acordo com o tipo de doença e personalidade do doente, usando várias técnicas terapêuticas como a psicológica. É uma visão estreita a dos médicos que rejeitam e acusam os terapeutas que não são médicos"* (publicado no Jornal de Medicina do Japão). *De fato, os doutores em medicina ou em farmacologia nos procuram para aprender nossa técnica, reconhecendo seus efeitos".*

Entrevistador: *"Como se posiciona o Governo em relação a esta técnica?"*

Mikao Usui: *"No dia 06 de fevereiro de 1922, na Comissão de Orçamento da Casa de Deputados do Congresso Imperial, o deputado e doutor em medicina, Sr. Nagai comentou sobre a posição do governo em relação às recentes práticas terapêuticas, chamadas de terapias psicológicas ou espirituais, realizadas por profissionais não médicos. A prática da hipnose era,*

"Aceite o Reiki como uma parte integrante de sua vida."
Johnny De' Carli

segundo ele, considerada como uma técnica sobrenatural até algumas décadas atrás, mas, hoje em dia, esta prática vem sendo estudada academicamente, aplicada em doentes com problemas psicológicos. Há dificuldade em solucionar todos os problemas através da medicina. Os médicos praticam seu trabalho de acordo com os ensinamentos da medicina, aplicando as técnicas médicas de acordo com o diagnóstico. Eles não consideram interferência, na medicina, o toque de mãos e a aplicação de eletricidade em muitas doenças. Portanto, nosso ***Usui Reiki Ryoho*** *(técnica terapêutica Reiki Usui) não infringe as leis da medicina nem as leis da acupuntura".*

Entrevistador: *"Considero que esta capacidade de tratar problemas de saúde é um presente do Céu e dada somente a determinadas pessoas, não podendo ser obtida através de aprendizagem. Seria assim?"*

Mikao Usui: *"Não. Todos os seres vivos possuem a capacidade espiritual de se recuperarem de seus problemas de saúde. Sejam plantas ou animais, todos a possuem. Mas especialmente nos seres humanos tal capacidade se apresenta mais forte. Nosso* ***Usui Reiki Ryoho*** *(técnica terapêutica Reiki Usui) é a concretização desta capacidade".*

Entrevistador: *"Então todos podem ter a habilidade de usar as técnicas de Reiki Usui?"*

Mikao Usui: *"Sem dúvida, independente de ser homem ou mulher, intelectual ou não, qualquer pessoa normal pode obter a capacidade espiritual de tratar perfeitamente a si mesmo e às outras pessoas, em pouco tempo. Até agora, já transmiti a técnica a mais de mil e algumas centenas de pessoas com total sucesso e, somente com o SHODEN* (primeiro Nível do Método Reiki), *todos obtiveram a capacidade espiritual de tratar difíceis problemas de saúde em pouco tempo. Esta é a característica de nossa técnica com a Energia Universal".*

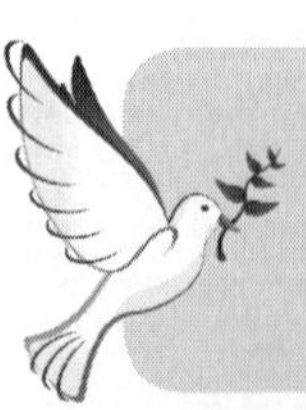

"Utilizando o método Reiki, tornamo-nos adultos, porque assumimos a responsabilidade por nós mesmos."

Johnny De' Carli

Entrevistador: *"Esta técnica trata disfunções de terceiros, mas consegue também tratar disfunções em si próprio?"*

Mikao Usui: *"Como podemos tratar problemas de saúde de terceiros se não conseguimos tratar a nós mesmos?"*

Entrevistador: *"Como deve uma pessoa proceder para receber o OKUDEN* (segundo Nível do Método Reiki)*?"*

Mikao Usui: *"O OKUDEN consiste em um conjunto de técnicas: HATSUREI-HO, DASHU-HO, BUSHU-HO, OSHITE-HO, ENKAKU-HO, SEIKAKU-HO e outras. Transmitimos primeiramente o SHODEN e às pessoas que alcançaram bons resultados e têm boa personalidade transmitimos o OKUDEN".*

Entrevistador: *"Existem técnicas além do OKUDEN?"*

Mikao Usui: *"Há o SHINPIDEN" (último Nível).*

"Todos os amorosos caminhos do bem levam a Deus.
O caminho do Reiki é apenas mais um."
Johnny De' Carli

CAPÍTULO 34

Os Poemas Recomendados por Mikao Usui

A história do Japão é dividida em períodos ou eras, que são os seguintes: Período Paleolítico (...até 8000 a.C); Período Jomon (8000 a.C. a 300 a.C); Período Yayoi (300 a.C. a 300 d.C); Período Yamato ou Kofun (300 d.C. a 593 d.C); Período Asuka (593 d.C a 710 d.C); Período Nara (710 d.C~794 d.C); Período Heian (794 d.C~1192 d.C) época de florescimento da poesia e da literatura no país; Período Kamakura (1192~1333); Período Muromachi (1333~1573), marcado por grande evolução econômica e cultural na arquitetura, pintura, poesia, música, cerimônia do chá, ikebana (arte do arranjo de flores) e o teatro (Nô e Kyogen). Período Azuchi-Momoyama (1573~1603); Período Edo (1603~1868). Foi um período de crescimento da influência européia no Japão. Houve o fechamento dos portos ao comércio estrangeiro, em 1639. Proibição da entrada de estrangeiros e também da saída de japoneses do país. Houve um isolamento do Japão para com o resto do mundo. O Estado controlava a liberdade individual. Comodoro Mattew C. Perry e sua frota conseguiram em 1853, fazer com que o Japão reabrisse seus portos. Nasce

"Os líderes nascem para decidir por aqueles que não querem assumir responsabilidades."
JOHNNY DE' CARLI

Mikao Usui, o descobridor do Método Reiki, em 15 de agosto de 1865. Em 1867, houve o fim da era feudal; Período Meiji (1868~1912), inicia-se com a ascensão do Imperador Meiji, que muda a capital para Tóquio e programa uma ampla restauração no país. Voltam a liberdade religiosa e a igualdade social. O Japão passa por uma grande industrialização e abre suas portas para grandes estudiosos ocidentais, que ajudam no progresso do país. Nesse período, o país trava duas batalhas, uma contra a China, em 1895, e outra contra a Rússia, em 1905. Em 1910, os japoneses ocupam a Coréia. Por estes motivos o Imperador Meiji faz tantas referências à guerra em seus poemas, como você verá mais à frente. O imperador Meiji morre em 1912, pondo fim ao período; Período Taisho (1912~1926), tem início quando Taisho, filho do Imperador Meiji, assume o poder. O Método Reiki é descoberto por Mikao Usui, em sua meditação no Monte Kurama, em março de 1922. Após a Primeira Guerra Mundial, o país enfrenta uma situação econômica difícil, que se agrava com o terremoto em 1923, que arrasou Tóquio e Yokohama. Mikao Usui populariza o Método Reiki, tratando dos sobreviventes; Período Showa (1926~1989), morre Mikao Usui em 09 de março de 1926; Período Heisei (1989 aos dias atuais), iniciado pelo Imperador Akihito, filho do Imperador Hirohito.

O Imperador Meiji (1852-1912), cujo nome era Mutsuhito, assumiu o trono em 1867. Jovem e carismático, foi o 122.º Imperador do Japão. O Imperador Meiji não falava muito, mas escreveu cerca de 100 mil poesias WAKA para se expressar. Esta poesia é conhecida como grande poesia na literatura japonesa. Diz o Mestre Doi Hiroshi: "*O Imperador Meiji era um grande sensitivo. Sua bondade era irradiada por todo o país, como o sol. Era tolerante e abundante como o oceano, sua vontade era forte, sua crença era cheia de amor e tão ampla quanto a terra*". O Imperador Meiji, foi o primeiro a conceder títulos de posse das terras, aos agricultores e

"Um líder deve estar constantemente vigilante às necessidades de seus liderados."
Johnny De' Carli

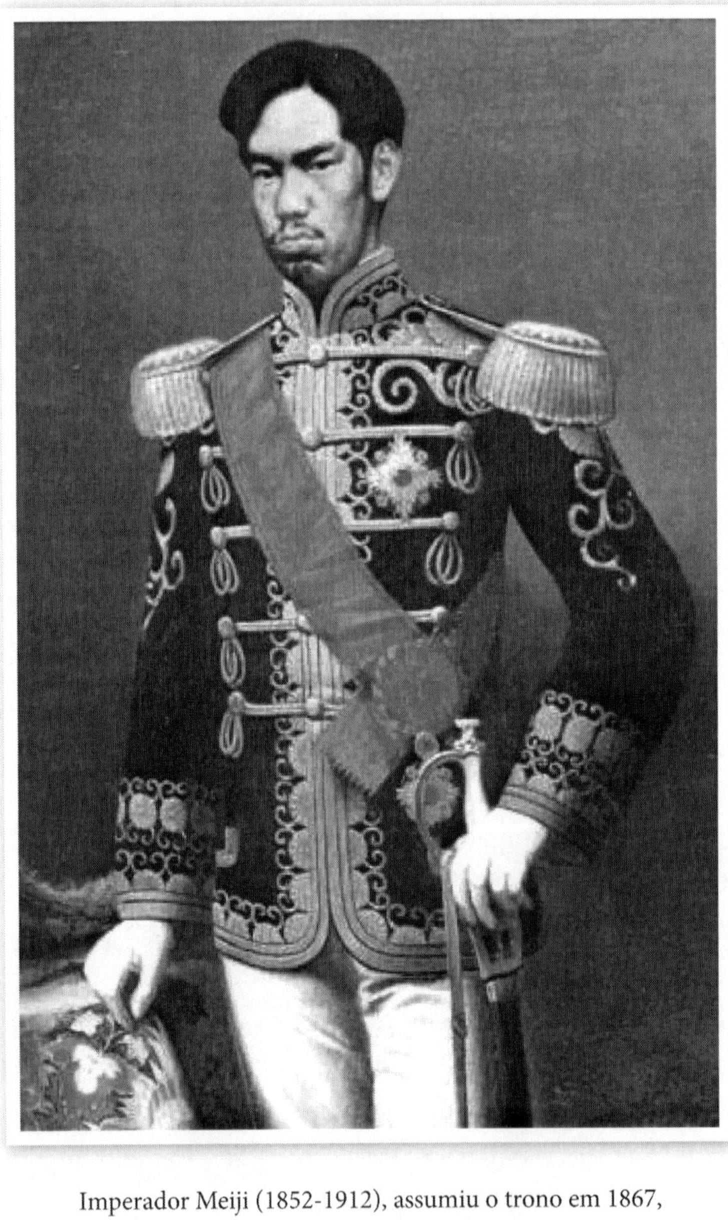

Imperador Meiji (1852-1912), assumiu o trono em 1867, foi o 122.º Imperador do Japão.

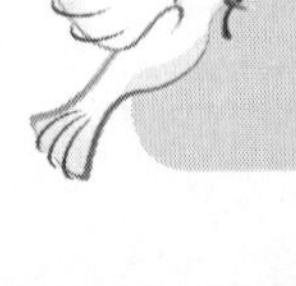

"Os grandes líderes projetam-se mais através do exemplo do que através do poder."
Johnny De' Carli

instituiu a escola pública para todos os cidadãos japoneses. O Presidente dos Estados Unidos, Franklin D. Roosevelt disse: *"O povo japonês deve ser feliz por ter tão grande Imperador. O Japão progredirá e se desenvolverá com o Imperador Meiji"*. O Imperador Meiji ficou conhecido como um símbolo da modernização do Japão. Marcou o início de uma revolução nacional, levando o Japão a tornar-se poderoso mundialmente.

Os poemas escritos pelo Imperador Meiji, denominados em japonês *Gyosei*, estão escritos na forma poética *Waka*. Um *Waka* é um poema de cinco versos, cujo primeiro verso consta de cinco sílabas, o segundo, de sete, o terceiro, de cinco e o quarto e o quinto, de sete cada um (5-7-5-7-7). No original estão escritos em japonês antigo. Na tradução, naturalmente, não se foi possível respeitar a quantidade tradicionalmente prescrita de sílabas, convertendo-se a *Waka* às vezes num poema maior ou menor em versos. Cada poema tem um título.

O Mestre Usui era um grande admirador do Imperador Meiji e selecionou 125 poesias para usar nas suas reuniões do Método Reiki. Os poemas eram recitados, ou cantados, de uma forma muito específica. O cântico, a cadência e o ritmo ajudam a desenvolver uma consciência atenta e a purificar a mente.

No Japão, a Usui Reiki Ryoho Gakkai, organização fundada pelo próprio Mestre Usui, durante o *Shuyokai* (seminário), dirigido por um Mestre de Reiki, os praticantes do Método Reiki (Usui Reiki Ryoho) mantém-se a tradição de cantar poesia *Waka*, como alimento espiritual. No início do *Shuyokai* e *Hatsurei-Ho* (ensinado no Nível 2 do Método Reiki – *Okuden*), *Gyosei* é lido em voz alta para clarear os pensamentos ociosos. O *Gokai* (Cinco Princípios do Reiki) é lido três vezes em voz alta no final.

> *"Reconhece-se a qualidade de um bom líder na forma como trata os seus liderados."*
> Johnny De' Carli

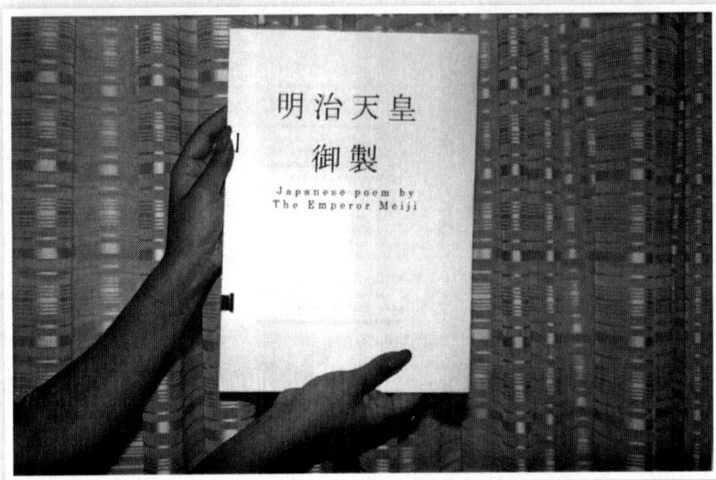

Reprodução da capa da apostila original com o título Gyosei, última parte do manual, que contém os 125 poemas (wakas) escritos pelo Imperador Meiji.

Quando estive no Japão pela segunda vez, em janeiro de 2002, recebi das mãos do Mestre Fuminori Aoki e do Mestre Doi Hiroshi cópia do manual original com os poemas. Vale registrar a dificuldade em traduzir textos escritos em *kanji* arcaico.

"O livro tem o poder de mudar as pessoas e de mudar o mundo."
Johnny De' Carli

34.1 Os 125 Poemas do Imperador Meiji

1 – LUA

Tantas mudanças e tantas pessoas passaram neste mundo.
Mas a lua da noite de outono continua a mesma de muito tempo atrás.

2 – PARAÍSO (CÉU)

Eu queria que meu coração pudesse ser tão claro
e amplo como o grande céu e o verde campo da primavera.

3 – PENSAMENTO OCASIONAL

Antes de reclamar do clima quente e úmido, penso nos lavradores que têm de trabalhar nos campos de arroz em tão duras condições.

4 – VENTO SOBRE AS FOLHAS DE OUTONO

Muitos dias e noites se passaram para aperfeiçoar a cor das folhas do bordo, mas uma leve rajada de vento basta para levá-las.

5 – PENSAMENTO OCASIONAL

Observe e aprenda com os pingos de chuva que escavam a rocha.
Descarte a ideia de que realizar uma tarefa é difícil demais.
Nada é impossível!

6 – PENSAMENTO OCASIONAL

Se eu olhar para meus próprios erros, não me ressinto com Deus e nem culpo os outros por meus próprios sofrimentos.

> *"Cada um dos 125 poemas do Reiki é um mistério, que deve ser decifrado pelo Reikiano e incorporado em seu coração."*
> Johnny De' Carli

7 – PENSAMENTO OCASIONAL

Todos nós cometemos erros em nossas vidas algumas vezes.
Portanto, não se preocupe demais e
nem seja excessivamente prudente com tudo.

8 – AMIGO

O verdadeiro espírito da amizade está em revelar o erro ao outro e
demonstrar sem problemas o quão próximo estás dele.

9 – PINHEIRO SOBRE A ROCHA

Não importa quão duro e tempestuoso este mundo se torne,
quero que o meu coração continue sólido e inabalável
como o pinheiro enraizado na rocha.

10 – ONDA

Por um momento, parece tempestuosa, a seguir se acalma.
A onda no oceano e a existência humana têm muito em comum.

11 – PENSAMENTO OCASIONAL

Mesmo que tenhas conseguido uma vida abundante
e livre de problemas, nunca te esqueça das obrigações
da verdadeira generosidade.

12 – IRMÃOS

Mesmo que os ventos sacudam a casa,
as dificuldades poderão ser superadas,
se os irmãos estiverem em harmonia.

"O verdadeiro poema consiste em melhorar
o bem-estar da humanidade."
Johnny De' Carli

13 – CORAÇÃO (ESPÍRITO)

Não importa o que aconteça em minha vida,
gostaria que meu coração e a minha alma
continuassem abertos e livres.

14 – MEDICAMENTO

Em lugar de tomar muitos medicamentos para curar teus males,
cuide melhor e com constância de teu corpo e de ti mesmo.

15 – PENSAMENTO OCASIONAL

Quando ouço o crescente zumbido dos mosquitos,
sinto profundamente por meus soldados.
Como dormem eles à noite nos campos de batalha?

16 – EDUCAÇÃO

Jovem japonesa: escolha pessoas de mérito
para ter como exemplo
e aprenda com ela tuas lições de vida.

17 – FLORES SOBRE A ÁGUA

O maravilhoso das flores que crescem junto ao lago é que,
mesmo quando caem, nadam sobre a água,
e se pode admirar a beleza delas.

18 – LUA E VAGALUME

A lua brilha tão lindamente sobre o lago
que um humilde vagalume compromete sua existência voando
em direção à imagem refletida dos arbustos de junco.

> *"O poema é um mistério que nos transforma. O poeta aspira sempre a transformar o ser humano para melhor."*
> Johnny De' Carli

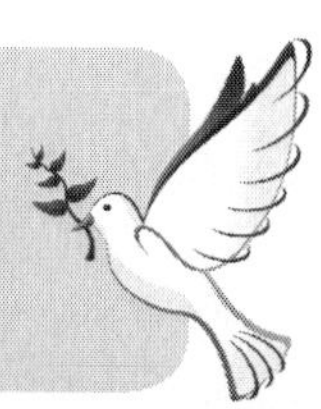

19 – JOIA

Uma bela joia, sem um arranhão sequer,
pode perder seu brilho por causa da poeira.
O coração e a alma humana, também,
precisam ser constantemente polidos para se manterem limpos.

20 – PENSAMENTO OCASIONAL

Jovem estudante: não te apresse para chegar antes.
Não negligencie teus deveres.
O verdadeiro aprendizado requer um estudo longo e constante.

21 – OBEDIÊNCIA

Apesar de vivermos num mundo agitado,
não te esqueças de ocupar-te dos teus pais.

22 – RELVA

Apesar de a relva não parecer muito promissora,
poderás, se olhares bem,
nela encontrar ervas medicinais.

23 – DIPLOMADOS

Bacharel: tu podes pensar que, por fim, o deixaste para trás.
Não, o aprendizado não tem fim!

24 – PEQUENOS CRAVOS

Ao semear pensei que todas eram a mesma semente.
Mas agora floresce uma variedade de flores.
Os cravos do jardim!

> *"O poema é a linguagem do Amor Universal."*
> Johnny De' Carli

25 - SALTO D'ÁGUA

Uma pedra na corrente aumenta de tal forma o ruído do rio,
que não se escuta o som da água que flui.

26 – ÁGUA

A água é tão flexível. Cabe em qualquer recipiente.
Mas tem força para perfurar a pedra.

27 – RELVA

Se o pequeno roedor trabalha embaixo da terra,
todas as raízes das plantas semeadas morrem.

28 – ANCIÃO

O ancião que veio cumprimentar-me, amparado por seu neto,
agora está apoiado em seus próprios pés.

29 – ÁRVORE COBERTA DE LODO

Quando vejo as árvores, cobertas de lodo,
lembro que há pessoas que, desde o nascimento,
vivem com humildade.

30 – VISITANTE NA NEVE

Ancião, vens me saudar sem esperar que pare de nevar?
Por favor, aproxima-te mais do fogo.

31 – CALIGRAFIA

Com letras belamente escritas ou não,
uma carta deveria ser sempre fácil de ler.

"O verdadeiro poema é aquele que nos torna
melhores do que somos."
Johnny De' Carli

32 – PAIS

Apesar de envelhecermos,
nossos pais sempre nos consideram crianças.
Esse é o espírito da paternidade.

33 – PENSAMENTO OCASIONAL

Os soldados que vão para a guerra,
deixam as suas famílias seguras em casa.
Quão corajosos e dedicados são para com sua pátria!

34 – PÁSSAROS

Os pássaros que voam livremente pelo grande céu,
nunca esquecem de sua casa e de lá regressar.

35 – APRENDIZADO

Quanto mais práticas houver no ensino para as crianças,
melhores resultados se alcançarão.

36 – ORVALHO SOBRE OS CRAVOS DO JARDIM

As jovens alunas, no pátio da escola,
têm o frescor dos cravos do jardim molhados pelo orvalho!

37 – SINCERIDADE

A sinceridade do coração humano faz até o Céu chorar.

38 – PENSAMENTO OCASIONAL

É bom apreciar as flores,
depois de cumprir as exigências do trabalho.

"A cada bom poema incorporado em nosso ser,
você tem a oportunidade de recomeçar."
Johnny De' Carli

39 – LEMBRANÇA

O ser humano não olha para dentro de si mesmo.
Prefere falar dos demais. Assim é a vida em sociedade.

40 – CUME

Tão alta parece a montanha, que arranha o grande céu.
Se não te deres por vencido e começares a subir,
por certo encontrarás um caminho.

41 – PENSAMENTO OCASIONAL

Deverias falar com os outros
depois que tenhas feito uma reflexão.

42 – PENSAMENTO OCASIONAL

Ainda quando tudo o que pensas se tenha manifestado,
não permitas que te suba à cabeça e não esqueças da humildade.

43 – PENSAMENTO OCASIONAL

Há tanto que fazer e tanto para pensar
mas o que realmente se pode fazer é limitado.

44 – PINHEIRO NA NEVE

Quando a neve sobre o ramo débil de um pinheiro ficar muito pesada
aproxima-te e a retira.

45 – PENSAMENTO OCASIONAL

Mortos na guerra: deixai-me guardar seus nomes na memória,
para que a pátria possa perdurar.

"Os poemas são um caminho para o aprendizado
e para a sabedoria."
Johnny De' Carli

46 – VENTILADOR

No calor do meio dia, vens visitar-me!
Deixa-me, ao menos, pegar o ventilador.

47- ESPÍRITO

És belo, assim, na tua simplicidade
quando te ocupas da caridade.

48 – LEMBRANÇA

Esforça-te, mesmo quando tudo parecer difícil.
É possível alcançares qualquer objetivo do mundo.

49 – PILAR

Aquele que representa o pilar da família
não deveria ter que se ocupar de miudezas.

50 – LEMBRANÇA DA RELVA

Cautela! Se dizes algo sem muito refletir,
isso logo se disseminai pela sociedade.

51 – LEMBRANÇA DE UMA CANOA

É simples deslizar corrente abaixo em uma canoa.
Assim também é no mundo.
Mas não se esqueças de pensar no leme.

52 – LEMBRANÇA DE UMA PEDRA PRECIOSA

Todos os cidadãos dizem "esta pedra preciosa é lindíssima!".
Mas, realmente, poucas há que não tenham defeito.

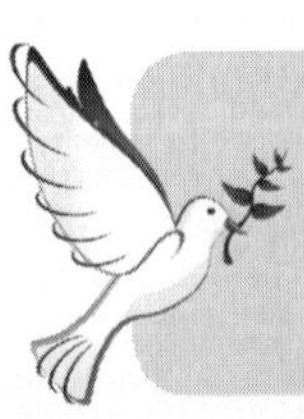

"Uma coleção de poemas deve ser uma farmácia espiritual,
onde se encontra medicamentos para qualquer coisa
que nos desvie do caminho do bem."
Johnny De' Carli

53 – SENTIMENTO DURANTE UMA VIAGEM

Cada vez que saio em viagem,
temo estar causando incômodos a minha gente.

54 – A HUMANIDADE

Pela pátria combates o inimigo,
porém não te esqueças do mais importante: o teu lar.

55 – MEDICAMENTO

Pelo bem da pátria, daria o elixir da imortalidade
ao ancião que gostaria de ver envelhecer.

56 – ANCIÃOS

Pode ser que repitam uma vez ou outra suas lembranças,
mas escondidos, em suas palavras, há valiosos ensinamentos.

57 – FIM DA TARDE

Quando o sol começa a se por,
lamento o dia que passei sem fazer nada.

58 – CORAÇÃO DOS PAIS

O sonho primaveril dos camponeses, que,
no campo queimado, ocupam-se de seus descendentes,
não será de natureza tranquila.

59 – MEDICAMENTO

O conselho do honesto é como um bom medicamento,
até para as pessoas saudáveis.

"Nos poemas aprende-se a desviar do mal sem o experienciar."
Johnny De' Carli

60 – PENSAMENTO OCASIONAL

Mesmo uma pessoa ocupada pode arranjar tempo
para fazer aquilo que realmente queira.

61 – RELVA DE VERÃO

A relva de verão representa o mundo agitado.
Corta-se uma vez e outra e, ainda assim, volta sempre a crescer.

62 – RAZÃO

Os perigos nos espreitam mais quando estamos cercados de inimigos,
não quando relaxamos a razão.

63 – CAMINHO ESTREITO

Os caminhos são realmente estreitos entre os arrozais,
mas os aldeãos, com atenção, utilizam bem esses espaços.

64 – CASA DE ARROZAL

Os jovens estão na guerra. Enquanto isso, um ancião, ocupa-se,
sozinho, dos arrozais nas montanhas.

65 – DIA

Gostaria muito de ter um espírito rejuvenescido
como o sol nascente.

66 – ESTAÇÃO DAS CHUVAS

Durante a estação das chuvas, a superfície das esteiras de juncos
está úmida e molhada. Então, me preocupo com as casas
dos camponeses.

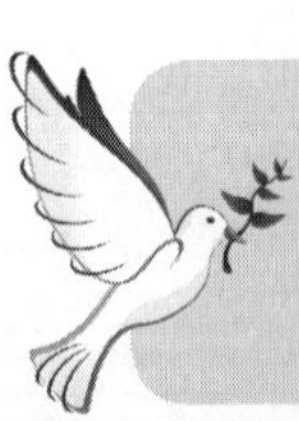

"Um bom poema é um amigo discreto
que não impõe nada a ninguém."
Johnny De' Carli

67 – PENSAMENTO NUMA NOITE FRIA

Desperto de um sonho, com o barulho da tempestade.
E me preocupo com as casas dos camponeses.

68 – PEDRA PRECIOSA

Poderás pensar que a pedra transparente não brilha.
É que esquecestes de lustrá-la.

69 – RELÓGIO

Um vai mais rápido, outro mais lentamente.
Todos os relógios têm diferentes tamanhos e diferentes ponteiros.

70 – CAMINHO DA VIDA

Melhor seria não tomar o caminho mais perigoso,
mesmo que penses que assim chegarias mais rápido ao destino.

71 – PENSAMENTO OCASIONAL

Deves refletir sobre o momento certo de seguir
ou poderás tomar um caminho perigoso.

72 – CORAÇÃO DE CRIANÇA

Que pena!
Um dia, esquecemos, totalmente, nossa própria inocência.

73 – CRIANÇA

Espero que o jovem bambu do jardim cresça em forma reta,
porém se inclinando, habilmente,
para todas as direções possíveis.

"O bom poema é para a mente o que o exercício é para o corpo."
Johnny De' Carli

74 – Flor lembra nuvem

Cerejeiras em flor são como nuvens
entre pinheiros anãos da montanha.

75 – Casas no verão

As casas da cidade enfileiradas, uma ao lado da outra.
Através das pequenas janelas, o vento não passa.
Deve fazer tanto calor!

76 – Abnegação frente aos pais

Ocupar-se dos próprios pais, com amor,
é o começo da retidão humana.

77 – Coração dos pais

Quando tu envelheceres,
é que entenderás o coração dos teus pais
e deles se lembrarás.

78 – Conselho

Os ensinamentos dos pais são feitos de inúmeras pequenas coisas.
São, contudo, a base que levas contigo, quando
seguires teu próprio caminho.

79 – Palavras para as flores

As flores das cerejeiras da montanha florescem
e exalam seu aroma durante anos.
Nunca se queixam,
apesar de caírem logo depois de se abrirem.

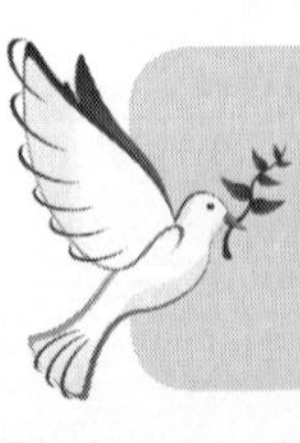

"Um poema que ilumine a existência,
eis um bom presente que podem nos dar."
Johnny De' Carli

80 – Poeira

É bom tirar o pó, quando ele acumula,
mesmo que embaixo dele não encontres nada importante.

81 – APRENDIZADO

Lamento minha atitude na infância,
quando acreditava que, no aprendizado,
não valia à pena o esforço.

82 – LEMBRANÇA

Penso na vida do meu povo,
em como eles vivem quando chove ou brilha o sol.

83 – CAMINHO

Por mais longe que esteja o objetivo, se trilhas o caminho pelo qual o ser humano deveria andar, não correrás maiores riscos.

84 – PENSAMENTO OCASIONAL

Trabalhe constantemente independente do que fizeres.
O tempo voa como uma flecha!

85 – CANOA NO JUNCAL

Seja paciente com o leme.
A canoa no juncal não se pode movimentar livremente.

86 – CAMINHO

Ao aprender, é possível que interrompas para logo recomeçar.
O caminho do aprendizado não é fácil!

"Textos são anões, poemas são gigantes."
Johnny De' Carli

87 – PENSAMENTO OCASIONAL

Viver muito tempo, neste mundo, não vale à pena,
se chegar, ao final da vida,
sem alguma habilidade ou ocupação.

88 – PESSOAS

As coisas poderão não ocorrer como programadas.
Mas, depois, quando olhares para trás verás que,
afinal, tudo andou bem na tua vida.

89 – RAZÃO

No dia em que o vento e as ondas estão tranquilos,
o piloto deve ser especialmente cuidadoso.

90 – CAMINHO

Quando és mais lento que os demais que vão contigo,
é que deves escolher o caminho correto.

91 – PENSAMENTO OCASIONAL

Muitas são as gotas de orvalho sobre os cravos do jardim.
Se não tirá-las,
as flores poderão dobrar-se em direções imprevisíveis.

92 – PEDRA PRECIOSA

Uma pedra preciosa,
entre tantas, escolhida,
tem sempre uma impureza ou outra.
Isto está na natureza do mundo.

"Um bom poema deixa marcas no tempo."
Johnny De' Carli

93 – CORAÇÃO DOS PAIS

É da natureza dos pais, quando olham seus filhos,
os verem como pequenos,
embora já crescidos e independentes.

94 – PAIS

Mesmo seguindo o teu próprio caminho,
não esqueças o que teus pais te deram.

95 – MINA

Se ali houvesse uma montanha resplandecente de ouro,
como poderias ver a luz sem te abrires para ela.

96 – PENSAMENTO OCASIONAL

Mesmo que caminhes por uma rua larga e grande, tenha cuidado.
O mundo está cheio de obstáculos.

97 – LEMBRANÇA

Mesmo ocupado com as coisas importantes deste imenso mundo,
não deves desprezar os detalhes.

98 – RAZÃO

O mundo é grande e amplo. Mas a razão humana pode facilmente
se confundir em seus estreitos espaços.

99 – ANCIÃOS

Não te queixes, só porque envelhecestes.
É possível conviver dignamente com a velhice!

"Por mais singelo que seja um poema,
é digno de respeito e de consideração."
Johnny De' Carli

100 – Chefe de Família

A família prospera,
quando o chefe da família está firme,
com os pés enraizados como a viga principal da casa.

101 – Lembrança

Conduzo o país de tal maneira que seja visto como bom.
Faço o meu melhor,
usando minhas capacidades ao máximo.

102 – Mestre

Mesmo quando chegues a ser especialista em uma área qualquer,
não esqueças o que te foi ensinado pelos teus Mestres.

103 – Jornal

Tantas pessoas leem jornal.
Por isso, se deveria escrever só sobre o que é significativo
e não, sobre o supérfluo.

104 – Água

Que pena!
Mesmo quando a fonte é clara e pura,
a água se suja ao encontrar um riacho poluído.

105 – Vaca

A vaca não tropeça porque não se apressa,
inclusive quando a carroça leva mais peso
do que ela pode suportar.

"Muitos caminhos levam à casa do Pai.
O método Reiki é apenas mais um."
Johnny De' Carli

106 – JOIA

Quando não te envergonhares diante de Deus,
a quem não podes ver, mas que te conhece por inteiro,
é porque tua alma está pura e reta.
Quisera que todos tivessem uma alma assim!

107 – PENSAMENTO OCASIONAL

Não te queixes, quando as coisas não andam como foram planejadas.
Examine tua própria preguiça.

108 – AMIGOS

A força mais valiosa deste mundo é a estreita amizade,
na qual nos apoiamos.

109 – VELHO PINHEIRO

Pinheiro centenário no jardim:
quero auxiliar-te a viver longamente,
dando-te toda minha ajuda.

110 – CAMPONESES

Os aldeãos que cuidam de seus arrozais nas montanhas
não têm paz entre a semeadura e o tempo da colheita.

111 – PINHEIRO

Aquele pinheiro, que com paciência cresceu entre a neve e a tempestade,
me parece o mais valioso.

"No Reiki aprende-se a cultivar o altruísmo e os bons costumes."
Johnny De' Carli

112 – PAÍS

Continuai com o que é bom e afastai-vos do mal.
Façamos este país tão bom quanto os demais.

113 – PENSAMENTO OCASIONAL

Ainda que venhas a ser conhecido neste mundo,
permaneça sendo uma pessoa humilde.

114 – CARACOL

Para ver o que acontece fora, o caracol sai de sua concha.

115 – CAMINHO

Mais e mais deveria polir a mim mesmo e aproveitar,
como espelho, o coração do outro que brilha claramente.

116 – TESOURO

Por meio do trabalho duro e do desenvolvimento de uma capacidade,
tornar-te-ás independente neste mundo.
Esta habilidade será teu tesouro.

117- ESTUDANTES

Ainda quando o mundo não seja silencioso, mas ruidoso,
um aluno de coração tranquilo
não se deveria afastar do caminho do aprendizado.

118 – PENSAMENTO OCASIONAL

No momento certo, avança!
Se não, chegarás depois dos demais.

"Onde existe o Reiki, existirá Luz.
A Luz é a ressonância do amor."
Johnny De' Carli

119 – ATITUDE ESPIRITUAL

Se um dia, neste mundo, fores escolhido para ser um líder, mantenha a atitude espiritual correta.

120 – DIREÇÃO CORRETA

É difícil conduzires as pessoas deste mundo,
a não ser que teu trabalho se oriente para o bem-estar geral.

121 – MANEIRA CORRETA DE PENSAR

Para mim, além dos mares, e em todas as direções,
todos os seres humanos são irmãos.
Qual é, então, o sentido da guerra em nosso mundo?

122 – PENSAMENTO OCASIONAL

O cravo do jardim, mesmo sendo levado pela enchente
até a margem do rio, continua florescendo.

123 – JOGO INFANTIL

Sempre que estiveres num jogo de que gostes,
não te descuides das coisas importantes da vida.

124 – PENSAMENTO OCASIONAL

Olhe sempre para dentro de ti mesmo. Caso contrário, não raro, quando deres por tí estarás perdido cometendo erros.

125 – ESPELHO

Devo polir o meu eu, mais e mais,
para usar o claro e brilhante coração do outro como um espelho.

"O Reiki está sempre presente, é um bom e confiável amigo, ao qual podemos recorrer a qualquer hora, se estivermos bem ou mal. Ele nos aceita como somos."
Johnny De' Carli

CAPÍTULO 35

DOCUMENTO HISTÓRICO SOBRE O REIKI

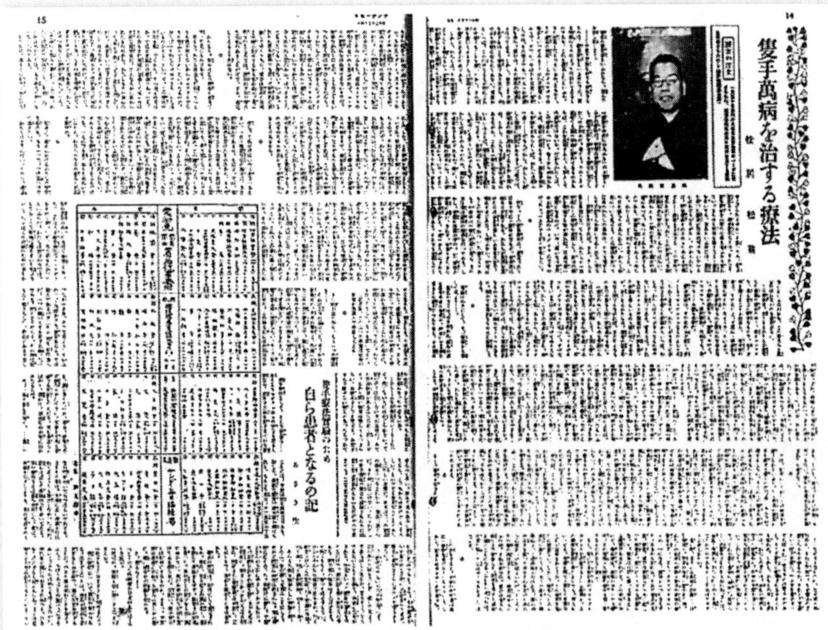
隻手萬病を治する療法

自ら患者となるの記

Artigo publicado na revista japonesa “Sunday Mainichi”,
no dia 4 de março de 1928, assinada pelo Sr. Shou Matsui (1870–1933).

(in: AOKI, F, REIKI, 1997,76)

“Uma das doutrinas do Reiki é aceitar a responsabilidade sobre sua própria saúde.”
JOHNNY DE' CARLI

No mês de novembro de 1998, realizei minha primeira visita ao Japão. Nessa ocasião conheci o Sensei Fuminori Aoki, com quem estive também em janeiro de 2002 e em novembro de 2011. Nas três viagens, realizei pesquisas e treinamento de Mestrado em Reiki, em sua versão mais original.

Na primeira visita, recebi de presente um livro se sua autoria, carinhosamente dedicado, em que apresentava a imagem anterior, que me chamara muito a atenção. Com a ajuda de minha tradutora, a também Mestre de Reiki Olívia Kimiko Kikuchi, percebi que se tratava de um documento histórico de grande valia para os pesquisadores. Trata-se de um artigo publicado numa revista japonesa de grande circulação, a *Sunday Mainichi*, no dia 4 de março de 1928. A matéria era assinada pelo Sr. Shou Matsui (1870–1933), em respostas às perguntas dos leitores.

O Sr. Matsui nasceu em Miyazaki, sul do Japão, trabalhou nos jornais *Chuo* e *Hochi*, durante os anos de 1885 e 1886, respectivamente, antes de ingressar no mundo do teatro. Conhecido como dramaturgo e maestro de atuação, tinha feito um aporte de grande importância ao teatro tradicional japonês e conhecia muitos atores, a quem transmitiu seu entusiasmo pelo Reiki, após tê-lo aprendido diretamente com o *Sensei* Chujiro Hayashi.

Segue a tradução do conteúdo da matéria:

Gosto de responder às perguntas dos leitores:

Este tratamento, que pode curar todo tipo de doenças, é conhecido como "Reiki Ryoho"; é praticado por um grupo reduzido de pessoas. Seu fundador ou criador, o Dr. Mikao Usui, morreu faz alguns anos. Agora seus alunos o praticam em suas próprias clínicas e continuam com a iniciação de outras pessoas em Reiki Ryoho. Apesar da notável eficácia desse tipo de tratamento, lamentavelmente o Dr. Usui não gostava muito de fazer publicidade do Reiki e, por conseguinte, seus alunos hesitaram em divulgá-lo. Por essa razão, ainda não é muito conhecido.

"Acredite e procure, em algum local deste imenso planeta, algo maravilhoso está aguardando para ser descoberto por você."
Johnny De' Carli

Entretanto, eu gostaria de ser o primeiro a divulgá-lo, a fim de ajudar a população em geral. Eu me sinto especialmente obrigado a responder às perguntas publicadas no Daimai Tonichi*, um jornal de grande circulação. Gostaria de evitar que os jornalistas e os leitores pensassem que o Reiki Ryoho é uma farsa, pois parece que as pessoas comprometidas com o Reiki, se por um lado o reivindicam, não podem falar a respeito porque não querem divulgar seus métodos.*

É razoável supor que a gente prefere não reivindicá-lo como ciência médica, para evitar que a responsabilizem em caso de ter um fracasso. Porém, estou decidido a assumir o risco e a responsabilidade por divulgar a verdade sobre o Reiki. Pelo bem do Reiki e de toda a gente que está doente, não posso ficar calado, de maneira que ao escrever este artigo o faço só em meu nome e, considerando que nada tenho a ver com outros profissionais do Reiki, eu me faço o único responsável de minhas palavras. Eu mesmo estou tão entusiasmado com este tratamento que, desde o momento que tomei conhecimento dele, não pude me concentrar mais no meu trabalho habitual, que é escrever roteiros para peças de teatro.

Quando puder divulgá-lo eficazmente e se cumprir meu objetivo de um mundo ideal, os japoneses serão muito mais felizes. Assim, a gente em todo o mundo terá uma saúde excelente. Simplesmente, quero apresentar-lhes esta disciplina tão assombrosa.

Já faz mais de dez anos que se fundou o Reiki Ryoho, porém, só existem poucas clínicas que administram este tratamento. Chujiro Hayashi, um esmerado e afetuoso Capitão da Marinha que parece ter nascido para ser profissional de Reiki, foi quem me iniciou nesta disciplina. Sensei Hayashi administra tratamentos Reiki a seus pacientes pela manhã e realiza seminários cinco dias ao mês, a fim de iniciar gente nova no Reiki.

"Não é descendo que você levanta os que estão por baixo,
suba e mostre-lhes o Caminho.
A lâmpada apagada jamais iluminará a escuridão."
Johnny De' Carli

O problema principal é que existem outros tipos de tratamentos, falsos, com o ideograma chinês "Rei" em seu nome e que, por um erro, a gente associa frequentemente o Reiki com essas seitas. Apesar disto, o Sensei Hayashi não está disposto a dar sua opinião para diferenciar o Reiki dessas outras facções, por isso considero normal que este tipo importante de tratamentos como o Reiki não se pratique tanto como seria necessário.

Gostaria deixar bem claro que o Reiki é o mais extraordinário e eficiente dos tratamentos para todas as enfermidades ou, ao menos, para todas as que tenho encontrado. Outras vezes há perguntas que questionam se o Reiki pode ajudar a quem tem problemas psicológicos. Efetivamente pode e produz resultados assombrosos em cada um dos problemas imagináveis, tanto internos quanto externos, tais como transtornos intestinais, lesões externas, queimaduras, reumatismo e crises nervosas, só para nomear algumas. Em poucas palavras, realmente surte efeito qualquer que seja o problema.

Permitam-me dar-lhes exemplos, em lugar de teoria. Um exemplo recente é de uma criança de quatro anos cujo pai a trouxe quando escutou falar de mim. A pequena tinha perdido a visão de um olho e o outro começava também se afetar. Tinham consultado muitos médicos na procura de ajuda, porém todos tinham lhe dito que não poderiam fazer nada. Desesperados, chegaram finalmente até mim. Suspeitava que seus problemas talvez estivessem em outras partes do corpo; porém, examinei-a por completo e descobri que a enfermidade estava provocando dificuldades em todo seu organismo: no estômago, nos intestinos, no nariz e nos rins. Além disso, os sintomas visíveis tinham-se manifestado em seus olhos. Apliquei um tratamento de Reiki e, depois de cinco ou seis sessões, ela começou a recuperar a visão e também melhoraram gradualmente seus outros sintomas. Seu abnegado pai seguia dizendo que não se importaria em dar os próprios olhos à sua filha, para ajudá-la a recuperar a visão.

> *"Nossa felicidade não está condicionada à posse de coisas caras.*
> *Saúde e paz são o que importa."*
> Johnny De' Carli

Posteriormente, resolveu aprender Reiki para ajudar na sua cura.

Este outro caso ocorreu durante o último mês de dezembro. O Sr. "O", um artista muito conhecido, estava à beira da morte. O médico tinha dito à sua família que só tinha, aproximadamente, três horas de vida. Quando sua família se pôs em contato comigo era meia-noite e já tinham transcorrido duas horas. Minha esposa e eu fomos dirigindo a toda velocidade até sua casa em um bairro residencial de Tóquio. A viagem durou uma hora e meia e, quando chegamos ali, seus familiares estavam esperando-nos ansiosos na porta de entrada. Falaram-me que tinha sofrido um ataque cardíaco, por causa de uma enfermidade cardiovascular. De imediato lhe colocamos nossas mãos sobre o coração e lhe administramos Reiki continuamente durante seis horas seguidas, sem parar sequer para tomar um gole de chá. Depois o médico nos falou que a frequência de seu coração, que tinha chegado a um nível perigosamente rápido, já estava dentro de um ritmo seguro. No dia seguinte, sua temperatura e seu pulso se mantinham a 80 pulsações por minuto. Gostaria de revelar que com o Reiki não é difícil fazer baixar o ritmo cardíaco de 120 a 80 pulsações no término de algumas horas.

Por último, porém não menos importante, é o caso do Sr. Kuchisaburo, para quem seus quatro médicos tinham lhe dito que estava por morrer. No último momento, no mesmo instante em que toda sua família estava se despedindo dele, já estava ali para devolvê-lo à "vida", e sobreviveu!

Existem inumeráveis histórias milagrosas como estas. Nada na realidade é milagroso, simplesmente essas pessoas receberam o verdadeiro tratamento que ativa os processos naturais de sanidade do corpo.

Um amigo em comum me apresentou ao Sensei Hayashi, em seguida decidi aprender a técnica com ele. Paguei uma fortuna para me iniciar no Reiki.

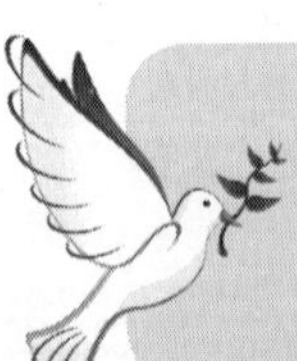

> *"Muitas pessoas esperam pelo milagre em vez de serem o milagre."*
> Johnny De' Carli

Existem diferentes Níveis de estudos, dois deles são: Shoden e Okuden. Estudei o Nível Shoden, porém ainda sou um principiante, de maneira que ainda não estou em condições de passar ao Nível Okuden.

No momento, não conheço todos os detalhes, porém me parece que existem distintas hierarquias entre os estudantes. Considero bastante interessante que essas pessoas bem-intencionadas, tão modestas que não se orgulham das coisas maravilhosas que podem fazer, tenham criado as hierarquias e peçam semelhante quantidade de dinheiro pelas iniciações. Porém, realmente creio que deveria se permitir cuidar de seus próprios interesses, ainda que me sinta muito frustrado por não poder falar livremente sobre os detalhes da iniciação e do tratamento. Em minha opinião, é uma grande perda para todos.

Pelo menos, estou em condições de dizer-lhe que, se o senhor aprende Reiki uma hora e meia todos os dias durante cinco dias, será capaz de aplicar o tratamento a alguma pessoa. Há quem pode fazê-lo desde o primeiro dia. Em realidade, é muito fácil aprender Reiki. Todos os humanos possuem um subconsciente que o Reiki ativa como sexto sentido durante esses cinco dias. Desde esse momento, simplesmente colocando suas mãos sobre as zonas problemáticas do corpo, começa o tratamento. Creio que não existe um método de tratamento mais simples que este. Por isso gostaria de pô-lo ao alcance de todos e não apenas dos ricos. Lamentavelmente não me permitem fazê-lo, porque a Lei das Ciências Médicas proíbe os tratamentos não convencionais. Procurarei fazer com que a maior quantidade de pessoas possíveis conheça este fantástico tratamento.

"Um mesmo acontecimento contém mil versões verdadeiras e distintas entre si."
JOHNNY DE' CARLI

Capítulo 36

Kanji e o Reiki

Os *kanjis* são caracteres de origem chinesa, da época da Dinastia Han, que se utilizam para escrever japonês nos sistemas de escrita *katakana* e *hiragana*. No Brasil, Kanji também é sinônimo de ideograma, que são figuras que representam ideias.

Há algumas discordâncias sobre como os caracteres chineses chegaram ao Japão, mas é geralmente aceito que monges budistas, ao voltar para o Japão, trouxeram consigo textos chineses por volta do século V. A língua japonesa não possuía forma escrita naquele tempo, o Japão apenas tinha utilizado a linguagem oral. Esses textos estavam na língua chinesa, e num primeiro momento teriam sido lidos como tal. Com o passar do tempo, porém, um sistema conhecido como *kanbun* foi desenvolvido; ele essencialmente usava sinais nos textos chineses para possibilitar aos falantes do japonês lê-los de acordo com as regras locais. Surgiu, assim, um sistema de escrita chamado *man'yogana*, que usava um limitado número de caracteres chineses baseados em sua pronúncia, ao invés de seu significado. O *man'yogana* escrito em estilo curvilíneo tornou-se *hiragana*, um sistema de escrita que era acessível às mulheres (que na época não recebiam educação superior). O *hiragana* é usado para as palavras conceituais que se escreve em *kanji*.

Alguns *kanjis* foram introduzidos várias vezes, em épocas diferentes, a partir de distintas regiões da China; por isso, possui múltiplos significados.

> *"Estude com afinco.*
> *A falta de estudo é um obstáculo por toda vida."*
> Johnny De' Carli

A escolha da leitura depende do contexto, significado pretendido, uso em compostos, e até a localização na frase. Alguns *kanjis* apresentam dez ou mais leituras possíveis. Essas leituras são normalmente categorizadas como *on'yomi* (leitura chinesa) ou *kun'yomi* (leitura japonesa). *Kun'yomi*, ou "leitura nativa", é baseada na pronúncia de uma palavra originariamente japonesa, que se aproximava do significado do caractere chinês na época em que este foi introduzido.

On'yomi é uma aproximação da pronúncia chinesa do caractere na época em que ele foi introduzido no Japão. A leitura *on'yomi* ocorre principalmente em palavras compostas de múltiplos *kanjis*.

Na época de Mikao Usui, início do século XX, o Japão tinha por perto de 50.000 *kanjis* em uso. Nessa época, para poder ler o jornal, o leitor tinha que conhecer aproximadamente 4.000 *kanjis*. Um japonês com educação básica podia estar familiarizado com 3.000 *kanji*s aproximadamente. Depois da Segunda Guerra Mundial, o Ministro de Educação japonês começou a simplificar o idioma. Em 1946, a quantidade de *kanjis* empregados em publicações oficiais ficou limitada a 1850. Em 10 de outubro de 1981, mais uma vez, o Ministério da Educação do Japão definiu uma nova lista contendo 1.945 *kanjis* oficiais.

O sistema de escrita *katakana* se desenvolveu um pouco mais tarde e se converteu na taquigrafia fonética baseada em caracteres chineses. *Katakana* é utilizado, principalmente, nas palavras de origem estrangeira. Esse estilo fez da leitura e da escrita algo muito menos complicado, e criou um alfabeto para o povo japonês. Desta forma, os dois sistemas de escrita (*hiragana* e *katakana*) são provenientes de *kanjis*. Existem distintos estilos de caligrafia. Apresento aqui três modernos e um mais antigo, o último, que estava em uso na época que o Sensei Mikao Usui desenvolveu seus ensinamentos:

> *"Uma vez feita uma escolha,*
> *há sempre algo que é deixado para trás."*
> Johnny De' Carli

Ideograma do Reiki traçado em distintos estilos de caligrafia

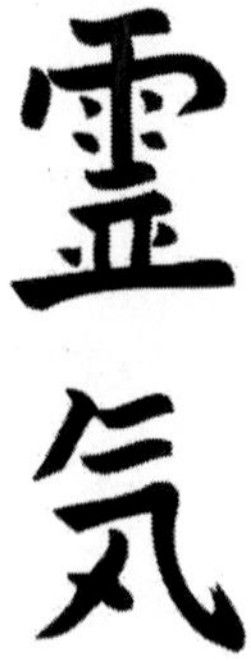	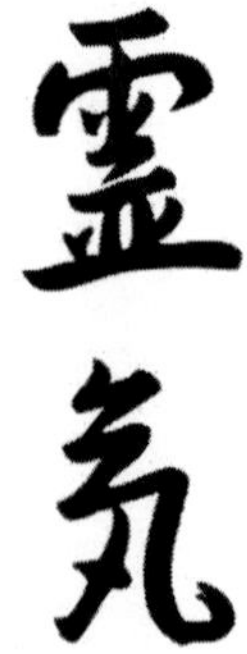
Kaisho moderno: estilo básico, similar ao estilo impresso de *kanji*; ensina-se nas escolas;	Gyôsho moderno: estilo semicursivo, simplificação do estilo básico; permite que se possa escrever de maneira mais fluida e rápida;
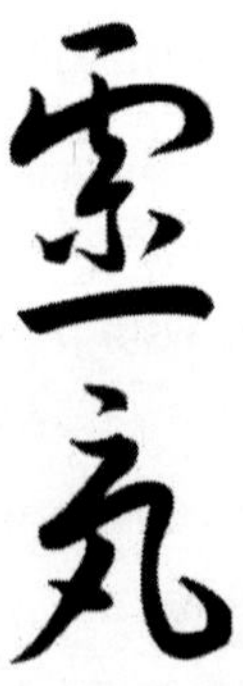	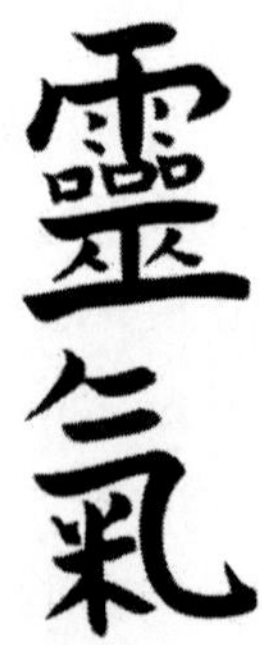
Sôsho moderno: estilo cursivo, uma espécie de taquigrafia simplificada, que se desenha segundo os parâmetros estéticos;	Kaisho antigo: estilo básico, que se utilizava antes da Segunda Guerra Mundial e foi o que se utilizou para denominar "Reiki" na época de Mikao Usui.

"Quando você tem de fazer uma escolha e não a faz, já escolheu."

Johnny De' Carli

No Método Reiki, dois dos quatro símbolos que se utilizam são, de fato, *kanji*. São os símbolos 3 (Hon Sha Ze Sho Nen) e 4 (Dai Koo Myo).

Todo propósito é mais claro e mais forte quando se têm a segurança de que se está trabalhando de maneira determinada e correta. Também existe uma beleza agregada em algo que se desenha com precisão e cuidado. Os *kanjis* têm uma ordem exata que se deve seguir para desenhar. A fim de traçar corretamente esses símbolos é importante conhecer a técnica básica das direções dos traços para a caligrafia. As normas, de acordo com as regras caligráficas do japonês oficial, segundo ficaram estabelecidas pelo Ministério de Educação, em 10 de outubro de 1981, estão resumidas a seguir:

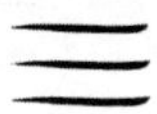	Os traços horizontais são desenhados da esquerda para direita;
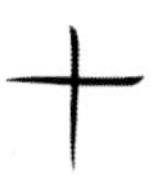	Os traços verticais ou inclinados são desenhados de cima para abaixo;
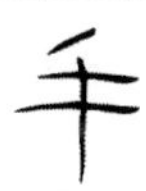	Os traços podem trocar de direção várias vezes; vão de cima, à esquerda, para baixo à esquerda ou à direita;

A ordem dos traços (as regras estão indicadas em ordem de importância).

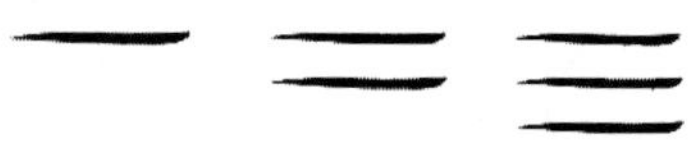	De cima até abaixo.
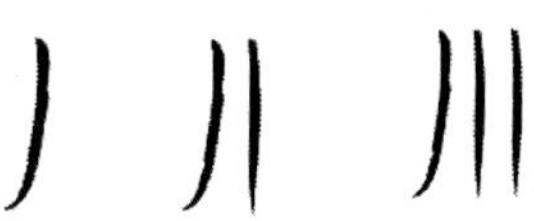	Da esquerda para a direita.

"O erro é o caminho para o aprendizado."
Johnny De' Carli

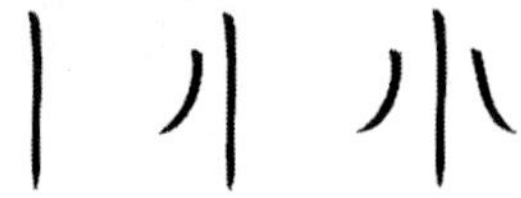	Primeiro, desenha-se o traço do meio; em seguida, o da esquerda e depois o da direita, se estes não superam o traço central.
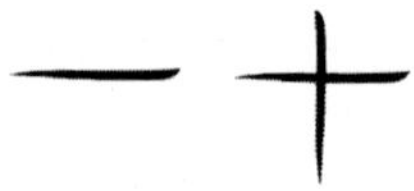	Os traços horizontais geralmente precedem os verticais.
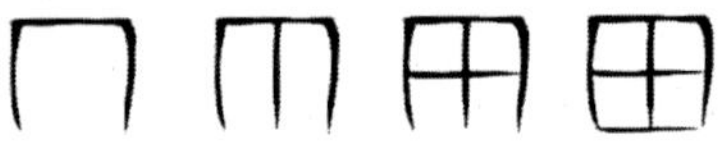	Em algumas circunstâncias o traço vertical antecede o horizontal.
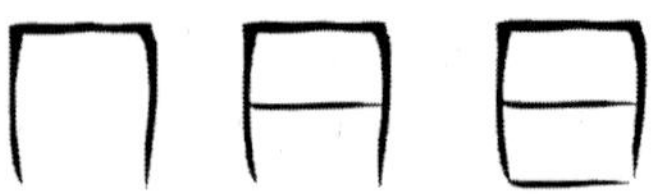	Os traços externos se desenham primeiro, exceto o de baixo, que se deixa para o fim.
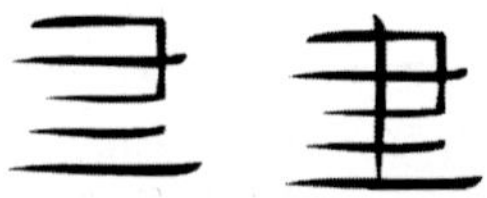	Os traços verticais que vão pelo centro, se desenham por último.
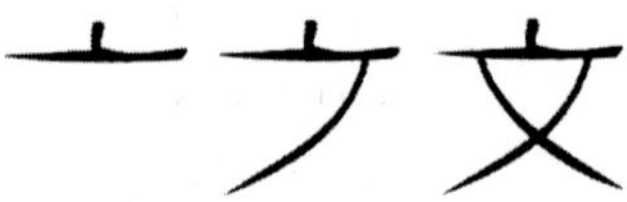	Os traços que vão de cima, à direita, até abaixo à esquerda em diagonal, precedem aos que vão de cima, à esquerda, até abaixo à direita.
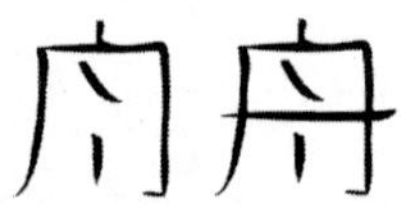	Os traços horizontais que atravessam o meio do kanji são traçados por último.

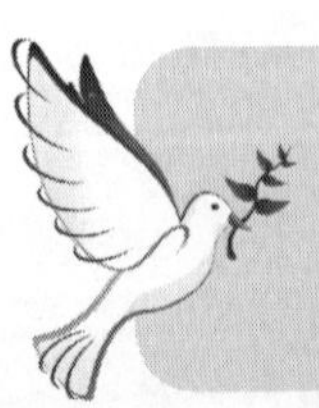

"Quando percebidos, os erros não existem, são aprendizado e lições de vida."
Johnny De' Carli

CAPÍTULO 37

CONSIDERAÇÕES FINAIS

Apesar de o Método Reiki não ser uma religião, é importante lembrar que o Mestre Usui era budista e que o Budismo é uma religião reencarnacionista. Buda ou Siddhartha Gautama (556-476 a.C.), líder espiritual do Oriente, nasceu em Kapilavastu, no sopé do Himalaia, em território do atual Nepal. Filho do rei Suddhodana (reino dos Sakyas), despojou-se de sua fortuna para se dedicar a ensinar a Verdade. É considerado o fundador do Budismo. A essência do ensinamento de Buda é evitar todo mal, procurar o bem e conservar a mente pura. Da mesma forma que Jesus e Mikao Usui, Buda não deixou nada escrito por suas próprias mãos. Os reikianos japoneses, em geral, são religiosos adeptos do Budismo e o *Zen* é a forma de Budismo mais conhecida e praticada entre os reikianos no Japão. A palavra *Zen* vem de *dhyana,* em sânscrito, que significa meditação. Mais do que uma religião ou seita, o *Zen* Budismo é uma filosofia vivencial. A filosofia consiste na procura da iluminação através do autoconhecimento, uma busca que ultrapassa os obstáculos mentais criados por nós mesmos e visa o encontro da verdade em seu estado puro. O *Zen* pode ser classificado como uma variação do Budismo Tradicional Tibetano.

> *"O caminho do meio, evitando sempre os extremos,*
> *é a maneira do ser humano manter-se feliz.*
> *Qualquer excesso é negativo."*
>
> JOHNNY DE' CARLI

Os Mestres japoneses sabem que a verdade absoluta ainda está acima do nosso alcance. Mesmo um sábio sabe que não sabe. No sistema do Reiki Tradicional Japonês, não há obrigatoriedade de uma explicação racional. Os orientais alegam que a mente não entende, quem entende é o coração. Aliás, no Oriente, nenhuma das artes pode ser aprendida sem que tenha sido sentida e vivenciada. A vida é uma sucessão de lições que devem ser vividas para serem compreendidas. Vivenciamos que o reikiano é apenas um veículo, um canal para o Poder Universal, através do qual a energia se adensa e transita. A energia flui, mesmo que o reikiano não acredite e seja cético. Tudo acontece sem nenhum pré-requisito.

O tempo não parece importante durante uma sessão no sistema de Reiki. A experiência com a aplicação da energia Reiki não pode ser definida pela mecânica de Newton, cujo sistema mede o tempo linear. O tempo vivenciado numa sessão do Método Reiki não se mensura pelo relógio, que é um aparelho newtoniano. Não faz muito sentido estabelecer um tempo exato para todos os locais de aplicação de energia Reiki, pois a necessidade de cada região é diferente. O mais importante para o sistema do Reiki Tradicional Japonês é a delicadeza com a qual a energia é transmitida.

No Japão, o Reiki é um sistema totalmente intuitivo e espiritual. As mãos conduzem à sessão. Muitos exigem uma explicação mais científica para entender como as mãos podem comandar sozinhas uma sessão do Método Reiki, fazendo o reikiano perceber quanto tempo deverá permanecer em cada local de aplicação. Nas mãos temos dois chacras muito importantes que, embora sejam considerados menores, são os principais canais através dos qual a energia Reiki é projetada para o receptor. Estão localizados no centro da palma de cada mão e sua cor é rosa, a mesma cor do chacra cardíaco. Esses chacras têm importante função para os

> *"Acalme o mundo exterior para que seu mundo interior possa proporcionar-lhe a importante intuição."*
> Johnny De' Carli

terapeutas que os utilizam. Existe uma profunda ligação entre o coração e as mãos. Por isto, as mãos sabem o que devem fazer. Há também um minichacra na ponta de cada dedo que é capaz de projetar energia. Estes chacras, além de emissores, também são sensores, verdadeiros radares. Os morcegos, mamíferos como os humanos, apesar de cegos, voam velozmente, enxergando por sensores nas pontas dos dedos que funcionam como verdadeiros sonares, muito parecidos com os radares usados por aviões e submarinos. Assim é o reikiano durante uma sessão do Método Reiki. Suas mãos são seus olhos e seus ouvidos.

Através de conhecidas psicografias, sabemos que os mentores atuam nas pessoas dominando-lhes os braços através do seu chacra do plexo braquial. A pessoa vira uma verdadeira "caneta viva". Semelhante fenômeno pode ocorrer com reikianos mais sensíveis, quando seus braços começam a se movimentar sozinhos, comandados por seus ajudantes espirituais. Tive alunos que relataram sentir como se seus braços se movessem sozinhos.

Pelo fato de a energia Reiki não agir dentro de nosso conceito de tempo cronológico linear, caso o reikiano não se utilize de *insights*, torna-se difícil avaliar quando a disfunção teve início. Muitos já me perguntaram o que são os *insights* que os professores japoneses e os livros de Reiki tanto falam. Perguntam se é um tipo de mediunidade ligada ao Espiritismo e não ao Método Reiki. Qualquer capacidade que permita a uma pessoa ver, captar ou sentir fenômenos ocultos aos cinco sentidos físicos, pode ser considerada como uma faculdade mediúnica. Entretanto, o mediunismo independe do espiritismo. O Mestre Usui, o Dr. Hayashi, Hawayo Takata, Jesus, Buda, Francisco de Assis e vários outros foram poderosos médiuns e não eram espíritas. O *insight* é a condição de "ouvir" o pensamento de nossos Mestres ou mentores no silêncio de nossa alma.

> *"O ouvido interior, sintonizado com Deus,*
> *ouve coisas extraordinárias."*
> Johnny De' Carli

Os *insights* são conhecidos não só pelos reikianos, como também por acupuntores, terapeutas em geral, médicos, psicólogos, pessoas sensíveis, médiuns, clarividentes, iniciados, esoteristas, iogues, meditadores que, muitas vezes, identificam essa voz oculta ou, como outros afirmam uma voz sem som. O auxílio do Alto não atende exclusivamente ao Método Reiki, a esta ou aquela atividade terapêutica ou religião, mas a todas as pessoas de bom caráter, justas e devotadas a objetivos superiores. Existem muitos profissionais sérios, bondosos, honestos, dignos e justos que se transformam em verdadeiras antenas vivas e aguçadas do mundo oculto. Para ajudarem com êxito o próximo, essas pessoas recebem auxílio, por intuição, de mentores que são verdadeiros médicos do espaço, independente de o terapeuta ser católico, budista, protestante, espírita ou ateu. O reikiano, o terapeuta ou o médico não precisam aderir ao Espiritismo ou ao Budismo (como fez o Mestre Usui), para só então receberem a assistência superior dos mentores. Lembre-se que, segundo nos conta a história do Método Reiki, a Mestre Hawayo Takata ouviu uma voz, no Hospital Maeda, em Tóquio, recomendando que ela não se operasse. Ceticismo é suicídio lento. Conforme prega o Budismo, diversos espíritos evoluídos de reikianos, terapeutas e médicos desencarnados continuam, do mundo espiritual, exercendo a sua função, prestando assistência telepática aos seus colegas encarnados, evitando condicionar um diagnóstico a exames de laboratório que, em muitas pequenas cidades, nem existem. Os Mestres espirituais podem avaliar com facilidade e exatidão a causa das doenças, identificar os bloqueios na aura e o comportamento que lhe deu origem, tal como falta de repouso, sedentarismo, alimentação não adequada, pouco consumo de água, excesso de raiva, preocupação etc. Os mentores que nos apoiam nas tarefas com o Método Reiki não têm sua visão dada pelos nervos oculares, restrita a contornos das formas

> *"Confie na sabedoria interna. Acalme seus pensamentos superficiais e poderá ouvir a voz interna, que é sutil."*
>
> Johnny De' Carli

físicas como a nossa, possível somente com a incidência da luz solar ou artificial. Eles veem as coisas independente de luz, podendo projetar a visão em todos os sentidos (visão esférica). Tomam conhecimento de todo e qualquer detalhe ou fenômeno situado ao seu redor, submetendo uma pessoa a um verdadeiro exame por verem graças à luz que há no interior de todas as coisas, sendo isso designado visão de profundidade. Mais sentindo do que vendo, captam os fatos diretamente em sua fonte natural vibratória, dispensando as funções limitadas da visão física. O reikiano intuitivo, em geral, trabalha sob inspiração de seus mentores, dificilmente ouvindo suas vozes, mas captando os seus pensamentos por via telepática. Estas mensagens são remetidas ao cérebro do reikiano de forma semelhante aos pressentimentos, que depois devem ser traduzidos e vestidos com suas próprias palavras. No plano espiritual, predomina a força do pensamento e do sentimento. A comunicação com os mentores é feita através do contato áurico, nos corpos emocional e mental *(perispírito)*. Estes corpos áuricos são delicados instrumentos de relação com o mundo astral, sendo importante ao reikiano estar em boa condição emocional para gozar de maior sensibilidade psíquica. Ao final da sessão do Método Reiki, nosso auxiliar espiritual desliga-se de nossa aura e o reikiano retorna ao estado de vigília.

Os nossos mentores nunca nos abandonam. Quem se afasta deles somos nós. Para entrar novamente em contato com eles é preciso se cuidar. O reikiano mercenário vive cercado de almas inferiores, perversas e mistificadoras, que perturbam sua intuição. Para que uma comunicação aconteça é preciso fazer-se merecedor. Fica difícil para um reikiano desenvolver sua intuição antes de exercitar a paciência, tolerância, bondade e perdoar seus adversários. Um reikiano, quando em más condições psíquicas oriundas dos estados inadequados, atrai do mundo oculto fluidos ou

> *"Dê mais atenção a suas intuições.*
> *Deixe seu interior falar, ouça o que ele tem a dizer."*
> Johnny De' Carli

resíduos inferiores e densos que aderem à aura, dificultando estabelecer ligação ou a devida sintonia com os mentores do Reiki. Atitudes coléricas, discussões religiosas, políticas, desportivas e tolas também baixam o padrão vibratório do reikiano, dificultando a comunicação com seus mentores. Ambientes sem calma, barulhentos, reduzem a possibilidade de o reikiano captar, com mais fidelidade, as intuições repassadas por seus auxiliares espirituais.

Muitos querem saber quanto tempo depois da iniciação o reikiano começa a receber *insights*. Ocorre no momento certo. Uma rosa, quando em botão, ainda não exala seu perfume, que só vem no momento exato. Um reikiano só receberá *insights* claros com o tempo e com a experimentação constante. A intuição obedece a um roteiro progressista, que se aperfeiçoa não só pelo uso regular do Método Reiki, como também pela experimentação e pelo estudo adequado. A subida dos degraus da evolução exige esforços próprios. O primeiro passo para desenvolver a intuição é saber que todos a têm e, então, usá-la. Para ativá-la, o mais importante é a sua harmonização interna, o relaxamento e a criação de um estado apropriado da mente, conhecido como centramento ou centralização do coração. Esta condição é conseguida realizando, antes, as técnicas de meditação *(Gassho)* e oração *(Reiji-ho)*. Esse alinhamento com a Energia Universal abrirá os chacras do transmissor através da rendição do ego e dos desejos. Estando centrado e sintonizado totalmente com o propósito de canalizar a energia Reiki, o reikiano criará um melhor estado para trabalhar intuitivamente. Confie na sabedoria interna, acalme seus pensamentos superficiais e poderá ouvir a voz interna. Em cada caminho espiritual, lembre-se que a confiança é a base para o verdadeiro desenvolvimento, que cresce gradualmente, com a prática constante. O caminho seguro para o reikiano desenvolver sua intuição

> *"A intuição não reside no corpo ou na mente.*
> *Para ser intuitivo, você precisa sair de seu corpo e de sua mente.*
> *A intuição reside na alma."*
> Johnny De' Carli

é a perseverança. Com o tempo, fica mais fácil para o reikiano receber informações em um nível intuitivo. Entretanto, saiba que mesmo que a intuição do reikiano não esteja bem desenvolvida, o Método Reiki sempre funciona, a não ser que o reikiano esteja bloqueado energeticamente. Lembre-se, também, que durante uma sessão do Método Reiki, nem todo o pensamento do reikiano é necessariamente intuitivo. Pode ocorrer ao reikiano equivocar-se e confundir o seu próprio pensamento com uma intuição dada por mentores.

Segundo membros da Usui Reiki Ryoho Gakkai, nunca houve obrigatoriedade de se cobrar pelos tratamentos com a energia Reiki, nem proibição para cobrança. O Dr. Hayashi cobrava o que as pessoas podiam pagar e, se fossem pobres, tratava-as gratuitamente. Sua clínica de aplicação de energia Reiki não era lucrativa. Era fruto do seu desejo de ajudar as pessoas. Muitos de seus alunos pagavam o treinamento do Método Reiki trabalhando na clínica, conforme aconteceu com a Mestre Hawayo Takata.

Agradeço a você reikiano, por ter aberto a sua alma à minha pesquisa sobre o Método Reiki, bem como às palavras que fluíram, com carinho, de meu coração. Minha esperança é a de que este livro tenha-lhe oferecido um esclarecimento das origens reais do Método Reiki, e do conhecimento que existe dentro de todos nós e nesse mundo magnífico que habitamos.

"Não existe nenhum caminho lógico
para a descoberta das leis elementares do Universo.
O único caminho é o da intuição."

Albert Einstein
(14 de março de 1879 – 18 de abril de 1955)

"Prova-se através da lógica, mas descobre-se através da intuição."
Johnny De' Carli

ANEXO 3

PARÁBOLA DO GUARDIÃO DO MOSTEIRO
(NÍVEL 3-A)

Certo dia, num mosteiro zen-budista, com a morte do guardião, foi preciso encontrar um substituto. O grande Mestre convocou, então, todos os discípulos para descobrir quem seria o novo sentinela. O Mestre, com muita tranquilidade, falou: "*Assumirá o posto o monge quem conseguir resolver primeiro o problema que eu vou apresentar*". Então ele colocou uma mesinha magnífica no centro da enorme sala em que estavam reunidos e, em cima dela, pôs um vaso de porcelana muito raro, com uma rosa amarela de extraordinária beleza a enfeitá-lo. E disse apenas: "*Aqui está o problema*". Todos ficaram olhando a cena: o vaso belíssimo, de valor inestimável, com a maravilhosa flor ao centro. O que representaria? O que fazer? Qual o enigma? Nesse instante, um dos discípulos sacou a espada, olhou o Mestre, os companheiros, dirigiu-se ao centro da sala e destruiu tudo, com um só golpe. Tão logo o discípulo retornou a seu lugar, o Mestre disse: "*Você é o novo Guardião. Não importa que o problema seja algo lindíssimo. Se for um problema, precisa ser eliminado. Um problema é um problema, mesmo que se trate de uma mulher sensacional, um homem maravilhoso ou um grande amor que se acabou. Por mais maravilhoso que seja ou tenha sido, se não existir mais sentido em sua vida, deve ser suprimido*".

História zen budista

> *"Livre-se dos objetos que você não usa e que tomam espaço."*
> JOHNNY DE' CARLI

ANEXO 4

PARÁBOLA DO SAL
(NÍVEL 3-B)

O velho Mestre pediu ao seu jovem discípulo, que estava muito triste, que enchesse a mão de sal, colocasse o sal em um copo d'água e bebesse.

– Qual é o gosto? – perguntou-lhe o Mestre.

– Forte e desagradável – respondeu-lhe o jovem aprendiz.

O Mestre sorriu e pediu ao rapaz que enchesse a mão de sal novamente. Depois, conduziu-o silenciosamente até um lindo lago, onde pediu ao jovem que jogasse o sal. O velho Sábio então lhe disse:

– Beba um pouco dessa água.

Enquanto a água escorria pelo queixo do jovem, o Mestre perguntou-lhe:

– Qual é o gosto?

– Agradável – disse o rapaz.

– Você sente o gosto do sal? – perguntou-lhe o Mestre.

– Não. – respondeu-lhe o jovem.

O Mestre e o rapaz sentaram-se e contemplaram a linda paisagem. Depois de alguns minutos, o Sábio falou ao rapaz:

– A dor existe. Mas o sabor da dor depende de onde a colocamos. Quando você sentir dor na alma, deve aumentar o sentido de tudo o que está à sua volta. Temos de deixar de ser do tamanho de um copo e tornarmos-nos um lago grande, amplo e sereno.

Zen-Budismo.

"Cultive sempre a atitude de colocar os problemas de difícil solução nas mãos de Deus."

JOHNNY DE' CARLI

ANEXO 5

A Grande Invocação

A Oração do Terceiro Milênio (Alice Bailey)

Desde o ponto de Luz na Mente de Deus,
Que flua Luz nas mentes dos homens,
Que a Luz desça à Terra.
Desde o ponto de Amor no Coração de Deus,
Que flua Amor no coração dos homens,
Que Cristo retorne à Terra.
Desde o centro onde a Vontade de Deus é conhecida,
Que o propósito guie as pequenas vontades dos homens,
O propósito que os Mestres conhecem e servem.
Desde o centro que chamamos a raça dos homens,
Que se realize o Plano de Amor e de Luz,
E sele a porta onde se encontra o mal.
Que a Luz, o Amor e o Poder
Restabeleçam o plano da Terra!

"Encontre seu Caminho, acredite e firme-se nele.
Não seja agnóstico."
Johnny De' Carli

ANEXO 6

Instituto Brasileiro de Pesquisas e Difusão do Reiki

Pessoas interessadas em realizar seminários devem contatar:

Mestre Johnny De' Carli
Home page: reikiuniversal.com.br
Email: ritadecarli@gmail.com

Endereço em São Paulo:
Alameda Santos, 2223, conj. 52 – Cerqueira César
São Paulo/SP – CEP: 01.419-101.
Tels.: (11) 3062-9941; (11) 3062-9647 e cel.: (11) 9.9619-2769 (WhatsApp)

Endereço no Rio de Janeiro:
Rua Siqueira Campos, 43 salas 633 e 634 – Copacabana
Rio de Janeiro/RJ – CEP: 22.031-070.
Tels.: (21) 2256-8267 e (21) 2235-3142

Todos estão convidados a conhecer nossas sedes.

"Seja um bom profissional, mantenha-se atualizado."
Johnny De' Carli

ANEXO 7

Monografia do Curso de Mestrado em Reiki

O aluno do Mestrado deverá apresentar os seguintes tópicos, para que possa receber a habilitação que o autoriza a formar novos Mestres do Reiki:

a) Currículo pessoal com ênfase nos estudos de atividades ligadas às terapias holísticas. Anexar uma foto recente (opcional);

b) Anexar certificados de Níveis 1, 2 e 3-A *(Advanced)*;

c) Descrever o motivo que o levou a procurar o Método Reiki;

d) Descrever: O que é o Método Reiki? Quais as vantagens e benefícios do método?

e) Descrever sua experiência na aplicação de energia Reiki em: animais, plantas, objetos, ambiente e alimentos;

f) Descrever as diferenças básicas entre os Níveis 1, 2 e 3-A;

g) Comentar dez casos de atendimento falando sobre o número de aplicações e duração do tratamento;

h) Comentar dois casos de aplicação de Reiki a distância;

"Não protele, você não sabe se terá tempo suficiente."
Johnny De' Carli

i) Comentar um caso de aplicação de Reiki em multidão;

j) Descrever mudanças em sua pessoa após o autotratamento;

k) Desenhar os símbolos dos Níveis 2 e 3 *(yantras e mantras)*, falando sobre suas utilizações e significados;

l) Descrever sobre como trabalha atualmente com o Reiki, descrevendo sua concepção a respeito do amor incondicional; e

m) Fazer uma carta de intenções sobre sua proposta de trabalho com o Reiki, solicitando a apreciação da monografia e emissão do certificado definitivo. A carta deve estar anexada às apostilas de Níveis 1, 2 e 3-A confeccionadas pelo aluno. Essa exigência me foi feita, pela competente Mestre Sandra Olivieri, em minha primeira iniciação no Mestrado.

"O único lugar onde o sucesso vem antes do trabalho é no dicionário."

Albert Einstein
(14 de março de 1879 - 18 de abril de 1955)

"A dificuldade de escalar uma montanha é recompensada pela paisagem que se vislumbra do cume."
Johnny De' Carli

ANEXO 8

Mestres Habilitados por Johnny De' Carli

A seguir, divulgo a listagem das pessoas que receberam, de minhas mãos, a devida Iniciação do Mestrado em Reiki, até dezembro de 2020. Os nomes dos mestres que já terminaram seu treinamento e receberam a autorização para formar novos mestres receberam a identificação (3-B) ao lado. Os mestres que receberam treinamento e o *Reiju* (Iniciação), no *Shinpiden*, sistema *Gendai-Reiki*-Ho, de Kyoto – Japão, presidido pelo Sensei Doi Hiroshi, receberam o título de Sensei, antes do nome. São os únicos capacitados, diretamente por mim, a repassar as técnicas do sistema *Gendai-Reiki-Ho*, de forma fidedigna, em todos os níveis:

01 Adélcio Pereira Guimarães

02 Adelmiro da Silva Oliveira

03 Ademir Carlos Parussolo Junior (3-B)

04 Ademir Costa Moreira

05 *Sensei* Adenilda Santos da Silva (3-B)

06 *Sensei* Adriana Barbosa Christo de Almeida (3-B)

07 Adriana Ramos Caiado Caixeta Vencio

08 Adriana Vale Augusto Borges

09 Aida Cristina Abreu Lopes da Silva

10 Ailane de Carvalho Araújo

11 *Sensei* Ailla Pacheco Borges de Oliveira (3-B)

12 Aislene Ilze Gonçalves de Araújo

13 Akilesh (atua na Índia)

14 Alba Martins de Araujo

"Prepare-se, pois terá que seguir sozinho. O mestre só pode apontar a direção. Você tem que percorrer o Caminho por si só."

Johnny De' Carli

15 Albany Amparo Carmona Jaramillo
16 Alberto Helner Miranda Brito
17 Alda de Mello Pereira (3-B) – *in memoriam*
18 Alessandra Pansa
19 Alex Barbosa Elias
20 Alexandre Montes de Moura
21 Alexandre Saboia Augusto Borges
22 Alexandre Silva Araújo (3-B) – *in memoriam*
23 Alfonso Maria Garcia Bittencourt
24 *Sensei* Alfredo Cesar da Veiga (3-B)
25 *Sensei* Alicia Elena Requena (3-B)
26 Alissandra Mendes Martim
27 Almerinda dos Santos Costa
28 Aluísio Cabianca Berezowsky
29 Aluizio Machado Nazareth Filho
30 Amin Nunes Molaib
31 Ana Cláudia Camano
32 *Sensei* Ana Cristina Nascimento Chiaradia
33 Ana Cristina Sagutti Nakayama
34 Ana Filipa de Brito Costa
35 Ana Helena Toledo Fernandes (3-B)
36 Ana Ibis Guerrero Afonso
37 Ana Isabel Marques da Silva
38 Ana Kelly de Souza da Costa
39 *Sensei* Ana Lígia Mello Pereira Freschi (3-B)
40 Ana Luiza Carneiro Dazzi
41 *Sensei* Ana Maria da Fonseca Costa Cetrangolo (3-B)
42 Ana Maria de Araújo
43 Ana Maria Figueiredo Frazão Gasperone
44 Ana María Píriz Palacios
45 Ana Maria Ramos de Faria (3-B)
46 Ana Maria Yano Morita
47 *Sensei* Ana Pandini (3-B)
48 Ana Paula Mendes Berto Olivença Galindro (3-B)
49 Ana Paula Pedrosa Francisco
50 Ana Sadae Takahashi (3-B)
51 Anadir Vieira Soeiro
52 Anand Chandra – Norma Snitkowsky (3-B)
53 André Cunha do Nascimento – *in memoriam*
54 André Luiz Bonfatti Gomes
55 André Luiz Soares Fontaine
56 André Silvério da Cruz
57 Andrea de Almeida Tardivo
58 Andrea de Almeida Teixeira (3-B)
59 Andrea Rodrigues Carmo
60 Andreia Macedo Trindade
61 *Sensei* Angela Maria Gebara
62 Angela Maria Korenblum
63 Angela Maria Nunes Mendonça
64 Angela Quadrado dos Santos
65 *Sensei* Angelo Antonio Soares de Melo
66 Anna Carolina Floriani da Silva
67 Anna Maria Vals Loan
68 Anri Protásio de Lima

"Nem sempre as pessoas nos dão a importância que acreditamos ter."
JOHNNY DE' CARLI

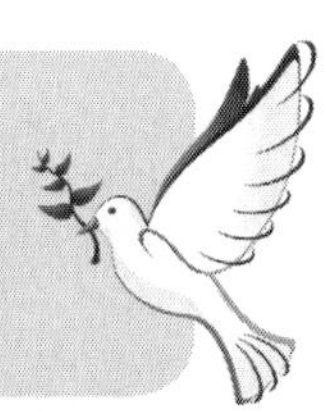

69 Antonino José de Melo

70 Antonio Aroldo Lins Soares

71 *Sensei* Antônio Carlos Bernardes Pereira de Melo – Zanon (3-B)

72 Antônio Carlos Gomes Busto

73 António Fernando Carneiro de Lima (3-B)

74 António Joaquim Olivença Galindro (3-B)

75 António Manuel Sant'Ana Monteiro Torres (3-B)

76 *Sensei* Apolira da Silva Tavares (3-B)

77 Apparecida de Araújo Prates

78 Arilson Alves de Assunção (3-B)

79 *Sensei* Arita de Oliveira Monte

80 Arlene Martins Silva de Freitas

81 *Sensei* Arlinda Barros Silva de Melo – Niara

82 Armando Fernandes Filho

83 Armindo Antonio Gonçalves Ferreira

84 Arturo Lippi

85 Ary Reis Ximendes

86 Augusto Eiji Oshiro

87 *Sensei* Aureny de Oliveira Macedo (3-B)

88 *Sensei* Auristela Maria Mendes Romeu (3-B)

89 Avani Maria Silveira Martins (3-B)

90 Ayná Espíndola Corrêa (3-B)

91 Beatriz Brandão Guerra

92 *Sensei* Beatriz Kicis Torrents De Sordi (3-B)

93 Benedito Hélio Santucci de Lima

94 Bernadete de Oliveira Martins e Silva (3-B) – *in memoriam*

95 Carina de Freitas Paranhos Rodrigues

96 Carlos Alberto Braga de Santana (3-B)

97 Carlos Alberto de França Rebouças Júnior (3-B)

98 *Sensei* Carlos Augusto de Araujo Franco – *in memoriam*

99 *Sensei* Carlos De' Carli (3-B)

100 *Sensei* Carlos Gomez de Luna Calderon

101 *Sensei* Carlos Humberto Soares Junior (3-B)

102 Carlos Alberto Antunes Morais (3-B)

103 Carlos Ricardo De' Carli

104 Carlos Xavier de Faria Berchielli (3-B)

105 Carmela Fornari Cole Hall

106 *Sensei* Carmélia Maria Noia Barreto

107 Carmem Salvador

108 *Sensei* Carmen Cid Díaz

109 *Sensei* Carmen França Dourado Lopes (3-B)

110 *Sensei* Carmen Hausmann Vellozo (3-B) – *in memoriam*

111 *Sensei* Carmen Saldanha da Gama de Carvalho Lucas – *in memoriam*

112 Carolina Novaes Hamam

113 Cassia Treviso

114 *Sensei* Catiane Duarte Pereira

115 *Sensei* Cauby dos Santos Nobre (3-B) – *in memoriam*

116 Célia Diniz Gonsalves Soares

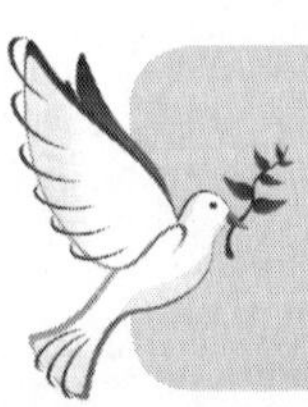

"Não permita que o que você é interfira no que você poderá vir a ser."
Johnny De' Carli

117 *Sensei* Celia Greczuk De Donno

118 Chenia Valéria Ribeiro Prata

119 Christian Alberto Hinderberger Cardoso de Almeida

120 Christian Jeremias Mello

121 Christian Martynes Barreto Vianna

122 *Sensei* Cintia Magnani Real

123 Cintya Vieira Coelho

124 *Sensei* Clair Cabral Barbosa (3-B)

125 Clara Atuko Nishiyama

126 Cláudia Cesar de Paula

127 Claudia de Hollanda Cunha

128 *Sensei* Claudia Del Fava

129 *Sensei* Claudia Helena de Oliveira Gonçalves

130 Claudia Maria Vulcano

131 Claudia Miranda de Souza Salgueiro

132 Cláudia Regina Ribeiro Castilhos

133 *Sensei* Claudia Secassi (3-B)

134 Claudia Valéria Cardim da Silva

135 Claudimara Andreola

136 Claudio Forastieri

137 Claudio Santos da Silva

138 Clayton De' Carli Debiasi

139 *Sensei* Clementina de Castro Lima

140 Cleuza Faria Mendes

141 *Sensei* Conceição de Maria Dorea Guerreiro

142 Cristiana Paes de Lima Antunes

143 *Sensei* Cristiane da Silva

144 Cristiano Gomes Pestana

145 Cristina Alves Magalhães de Souza

146 *Sensei* Cristina Rego Monteiro da Luz (3-B)

147 *Sensei* Cristine Di Lorenzo

148 *Sensei* Dalja Martins Pinto Scipioni (3-B)

149 Dalva Suzany Cardoso de Oliveira

150 Daniela Fernandes Tavares de Almeida

151 Daniella Maria Leme Pannocchia

152 *Sensei* Danilo Oliveira de Castro Lima (3-B)

153 Dante Alighieri Campos Seixas Junior

154 Davi Atila Lopes

155 Dayze Multedo (3-B)

156 Debborah Serruya

157 *Sensei* Deise Guilherme Ruas (3-B)

158 *Sensei* Deise Luci Alves Campos Mello

159 Dejair Passerini da Silva

160 Denise Aparecida de Almeida Benelli

161 Denise de Cássia Moreira Lopes

162 Denise Maria Andreola

163 Denise Orrico de Araújo

164 Deonisio Vanderlinde (3-B)

165 Diana Cristina Feitosa dos Santos

166 Diana Hammes De' Carli Trevisani

167 Diesther Campos Moreira

168 Diogo Guedes

169 Dionice Fontes de Carvalho

170 Diva Rocha de Moura Estevão

> *"Um instrutor deve cumprir o que ensina.*
> *De nada adiantam discursos se não formos bons modelos."*
> Johnny De' Carli

171 Dulce de Almeida (3-B) – *in memoriam*

172 Dulcineia Telles de Souza Marinho (3-B)

173 Dyrce Tosta da Silva Duboc du Rocher (3-B)

174 Edir Evangelista Gandra (3-B)

175 Edison Tadeu Verzola Marques (3-B)

176 Edith Machado

177 Edmar Hermínio da Silva

178 Edno Alberto Braz Serafim

179 *Sensei* Edson Gonçalves do Nascimento (3-B) – *in memoriam*

180 Eduardo Alberto Ribeiro

181 *Sensei* Eduardo Cesar Portela (3-B)

182 Eduardo Jorge Novaes Camargo Filho

183 Eduardo Rafael Ulloa Candanoza

184 Eduardo Shoiti Takimoto (3-B)

185 Eileen Marya Cairoli

186 Elaine de Cássia Cauneto Ribeiro Perossi

187 Elaine de Oliveira Correia (3-B)

188 Eledir Brígido Alencar

189 Eliana Barros de Andrade Silva

190 *Sensei* Eliana Nunes Safadi (3-B)

191 Eliana Sousa Ximendes

192 Eliane Baptista Lopes de França

193 Eliane Figueiredo Forastieri

194 Eliane Gerelli da Silva

195 Eliane Ringoir

196 *Sensei* Eliane Rosa Bittar Prado

197 *Sensei* Eliane Strassburg

198 Elisabete de Fátima Nogueira

199 Elizabete Garcia de Sousa

200 Elizabeth Barros de Sá (3-B) – *in memoriam*

201 *Sensei* Elizabeth do Nascimento Carvalho

202 *Sensei* Elizabeth Eliin (3-B)

203 Elizabeth Hermógenes de Sousa (3-B)

204 *Sensei* Elizabeth Mattos Titino de Lima

205 Elisabeth Regina de Souza (3-B)

206 Elizabeth Rocha Souza

207 Eloisa Gonçalves Nogueira

208 Elsa da Silva

209 Elza de Oliveira Milioni Pinto

210 Elza Ferreira da Cruz (3-B)

211 Elza Sant'Ana Zanfelice (3-B)

212 Erick Sinclayr Valentim Lima

213 Erika Melissa Silveira

214 Erlinda Rodrigues da Silva

215 *Sensei* Eulalia Fernandes (3-B)

216 *Sensei* Eva Gualberto Bruno

217 Eva Sandra Pereira

218 Fabiana Bicca Peruzzo

219 Fábio Romualdo Guimarães

220 Fatima Aparecida Moreira Peres

221 *Sensei* Fátima do Rosário Pereira Tavares

222 Felix Korbla Akorli (3-B)

223 Fellipe Camarotto

224 Fernanda Almeida Carreira Pinhal (3-B)

225 *Sensei* Fernanda Vilafranca

"O que você faz revela melhor o que você é do que você fala."

Johnny De' Carli

226 *Sensei* Fernando Antônio Teixeira Guimarães

227 *Sensei* Fernando de Camargo Fagundes

228 Fernando do Carmo Maquiaveli

229 *Sensei* Fernando José da Silva Assumpção

230 Fernando Paulo de Sá Filho

231 Flavia Belinger Bittencourt

232 Flávio Antonio Filgueiras Pereira (3-B)

233 *Sensei* Flávio Roberto Vieira da Silva

234 Flávio Romanini de Oliveira (3-B)

235 Florbela Maria Nunes da Silva (3-B)

236 Francisca de Oliveira Cruz

237 Francisco José De Sordi

238 Gabriel Reis Stein

239 Georgia Alessandra Hollanda de Requena Moura (3-B)

240 Geórgia Cristina Vieira Aguiar Castro

241 Gerson Pinho dos Santos

242 Getúlio Lima Ferreira – *in memoriam*

243 Gilda Maria de Niemeyer

244 Gilmar Annes Santana

245 Giovanna Santini (3-B)

246 Gisela Glauce Sebastiene Coelho

247 Gislaine Regina Franchon Marques

248 Gizella de Cássia da Cunha Corinti

249 Glória Maria Lenine do Couto Ribeiro

250 Grandilia Antônia Soffiatti

251 Guiomar Terezinha de Campos (3-B)

252 Guiomar Vilán Vieira

253 Helena Castello Branco Rodrigues

254 Helenice Silva Demartin Caputo

255 Heloisa Cristina Trevisan Andrade

256 *Sensei* Hugo Duarte Nunes

257 Ida Angélica Pereira Caldas

258 *Sensei* Ignacio Chamorro Balda

259 Ildete Pereira da Silva Cordeiro (3-B)

260 Ina Vollmer (3-B)

261 India Mara de Oliveira Müller

262 Inês Nascimento de Carvalho Reis

263 *Sensei* Inez Kassel (3-B)

264 Iozabel Nunes Mendonça

265 *Sensei* Iraí Silva Lopes de Sousa

266 Iriel Bueno e Silva Filho (3-B)

267 Irla Fernandes Carvalho de Souza

268 Isa Maria Viana Mestriner D'Urso

269 Isabel Aparecida Gonçalves da Silva (3-B)

270 *Sensei* Isabel Maria Martins Gonçalves (3-B)

271 Isabel Maria Mendes Borges Monteiro Torres (3-B)

272 Isabela Ferreira Elston Dias

273 Isaura Maria Torres Pinto de Sousa Pereira

274 *Sensei* Isis Valéria Paixão dos Santos

275 Isnar Feliciano Teixeira (3-B)

276 Iva Garson

277 Ivanilde Pereira da Silva

278 Ivone Fagundes dos Santos (3-B)

279 Izabella Ceccato

"Seu futuro estará sempre ligado àquilo que está fazendo no momento presente".

Johnny De' Carli

280 Jacqueline Kenia Fonseca do Nascimento
281 *Sensei* Jaime Cabrero Fernandez
282 *Sensei* Janaína da Rocha Brandi (3-B)
283 Jane Bonato Kümmel (3-B)
284 Jane Marcy de Almeida Velasco
285 Jaques Gelbvaks
286 Jayme França da Silva
287 Jayne Aparecida Levy
288 Jeane da Silva Santos (3-B)
289 Joana Isabel Garrido Pinhão
290 Joana Vieira Varela
291 *Sensei* João Carlos Miotto
292 João José Nicodemus (3-B)
293 João Marcelo Medeiros da Cruz
294 João Ricardo Oliveira Tenius
295 *Sensei* John Curtin (3-B)
296 Johnny Petterson Nunes (3-B)
297 Jorge de Carvalho Costa (3-B) – *in memoriam*
298 Jorge Luiz Correa Martuscelli
299 *Sensei* Jorge Toshiyuki Acashi
300 *Sensei* Jorgete de Paula Moreira (3-B)
301 *Sensei* Jorgete Silva Santos Joaquim – *in memoriam*
302 José Antonio Beleza Damasceno
303 *Sensei* José Antonio de Souza Camargo
304 *Sensei* José Carlos Abrunhosa Chedeak
305 José Carlos Pimentel Fuscella
306 José Cleomon Melo Barreto
307 *Sensei* José Fernandes Filho (3-B)
308 José Guilherme da Silva
309 Jose Herminio Donizete Milani Junior
310 José Joaquim Rosado Marques
311 José Leveck
312 *Sensei* José Lima de Moraes Filho (3-B)
313 *Sensei* José Luiz Carminatti (3-B)
314 José Manuel Marques Gonçalves
315 José Menezes Campos (3-B)
316 José Veríssimo da Costa
317 *Sensei* Josenildo Gomes da Silva Irmão
318 Juan Ignacio Flores
319 Juliana Aparecida Pereira Grasso (3-B)
320 *Sensei* Juliana Cabral Barbosa
321 *Sensei* Juliana De' Carli Debiasi (3-B)
322 Juliana Pinho Mattaini Ferreira Vianna
323 Juliana Valéria de Melo
324 Júlio César Lopes Da-Rold
325 Julio Cesar Teixeira Pessolani
326 Julio Cezar de Souza Rigas
327 *Sensei* Julio Wilson Vigorito (3-B)
328 *Sensei* Juraci Carvalhal da Silva
329 Karla Fanaia Kitamura
330 Keila Ribeiro Rodrigues
331 Keise Berbert de Almeida
332 Kelly Lopes Pereira
333 Kelly Mirian Volpe
334 Ketty Thamys Ruas de Aguiar
335 Krishnaya – Hédy Bueno (3-B)

"Todos aqueles que vêm até nós com boas intenções devem ser tratados com gratidão, gentileza e carinho. Devemos ter gratidão no coração."
Johnny De' Carli

336 *Sensei* Laura Reginah Alves
337 Laurinda Machado Lobato – *in memoriam*
338 Leila Curvello Baptista
339 Leison de Albuquerque Silva
340 Lenira Bezerra Barbosa (3-B)
341 *Sensei* Léo Acyr Ferreira Sá Brito (3-B) – *in memoriam*
342 Leo Giacomo Venzon (3-B) – *in memoriam*
343 Leonora Yooko Sakamoto Brancallion
344 Lia Dulce Seabra Senna Pereira
345 Liano Santos Batista
346 Lídia Curvello Baptista
347 *Sensei* Lilian Dickie Amorim (3-B)
348 Lilian Harumi Yoshida
349 Lívia D' Andrade Souto
350 *Sensei* Loida Burgos Gil
351 Louise Claire Warren Praia Gurgel do Amaral
352 Luana Braga
353 Lucí Furtado Ottobone
354 Lucia de Fátima Maranhão (3-B)
355 *Sensei* Lúcia de Siqueira Campos (3-B)
356 Lucia Maria Medeiros Ribeiro
357 *Sensei* Luciana Andrea Ferreira Balaguer Pinto
358 Luciana Bello Nogueira Cobra
359 Luciana Celli de Lemos
360 Luciana Macedo Vieira Gonçalves da Silva
361 Luciana Vukelic
362 Luciane Ferreira Tavares
363 Luciano Guimarães Mourão
364 Luciano Marques Didier
365 Luciene Taveira Cristino
366 Luis Alfrêdo Guimarães Caldas Filho
367 Luís Felipe Bauer Peixinho (3-B)
368 Luis Felipe Moura
369 Luis Reyes Gil
370 Luiz Gomes Ribeiro Filho
371 Luiz Klaudio Lopes de Segur (3-B)
372 *Sensei* Luiz Paulo Sobral Neves
373 Luiza Helena Kramer Francesconi
374 Luzia Theresa Neves de Andrade
375 *Sensei* Lydia Weiss
376 *Sensei* Mádna Rosário da Matta Machado (3-B)
377 Manoel Leite de Souza
378 Manuel Santos Mendes de Oliveira (3-B)
379 Manuel Vítor Gonçalves Leite
380 Manuelina Soares Maya (3-B)
381 *Sensei* Mara Bianka Rosinha Nunes
382 Mara Jane de Souza Valadão (3-B)
383 Marce Rose dos Guimarães (3-B)
384 Marcela Matos Fernandes de Oliveira
385 Marcelo Afonso Almeida
386 Marcelo Augusto Maletzki Ramasine (3-B)
387 Marcelo Bedin
388 Marcelo Jorge Machado Nazareth

"As árvores mais frondosas já foram humildes sementes."
Johnny De' Carli

389 Marcelo Neves Almeida

390 Márcia Fernandes Rodrigues Da Silva

391 Márcia Lourêto Pires Garcia

392 *Sensei* Marcia Maria Anderson Farias

393 Márcia Maria de Barros Ishimura

394 Márcia Martins Maquiaveli

395 *Sensei* Márcia Rita Silveira (3-B)

396 Marcia Terezinha da Rosa

397 Marcia Virgínia Campos Paes Alves de Moura

398 *Sensei* Marciele Rodrigues de Brum (3-B)

399 *Sensei* Márcio Simões Campos

400 Marco Alexandre Ribeiro Marques (3-B)

401 Marco Antonio Cortez

402 Marco Aurélio Pinto da Fonseca (3-B)

403 Marcos Antonio de Castro (3-B) – *in memoriam*

404 Marcos Flávio Ferreira Pinto

405 Marcos Roberto Del Roy

406 *Sensei* Margarete Aparecida Vidoti

407 Margarida Maria Campos de Oliveira

408 Mari Angela Heredia da Costa (3-B)

409 Maria Alice Pimentel Fuscella

410 *Sensei* Maria Angela Sanches Fessel

411 Maria Angélica Novella (3-B)

412 Maria Apparecida Monteiro

413 Maria Auxiliadora Sales Pereira

414 Maria Bernadete Ribeiro

415 *Sensei* Maria Carmen Scarmin Argenta

416 Maria Cecilia Guimarães Coelho (3-B)

417 Maria Celeste da Costa Araújo

418 Maria Christina Penteado Ramos

419 Maria Cristina da Paz Sacchetto

420 *Sensei* Maria das Graças de Oliveira (3-B)

421 Maria das Graças Ferreira Amim

422 Maria das Graças Lima Ribeiro

423 Maria de Fátima Arrais

424 Maria de Fátima Donato

425 *Sensei* Maria de Fátima Queiroga Rocha

426 Maria de Lourdes Alves Gomes (3-B)

427 *Sensei* Maria de Lourdes Antunes de Carvalho (3-B)

428 *Sensei* Maria de Lourdes Gomes Scarpi (3-B) – *in memoriam*

429 Maria de Lourdes Pinto da Silva (3-B)

430 *Sensei* Maria do Perpétuo Socorro Avelar Guimarães (3-B)

431 *Sensei* Maria do Socorro de Brito Souza – *in memoriam*

432 *Sensei* Maria do Socorro Lia Sousa de Azevedo

433 *Sensei* Maria Eliane Sampaio Cortez (3-B)

434 Maria Elizabeth Costa

435 *Sensei* Maria Eugenia Rubio Blanco

436 Maria Helena Montardo dos Santos

437 *Sensei* Maria Helena Ramalho – *in memoriam*

438 Maria Hercília Cabral da Ponte de Siervi

439 Maria Ignez Póvoas Bastos (3-B)

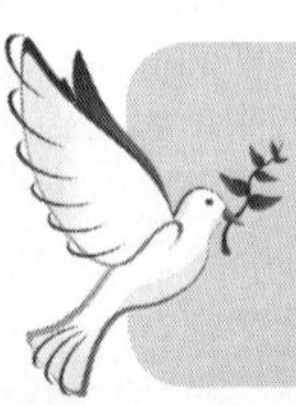

"Nas coisas espirituais, só aquilo que demora nos modifica e realmente nos inicia. Não existe iluminação instantânea."

Johnny De' Carli

440 Maria Ineida Rodrigues de Carvalho Araújo

441 Maria Ingrid Leh Pettinger

442 Maria Isabel Veloso Mota

443 *Sensei* Maria Izabel Colamarino (3-B)

444 Maria José Freire de Carvalho Andrade

445 Maria José Girão da Silva Martins Vieira

446 Maria José Nunes Cardozo de Souza (3-B)

447 *Sensei* Maria Lúcia Pellizzaro Gregori

448 *Sensei* Maria Lucia Pereira Teixeira (3-B)

449 Maria Manuela de Oliveira Dolce

450 *Sensei* Maria Necy Paixão dos Santos

451 Maria Pia Leal Annes Dias

452 *Sensei* Maria Raquel Carvalho Vilela Filgueiras (3-B)

453 Maria Regina Baptista Ricchetti

454 Maria Regina dos Santos Anjos

455 Maria Regina Lopes de Oliveira

456 Maria Rosanete Profeta Lima

457 Maria Solange Rabelo (3-B)

458 Mariangela de Oliveira Monteiro (3-B)

459 Mariângela Portela da Silva

460 Maribel Luzardo Seus

461 Marice Vany Galvão Meireles (3-B)

462 Marie Blanche Wolthers Bize

463 Marilda Dias Theodoro

464 Marilda Moraes Lima

465 Marileide Silva Oliveira

466 Marilena Barreto Sampaio

467 Marilena Maçol Costa

468 Marilise Ewald

469 Marilourdes Telini Pedro de Andrade

470 Marina Lessa

471 Marinho Shiguehiro Yamamoto

472 *Sensei* Mário Ruy Martins Duarte Resina (3-B)

473 Marirene Salles Mendes

474 Marisa do Valle Paes de Barros

475 Marisol Pulido (3-B)

476 *Sensei* Marlei Schumann Pollnow (3-B)

477 Marlene Cintra de Moura Carvalho (3-B) – *in memoriam*

478 Marlene dos Santos

479 Marlene Mitrano Alvares

480 *Sensei* Marlene Palamar

481 Marly de Freitas Barbosa

482 *Sensei* Marta Luiza Lontra Gomes (3-B)

483 Martha Amanda Domiciano Ferreira

484 *Sensei* Martha Cecilia Vesga de Olsson (3-B)

485 Martha Jensen Braz Corrêa

486 Martha Lima Fonsêca do Carmo

487 Mary Rosane Ceroni

488 *Sensei* Maurício Alves Oliveira (3-B)

489 *Sensei* Maximiliano Pinheiro Leite (3-B)

490 Mercedes Victoria Escobar Taipe

491 Michael Prgomet (3-B)

492 Michele da Silva Lima

493 Michelle Caroline Saito

"Cada ser humano é responsável pela sua própria evolução, esta é a base da Lei do Livre-Arbítrio."

Johnny De' Carli

494 Miriam Barletta Teixeira da Silva

495 Miriam Bernardino Machado

496 *Sensei* Miriam de Faria Thomé da Silva (3-B)

497 Mirian Bicca Paoliello (3-B) – *in memoriam*

498 Mirian Vieira Santos Kronka

499 Mirlen Aflição Goulart de Araújo

500 Mirta Gomes

501 Misako Shinozaki

502 Missae Enomura

503 Moemah Braun Poloponsky

504 Mônica Alves do Nascimento

505 *Sensei* Mônica de Oliveira Ramalho

506 Monica Medeiros de Moraes e Castro (3-B)

507 Monique Raquel de Mello Pereira Kulisky (3-B)

508 Murilo Fonseca Bortolozzi

509 *Sensei* Myriam Santos Muniz (3-B)

510 Nacim Queiroz Junior

511 Nádia Schmidt Ribeiro Ferreira Barroso

512 Nadir Carvalho Costa (3-B)

513 *Sensei* Nair Veiga Dantas

514 Naomi Namekata Brum

515 *Sensei* Nélida da Cruz Santos

516 Nelson Belletato

517 Nelson Carlos Dutra da Silva Teston

518 Nelson Gonçalves dos Santos

519 Nesle Gladis Studart de Lima

520 Newton Barbosa dos Santos (3-B)

521 Newton Yoshihiro Takayanagi (3-B) – *in memoriam*

522 Nilza Alexandra de Araújo Gomes

523 *Sensei* Norma Martins de Almeida (3-B)

524 *Sensei* Norma Sueli Maciel

525 Ociron Jader Thomal Vasques (3-B)

526 Odélia Moura Costa Braun – Odara

527 *Sensei* Odete Mendonça Carneiro Muchaluat (3-B)

528 *Sensei* Olga Costa Lopes (3-B)

529 *Sensei* Olívia Kimiko Kikuchi

530 *Sensei* Oscar Nasser Safadi Filho (3-B)

531 Otília Afonso Viana Lourenço

532 Otto Oszadszky

533 *Sensei* Ozéas Luiz Mainenti Simões

534 *Sensei* Patrícia de Camargo Fagundes

535 Patrícia de Oliveira Cruz

536 *Sensei* Patrícia Kazuko Nishiyama

537 Patrícia Sakugawa

538 Paula Beatriz Castro Neves da Silva

539 *Sensei* Paula Cristina de Batista Fonseca (3-B)

540 *Sensei* Paulo Cezar Carrazedo de Almeida (3-B)

541 Paulo Pereira Pena Junior (3-B)

542 Paulo Roberto Ribeiro Martins (3-B)

543 Paulo Rocha Lima

544 *Sensei* Paulo Sérgio Demétrio de Oliveira

545 *Sensei* Paulo Tibana

> *"Nunca se é demasiadamente idoso para crescer."*
> Johnny De' Carli

546 *Sensei* Paulo Vicente Prudêncio

547 Pedro Henrique Milet Pinheiro Pereira

548 Pedro Lopes Filho - Pedro de Saint Germain - *in memoriam*

549 Pierre Prestes Goulart

550 Priscila Fabiana Bardi Romano

551 Priscila Pinto de Barros Cobra

552 *Sensei* Prumínio Yudi Sakane (3-B)

553 *Sensei* Pythagoras Cavalcanti Alcantara (3-B)

554 Rachel Von Randow

555 *Sensei* Rafaela Cristina Gomes Segarra

556 Raphael Ruiz Amorim

557 *Sensei* Raquel Anderson Kenig

558 Raquel Bueno de Camargo

559 *Sensei* Raquel Guimarães de Melo Alfonso (3-B)

560 *Sensei* Raquel Machado Lopes de Sá Brito (3-B)

561 Raquel Moret Chaves

562 Raymunda Pereira (3-B) - *in memoriam*

563 Regiane Pereira da Silva Filgueiras (3-B)

564 *Sensei* Regina Célia Félix Pinheiro

565 *Sensei* Regina Helena Ferreira Gomes (3-B)

566 Regina Marcia Fernandes

567 Regina Maria Costta Lopes (3-B) - *in memoriam*

568 Renaldo Limiro da Silva

569 *Sensei* Renata Lameira Barros (3-B)

570 Renata Sampaio da Motta

571 Renilson Iglesias de Assis (3-B)

572 Renilson Pereira dos Santos

573 Ricardo Abel de Barros Tavares (3-B)

574 Ricardo Batista Soares

575 Ricardo Fernandes da Costa França

576 Ricardo Furtado Leão (3-B) - *in memoriam*

577 *Sensei* Ricardo Jorge Metzner (3-B)

578 Ricardo Machado

579 *Sensei* Ricardo Pereira de Amorim (3-B)

580 Ricardo Rodrigues Garé

581 *Sensei* Richardson da Silva Valle (3-B)

582 Rita de Cássia dos Santos (3-B)

583 *Sensei* Rita de Cássia Lima De' Carli (3-B)

584 *Sensei* Roberta de Brida (3-B)

585 Roberto Baliú Monteiro (3-B)

586 *Sensei* Roberto da Silveira

587 *Sensei* Rodrigo Rodrigues de Azevedo

588 Rogenia Leite Chaves de Castro

589 Rogenio Evaldt Jacob (3-B)

590 Rogério Pereira Pontual

591 Rogério Tristão de Freitas

592 Rolando João Cariste (3-B)

593 *Sensei* Rommel Diógenes Castello Branco

594 Rosa Cândida Biffi (3-B)

595 Rosana Aparecida Chiorato

596 Rosana Correia Cusma

597 Rosângela Bezerra de Oliveira

598 Rosângela Peixoto de Macêdo Exposito

599 Rosangela Reis de Oliveira

"A sorte anda de mãos dadas com as pessoas audaciosas."
Johnny De' Carli

600 *Sensei* Rosiane Cauneto Ribeiro Martins (3-B)

601 Rubens Oliveira de Sousa

602 Rubiano Natanael Oliveira

603 Salette Leite do Amaral (3-B)

604 Sandra Amaral Gasparetto Wiececk

605 *Sensei* Sandra Caleiro Durlo

606 Sandra Janete Alves da Silva Garcia Bittencourt

607 *Sensei* Sandra Mara Ianelo Giassetti (3-B)

608 *Sensei* Sandra Regina de Oliveira Rocha Lugão (3-B)

609 *Sensei* Sandra Valéria Coelho (3-B)

610 *Sensei* Sarita Bayer Pradez de Faria

611 Sarita Nunes Gonçalves

612 Sebastiana Antonia Aparecida (3-B)

613 Sebastião Teixeira de Souza

614 Selma Maia de Figueiredo de Brito

615 Sérgio Alberto Cunha Vencio (3-B)

616 Sérgio Benedito Paz Lobão

617 Sérgio de Araújo Pereira

618 Sharon Lee Carlson Medeiros

619 *Sensei* Shirley Jane Lima Fernandes (3-B)

620 Silvana Canalhe Garcia (3-B)

621 *Sensei* Silvana Funke Lautenschlager

622 Silvina Ana Ramal

623 Sirlei Giesch Ricardo (3-B)

624 *Sensei* Sônia da Silva Alves (3-B)

625 Sonia Maria Fernandes Limiro da Silva

626 Sônia Sueli Teixeira Guimarães (3-B)

627 Soraya Aparecida Martins Lima

628 Suely Maria Vianna da Fonseca

629 Susana Imamura

630 *Sensei* Suzana de Sá Vieira Machado (3-B)

631 *Sensei* Suzana Dulce Corrêa Fagundes (3-B) – *in memoriam*

632 Suzilda Leitão Rochenbach

633 Tanara Freitas Torres

634 Tânia Cristina Gonsales Ruy

635 Tânia Maria Becker

636 Tanisa Dalmolin Martins

637 Tatiana Aparecida Galvão

638 Telma Rosa Moura Garcez

639 Teodoro Eleuterio Manuel Ramos Gimenez (3-B)

640 *Sensei* Teresa Luísa da Mota Gomes

641 Teresa Paula Gonçalves Teixeira Dias

642 *Sensei* Tereza Polati

643 *Sensei* Therezinha Machado Nazareth

644 Thiago Castro Pereira

645 Touru Ikemoto

646 Valberto Batista Cruz

647 Valdomiro Comelli

648 Valéria Alves Linhares Matheus (3-B)

649 *Sensei* Valéria Magalhães Dias

650 Valéria Panisi

651 Valkíria Majolo Vigorito (3-B)

652 Valter Damião Floriano Guedes

"Um bom modelo constitui o mais forte apoio para as mudanças que se verificam nas pessoas. Nada é tão transmissível como um bom exemplo."

Johnny De' Carli

653 Vanda Nunes Pereira (3-B)

654 Vanderlei Antunes Pereira (3-B)

655 Vanessa Castillo

656 Vanessa Murcia Marques dos Santos

657 Vanessa Spadim Cirillo Morales Alves

658 *Sensei* Vani Cardoso Peres (3-B)

659 Vania de Moura Carvalho Mendes (3-B)

660 *Sensei* Vânia Lúcia Carvalho Ferreira (3-B)

661 Vânia Lucia Mareco de Oliveira (3-B)

662 Vânia Maria Castro Fernandes

663 *Sensei* Vera Leite Farias (3-B)

664 *Sensei* Vera Lucia Alves Almeida

665 Vera Lúcia Alves de Oliveira

666 Vera Lúcia Ciampone

667 *Sensei* Vera Lucia da Silva

668 *Sensei* Vera Lúcia Jardim Pitta (3-B) – *in memoriam*

669 *Sensei* Vera Santos Nascimento (3-B)

670 Verônica Costa Menegassi

671 Verônica Emília Pereira Ribeiro (3-B)

672 Vinícius Lopes

673 Vitória Ione Machado Costa

674 Wagner Veneziani Costa – *in memoriam*

675 *Sensei* Waldir José Mansure (3-B) – *in memoriam*

676 Wanda Vieira dos Santos

677 Wenia Vidal de Oliveira

678 *Sensei* Wilma Antonia Nubiato Santesso

679 Wilson Braz Corrêa Filho

680 Winnie Pretto de Amorim

681 Yara Dias

682 Yasmin Machado Lobato Gondin Rodrigues

683 *Sensei* Yolanda Maria Biondo Obara

684 Zélia Maria Assunção de Andrade (3-B)

685 Zelia Pimentel Andrade

686 Zeloi Queiroz Czykiel (3-B)

687 Zeneida Gomes Cardoso (3-B)

688 *Sensei* Zira Carvajal Chaves (3-B)

689 Zoila Riet Vargas Langenegger

"Uma vela nada perde quando, com a sua chama, acende outra vela que se apagou. Assim funciona a felicidade humana."

Johnny De' Carli

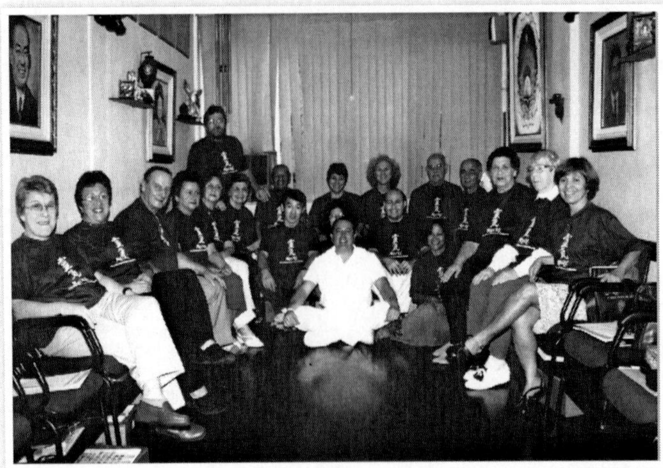

"Nas fotos, alunos das primeiras turmas,
do Curso de Mestrado em Reiki,
do Instituto Brasileiro de Pesquisas e Difusão do Reiki".

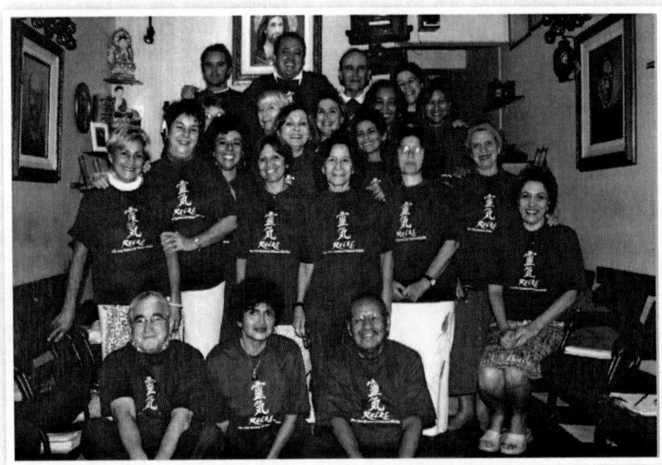

*"Nunca destrua uma ponte após atravessá-la;
você poderá ter que atravessar o mesmo rio."*
Johnny De' Carli

ANEXO 9

Mestres Autorizados a Lecionar com esse Livro

A seguir, divulgo a listagem das 97 pessoas que receberam a autorização, até dezembro de 2020, para lecionar o método Reiki, fazendo uso do presente livro. Caso você tenha interesse em participar da equipe, conforme pregam os Princípios do Reiki (Honestidade), solicite a competente autorização prévia através de: ritadecarli@gmail.com; (11) 99619-2769 (WhatsApp); (21) 2256-8267 ou (11) 3062-9647:

01. Adriana Barbosa Christo de Almeida
02. Adriana Ramos Caiado Caixeta Vencio
03. Ailla Pacheco
04. Alicia Elena Requena
05. Almerinda dos Santos Costa
06. Ana Cristina Siedschlag (Tillin)
07. Ana Maria Ramos de Faria
08. Ana Pandini
09. Ana Paula Mendes Berto Olivença Galindro
10. Apolira da Silva Tavares
11. Arilson Alves de Assunção
12. Aureny de Oliveira Macedo
13. Beatriz Kicis Torrents De Sordi
14. Carlos Alberto Braga de Santana
15. Carlos De' Carli
16. Clair Cabral Barbosa
17. Cristina Rego Monteiro da Luz
18. Cristine Di Lorenzo
19. Dalja Martins Pinto Scipioni

*"Não pode haver nobreza, se não houver generosidade.
Uma pessoa sem generosidade pode ser comparada
a uma árvore sem frutos."*
Johnny De' Carli

20. Danilo Oliveira de Castro Lima
21. Deise Luci Alves Campos Mello
22. Dulcineia Telles de Souza Marinho
23. Dyrce Tosta da Silva Duboc du Rocher
24. Edmar Hermínio da Silva
25. Egon Klein
26. Eliana Nunes Safadi
27. Eliane Strassburg
28. Elizabeth Eliin
29. Fernanda Almeida Carreira Pinhal
30. Fernando José da Silva Assumpção
31. Georgia Alessandra Hollanda de Requena Moura
32. Guiomar Terezinha de Campos
33. Helena Castello Branco Rodrigues
34. Isabel Maria Martins Gonçalves
35. Janaína da Rocha Brandi
36. Jane Bonato Kümmel
37. João Ricardo Oliveira Tenius
38. Johnny Petterson Nunes
39. Jorgete de Paula Moreira
40. José Antonio de Souza Camargo
41. José Fernandes Filho
42. José Lima de Moraes Filho
43. José Luiz Carminatti
44. José Menezes Campos
45. Juliana Hammes De' Carli Debiasi
46. Lenira Bezerra Barbosa
47. Lucia de Fátima Maranhão
48. Lúcia de Siqueira Campos
49. Luis Ricardo Panyagua Costa
50. Luiz Klaudio Lopes de Segur
51. Manuelina Soares Maya
52. Marcia Maria Anderson Farias
53. Maria Angélica Novella
54. Maria das Graças de Oliveira
55. Maria de Lourdes Alves Gomes
56. Maria de Lourdes Pinto da Silva
57. Maria do Perpétuo Socorro Avelar Guimarães
58. Maria Eliane Sampaio Cortez
59. Maria Lucia Pereira Teixeira
60. Maria Raquel Carvalho Vilela Filgueiras
61. Marice Vany Galvão Meireles
62. Marlei Schumann Pollnow
63. Maurício Alves Oliveira
64. Maximiliano Pinheiro Leite
65. Miriam de Faria Thomé da Silva
66. Monique Raquel de Mello Pereira Kulisky
67. Myriam Santos Muniz
68. Norma Sueli Maciel
69. Odete Mendonça Carneiro Muchaluat
70. Oscar Nasser Safadi Filho
71. Patrícia Kazuko Nishiyama

"Em cada ato de generosidade, sobe-se um degrau em direção ao Criador. À medida que conseguimos doar, ficamos mais ricos."
Johnny De' Carli

72. Paula Cristina de Batista Fonseca
73. Paulo Roberto Ribeiro Martins
74. Prumínio Yudi Sakane
75. Pythagoras Cavalcanti Alcantara
76. Raquel Anderson Kenig
77. Raquel Guimarães de Melo Alfonso
78. Regina Célia Félix Pinheiro
79. Ricardo Batista Soares
80. Ricardo Jorge Metzner
81. Richardson da Silva Valle
82. Rita de Cassia Lima De' Carli
83. Rodrigo Rodrigues de Azevedo
84. Rosane Aparecida Souza Lopes
85. Rosiane Cauneto Ribeiro Martins
86. Sandra Regina de Oliveira Rocha Lugão
87. Sérgio Alberto Cunha Vencio
88. Sônia da Silva Alves
89. Teodoro Eleuterio Manuel Ramos Gimenez
90. Valéria Dias Magalhães
91. Vanderlei Antunes Pereira
92. Vani Cardoso Peres
93. Vânia Lúcia Carvalho Ferreira
94. Yara Dias
95. Zélia Maria Assunção de Andrade
96. Zeloi Queiroz Czykiel
97. Zira Carvajal Chaves

"Quem recebe um favor nunca deveria se esquecer de ser grato."
Johnny De' Carli

ANEXO 10

BIBLIOGRAFIA

ABARCA, Oriel y KING, Roberto – *Reiki para todos – Energia vital em ação*. São Paulo, SP: Record, 1996.

ARNOLD, Larry y NEVIUS, Sandy – *Reiki Handbook: A Manual for Students and Therapists of the Usui Shiki Ryoho System of Healing*. Pittsburgh: PSI Press, 1982.

ARNOLD, Larry y NEVIUS, Sandy – *The Reiki Handbook*. Harrisburg, PA: PSI Press, 1982.

BARNETT, Libby y CHAMBERS, Maggie – *Reiki Energy Medicine: Bringing the Healing Touch into Home, Hospital, and Hospice*. Rochester: Vt. Healing Arts Press, 1996.

BRENNAN, Barbara Ann – *Hands of Light – A Guide to Healing Through the Human Energy Field*. New York, NY: Bantam Books, 1987.

CLAY, A. J. Mackenzie – *One Step Forward for Reiki*. Byron Bay, NSW, Austrália: New Dimensions, 1992.

CLAY, A. J. Mackenzie – *The Challenge to Teach Reiki*. Byron Bay, NSW, Austrália: New Dimensions, 1992.

EOS, Nancy, M.D. – *Reiki and Medicine*. Grass Lake, Michigan: Eos, 1995.

FRANK, Ojela – *The Healing Path of Reiki*. New York, NY: Holistic Health Works, 1995.

"Busque no livro um tipo de alimento diário."
JOHNNY DE' CARLI

GERBER, Richard - *Vibrational Medicine*. Santa Fé, NM: Bear and Company, 1988.

HARBERLY, Helen - *Reiki: Hawayo Takata's Story*. Olney, MD: Archedigm Publications, 1990.

HORAN, Paula - *Abundance Through Reiki*. Twin Lakes, Wis.: Lotus Ligth, 1995.

MITCHELL, Karyn K. - *Reiki: A Torch in Daylight*. Sedona, Arizona: Mind Rivers Publications, 1994.

MULLER, Brigitte y GUNTHER, Horst H. - *A Complete Book of Reiki Healing: Heal Yourself, Others, and the World Around You*. Mendocino: Life Rhythm, 1995.

RAND, Willian Lee - *Reiki: The Healing Touch, First and Second Degree Manual*. Southfield, MI: Vision Publications, 1991.

RAY, Barbara Weber - *The Reiki Factor in the Radiance Technique*. St Petersburg: Radiance Associates, 1992.

STEWART, Judy - *Reiki Touch*. Houston, Texas, 1996.

"Um livro só merece ser lido, se for merecedor de ser lido novamente."

Johnny De' Carli